Michaela Hauptmann · Temperamentvoll essen

Michaela Hauptmann

Temperamentvoll essen

Ernährung nach der Traditionellen Europäischen Medizin

ENNSTHALER VERLAG STEYR

MIX
Paper from responsible sources
FSC® C004378
FSC www.fsc.org

www.ennsthaler.at

ISBN 978-3-7095-0106-1
Michaela Hauptmann · Temperamentvoll essen

Ennsthaler Gesellschaft m.b.H. & Co KG, 4400 Steyr, Austria
Satz und Umschlaggestaltung: Thomas Traxl & Ennsthaler Verlag, Steyr
Umschlagbilder: © Amir Abou-Roumie
Druck und Bindung: PBtisk a.s., Tschechien

Inhalt

Temperamentvoll essen, die Lebensgeister wecken

Du möchtest mit mehr Schwung und Elan durchs Leben gehen? Möglichst gesund und fit sein und bleiben? Aktiv und wach sein? Spaß am Leben haben? Wunderbar!

Aktiviere und wecke deine Lebensgeister mit einer für dich und durch dich individuell abgestimmten Lebensweise. Dein erster Schritt beginnt mit einer Ernährung, die für dich maßgeschneidert ist und deine aktuelle Lebensphase berücksichtigt. Richtig wohlfühlen mit der Traditionellen Europäischen Medizin, das heißt mit den vier Elementen Luft, Feuer, Wasser, Erde und der Vier-Temperamente-Küche. Ja, das geht!

Egal ob du eher sanguinisch, cholerisch, melancholisch oder phlegmatisch durchs Leben gehst – mit der Traditionellen Europäischen Medizin, kurz TEM genannt, findet jeder einen Weg. Seinen Weg. Dieses Buch unterstützt dich dabei. Für deinen Alltag findest du Anregungen und Rezepte quer durch alle Kapitel. Viele Lebensmittel sind gesondert beschrieben. Auch Hintergrundinformationen zur TEM will ich dir nicht vorenthalten. Fremdwörter kommen dann und wann mal vor – Latein ist die am meisten überlieferte Sprache zur TEM. Vieles wurde in Klöstern niedergeschrieben und dort wiederentdeckt. Doch keine Sorge, ein Lexikon wirst du nicht benötigen, denn am Ende des Buches findest du eine Kurzübersicht der Fachbegriffe.

Du wirst dich mal mehr und mal weniger angesprochen fühlen: So ist das mit den Temperamenten – sie sind so wunderbar verschieden. Mal überschwänglich lebensfroh, dann wieder besonders impulsiv, auch angenehm bedächtig und oft sehr beständig. Nimm aus diesem Buch einfach das, was am besten zu dir passt. Doch sei mutig und probiere das eine oder andere Neue und Ungewohnte aus. Wenn es dich anspricht und dir guttut, wird es auch deinem Temperament entsprechen. Sei dabei allerdings ehrlich zu dir selbst! Ein Augenzwinkern ist hin und wieder ratsam. Manchmal hilft es dir, deine Komfortzone einen oder zwei Schritte zu verlassen. Denn, wie heißt es so schön: Das Gute liegt manchmal so nah. Greif einfach zu!

Temperamentvoll essen beschreibt den Weg deiner persönlichen Ernährung und deines Lebensstils – ganz gleich ob dieser eher lebensfroh, impulsiv, bedächtig oder beständig ist, die TEM unterstützt dich dabei.

Erklärungen und Hinweise

- Die Informationen in diesem Buch wurden von mir nach bestem Wissen und Gewissen recherchiert, zusammengetragen und reflektiert niedergeschrieben. Vieles beruht auf naturwissenschaftlichem Hintergrund und manches entspringt altem Heilwissen. Ziel ist die Gesundheitsvorsorge – das Gesundbleiben. Wenn du krank bist, kann die TEM wunderbar unterstützen und helfen, ziehe aber bitte immer einen Arzt deines Vertrauens zurate.
- Die in diesem Buch angeführten Vorstellungen und Vorschläge sind nicht als Ersatz für eine professionelle medizinische oder therapeutische Behandlung gedacht. Die Anwendung der angeführten Ratschläge geschieht nach alleinigem Gutdünken des Lesers – deinem Wunsch. Autor, Verlag, Berater, Vertreiber, Händler und alle anderen Personen, die mit diesem Buch in Zusammenhang stehen, können weder Haftung noch Verantwortung für eventuelle Folgen übernehmen, die direkt oder indirekt aus den in diesem Buch gegebenen Informationen resultieren oder resultieren sollten.
- Ich spreche dich direkt an. Das DU habe ich mir einfach so herausgenommen, denn mit diesem Buch will ich dich so persönlich wie möglich erreichen und dir die Sichtweise der TEM näherbringen. Das Du macht es einfacher.
- Auf das Binnen-I habe ich bewusst verzichtet. In der TEM sind die weiblichen und männlichen Prinzipien sowieso tief verankert. Und alles ist in allem enthalten. Wenn du also zum Beispiel vom Choleriker liest, fühle dich als Cholerikerin bitte auch angesprochen – sofern du es so für dich empfindest.

Einstimmung: Was dich erwartet

Wir alle essen täglich! Ja, klar, denkst du jetzt vielleicht. Und das ist gut so. Essen soll etwas Alltägliches und Normales sein. Und genau da beginnt es oft: Was bedeutet »normal«?

Nun, eigentlich ist das alles ganz unaufgeregt – Essen soll dir schmecken, dich nähren und dir guttun. Und dennoch hat es oft, wenn man sich so umsieht, etwas Dogmatisches. Es gibt die unterschiedlichsten Ernährungsweisheiten, Ernährungstipps für die ultimative Gesundheit, Ratschläge und Weisheiten, die kommen und wieder gehen. Wir – ich schließe dich da mit ein – sind immer auf der Suche nach ... ja, nach was? Schnell, einfach, gesund, leicht, problemlos, das sind die Schlagworte, die wir finden. Kommt hier je »geschmackvoll« vor? Oder »köstlich«? Also, ich habe das in Ernährungsbüchern noch nicht gelesen. Und gerade das ist so wichtig. Gesundes Essen muss auch schmecken!

Der Geschmack der Speisen signalisiert uns – sofern wir bewusst genießen – was uns Wohlbefinden beschert. Hier ein einfaches Beispiel: Schokolade, schnell gegessen, ist lediglich Kalorienzufuhr – okay, das darf schon auch mal sein – aber tut es dir dann gut? Anders herum: Stückchen für Stückchen gegessen – und genossen –, nimmst du mit allen Sinnen wahr, und das geht so: ein Stück Schokolade abbrechen, daran riechen. Dann fühlen, auf der Zunge zergehen lassen, im Mund spüren und langsam schlucken. Und genau da kommt der Geschmack ins Spiel. Du magst dann vielleicht eher die milde, süße und ich die rauere, herbe Schokolade.

Du wunderst dich? Warum beginnt ein Buch über Ernährung nach der Traditionellen Europäischen Medizin mit Schokolade? Mit einer Art Schokoladenmeditation? Mit diesem Beispiel – Schokolade hat wohl jeder schon mal genascht, du bestimmt doch auch – zeige ich dir, dass Geschmack und Geruch in der Ernährung einfach bedeutsam sind. Du beginnst Bissen für Bissen die passende Ernährung für dich zu finden. Jeder Bissen ist ein Beitrag für deine Lebensqualität. Und – »Augenzwinkern« – glaube mir, die Übung funktioniert mit jeder Art von Speise. Lass dich überraschen!

Ich bin zutiefst davon überzeugt, dass die tägliche Ernährung einen wertvollen Beitrag zur Gesundheit leistet. Mit jeder Mahlzeit tun wir etwas für uns. Jeder Löffel, jede Gabel ist ein Beitrag für dein Wohlbefinden und zur Belebung der Lebensgeister – und genau die wollen wir aktivieren. Spüren lernen. Spüren.

Die Ernährung, die Diätetik der TEM hat den Menschen – dich – in seiner Gesamtheit im Blick. Das Temperament, dein Temperament – es ist so wunderbar individuell. Es ist wie dein persönlicher Fingerabdruck. Und genau dieses Temperament gilt es zu stärken und in Gleichklang zu bringen. Passende Ernährung ist dabei eine wesentliche Säule.

Als Ernährungsexpertin der TEM liegt mein Fokus auf der Ernährung. Doch die Diätetik der TEM kennt nicht nur die Säule der

Ernährung. Es gehört sehr viel mehr dazu. Es ist wesentlich mehr als bloß essen. Alles nur aufs Essen zu reduzieren, wäre zu einseitig und engstirnig gedacht.

Es ist tatsächlich viel mehr: deine Lebensumstände, deine momentane Lebenssituation, deine Gedanken und Möglichkeiten. Und immer – Hand in Hand mit der Ernährung – ist auch Bewegung notwendig. Körperliche, aber auch geistige Bewegung darf man nie vernachlässigen. Bewegung findet auch in der Vier-Temperamente-Küche statt – auch Lebensmittel müssen »bewegt« werden, damit sie für dich passen.

Hier noch ein weiteres Schlagwort: Lebensrhythmus. Es ist definitiv nicht egal, wann du was isst. Und das gilt es herauszufinden, so individuell, wie du bist. Leben und Essen im Rhythmus – deinem Rhythmus! Spüren, wohin es geht, was dir schmeckt, dir einfach guttut. Ganz nach deiner ureigenen Konstitution, deinem Temperament und deinen Möglichkeiten im täglichen Leben.

Um in voller Kraft deines Temperaments das Leben zu genießen, ist es oft auch notwendig, Frieden mit dir selbst zu schließen – zu verstehen und zu hören, was dir dein Körper und dein Geist sagen wollen, und dann danach zu handeln. Weder Dogmen, Verbote noch andere Vorgaben von außen sollen deine Ernährung beeinflussen. Du allein entscheidest.

Die Vier-Temperamente-Küche mit dem Hintergrund der vier Elemente Luft, Feuer, Erde und Wasser unterstützt dich dabei. Sie begleitet dich auf deinem Weg. Durch den Tag, durch das Jahr, durch das Leben.

Betrachte dieses Buch als Reise. Eine Reise, um deinen Lebensstil und deine Ernährungsgewohnheiten kennenzulernen, zu hinterfragen, zu prüfen und anzupassen. Ganz auf deine Art und Weise. Schritt für Schritt und Bissen für Bissen.

Gute Reise
... und lass es dir temperamentvoll schmecken!
Michaela Hauptmann

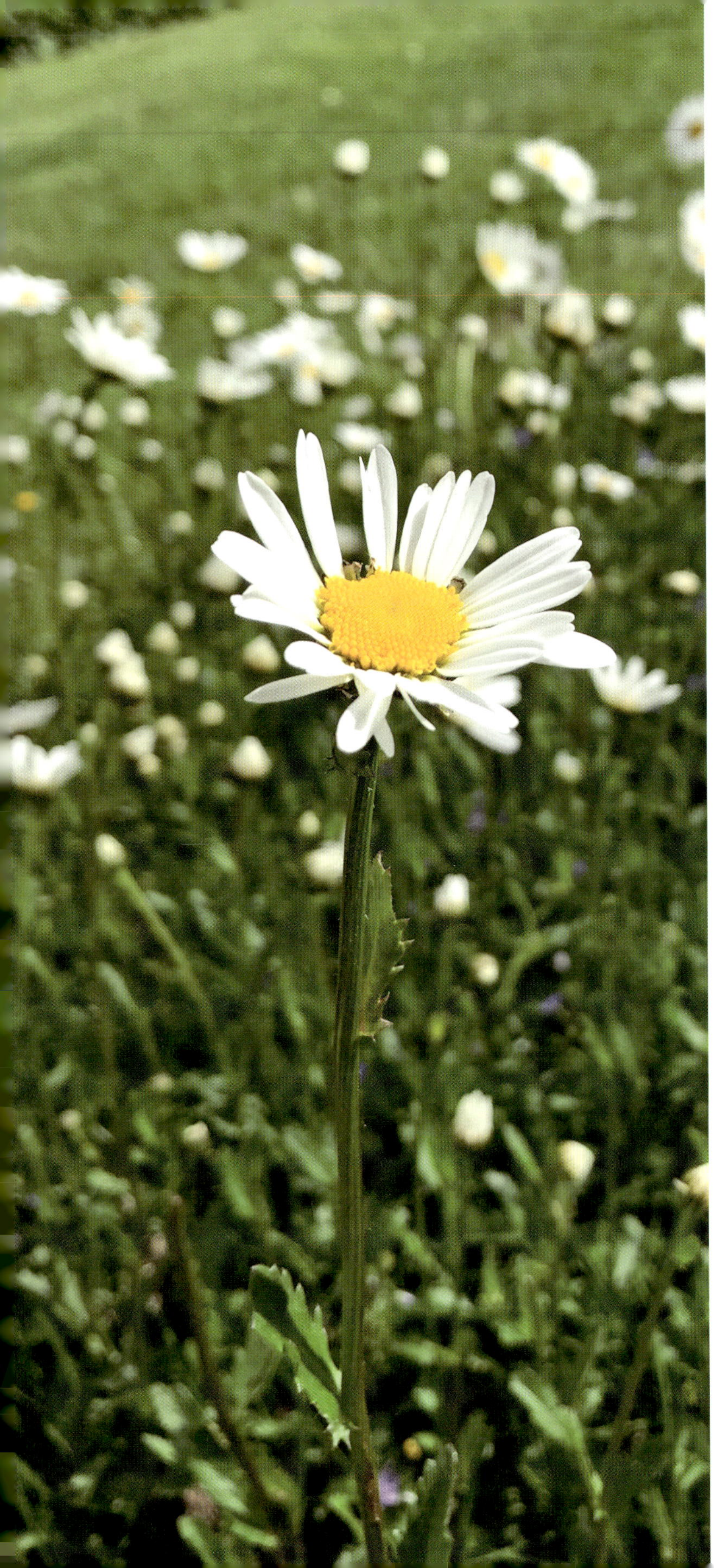
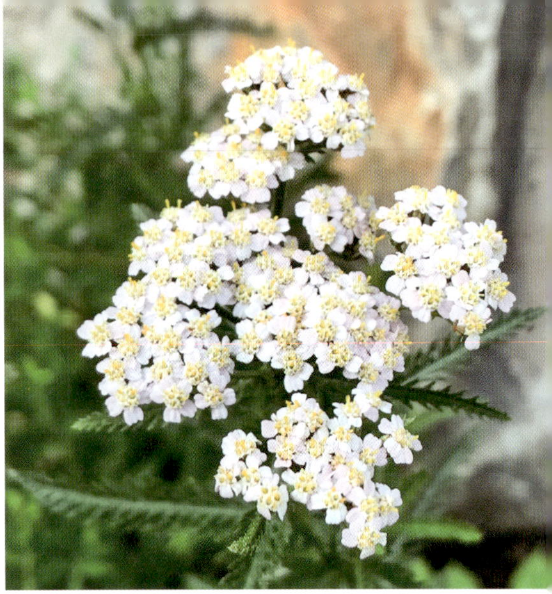
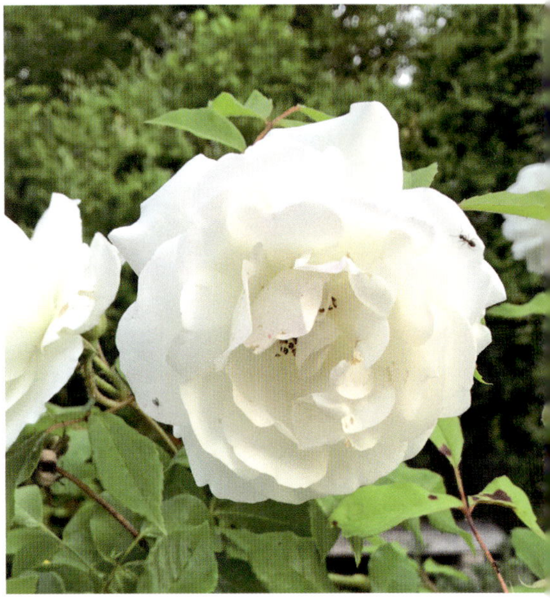
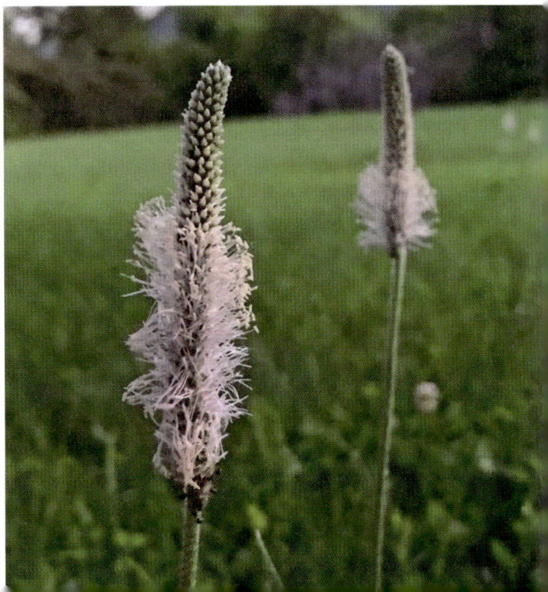

Was ist die TEM? Wo kommt sie her?

Mit dieser Fragestellung habe ich mich intensiv beschäftigt, nachdem ich das erste Mal von TEM gehört hatte. Ich war unsicher: Ist das etwas Neues? Etwas Altes? Neu erfunden? Gibt es die wirklich? Ja! Nach einiger Recherchetätigkeit und Gesprächen mit Experten fand ich plausible Erklärungen und Beschreibungen für die TEM.

Eines vorneweg: TEM – die Traditionelle Europäische Medizin – ist kein nostalgischer Begriff. Sie will sich auch nicht mit der TCM (Traditionelle Chinesische Medizin), der TTM (Traditionelle Tibetische Medizin), der TPM (Traditionelle Persische Medizin) und anderen Medizinsystemen vergleichen. Jede traditionelle Medizin hat ihre Berechtigung, auf ihre Art und Weise.

Mein Weg ist die TEM, sie steht mir einfach näher. Vieles davon hat mich – und möglicherweise auch dich – von Kindheit an begleitet. Vielfach unbewusst. Seien es Märchen, Mythen und Heilanwendungen in Form von einfachen, aber effektiven Hausmitteln wie Schmalzfleck, Essigpatscherl & Co. – von Kindern nicht gerade heiß geliebt, heute aber umso mehr geschätzt. Auch kulturelle sowie religiöse Aspekte haben Einfluss auf die TEM bzw. umgekehrt.

Ein Satz ist es, der für mich ganz pragmatisch den Grundgedanken der TEM zusammenfasst: »Die TEM, die Traditionelle Europäische Medizin, fördert Wohlbefinden und betrachtet dabei den Menschen – dich und mich – individuell, in seiner Ganzheitlichkeit, mit seinen europäischen Wurzeln und in seinem aktuellen Lebensumfeld.« Nun, wie hört sich mein Satz für dich an? Klingt er für dich passend? Ja, du hast schon recht, es steckt einiges mehr dahinter: Philosophie, Natur, Geografie, Kultur, Religion etc.: Die TEM bist du. Die TEM bin ich. Jeder in seinem Umfeld. Die TEM ist tief in uns verwurzelt.

TEM steht für Traditionelle Europäische Medizin

Die TEM setzt sich aus drei Buchstaben zusammen und kommt ganz ohne spezielle Marketingadjektive aus. T, E und M: Anhand dieser Buchstaben möchte ich dir einen ersten Überblick über die Traditionelle Europäische Medizin geben.

T steht für »traditionell«

Die Bedeutung des Worts »traditionell« ist eindeutig: Es ist nichts Starres, nichts Veraltetes. Es steht für Weitergabe von Verhaltensweisen, Rezepten, Wissen und vielem mehr – von Generation zu

Generation, doch immer mit Bedacht auf das Jetzt. Das Wissen wird immer neu evaluiert, angepasst, weiterentwickelt und an die nächste Generation weitergegeben, um es wiederum zu adaptieren.

E steht für »europäisch«

Es geht eindeutig um etwas mehr als nur unser Europa, wie wir es heute kennen. Hier darf man im Sinn der großen Weltreisenden, der Völkerwanderungen und im Hinblick auf die Tatsache, dass die europäischen Sprachen indoeuropäisch sind, keinesfalls die Kulturen Ägyptens, Bagdads, Persiens und Tibets vergessen. Auch wenn diese Länder aktuell keinen zentralen Einfluss auf das europäische Gesundheitswesen haben, so waren sie geschichtlich betrachtet zutiefst prägend für unser Medizin- und Heilsystem.

M steht für »Medizin«

Medizin ist eindeutig definiert. Sie ist die Wissenschaft der Vorbeugung, Erkennung und Behandlung von Krankheiten bzw. Verletzungen bei Mensch und Tier. Das ist streng geregelt, und hier ist man speziell in Österreich restriktiv. Als Mediziner gilt nur jemand, der die staatliche Zulassung hat, Kranke zu behandeln. In der Prävention von Krankheiten gibt es hingegen eine große Bandbreite an möglichen Unterstützungen. Und genau hier will die Ernährung der TEM ansetzen: in der Vorbeugung, damit Krankheiten erst gar nicht aufkommen.

TEM – ein wenig Geschichte

Die Temperamentenlehre ist eine Typenlehre. Ihr werden Körpersymptome, Organe, Körpersäfte, Tages- und Jahreszeiten, Lebensabschnitte, Elemente und Farben zugeordnet.

Ein paar Worte zum geschichtlichen Hintergrund der TEM: Die Vier-Säfte-Lehre bildet die Basis der TEM. Sie geht auf Hippokrates, den wohl bekanntesten Arzt des Altertums (um 460 v. Chr.), zurück. Der griechische Arzt Galenos von Pergamon (ca. 129–215 n. Chr.), bekannt auch als »Galen«, vereinfachte die Vier-Säfte-Lehre und begründete die Temperamentenlehre. Diese kategorisiert den Menschen nach seiner Grundwesensart und bezieht die verschiedenen Funktionen und Wirkungen von Klima, Krankheit, Medikamenten und zeitlichen Konstellationen mit ein.

Der persische Arzt Ibn Sina (ca. 980–1037 n. Chr.), auch bekannt unter dem Namen Avicenna, entwickelte das Wissen von Hippokrates und Galen weiter. Seine Erkenntnisse und Studien, die er in seinem fünfteiligen »Kanon der Medizin« niederschrieb, prägten die europäische Medizin bis in die Neuzeit.

Im Mittelalter wurde die Temperamentenlehre durch die Zuordnung von Elementen, Himmelsrichtungen, Jahreszeiten, Planeten, Sternzeichen und Tonarten erweitert.

Die TEM – mit ihren Wurzeln im antiken Griechenland, dem alten Rom und Ägypten – greift aber auch auf germanische, keltische und slawische Impulse zurück. Diese leben noch heute in der Volksmedizin weiter – allerdings wurden dieses Wissen und die Erfahrungen damals nicht verschriftlicht, sie wurden immer von Generation zu Generation weitergegeben. Märchen und Mythen lohnt es daher zu interpretieren. Und es lohnt, zwischen den Zeilen zu lesen.

Tätowierungen an »Ötzi«, der bekanntesten und am besten erforschten Eismumie, zeigen, dass die Ursprünge der europäischen Medizin noch weiter zurückliegen als vermutet. Man fand heraus, dass sich »Ötzi« einer Schmerztherapie unterzogen hatte. Die Lage seiner Tätowierungsmale weisen auf Beschwerden mit dem Rücken, der Galle und der Leber hin. Die Behandlungsmethoden basieren auf einer Energielehre, die mehr als 5000 Jahre zurückreicht.

Schriftliche Aufzeichnungen belegen, dass die TEM seit mehr als 3000 Jahren in der Gesundheitspflege gelebt und stetig weiterentwickelt wird. Bekannte Vertreter und Weiterentwickler der TEM sind: Avicenna, Hildegard von Bingen mit ihren Schriften und Überlieferungen, aber auch der Arzt und Philosoph Paracelsus, Samuel Hahnemann (Begründer der Homöopathie), Rudolf Steiner (Begründer der Anthroposophie) und Pfarrer Sebastian Kneipp (Begründer der fünf Säulen der Gesundheit: Kräuter, Bewegung, Wasser, Ernährung, Lebensordnung).

Erst der medizinische Umbruch im 19. Jahrhundert – die Zellularpathologie, die Krankheitslehre, nach der Krankheiten auf Störungen der Körperzellen und ihrer Funktionen basieren – beendete die Ära der TEM als universitäre Medizin.

TEM im Jetzt

Wir leben und arbeiten heute in einem ganz anderen Rhythmus als noch die Generation vor uns. Nur noch ein Bruchteil der Bevölkerung ist manuell so schwer gefordert wie einst unsere Großeltern und Urgroßeltern. Maschinen, Computer, Tablets, Handys & Co. erleichtern uns die Arbeit – erschweren sie allerdings in anderen Bereichen und bringen neue Herausforderungen mit sich.

Die Arbeitswelt hat sich massiv verändert. Dies bedingt auch einen veränderten Lebensstil. Ernährung und Bewegung sind nicht mehr unmittelbar miteinander verknüpft. Wir jagen definitiv keinem Mammut mehr hinterher oder flüchten vor wilden Raubtieren. Und trotzdem haben wir diese Prozesse tief in uns abgespeichert – in Stresssituationen zeigt sich das eindeutig.

Trotz der geänderten Lebenssituation sind viele Anwendungen, Ernährungsgewohnheiten und Rezepte der Volksmedizin und Naturheilkunde weiterhin beliebt. Sie erden, unterstützen, helfen. Sie werden von Generation zu Generation weitergegeben. Traditionelles wird auf heutige Lebensumstände angepasst. Ganz mit dem Gedanken: Altes mit Neuem verbinden.

Betrachten wir die TEM also als Unterstützung und Basis zur temperamentvollen Gesunderhaltung, zu der jeder seinen eigenen Beitrag leisten kann. Auch du!

Ziel der TEM-Diätetik ist es, die individuelle Konstitution zu stärken, Dysbalancen auszugleichen und die Selbstregeneration des Körpers zu aktivieren. Die TEM betrachtet dich mit deinem ureigenen Grundtemperament, deiner Konstitution und Gedankenwelt niemals isoliert, sondern immer in Zusammenschau mit deinen Lebensumständen sowie im Wechselspiel von Jahreszeit, Umwelt, Klima und Lebensphase.

TEM im Dienst der Gesunderhaltung

Wie oft hören wir das, wenn unser inneres Ich sagt: »Du sollst gesünder leben, gesünder essen, Sport betreiben. Raus an die frische Luft.« Und, und, und ...

Aber was versteht man unter »gesund«? Eine wirklich gute Frage! Nicht einfach und nicht eindeutig zu beantworten. Ist Salat gesund? Obst, Gemüse, Fleisch, Fisch, Fett, Eier, Milch oder Käse? Wein, Wasser oder Bier? Sauerkraut? Braucht es Bewegung? Sport? Meditation? Oder bloß Ruhe?

Pfarrer Sebastian Kneipp, ein wesentlicher Weiterentwickler der TEM, hat 1895 in einem öffentlichen Vortrag seinen Zuhörern Folgendes mit auf den Weg gegeben: »Wer gesund leben will und sein Dasein weise genießen will, der muss vor allem geregelt leben – arbeiten, einen Lebenszweck haben. Er muss sich vernünftig ernähren, nicht nur, was die Wahl der Speisen betrifft, sondern auch, was die Zeit des Essens angeht. Er muss Luft und Bewegung suchen, die gehören zu einem guten Gedeihen so notwendig wie die Nahrung selber.« Abhängig von der Tageszeit, Jahreszeit, ob du jung bist oder schon einige Jugendjahre lebst – die Ernährung und auch die Lebensweise gilt es immer anzupassen. Gerade weil sich vieles in der Arbeitswelt, im Alltag geändert hat. Passt das zu dir? Kannst du damit gut leben?

Dein Alltag hat wesentlichen Einfluss darauf, was »gesund« für dich ist. Wie du siehst, habe ich das Wort »gesund« mit Anführungsstrichen versehen. Denn es ist nicht möglich, eine grundlegende Aussage zu machen, was »gesund« ist – auch wenn es jede Menge Dos and Don'ts gibt. Mal heißt es, Kohlenhydrate seien böse, dann hört man, Fleisch sei ungesund oder nur Rohkost das Wahre. All diese Ernährungsratschläge sind einseitig. Wenn jemand damit gute Erfahrungen gemacht hat, heißt das noch lange nicht, dass auch du damit gute Erfahrungen machen wirst. Und genau deshalb ist mir die Diätetik der TEM so wichtig und wertvoll.

Die TEM will dich unterstützen, deinen Weg zu finden und zu gehen. Dieses Buch ist gespickt mit vielen kleinen Geschichten aus dem Alltag. Mit Ideen, Vorschlägen und Rezepten. Immer vor dem Hintergrund der Traditionellen Europäischen Medizin. Das Buch soll dir ein klares Bild über deine ganz spezielle gesunde Ernährung und Lebensweise verschaffen.

Deine erste TEM-Therapeutin: deine Mutter

Bei allem wissenschaftlichen und medizinischen Hintergrund gibt es eine Person, eine Frau, die uns alle am meisten prägt. Sie ist die, die uns von Beginn an versorgt, umsorgt, ernährt und bekocht: Mutter, Mama oder wie immer du sie auch nennen magst. Du hast ihre Gene, und ihr Mikrobiom war dein erstes. Sie ist daher ohne Frage, ohne jeden Zweifel deine erste Therapeutin.

Das Wissen von Müttern ist nicht zu unterschätzen. Deine Mutter kennt dich am besten und weiß, was dir guttut, was dich nährt, wachsen und gedeihen lässt – rein intuitiv und mit dem Wissen, das über Generationen weitergegeben und individuell für dich angepasst wurde. Sei es der Schrei nach sauberen Windeln, das Quengeln aufgrund von Hunger, Durst, nach Wärme, der erste Zahn, der erste Liebeskummer. Seit jeher wird vor allem gesundheitliches Wissen, Wissen des Alltags für Körper, Geist und Seele, von Frauen weitergegeben. Frauen repräsentieren das nährende Prinzip – das weibliche Prinzip. Und das füge ich hier als besonders positiven Aspekt ein: Frauen, besonders Mütter, waren geachtet, ihr Wissen und ihre Erfahrung wurden sehr geschätzt. Sie waren es, die die Familie versorgten und gesund erhielten. Und gerade deswegen ist die Emanzipation notwendig und wichtig, um den Wert der Frau in der heutigen Gesellschaft zu festigen, das Wissen zu erhalten und weiterzugeben. Was nicht bedeutet, dass Männer nicht ebenso sorgsam und achtsam sein können. Doch es ist ein tief verankertes weibliches Prinzip, sich zu sorgen. Zu versorgen. Zu pflegen. Zu behüten.
Zu beschützen.

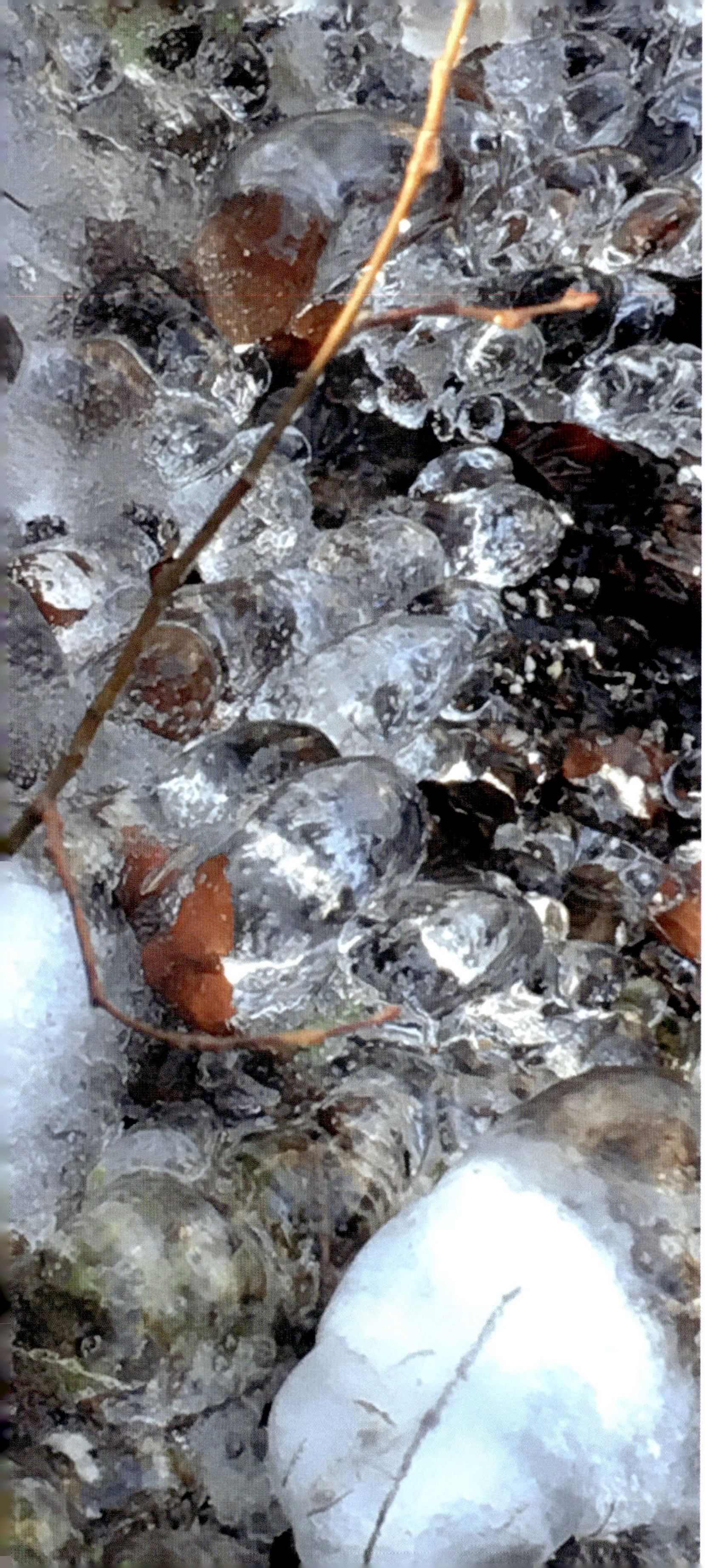
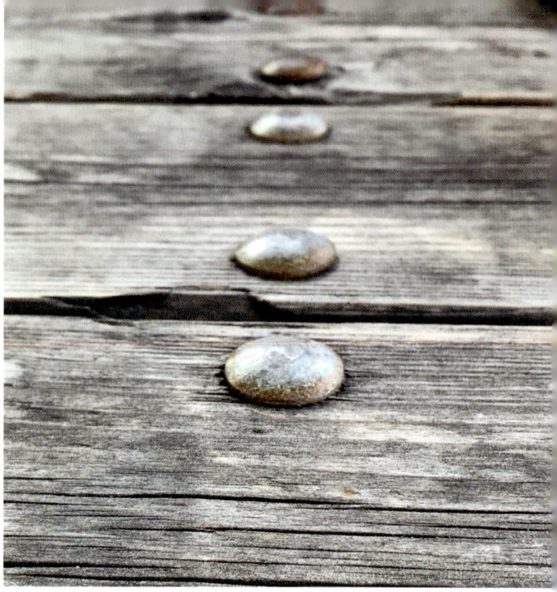
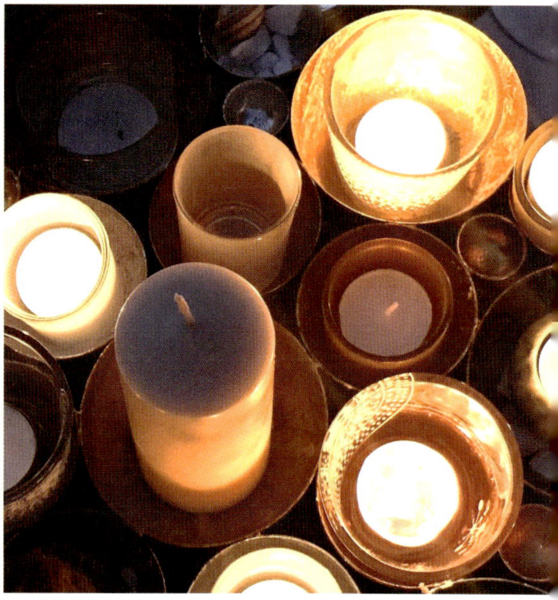
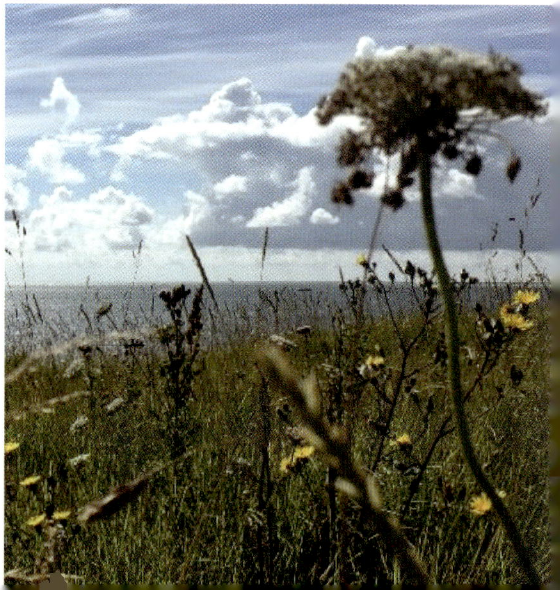

Feuer & Eis …
Alles ist in allem enthalten

Gegensätze ziehen sich an, sagt man. Ob dem wirklich so ist?
Oder liebst du eher die Harmonie? Ja, eigentlich ist es sehr schön,
wenn alles im Lot ist, doch dann bewegt sich meist nichts. Keine Veränderung.
Stillstand. Ich freue mich – meist – über Input. So ein Schubser von außen,
von anderen – auch oder gerade dann, wenn er provokant gesetzt ist.
Das reizt mich. Bringt mich zum Nachdenken.
Ins Tun. Und gibt einfach Schwung.

🜂 🜁 🜃 🜄

Die Temperaturen sind für die TEM ein wesentlicher Faktor: sie beeinflussen unsere Jahreszeiten, den Tag und somit schlussendlich auch uns – dich und die Menschen rund um dich.

Die Temperamentenlehre – hier steckt das Wort Temperatur schon drinnen – baut auch auf Temperatur auf. Nun, was bedeutet Temperatur? Was hat das mit Ernährung nach der Traditionellen Europäischen Medizin zu tun?

Die Ernährung der TEM ist eine bewegte Ernährung. Du benötigst je nach körperlicher Verfassung zu unterschiedlichen Tageszeiten, im Jahresverlauf und abhängig davon, wie alt du bist, unterschiedliche Ernährung. Dein Essen tut dir gut, wenn es mal etwas kühler und mal etwas wärmer ist.

Rein wissenschaftlich betrachtet ist die Temperatur eine physikalische Größe, sie kennzeichnet das thermodynamische Gleichgewicht. Dieses besagt, dass zwischen zwei Körpern, die die gleiche Temperatur haben, kein Wärmeaustausch stattfindet – auch wenn sie miteinander in direktem Kontakt stehen. Haben aber beide Körper unterschiedliche Temperaturen – ist einer kalt und der andere warm –, fließt Wärme vom wärmeren zum kälteren Körper. Genauso wärmen wir uns: Ist uns kalt, kuscheln wir uns an eine Wärmequelle, den Partner oder in eine warme Decke. Und wenn das alles nichts nutzt, hilft Bewegung. Wärme beginnt zu fließen.

Genauso funktioniert auch die Ernährung. Ist dir kalt, passen ein wärmendes Getränk, eine Suppe oder ein gut gewürzter Eintopf hervorragend. Ist dir heiß? Dann kann ein erfrischendes Joghurt eine wahre Wohltat sein.

Feuer und Eis sind die Basis der TEM. Sie stellen die energiebringenden, lebenswerten Gegensätze dar. Feuer und Eis betrachtet die TEM als Urkräfte, als Energie und Materie. Die Grundlage für Leben. Diese Gegensätze – das Ur-Feuer und das Ur-Eis – sind die Basis der TEM.

Das Ur-Feuer ist die stärkste Energie und das Ur-Eis die starrste Materie. Zwischen diesen beiden Polen findet Leben statt. Genauer betrachtet kann das eine nie ohne das andere. Sie sind eine Verbindung für das Leben. Diese Gegensätze verbinden sich – und auf dieser Verbindung basiert und passiert Leben.

Die Grundlage dafür ist die philosophische Betrachtung der Polarität. Sie geht davon aus, dass nur im Spannungsfeld zweier Gegensätze Dinge existieren können. Leben findet zwischen den Polen statt. Feuer und Eis ermöglichen Leben. Ein Ur-Prinzip, das

Bevor wir in die Tiefen der Diätetik der TEM einsteigen, sind ein paar Grundlagen von Vorteil. Prinzipien, auf denen die TEM beruht, quasi die philosophische Basis. Wenn du einige Kapitel überspringen willst, tu es und hole sie zu einem anderen Zeitpunkt gern nach.

in der isländischen Mythologie und auch in anderen alten Kosmologien den Grundgedanken der Weltentstehung, die Entstehung von Leben beschreibt.

- Das Ur-Eis ist die rohe, ursprüngliche Substanz. Reine Materie. Nichts bewegt sich – es herrscht absoluter Stillstand. Der absolute Nullpunkt: minus 273,15 °C sind erreicht. Eine Kälte, die physikalisch belegt ist, die man sich dennoch nicht vorstellen mag. Diese eisige Kälte ist lebenswidrig. Eine Existenz scheint unmöglich.
- Das Ur-Feuer ist die absolute Wärme. Unvorstellbare, urgewaltige Energie, die durch Reibung entsteht. Die Bewegung der Teilchen ist am absoluten Höhepunkt. Die Energie am Höhepunkt.

Beide Zustände, beide Pole, die hier beschrieben sind, sind Urkräfte. Ur-Feuer und Ur-Eis. Letztendlich ist es aber eine rein philosophische Betrachtung, da beide in der Natur so nicht existent sind.

Vier Primärqualitäten: Warm, kalt, feucht, trocken

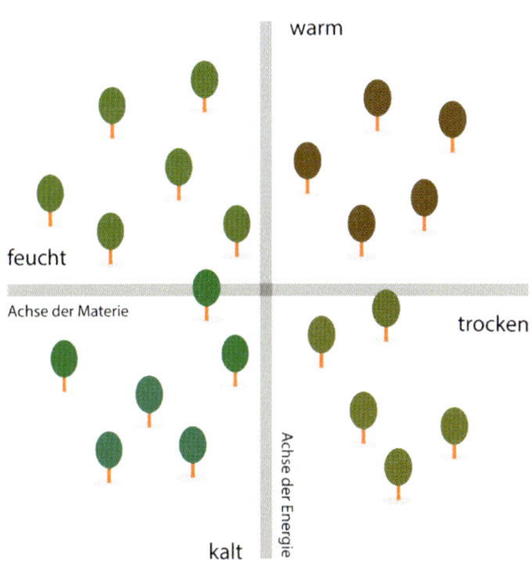

Man kann sich die Urkräfte Feuer und Eis als Achsen vorstellen. Die Achse der Energie, des Feuers, geht von warm bis kalt. Die Achse der Materie, des Eises, geht von feucht bis trocken.

Die Achse der Energie: Die Temperatur verändert sich entlang der Achse der Energie. Warm ist weniger kalt und kalt ist weniger warm.

Die Achse der Materie: Die Substanz verändert sich entlang der Achse der Materie. Feucht ist weniger trocken und trocken ist weniger feucht.

Auf den jeweiligen Achsen gibt es alle Möglichkeiten, alle Temperaturen, alle Aggregatzustände. Bildet man von beiden Achsen ein Kreuz, so sind in dem entstehenden Diagramm unendlich viele Möglichkeiten offen.

Im Spannungsfeld der Urkräfte Eis und Feuer – egal auf welchem Punkt des Achsenkreuzes – entsteht Bewegung. Veränderung. Leben. Ein Grundkennzeichen der TEM ist Bewegung. Daraus folgen Ausgleich und Energie. Darauf basiert Fortschritt. Ist das nicht wunderbar! Darauf beruht die menschliche Individualität. So einfach.

Das Achsenkreuz der Urkräfte Eis und Feuer bildet die vier Primärqualitäten: feucht, warm, trocken, kalt. Diese Qualitäten sind Teil der Natur und beeinflussen die Natur sowie den Menschen und seine Ernährung. Jedes Lebensmittel, jeder Mensch hat seinen Platz in diesem Achsenkreuz der Urkräfte.

Mit dieser Dynamik, dem Spannungsfeld von Ur-Feuer und Ur-Eis, wird in der Ernährung nach der Traditionellen Europäischen Medizin gearbeitet. Ernährung – so sieht es die TEM – dient der Anpassung bzw. dem Ausgleich der momentanen Lebenssituation.

Die Ernährung nach der TEM ist eine Ernährung im Wechselspiel von Feuer und Eis. Ziel ist es, bestmöglich mit den entsprechend notwendigen Qualitäten versorgt zu sein.

Wärme im richtigen Ausmaß ist Leben.

Wenn Kälte und Feuchte vorherrschen, werden wärmende und trocknende Gewürze und Kräuter verwendet, um das Übermaß zu lindern. Sind Wärme und Trockenheit dominant, werden kühlende und befeuchtende Elemente verwendet. Dadurch können die Lebensmittel – deine Nahrung – besser verwertet werden.

Hier einige Beispiele anhand von Joghurt, einem sehr kalten und feuchten Lebensmittel:

- Hast du ein hitziges Gemüt? Bist du aktiv? Hast du eine gute Verdauung? Dann kann Joghurt sowohl im Sommer als auch im Winter ein feines Lebensmittel für dich sein.
- Fällt es dir morgens schwer, aus dem Bett zu kommen? Bist du träge? Fröstelt es dich? Wenn dem so ist, könnte Joghurt zum Frühstück deinen Verdauungsapparat noch mehr belasten. Das Verdauungsfeuer würde gedämpft. Du benötigst Wärme, Aktivierung. Lass lieber die Finger von kalt-feuchtem Joghurt. Willst du nicht ohne es, dann würze es kräftig.
- Joghurt wird bekömmlicher mit etwas Ingwer – ein luftiges Gewürz. Seine Schärfe bringt Wärme ins Joghurt und mildert dadurch die Kälte. Auch Vanille, Rosinen, Kardamom, Paprika, Chili, Thymian oder Rosmarin verändern die Wirkung von Joghurt. Kräuter und Gewürze verringern die kalte Wirkung und lassen uns Joghurt besser aufnehmen.
- Abhängig von den Jahreszeiten ist Joghurt im Sommer eine willkommene Abkühlung, erfrischend und belebend. Und im Winter? Da hat Joghurt auch seinen Platz. Dann jedoch eher zum Abmildern einer heißen und wärmend-scharfen Suppe.

Vier Elemente: Luft, Feuer, Erde, Wasser

Direkt aus den vier Primärqualitäten ergeben sich die vier Elemente: Luft, Feuer, Erde und Wasser. Die Elemente sind Metaphern und ergeben sich wiederum aus den Primärqualitäten feucht, warm, trocken und kalt. Sie stehen immer für eine Qualitäten-Mischung, in der eine Primärqualität dominierend ist:

- Feucht & warm – so wird das Element Luft beschrieben. Feuchte dominiert.
- Warm & trocken – so wird das Element Feuer beschrieben. Wärme dominiert.
- Trocken & kalt – so wird das Element Erde beschrieben. Trockenheit dominiert.
- Kalt & feucht – so wird das Element Wasser beschrieben. Kälte dominiert.

Das Element Luft, ein vitalisierendes Prinzip

Aus dem Element Luft wird feuchte und warme Energie verströmt. Ein frühlingshaftes Lüftchen symbolisiert dieses Element. Es ist das belebte, lebendige Element. Man kann sich als bildhafte Darstellung auch Wasserdampf vorstellen. Luft ist demnach vom Feuer bewegtes Wasser, und wie Wasserdampf ist alles dem Luft-Element Zugeordnete sehr anpassungsfähig. Elastizität, Frühling, Nachgiebigkeit, Dynamik, Kindheit – all das steht für das Element Luft. Diese auch ausgleichende Wirkung dämpft Überhitzung. Wie Wasserdampf strebt das Element Luft nach oben, es füllt den Raum. Gibt es keinen Raum, keine Erdung über die Zufuhr von Kälte und Trockenheit, strebt es grenzenlos nach oben und in die Weite. Es ufert aus, könnte man auch sagen.

Das Element Feuer, ein energetisches Prinzip

Feuer ist das wärmste Element. Es herrscht Wärme und Trockenheit. Vergleiche es mit einem einfachen Beispiel: Der Griff ins Feuer, auf eine heiße Herdplatte oder ein Sonnenbrand nach einem unkontrollierten Sonnenbad – zuerst ist es heiß und dann wirkt es trocknend. Probiere das aber bitte nicht aus, glaube es einfach! Man muss nicht direkt ins Feuer greifen, um die Dynamik zu erkennen.

Feuer bewegt, verändert und verformt Substanz – bis zur Auflösung. Vor allem feuchte Substanz wie Wasser wird verändert. Das Element Feuer steht für den Lebensfunken, die Vitalität.

Das Element Erde, ein beständiges Prinzip

Der trockene und kalte Waldboden vermittelt das Gefühl für dieses Element am besten. Ein Spaziergang durch den Wald, sei es einfach nur so, aus Lust und Laune, oder um Pilze, Kräuter, Beeren oder Holz zu sammeln: Nach einer Weile kehrt das Gefühl des »Bei-sich-Seins« ein, ein geerdetes Gefühl – man kann plötzlich klar und strukturiert denken. Probleme sind auf einmal ganz klein. Das Element Erde vermittelt uns ein Gefühl der Ordnung. Es stützt uns, gibt Sicherheit und Struktur, Stabilität. Doch der Wald benötigt auch Feuchte und Wärme. Eine Waldlichtung – wunderbar. Die Sonnenstrahlen erwärmen und geben Kraft. Ein kleines Bächlein, Morgentau – Feuchtigkeit gibt dem Nährboden Substanz. So lebt das Element Erde. Eine kleine Dosis macht sehr viel aus. Zeitversetzt und bedächtig.

Das Element Wasser, ein nährendes Prinzip

Die Kräfte des Wasserelements sind kühlend und befeuchtend. Der Sprung in einen See wird zuallererst als kalt und dann erst als nass wahrgenommen. Und dafür musst du gar nicht hineinspringen. Denk an einen klaren Bergsee, in den du einen Fuß hineinstreckst. Oooohh, das ist kalt. Genau, und erst später merkst du die Nässe. Das Element Wasser will belebt werden. Ohne Antrieb von außen ist es passiv, regelrecht träge – man könnte auch beständig sagen. Doch wenn es durch Feuer, durch Wärme bewegt wird, ist es schnell und aktiv. In der Feuchtigkeit des Elements Wasser steckt Leben, sehr viel Leben. Leben entsteht aus Wasser. Doch Obacht, nimmt das Feuer überhand, kann das Element Wasser auch verbrannt werden – sofern Erde und Luft nicht ausgleichen können.

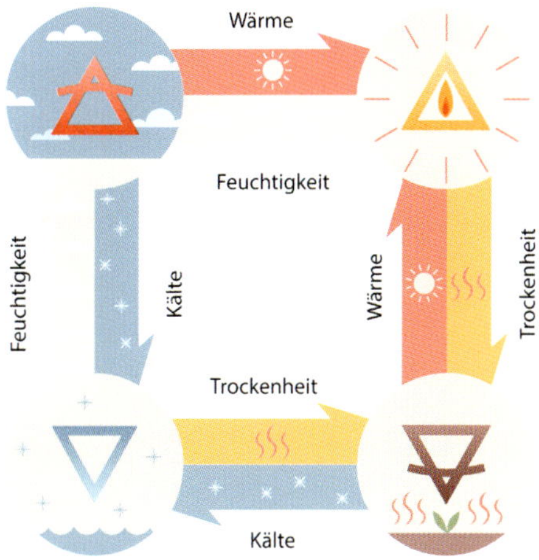

Die Elemente, auch wenn man sie einzeln betrachtet, sind in einer innigen Lebensgemeinschaft – so könnte man es nennen. Das eine braucht das andere und umgekehrt, um den Kreislauf des Lebens aufrechtzuerhalten. Jedes Element sorgt dafür, extreme Eigenschaften anderer Elemente zu dämpfen und auszugleichen. Diese Eigenschaft bezeichnet man als Temperatio. Vom Lateinischen übersetzt bedeutet das »richtige Mischung«. Besser beschreibt es die Bedeutung als »richtiger Zustand« oder »ordnendes Prinzip«. Denn es entsteht keinesfalls eine Vermischung der Qualitäten, sondern ein ausgeglichenes System.

Die Elemente übernehmen immer eine Qualität des vorangegangenen Elements als dominierende Qualität, und so entsteht ein Kreislauf der Elemente:

- Das feuchte und warme Element Luft hat die Feuchtigkeit des Elements Wasser übernommen.
- Das warme und trockene Element Feuer hat die Wärme des Elements Luft übernommen.
- Das trockene und kalte Element Erde hat die Trockenheit des Elements Feuer übernommen.
- Das kalte und feuchte Element Wasser hat die Kälte des Elements Erde übernommen.

Und gegenläufig beeinflussen sich die Elemente natürlich ebenso:

- Wenn das Element Luft Wärme abgibt, nähert es sich dem Element Wasser. Es wird kälter.
- Wenn das Element Wasser Feuchtigkeit abgibt, nähert es sich dem Element Erde. Es wird trockener.
- Wenn das Element Erde Kälte abgibt, nähert es sich dem Element Feuer. Es wird wärmer.
- Wenn das Element Feuer Trockenheit abgibt, nähert es sich dem Element Luft. Es wird feuchter.

Die kreuzweise Beeinflussung der Elemente nutzen wir in der Vier-Temperamente-Küche, doch dazu später mehr.

Nutzt man die volle Kraft der Qualitäten-Mischung, beeinflussen sich die Elemente kreuzweise:

- Das Element Luft befeuchtet und erwärmt das Element Erde.
- Das Element Feuer wärmt und trocknet das Element Wasser.
- Das Element Erde trocknet und kühlt das Element Luft.
- Das Element Wasser kühlt und befeuchtet das Element Feuer.

Sonne, Mond und die Planeten

Die vier Primärqualitäten warm, kalt, feucht und trocken beschreiben nicht nur Energie und Materie, sondern auch Sonne und Mond.

Du fragst dich sicherlich, was auf einmal Sonne und Mond in diesem Kontext zu suchen haben. Nun, dies beruht auf einer Geschichte über die Kosmologie der Germanen. Sie erzählt von einem Geschwisterpaar, das mit Sonne und Mond verglichen wird. Die Götter trennten sie und setzten sie in den Himmel. Ab sofort konnten sie einander nicht mehr erreichen. Durch den Wunsch sich wiederzusehen und den immer wiederkehrenden Versuch sich zu treffen, entstanden Tag und Nacht. Eis und Feuer. Sommer und Winter.

Erst durch diesen sehnlichen Wunsch, sich einander zu nähern, sich wiederzusehen – der ganz dem Aspekt der Polaritätenlehre entspricht –, dem Wunsch nach Gesamtheit und Einheit, entsteht ein Zyklus. Ein Zyklus, der Leben hervorbringt, der Wachstum, Reife und Ernte ermöglicht.

Und da es den beiden Geschwistern ergeht wie Ur-Feuer und Ur-Eis, die sich auch nie begegnen und in stetiger Spannung zueinander stehen, werden beide Urkräfte auf Basis dieser Metapher auch Sonne und Mond zugeordnet.

- Mond – das Ur-Eis entspricht dem lunaren Prinzip
- Sonne – das Ur-Feuer entspricht dem solaren Prinzip

MOND – das lunare Prinzip	SONNE – das solare Prinzip
Eis, Wasser	Feuer, Hitze
Materie, Struktur	Energie
Weibliches Prinzip	Männliches Prinzip
Nacht	Tag
Winterhalbjahr	Sommerhalbjahr
Kalt	Warm
Feucht	Trocken

Neben Sonne und Mond sind auch die anderen Planeten in der Traditionellen Europäischen Medizin immer wiederkehrende Symbole. Die Planetenlehre ist ein eigener Anker für die TEM. Pflanzen wurden in ihrer Wirkung den Planeten zugeordnet. Naturvölker, Philosophen, Astrologen und naturheilkundige Menschen beschäftigt diese Materie seit Tausenden von Jahren. Daher denke ich, dass es gut zu wissen ist, dass die Betrachtung der Planeten im Wechselspiel mit der Natur sinnvoll ist und oftmals Rückschlüsse auf Wirkungsweisen gibt. Die Planeten haben einen festen Platz in der TEM, ich möchte dieses Thema hier aber nicht überstrapazieren.

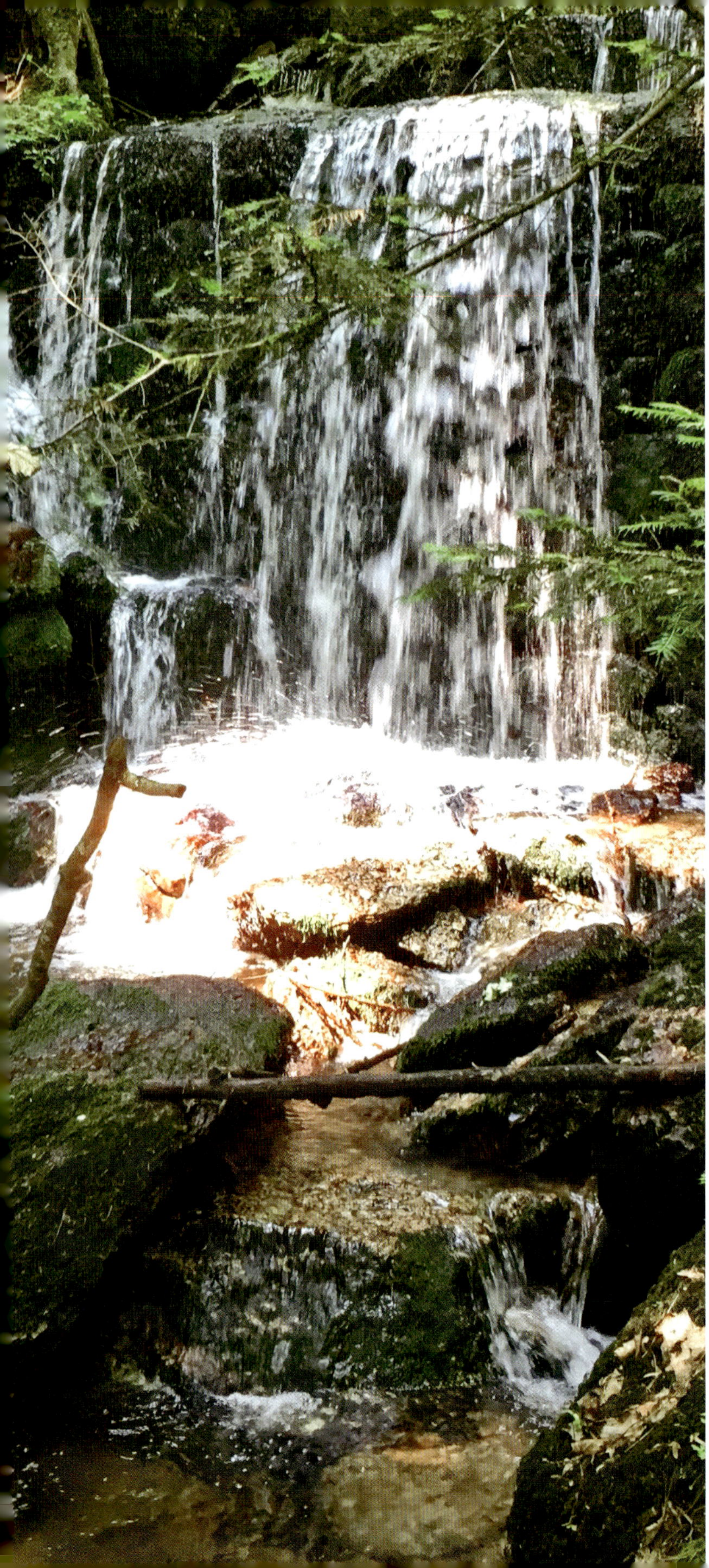
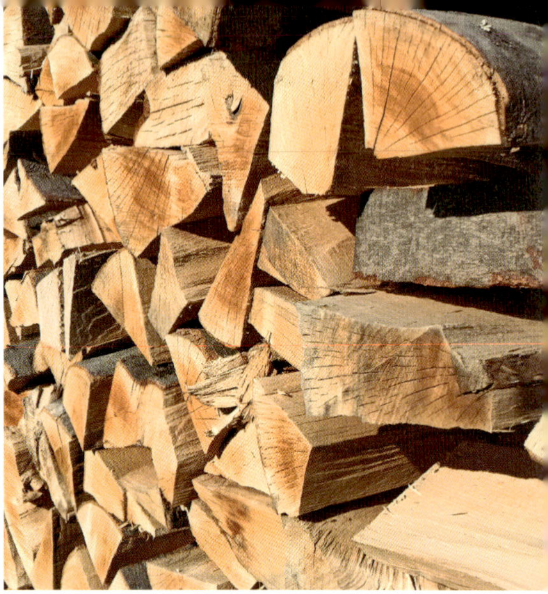
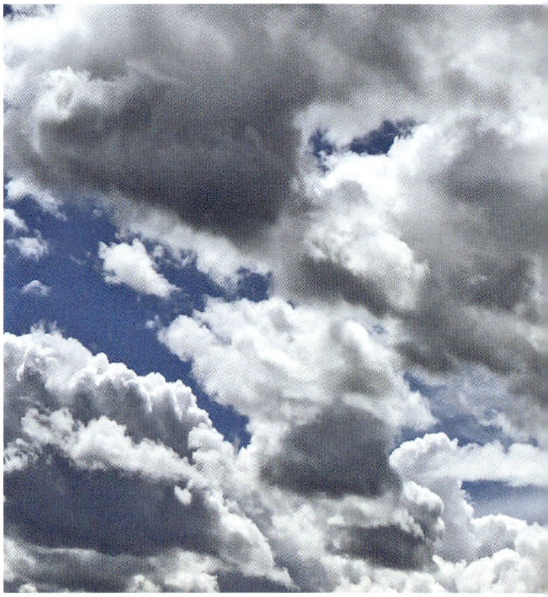
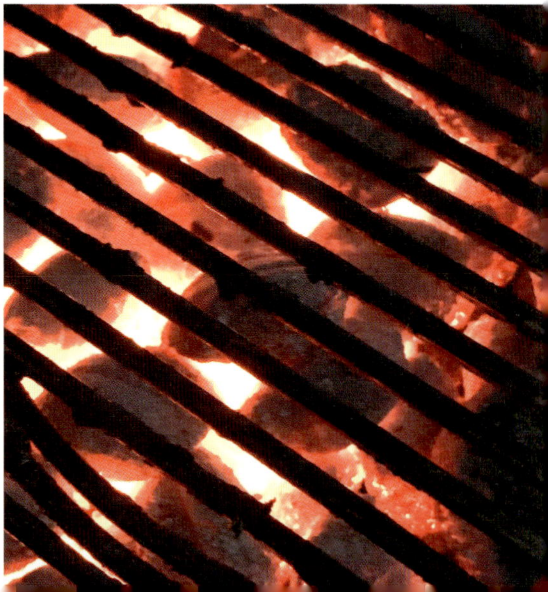

Organisierende Kraft …
Spiritus | Seele

. . . .

Organisation ist alles – sagt man oft einfach so.
Ein Spruch, ein Ausdruck. Aber wer übernimmt »alles«?
Wer organisiert die Urkräfte, koordiniert Energie und Materie?
Wer oder was steckt dahinter? Wer balanciert das Spannungsfeld der Urkräfte?

Wer glaubt, dass in der Natur alles planlos und unorganisiert verläuft, der irrt sich gewaltig. Ganz eindeutig gibt es eine Kraft, eine übergeordnete Instanz sozusagen, die die Fäden zieht. Diese Kraft ordnet die Gegensätze, verbindet sie, ja, verplant sie. Ein wahres Wunderwerk an Multitasking. Ähnlich einem Konstrukteur, der Einzelteile zu einem Ganzen zusammensetzt. Ein Fahrrad, ein Auto, ein Flugzeug, mittlerweile banale Fortbewegungsmittel, wären ohne strukturierte Organisation nicht möglich. Eine Ampel oder die Arbeit im Tower – ohne derartige Organisation wären ein reibungsloser Auto- und Flugverkehr undenkbar. Ohne Regeln im Straßenverkehr unterwegs sein? Unvorstellbar.

So unterliegt auch alles Lebendige – die Natur – mit uns und um uns herum einer Organisation. Pflanzen, Menschen und Tiere haben ein Ziel vor Augen und folgen einer organisierenden Kraft. Ohne diese wäre ein Leben miteinander nicht möglich.

In der TEM wird diese organisierende Kraft als »Spiritus« bezeichnet. Auch »Seele« ist ein gern verwendetes Wort dafür.

Alle drei – Spiritus, die Seele und die beiden Urkräfte Energie und Materie – bilden eine untrennbare Gesamtheit, aus der sich das biologische Gesetz der Dreiheit, der Trinität, ableitet.

Um bei der Ernährung zu bleiben: Die Seele, die »Natur« jedes Einzelnen, hat Einfluss auf das Ernährungsverhalten. So haben neben der Art der Lebensmittel als Materie auch die Art der Zubereitung als Energie und die Umgebungsfaktoren als Seele einen wesentlichen Einfluss.

Die Umgebungsfaktoren sind relevant – wie und wann man eine Mahlzeit zu sich nimmt. Auch Jahreszeit, Tageszeit, Stressverhalten und letztlich wie man sich das Essen anrichtet, haben einen wesentlichen Einfluss auf den Genuss, aber auch auf unsere Verdauung, die Aufnahme und Umsetzung im Körper. Von dieser Umsetzung, der Verstoffwechslung, hängt wiederum unsere Energie ab. Ich glaube, da sind wir uns einig: Nahrung muss uns nähren – und Energie bringen und die Lebenskraft stärken.

Nahrung soll die Lebensgeister wecken! Vergiss daher beim Essen nie auf die Seele – sie ist Teil des Ganzen. Kochen ist der erste Schritt. Nicht ohne Grund wird die Küche auch gern »Seele des Hauses« genannt. In diesem Raum wird ein wesentlicher Grundstein für dein Wohlbefinden gelegt …

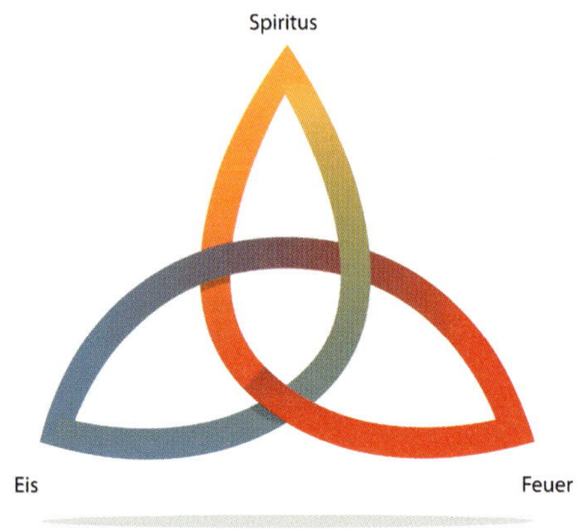

Diese Gesamtheit, die Trinität, ist ein wesentlicher Aspekt der alten, traditionellen Medizin. So wird der Mensch nie für sich allein gesehen, sondern immer in Zusammenschau mit seiner Umwelt.
Aristoteles liefert dafür ein bildliches Zitat: *»Ändert sich der Zustand der Seele, so ändert dies zugleich auch das Aussehen des Körpers und umgekehrt: Ändert sich das Aussehen des Körpers, so ändert dies zugleich auch den Zustand der Seele.«*

Energie der Lunge: Einatmen. Ausatmen. Einatmen. Immerfort

»Was wäre der Mensch, wenn keine Seele in ihm wäre? Durch die Seele ist er erfüllt.« (Paracelsus)

Atmung stärkt die Lebenskraft und bewegt die Lebensgeister. Die Lunge dient Gehirn und Herz. Eine ausreichende, starke Lungenkraft ist auch für die Verdauung unbedingt notwendig.

Lunge und Verdauung sind eng gekoppelt. Beide dienen der Ernährung. Auch embryonal gesehen sind sie verwandt. Die Lunge entsteht als Ausknospung aus einem Teil des embryonalen Darmrohrs und daher werden beide – Lunge und Verdauung – auch als verwandte Systeme betrachtet.

Innerhalb von Sekunden nach der Geburt ist es so weit – der allererste Atemzug, und nach weniger als einer Minute setzt die regelmäßige Atmung ein. Lebenskraft wird eingeatmet. Energie. Spiritus. Leben.

Atmen ist etwas ganz Spezielles – auch wenn man ganz unbewusst regelmäßig atmet. Die Muskulatur regelt das alles ganz automatisch. Über die Rhythmik des Atmens muss man nicht bewusst nachdenken – aber man kann.

Atemluft weckt die Lebenskraft. Denke an einen sonnigen Spaziergang: Durch Wiesen, über Felder. Saftiges Grün. Oder glänzend funkelnder Schnee. Herrlich. Tief einatmen, langsam und bedächtig ausatmen. Das erfrischt die Lebensgeister. Das entspannt, klärt den Kopf. Atemluft, die durch Sonnenstrahlung ionisiert wurde: Neben Sauerstoff nehmen wir so auch eine vitalisierende und reizende Kraft auf. Diese Kraft aus der Atemluft dient der Ernährung, der Aufrechterhaltung der Lebenskraft (Vis vitalis), der Vitalisierung, dem Lebensantrieb.

Die Energiequellen der TEM-Diätetik:

1 Feste Nahrung
2 Flüssige Nahrung
3 Luftnahrung
4 Bewegung

Leben benötigt Wärme, Nahrung, und es benötigt Luft und Licht, um ausreichend Energie und Wärme zu entwickeln.

Der Atem gilt als Nahrung der Seele und entzündet den Lebensfunken. Die TEM sieht den Stoffwechsel als Folge des Lebens: Erst durch die Lebenskraft – unseren Willen, die Dynamik und Rhythmik der Organe sowie Nahrung und Atmung – findet Stoffwechsel überhaupt statt.

Die Seelenenergie selbst wohnt in der Lunge und wird von ihr gesteuert. Die Lunge transportiert sie und verteilt die Energie der Seele über die Blutbahnen, die Arterien, ins Gewebe.

Lebenskraft, dreigeteilt und doch vereint

Die drei zentralen Lebensgeister Spiritus animalis, Spiritus vitalis und Spiritus naturalis sind die Werkzeuge des Organismus. Jeder dieser Lebensgeister hat ein spezielles Aufgabengebiet, und dennoch arbeiten sie Hand in Hand. Gemeinsam sind sie Symbol und Prinzip der Lebenskraft – und dafür sollen sie gut genährt werden.

Die Luftnahrung stellt dafür – unter anderem – einen wesentlichen, nährenden Faktor dar. Der Organismus nimmt die Atemluft über die Lunge durch die Luftverdauung auf. In der Thymusdrüse wird der energetische Anteil der Luft dann in die drei Lebensgeister, die Lebenskraft, umgewandelt.

Die Lebenskraft ist also die Vereinigung der drei Lebensgeister. Jeder Lebensgeist für sich hat eigene Aufgaben. Jeder für sich hat ein eigenes Gehirn und ein speziell zugeordnetes Organ. Alle drei arbeiten stets eng zusammen – ein Kreislauf, den es zu unterstützen und aufrechtzuerhalten gilt!

Hakt es bei einem Lebensgeist, versuchen die beiden anderen zu stützen und zu helfen. Dauert dies zu lang oder ist der Prozess zu intensiv, leiden auch die beiden helfenden Lebensgeister darunter. Die Lebenskraft, die Energie, lässt nach. Um dies zu vermeiden, achte darauf, alle drei Lebensgeister bestmöglich zu versorgen.

Für die alte Medizin sind die Lebensgeister Ursache aller Bewegungen. Alle inneren und äußeren Bewegungen erfolgen nur durch die Wirkung der Lebensgeister. Alle Funktionen und deren Heilung sind von ihnen abhängig, werden von ihnen in Gang gesetzt, gelenkt und begrenzt.

Um die Lebensgeister, die Lebenskraft, zu stärken, zu nähren und aufrechtzuerhalten, unterstützt dich eine gute und intensive Atmung. Gern auch mal bewusst mit einem Lächeln. Und Atmen bewegt das Zwerchfell, das wiederum die Bauchorgane bewegt und massiert. Diese Massage tut gut, Leber und Magen genießen es sehr.

Ein paar bewusste Atemübungen zwischendurch tun gut, auch wenn du gerade keine besondere Anstrengung unternimmst, keinen steilen Berg hinaufradelst, keinen Marathon bewältigst: Einatmen. Ausatmen. Einatmen. Ausatmen. Einatmen. Ausatmen … Volle Kraft für die Verdauung! Volle Atmung für die Lebenskraft!

Einfache Atemübung im Stehen

Nimm eine aufrechte, entspannte und bewusste Haltung ein: Stelle deine Beine hüftbreit auseinander, möglichst parallel. Beuge deine Knie ganz leicht. Achte auf eine gewisse Grundspannung im Becken. Der Kopf ist aufrecht, der Nacken lang. Lass die Schultern entspannt nach unten sinken.
Nun leg deine Hände ineinander, forme sie zu einer Schale und halte sie unter dem Bauchnabel.
Atme tief ein und führe dabei die Hände am Körper entlang nach oben.
Wenn du in Höhe des Brustkorbs angelangt bist, drehe die Handflächen zum Boden und atme lang und tief aus, bewege dabei die Hände Richtung Bauchnabel zurück.
Wiederhole die Übung mehrmals hintereinander. Achte darauf, dass die Ausatmung etwas länger dauert als die Einatmung.

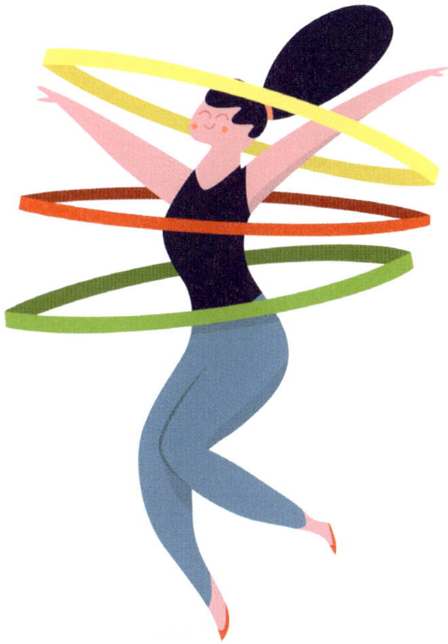

Lebenskraft – Vis vitalis

Spiritus animalis

Seelengeist

Kopfhirn

Gehirn

Nervenleistung – Sinnesvermittlung

Spiritus vitalis

Luftgeist

Brusthirn

Herz

Dynamik – Rhythmik – Verteilung

Spiritus naturalis

Stoffgeist

Bauchhirn

Leber

Ernährung – Ausscheidung

Spiritus animalis, der Seelengeist des Gehirns

Der Spiritus animalis, auch Seelengeist genannt, hat seinen Sitz im Gehirn und verbreitet sich entlang der Nervenbahnen und des Rückenmarks.

Der Fokus dieses Lebensgeistes ist die Sinnvermittlung über die fünf Hauptsinne: Sehen. Schmecken. Riechen. Hören. Tasten. Und auch über die intellektuellen Sinnesfunktionen: Vorstellungskraft. Urteilskraft. Erinnerungsfähigkeit und Gemeinsinn, der Sensus communis, weithin auch als »gesunder Menschenverstand« bekannt.

Alle Sinneseindrücke werden durch den Seelengeist zu einem Ganzen gebündelt, wahrgenommen und umgesetzt. Das Gehirn ist über die Lebensgeister sehr eng mit der Lebenskraft verknüpft. Es vernetzt die drei Instanzen des Denkens und Fühlens: Kopf, Herz und Bauch. Ich finde das einfach faszinierend! Du auch? Da sind wir sicher nicht die Einzigen.

Die Faszination für unser Gehirn besteht schon sehr, sehr lang und endet wohl nie. Schon die alten Ägypter waren davon beeindruckt. Wie unser Gehirn funktioniert, wurde allerdings erst viel später, in der Antike, erstmals untersucht – man ging davon aus, dass das Gehirn eine zentrale Rolle im Organismus einnimmt.

In der TEM zählt das Gehirn neben Blut, Herz und Leber zu den edelsten Organen und ist Sitz des Phlegmas. Das Gehirn zieht Phlegma an, reinigt und verteilt es wieder, es kontrolliert somit den Abfluss von Stoffwechselendprodukten. Aufgrund der hohen Nerventätigkeit des Gehirns braucht es eine optimale Kühlung und Befeuchtung, ein hohes Maß an Spiritus und Luftnahrung, Atmung. Neben der Atmung braucht es auch eine konstante Ernährung. Hirnnahrung. Kohlenhydrate für die Energie, Proteine und Fette als Bau- und Betriebsstoffe, Flüssigkeit. Und es bedarf Bewegung. Täglich, regelmäßig, im passenden Ausmaß.

Ist der Körper aufgrund von entgleister Ernährung, Bewegungsmangel oder auch zu intensiver Bewegung übersäuert, entstehen Gewebeverklebungen. Die Durchgängigkeit und Vernetzung mit dem Gehirn sind dann gestört. Erkennst du die Notwendigkeit einer guten Versorgung?

Die meisten Informationen bezieht das Kopfhirn von Bauchhirn und Brusthirn. Intuition, Hunger, Sättigung, Denken, Energie – all das funktioniert nur mit einem optimal versorgten Gehirn. Nur so können alle Sinne wahrgenommen und verarbeitet werden.

Umgekehrt ist es ebenso wichtig: Die Information muss auch von Kopfhirn zu Brusthirn und Bauchhirn funktionieren. So wird zum Beispiel die Verdauung ganz massiv durch den Spiritus animalis angekurbelt: Bereits durch die Zubereitung einer Mahlzeit wird der Magen-Darm-Trakt über den Gemeinsinn vorinformiert. Die Sinneswahrnehmung durch das Kochen über den Geruch bedeutet: »Hey, es gibt bald etwas zu essen.« Dadurch wird die Verdauung vorbereitet, alle notwendigen Organe werden mobilisiert. Das ist ein wesentlicher Punkt, den man nicht außer Acht lassen darf. Die Verdauung beginnt also bereits beim Kochen! Das spricht, neben anderen Vorteilen, schon mal ganz dafür, selbst zu kochen. Kochst du selbst?

Spiritus vitalis, der Luftgeist des Herzens

Der Spiritus vitalis, der Luftgeist, hat seinen Sitz im Herzen, insbesondere im linken Herzflügel, und verbreitet sich über die Arterien im Organismus. Das Herz hat, so wie auch der Darm, ein eigenes Netzwerk aus Zehntausenden Neuronen und stellt somit eine Art eigenes Gehirn dar, das Brusthirn. Das Brusthirn wird in der TEM im Spiritus vitalis gesehen.

Rhythmik und Verbreitung sind die zentralen Kräfte des Spiritus vitalis – in Form von Zirkulation, Atmung und Herzschlag. Das Ein- und Ausfließen von Atmung und Nahrung stellen einen rhythmisch fließenden Kreislauf dar. Durch Verbreitung von Wärme und vitaler Feuchte zirkulieren sowohl der Nährstrom, das Blut als auch der Klärstrom, die Lymphflüssigkeit.

Durch den komplexen neuronalen Schaltkreis kann das Brusthirn unabhängig vom Kopfhirn arbeiten. Auch kann es Veränderungen schneller spüren als das Kopfhirn. Es hat die Fähigkeit sich zu erinnern, zu lernen und sich an neue Lebensumstände anzupassen. Heute weiß man, dass das Herz eigenständig Hormone und Neurotransmitter ausschüttet, um den Blutdruck, den Flüssigkeitshaushalt des Körpers und das Gleichgewicht des Elektrolythaushalts zu regulieren. Aber auch Hormone, die für Bindung, Liebe, Toleranz und Anpassung verantwortlich sind, werden vom Herzen freigesetzt.

Der Sympathikus ist zuständig für die Erregung des Körpers, die Beschleunigung der Herzfrequenz und die Ausschüttung von Adrenalin. **Der Parasympathikus** steht für Entspannung und bewirkt unter anderem eine Verlangsamung des Herzrhythmus.

Über die Verbindung des vegetativen Nervensystems kann das Herz direkt auf das Kopfhirn einwirken. Ein kohärenter Herzrhythmus synchronisiert Sympathikus und Parasympathikus und wirkt dadurch positiv auf Nerven und Organe.

Herzkohärenz bedeutet, dass Atmung, Herzschlag und Blutdruck aufeinander abgestimmt sind und in gesunder Form zusammenarbeiten. Diesen drei Bereichen und ihrem Zusammenspiel mit dem Spiritus vitalis wird eine große Bedeutung in Bezug auf unser gesamtes Wohlbefinden zugeschrieben, sie haben einen starken Einfluss auf unsere physiologische wie auch psychologische Gesundheit.

Ist dir das auch schon passiert? Hunger! Du isst schnell, viel zu schnell. Durch das hastige Essen verschlägt es dir den Atem. Es nimmt dir die Luft. Tiefes Durchatmen und Atemübungen schaffen Erleichterung, um die rhythmisch fließende Aufnahme wieder stattfinden zu lassen. Und beim nächsten Mal: langsam essen, mit Bedacht, mit Aufmerksamkeit. Genießen.

Spiritus naturalis, der Stoffgeist der Leber

Der Spiritus naturalis, der Stoffgeist, verbreitet sich entlang der Venen und beschreibt den Kreislauf der dienenden Kräfte zur Stoffwechselregulierung. Er weckt den Hunger, den Bedarf an Nährstoffen. Und er mag es gleichmäßig, immer wiederkehrend, regelmäßig in seinem – deinem – Rhythmus. Durch ein Verlangen nach Nährstoffen, nach Substanz geschieht die Nahrungsaufnahme und deren Umwandlung – die Aufnahme und Ausscheidung –, die wiederum Verlangen nach neuer Nahrung weckt.

- Ernährung: Die Zellen verlangen nach Nahrung, Substanz.
- Verdauung: Umwandlung der Substanz durch Bewegung.
- Ausscheidung: Selektiv wird ausgeschieden, was nicht benötigt wird bzw. für den Organismus gefährlich und giftig ist.
- Bewahrung: Das Benötigte festhalten und in körperliche Zellen einbauen, umwandeln. Wenn die Zellen wieder nach Substanz verlangen, beginnt alles wieder von vorn …

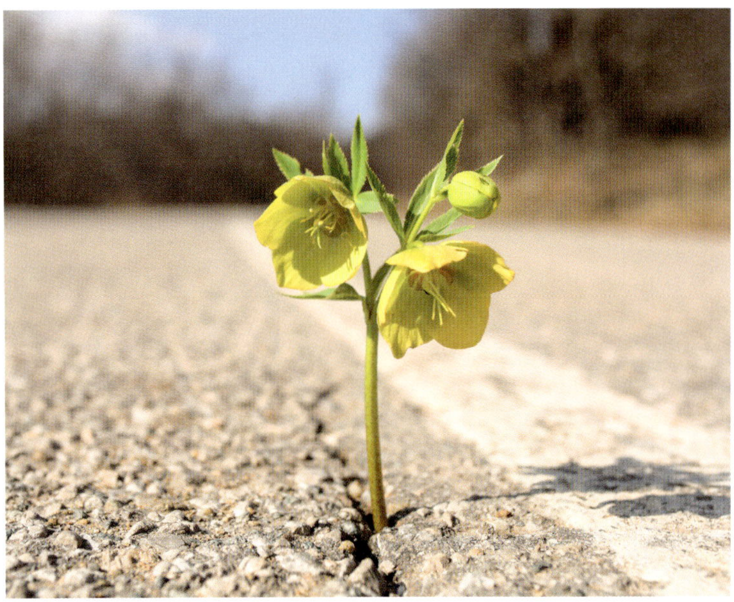

Durch diesen Kreislauf betont der Spiritus naturalis, der Stoffgeist, auch den Nutzen des Klärstroms: denn ohne Klärstrom und dessen Ausscheidung gibt es keinen nutzbringenden Nährstrom.

Die Leber ist das Quellorgan für den Spiritus naturalis und wesentlich an der Verdauung beteiligt. Hier wird die Grundlage für die vier Körpersäfte – Sanguis (Blut), Chole (Gelbe Galle), Melanchole (Schwarze Galle) und Phlegma (Schleim) – gebildet.

Das Bauchhirn ist mit dem Spiritus naturalis verknüpft und bildet wiederum die Wurzel für den Spiritus animalis. Auch der Darm hat ein ausgeprägtes eigenständiges Nervensystem. Im Darm – unserem größten Immunsystem – befinden sich mehr als siebzig Prozent aller Abwehrzellen, die das Bauchhirn wesentlich beeinflussen und die wiederum durch das Bauchhirn beeinflusst werden. Im Bauchhirn wie im Kopfhirn findet man die gleichen Nervenzelltypen. Auch die Ausstattung mit Botenstoffen ist bei beiden Gehirnen identisch. Und sie sprechen die gleiche Sprache.

Die Lebenskraft – die Vereinigung aller drei Lebensgeister – ist der Schlüssel zu einem vitalen und temperamentvollen Leben. Das Bauchhirn im Zentrum deiner Verdauung ist die Basis. Nähre und pflege es mit der größten Sorgfalt.

Kennst du die Redewendungen »Es läuft einem eine Laus über die Leber« und »Was bist du für eine beleidigte Leberwurst!«? Sie werden meist bei Stimmungsschwankungen verwendet. Dabei handelt es sich oft lediglich um eine Störung der Hirnleistung, die sich aus einer Unterversorgung der Leber ableiten lässt ... Die Leber reagiert aktiv und sensibel, wenn der Versorgungskreislauf gestört ist.

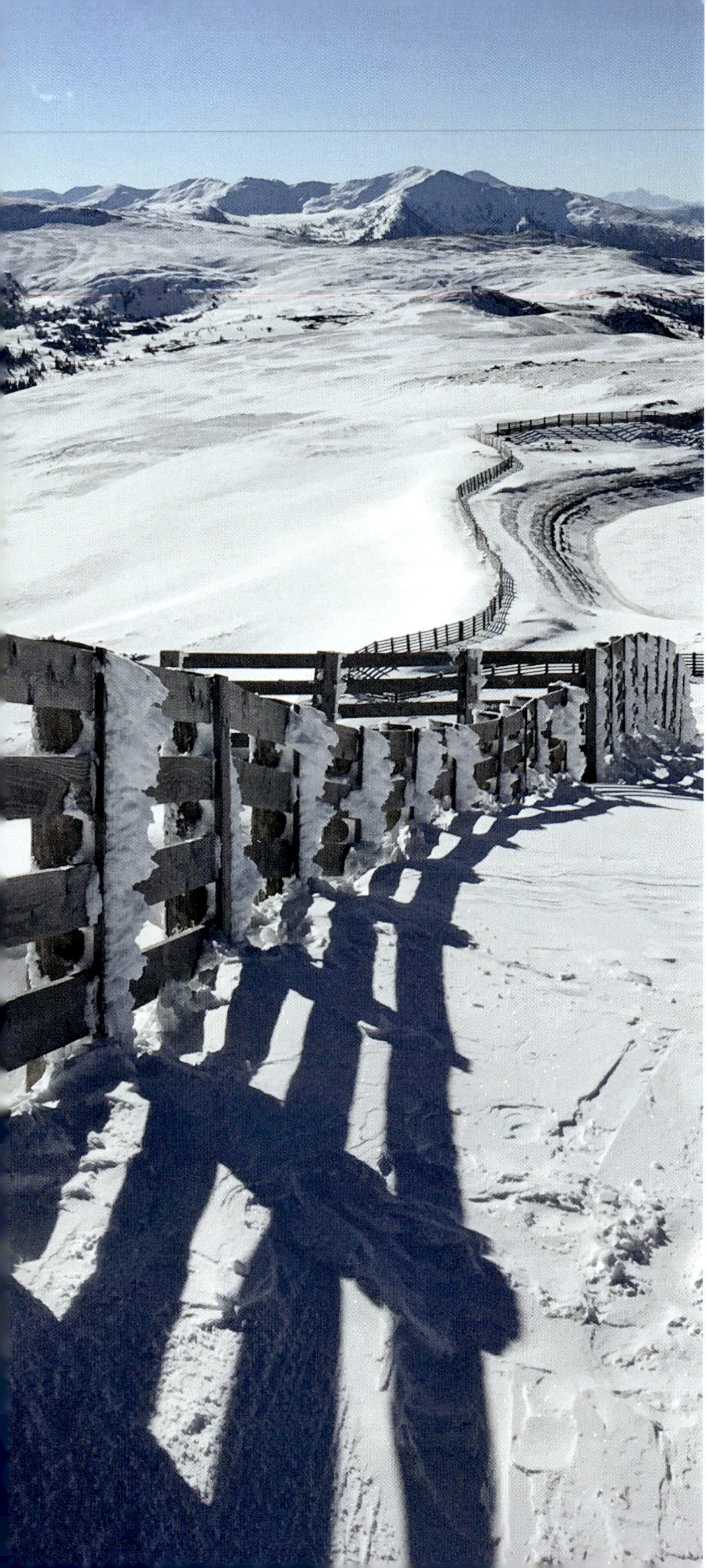

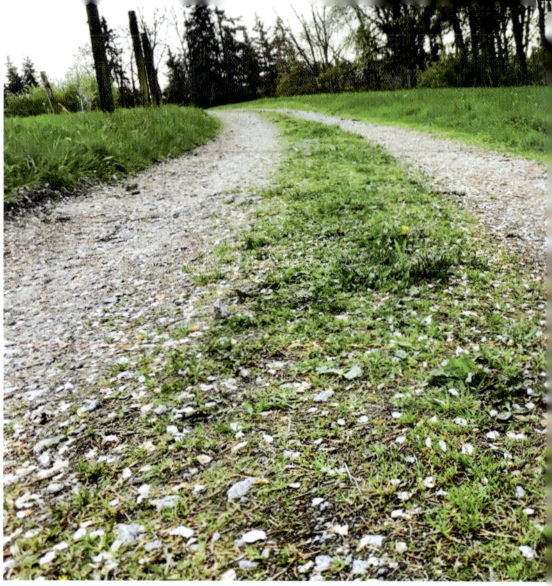

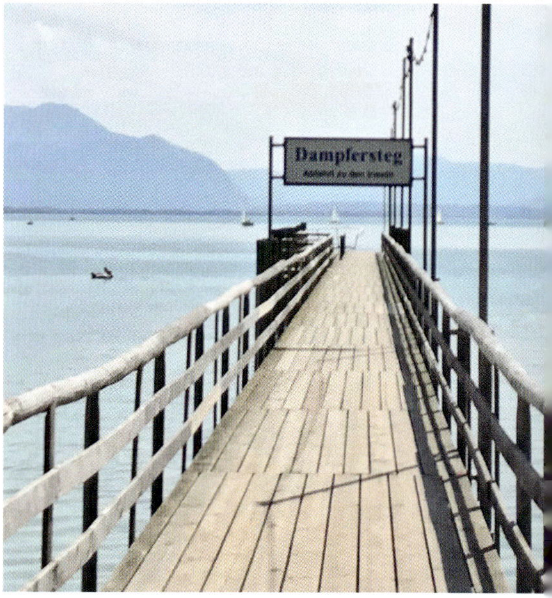
Dampfersteg

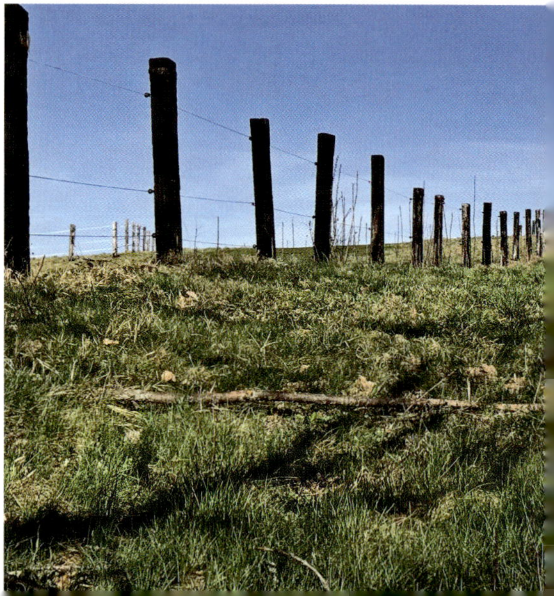

Vier Temperamente … oder doch mehr?

....

Jeder Mensch hat ein Grundtemperament – eine Grundkonstitution – und dieses schlicht und einfach ererbt. Genauso wie das Geschlecht und den Genpool. Es steckt in uns, von Geburt an. Ganz individuell.

Die vier Grundtemperamente – Sanguiniker, Choleriker, Melancholiker und Phlegmatiker – gehen auf die Temperamentenlehre zurück. Sie sind keine wissenschaftliche Typisierung. Sie finden sich nicht eindeutig in den Körperzellen wieder. Die Temperamente sind Teil des bildlichen Schemas, des Achsenkreuzes der Urkräfte, Ur-Feuer und Ur-Eis.

Dein Grundtemperament, die angeborene Konstitution, wurde dir mitgegeben, ist genetisch bestimmt. Das Temperament macht dich aus und ist nahezu unveränderbar. Warum ist es so interessant zu erfahren, welches Grundtemperament man hat? Die Antwort lautet: Es bestimmt deinen Stoffwechsel, deine Versorgung, deinen Gesundheitszustand, deine Laune.

Die vier Grundtemperamente:
Sanguiniker, Choleriker, Melancholiker, Phlegmatiker

Es gilt, das Grundtemperament zu stützen und, wenn erforderlich, gegebene Schwächen auszugleichen.

Wenn du beispielsweise dein Grundtemperament im Choleriker mit den Eigenschaften warm und trocken siehst, bin ich sicher, dass du sehr gern gegrillte, frittierte und scharfe Speisen isst. Steak oder Schnitzel mit Pommes frites stehen bei dir öfter mal am Speiseplan. Das kann im Moment gut passen. Sei dir aber bewusst, dass du damit dein Temperament zusätzlich befeuerst.

Wenn du merkst, dass du an Trockenheit leidest – und das kann sich vielfältig äußern, etwa durch trockene Haut, trockene Augen, Sodbrennen, Gereiztheit, anstrengenden Stuhlgang –, dann verzichte eine Zeit lang auf frittierte und scharfe Speisen. Greife besser zu feuchten, kühlen Zubereitungsmethoden. Genieße zum Beispiel eine befeuchtende Gemüsesuppe, diesmal ohne Chili. Für den knackig-crunchigen Biss gibt's ein paar Nüsse dazu.

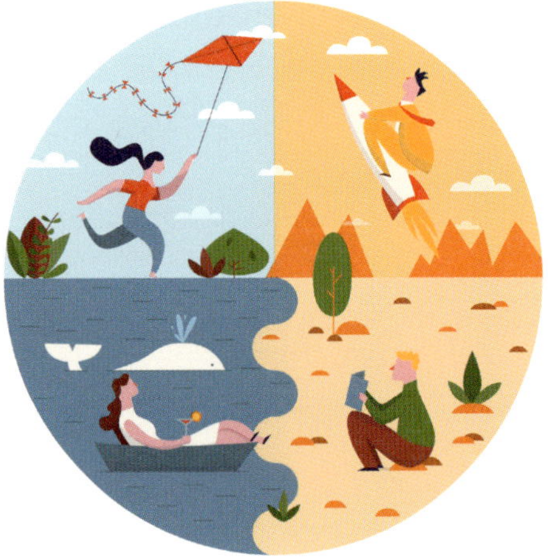

Du bist sicherlich gespannt, wie du dein Temperament selbst feststellen kannst. Lass dich durch die nächsten Seiten führen und werte nicht, sondern fühle und spüre. Spontan. Vieles mag überzeichnet wirken. Ja, das ist so. Ganz bewusst. Betrachte es mit einem Augenzwinkern. Manchmal wirst du meinen: »Ohhh, ganz so krass ist es nun auch wieder nicht.« Fühle dich durchaus ertappt.

Wanderung …
und plötzlich ist da ein Hindernis

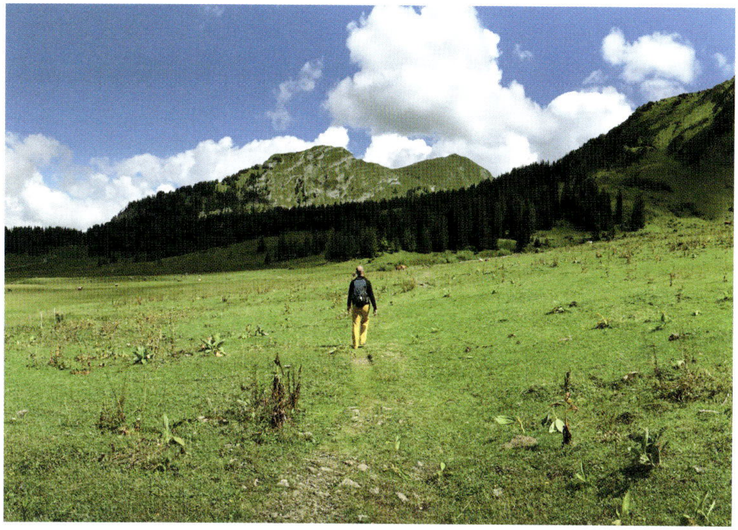

Auch Charaktereigenschaften und Gefühle beschreiben die vier Temperamente. Ein einfaches Szenario, aus dem Leben gegriffen, soll dir verdeutlichen, wie die Wesenszüge der vier Temperamente aussehen: Stelle dir mal vor, du wanderst über grüne, saftige Almen und plötzlich versperrt dir ein Zaun den Weg.

- Der **Sanguiniker** wird in seiner ungetrübten Art heiter über den Zaun hinweghüpfen und eventuell noch ein Liedchen pfeifen. Er hat den dahinter liegenden See entdeckt und freut sich auf eine wunderbare Erfrischung.
- Der **Choleriker** wird – weil ihm dieses unerwartete Hindernis unnötig Zeit raubt – in Rage geraten und womöglich versuchen, den Zaun aus dem Weg zu räumen, vielleicht sogar mit einem Kraftakt. Definitiv wird er sich sofort oder spätestens nach der Wanderung mit dem Verfasser des Kartenmaterials in Verbindung setzen und darauf hinweisen.
- Der **Melancholiker** wird beim Anblick des Zauns seine Reise infrage stellen. Er setzt sich nieder und lehnt sich an den Zaun – um zu grübeln, die Reise zu reflektieren und über das Warum nachzudenken. Gedankenverloren zückt er sein Notizbuch und skizziert die wundervolle Landschaft.

- Der **Phlegmatiker** geht Konflikten aus dem Weg, und das mit meist unnötig großem Aufwand. Er wird einen weiten Bogen um den Zaun machen und einen Umweg in Kauf nehmen. Das macht ihm bestimmt nicht sonderlich viel aus, gibt es doch auf diesem zweiten Weg eine feine Einkehrmöglichkeit.

Wie sähe deine Reaktion auf den Zaun aus? Ganz spontan ... Findest du dich in einer der beschriebenen Reaktionen wieder? Mit welcher kannst du dich am ehesten identifizieren? Ich bin sicher, du hast eine Tendenz.

Und nun? Kennst du dein Grundtemperament? Wie geht's dir grundsätzlich mit zaunähnlichen Situationen, mit Hürden, Hindernissen? Den täglichen Herausforderungen? Was beeinflusst dich?

Kaffee und Kuchen

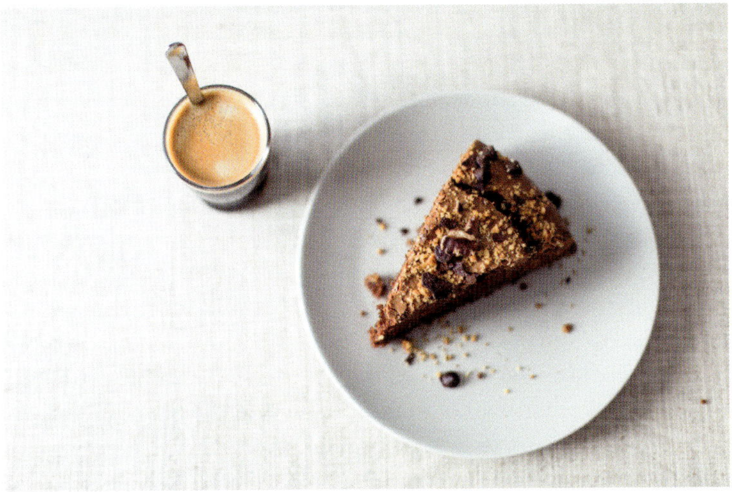

Hier eine weitere kleine Geschichte, eine Metapher, die die vier Temperamente veranschaulicht. Ein Stück Kuchen ist der Star:

Vier Personen treffen sich zu Kaffee und Kuchen. Sie finden bloß ein Stück Schokoladenkuchen vor. Ein Stück für vier! Während die erste Person sich verärgert darüber Gedanken macht, warum die Kaffeejause nicht besser organisiert ist, zieht sich die zweite Person zurück und denkt: »Jetzt bekomme ich wieder nichts ab.«

Werte die Temperamente nicht!
Keines der Temperamente ist besser als das andere. Im Gegenteil, die Temperamente gleichen sich aus. Sie ergänzen sich – so wie es auch die Elemente tun.

Die dritte Person teilt den Kuchen, nimmt sich – voller Freude – das größere Stück und gibt den Rest der vierten Person. Diese ist zuerst angenehm überrascht, dass es nun doch Kuchen gibt, und merkt dann an: »Wenn ich den Kuchen geteilt hätte, hätte ich mir das kleinere Stück genommen und dir das größere gegeben.« Die dritte Person mampft bereits vor sich hin und meint nur: »Du hast ja das kleinere, dann ist ja alles gut.«

Kannst du nachvollziehen, wer hier wer ist? Wer hat die Grundzüge welches Temperaments? Wie lassen sich die Charaktere typisieren? Wer ist sanguinisch, cholerisch, phlegmatisch und wer melancholisch?

(Die Auflösung findest du am Ende dieses Kapitels.)

Vier Säfte, mehr als Stoffliches

Die TEM spricht von vier Körpersäften, den »Humores« (was griechisch-lateinisch so viel wie Feuchtigkeit, Leibessaft bedeutet): Sanguis, Chole, Phlegma, Melanchole. Diese vier Säfte sind die Vertreter der Elemente, sie entstehen aus der Verdauung und von ihnen leiten sich die Temperamente ab.

Bei dieser Zuordnung siehst du zuerst die Beschreibung der Qualitäten. Feuchtigkeit gibt es eben in unterschiedlichen Qualitäten, und darauf beruht auch die Zuordnung der Elemente.

- Sanguis ist wie das Blut feucht und warm. Es stellt durch Feuer bewegtes Wasser dar und ist Vermittler der Vitalkräfte. Sanguis repräsentiert das Element Luft und steht für den Sanguiniker.
- Chole, auch Cholera genannt, die Gelbgalle, ist warm und trocken. Sie bewegt und verändert das Feuer durch umwandelnde Kräfte. Chole repräsentiert das Element Feuer und steht für den Choleriker.
- Melanchole, auch Melancholera genannt, die Schwarzgalle, ist trocken und kalt. Sie gibt Stütze, setzt Grenzen und symbolisiert Verbrauchtes. Melanchole repräsentiert das Element Erde und steht für den Melancholiker.
- Phlegma, der Schleim, ist kalt und feucht. Er nährt das Feuer mit Substanz und ist die Urquelle aller Feuchtigkeit. Phlegma repräsentiert das Element Wasser und steht für den Phlegmatiker.

Primärqualitäten der Säfte	warm	kalt
feucht	Sanguis – Blut	Phlegma – Schleim
trocken	Chole (Cholera) – Gelbgalle	Melanchole (Melancholera) – Schwarzgalle

Die Humores, die vier Körpersäfte, sind allerdings keineswegs real vorhandene, stoffliche Säfte, wie du es vielleicht mit Blut ganz wunderbar assoziieren könntest. Doch was sind Gelbgalle, Schwarzgalle und Phlegma? Jeder Chirurg schüttelt hier den Kopf – zu Recht. Diese Säfte hat er noch nicht gesehen, denn sie gibt es so nicht. Diese vier Säfte beschreiben Funktionskreisläufe der alten Medizin.

Komplexe Vorgänge wurden über die Funktionskreisläufe verständlich, einfach und nachhaltig beschrieben. So einfach, dass auch heute noch aufbrausende Menschen als Choleriker und Menschen, die nicht aus der Ruhe zu bringen sind, als Phlegmatiker eingestuft werden. Eingeweihte wissen, dass dies nicht ganz so ist, dass mehr dazugehört.

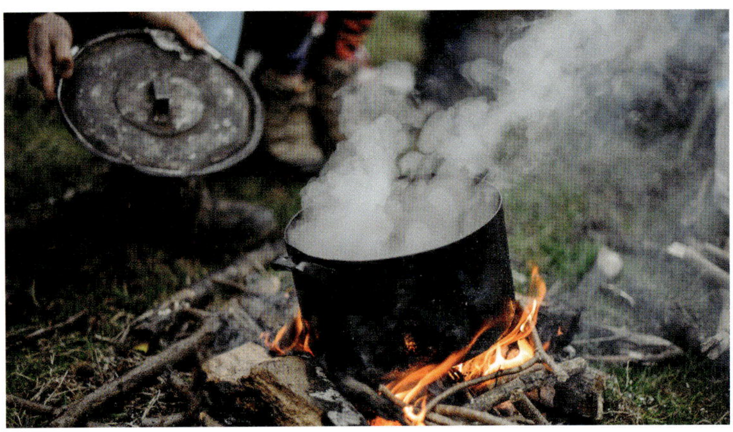

Der Kochtopf als bildliche Darstellung für das Funktionsprinzip der vier Säfte:

Essen über offenem Feuer zu kochen, stellt das Funktionsprinzip der vier Körpersäfte einfach und anschaulich dar. Der Kochtopf und die Asche symbolisieren die Melanchole. Der Kochtopf ist das Begrenzende, die Asche das Verbrauchte. Das Feuer symbolisiert

Feuchtigkeit ist das Feuer des Lebens.

Chole, jene Energie, die den Topfinhalt – das Wasser bzw. Phlegma – als die nährende Substanz bewegt. Der entstehende Wasserdampf symbolisiert Sanguis, das luftige und vitalisierende Element. Dieses Prinzip, dieser Funktionskreislauf, muss genährt werden und dafür sind alle Säfte und die damit verbundenen Kräfte erforderlich.

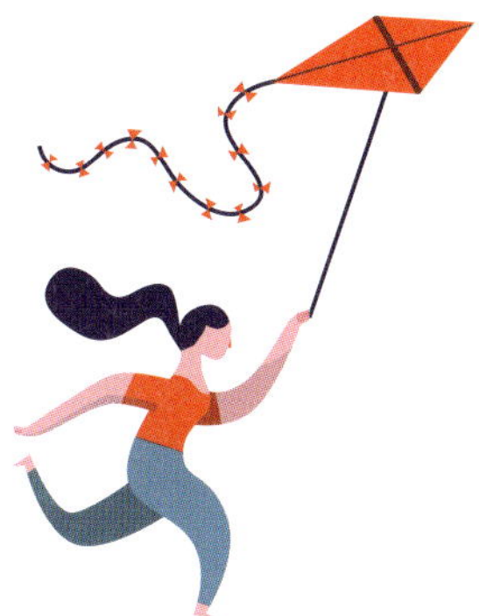

Sanguiniker, der luftige Blut-Typ

Der Sanguiniker ist, abgeleitet von der alten Medizin, der Blut-Typ. Blut, das Sanguis, steht für Feuchte und Wärme.

Das Funktionsprinzip des Sanguis durchfließt alle warmen und feuchten Gewebe und Organe und versorgt diese mit Nährstoffen. Sanguis findet man vor allem in Blut, Haut, Lunge, Leber und Nieren, also in allen gut durchbluteten Organen. Es bewegt und ist bewegt, allerdings sanfter und luftiger als das cholerische Prinzip. Das Sanguis-Prinzip ist auch wunderbar mit der Kindheit und dem Frühling zu beschreiben. Alles entsteht und sprießt mit einer kindlichen Leichtigkeit.

Im Bildnis der TEM entwickelte sich der Sanguiniker in einem Gebiet, in dem es durch ein gemäßigtes Klima ein reichhaltiges Nahrungsangebot gab. Aufgrund dessen hat er keine Sorge, genügend Nahrung zu finden – es gibt sie immer und überall. Da er dadurch auch keinen Hunger zu befürchten braucht, ist er sehr ausgeglichen. Oft ist er gut gelaunt, lustig und geht optimistisch durchs Leben. Er handelt spontan, oft auch unüberlegt. Er ist sehr kreativ und einfallsreich.

Das sanguinische Temperament steht wegen der besonders lebenswerten Qualitäten – Mischung warm und feucht – für das Prinzip des Lebens.

Die Körper- und die Kopfform des Sanguinikers sind oval. Die Lippen sind voll und kräftig. Der Gesichtsausdruck ist auch in fortgeschrittenen Lebensjahren jugendlich und frisch. Die Nase ist kurz. Die Augen sind groß und voller Neugierde. Der Sanguiniker hat einen guten Tastsinn, man spricht auch von Menschen mit einem besonders guten Fingerspitzengefühl.

Choleriker, der feurige Galle-Typ

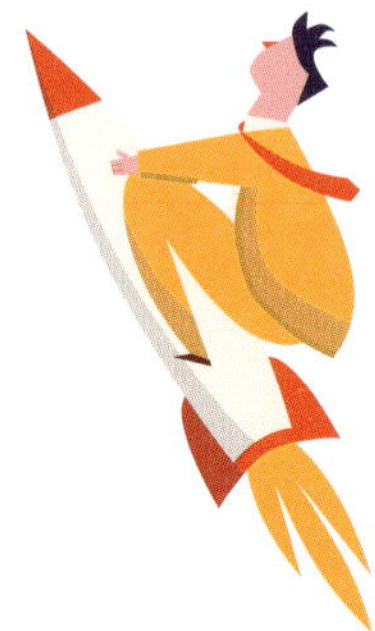

Der Choleriker ist, abgeleitet von der alten Medizin, der Gelbgalletyp. Die Gelbgalle (Chole) steht für Trockenheit und Wärme.

Chole steht für Dynamik. Chole ist bewegt und bewegt auch. Das Phlegma beispielsweise wird durch die beschleunigend wirkende Gelbgalle bewegt und verändert. Alle Säfte, die sich in Herz, Muskulatur, Nerven und Nieren befinden – somit auch das Blut –, sind von Chole dominiert. Das Erwachsenenalter, also von der Pubertät bis zur beginnenden Alterung, ist jene Lebenszeit, die von Chole geprägt ist.

Der Choleriker stammt aus Sicht der TEM aus einer Zeit, in der es ausreichend Nahrung gab. Ein Sammler und Jäger, der mal mehr und mal weniger fand oder erlegte.

Unter dem Begriff »cholerisch« versteht man weit mehr als »leicht reizbar« oder »energisch«. Der Choleriker macht seiner Meinung Luft. Das wirkt im Moment herzlos, intolerant und egoistisch. Doch der Choleriker ist nicht nachtragend. Er sagt seine Meinung – meist lautstark – und damit ist es auch schon wieder getan. Choleriker sind willensstark und haben Durchsetzungsvermögen. In den Führungsetagen finden sich vorwiegend Choleriker, männlich wie weiblich. Organisation ist ihre Stärke.

Optisch erkennt man den Choleriker an einer ausgeprägten Muskulatur und bewussten Spannung. Gesicht und Körperform sind kantig. Das Gesicht hat markante Jochbeine und möglicherweise Stressfalten zwischen den Augenbrauen und an den Ohren. Der Händedruck ist ähnlich kräftig wie sein Biss.

Melancholiker, der erdige Schwarzgalle-Typ

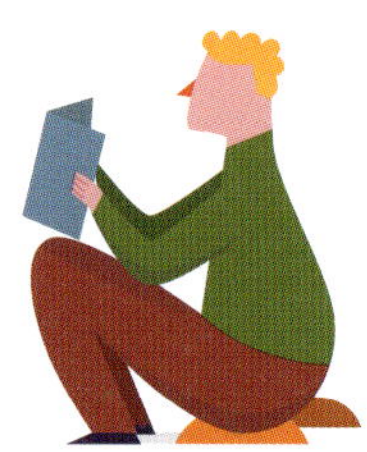

Der Melancholiker ist, abgeleitet von der alten Medizin, der Schwarzgalle-Typ. Die Schwarzgalle (Melanchole) steht für Trockenheit und Kälte. Melanchole ist das Prinzip jener Säfte, die man sich am besten in den begrenzenden Oberflächen des Körpers vorstellt, sie sind vorwiegend trockene Substanz: Haut, Knochen, Haare, Nägel und Faszien sind von Melanchole dominiert.

Melanchole reiht man in die Zeit des fortgeschrittenen Erwachsenenalters ein, was nicht zwangsläufig bedeutet, dass Melancholiker immer alt sind. Keineswegs. Aber je älter wir werden, umso stärker entwickelt sich das melancholische Temperament – sowohl beim Melancholiker selbst als auch bei allen anderen Temperamenten.

Der Melancholiker wird in der Kindheit ebenso vom sanguinischen Temperament geprägt wie der Phlegmatiker und der Choleriker.

Der Melancholiker entwickelte sich aus Sicht der TEM in einer besonders karstigen Region, einer Gegend mit unfruchtbaren, steinigen Böden sowie schlechter Versorgung. Diese Kargheit prägte auch seinen Charakter. So lebt er eher zurückgezogen, ist oftmals ängstlich und leicht enttäuscht. Er neigt zu geizigen Zügen, hängt gern seinen Gedanken nach und wirkt daher verschlossen. Sein Wesen wird bestimmt von Zuverlässigkeit und Gewissenhaftigkeit. Er ist einfühlsam, hilfsbereit und nimmt Rücksicht auf Schwächere. Kunst und Kultur sind die Dinge, an denen er sich besonders erfreut.

Optisch ähnelt der Melancholiker dem Choleriker – doch ist er nicht kantig, sondern lang und meist dünn, eher hager und zierlich. Es sind die Faszien und nicht die Muskeln, die einen hohen Tonus aufweisen. Hochgezogene Augenbrauen sind typisch, ebenso ein schwacher Händedruck und eine trockene, durchscheinende Haut.

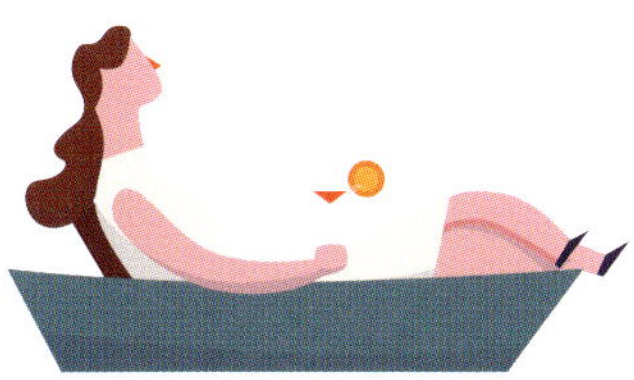

Phlegmatiker, der nährende Schleim-Typ

Der Phlegmatiker ist, abgeleitet von der alten Medizin, der Schleim-Typ. Der Schleim, das Phlegma, steht für Feuchte und Kälte. Phlegma steht für das nährende Prinzip. Es muss bewegt und geformt werden, um zu nähren, und darf nicht erstarren. Phlegma steht für die Feuchte im Bindegewebe, in den Fettzellen, im Knochenmark und Gehirn.

Zwei Phasen im Leben stehen für das phlegmatische Prinzip: das Säuglings- und Greisenalter.

- Es beginnt bereits mit der Schwangerschaft – sowohl die Mutter als auch das in ihr heranwachsende Kind sind in einem Phlegma-Hoch. Auch die Stillzeit, die nährende Zeit, ist für beide, Mutter und Säugling, eine besonders phlegmatische Phase.
- Schließlich der Übergang ins »Greisenalter«. Nun setz dich bitte nieder: In der alten Medizin hat man diesen Übergang bereits ab dem 40. Lebensjahr (!) gesehen. Tja, damals war die Lebenserwartung deutlich niedriger als heute.

Der Phlegmatiker ist aus Sicht der TEM der Gewinner der Eiszeit. Er ist angepasst an eine Epoche, in der es nur fallweise zu essen gab. Dann aber reichlich. Durch die lange Periode des Fastens – Mammut gab es nicht so häufig – entwickelten sich ein gieriges Verhalten und die Fähigkeit, große Speicher anzulegen. Die beiden Pole Essenspausen und Essenszeiten sind für den Phlegmatiker essenziell. Zu oft wird heute auf die Pausen, das Fasten, vergessen. Das Nahrungsangebot ist einfach zu dominant.

Die Wesenszüge des Phlegmatikers haben sich manifestiert. Man meint genau zu wissen, wann jemand ein Phlegmatiker ist. Schlägt man das Wort »phlegmatisch« im Duden nach, findet man folgende Bedeutung: »[aufgrund der Veranlagung] nur schwer zu erregen und kaum zu irgendwelchen Aktivitäten zu bewegen; träge, schwerfällig«.

In der TEM wird der Phlegmatiker als ruhig und gemütlich beschrieben. Er wirkt bedächtig, sachlich und selbstsicher. Nichts wirft ihn so leicht aus der Bahn, er ist nervenstark, stressresistent und anpassungsfähig, dadurch beständig und verlässlich.

Auch äußerlich kann man den Phlegmatiker, sofern die Merkmale ausgeprägt sind, erkennen. Er hat häufig einen rundlichen, sanften Körperbau, eine große Nase und große Ohren sowie kräftige Ohrläppchen und volle Lippen. Die Wangen sind pausbäckig und die Augenbrauen haben einen kräftigen, wilden Wuchs. Die Hände sind fleischig und füllig.

Anamnese: Optische und körperliche Merkmale

Für eine ausführliche Anamnese kennt die TEM einige Zugänge. Betrachtet werden der komplette Körper und seine Ausscheidungen. Die Diagnose von Antlitz, Zunge, Iris, Puls, Urin und Stuhl sind wertvolle Instrumente und bei der Anamnese hilfreich.

Stuhl, Urin und auch der Körpergeruch werden beschaut und gerochen. Das mag abstoßend, ja eklig klingen. Doch es sagt sehr viel über eine Person aus. Probiere es mal selbst, es muss ja keiner zusehen.

Auch die Zunge und die Iris, die Regenbogenhaut des Auges, zeigen vieles an. Geübte Diagnostiker können auf einen Blick sehr viel daraus lesen. Auch du.

Streck dir morgens die Zunge im Spiegel entgegen. Welche Farbe hat sie? Pink, bläulich oder eher weiß? Welche Form hat sie? Ist sie dick und geschwollen oder dünn und spitz? Weist sie Abdrücke der Zähne auf? Welche Oberfläche hat sie? Ist sie eher feucht, trocken, rissig, oder hat sie einen Belag?

Denk beim Zungezeigen an die Qualitätenmischungen: feucht & warm, warm & trocken, trocken & kalt sowie kalt & feucht. Mit diesem Hintergrundwissen kannst du schon mal deine eigene Zunge über einen längeren Zeitraum gut beobachten. Notiere am besten täglich, was du beobachtest. Mach täglich ein Foto deiner Zunge mit dem Handy, immer zur gleichen Zeit. Für einen besseren Anhaltspunkt notiere auch markante Dinge deiner Ernährung und deines Lebensstils.

Auch die Pulsdiagnose kennt man in der TEM. Dabei wird nicht die Herz-Kreislauf-Frequenz abgefragt, wie du das vom Sport kennst. Die TEM-Pulsdiagnose gewährt einen Blick auf den Lebensgeist »Spiritus vitalis« und zeichnet ein energetisch-rhythmisches Bild. Man hat dafür auch bildhafte Symboliken gefunden. Es gibt das Schema eines Delfins, eines Leoparden, einer Schlange, eines Schwans und einiger anderer Tiere.

Mach dir beim Erforschen deines Temperaments nicht allzu viel Stress. Alles braucht seine Zeit. Je mehr du dich mit den Qualitätenmischungen – feucht & warm, warm & trocken, trocken & kalt sowie kalt & feucht – auseinandersetzt, umso mehr wirst du es spüren und dadurch deinen Weg finden.

Rieche, schaue, höre, schmecke, fühle. Prüfe mit Bedacht. Dann wirst du schließlich herausfinden, was für dich am besten ist. Du wirst erfahren, was du benötigst.

Für die ganz Eiligen gibt es auch Fragebögen, um das eigene Temperament zu eruieren – einen solchen findest du im Kapitel »Fragen … und TEMperamentvolle Antworten«. Doch Fragebögen allein zeigen dir nicht unbedingt dein wahres Grundtemperament an. Du füllst sie jeweils in einer bestimmten Lebenssituation und Stimmung aus, daher bleiben sie immer nur eine Momentaufnahme deines Temperaments.

Bei groben Unklarheiten, Symptomen und im Erkrankungsfall ist eine Komplettanamnese bei einem TEM-Arzt oder bei einem Arzt deines Vertrauens sinnvoll und angebracht.

Die Temperamente auf einen Blick

In der Temperamentenlehre lassen sich Symptome, Farben, Funktionskreise, Tages-, Jahres- und Lebenszeiten, Elemente, Planeten und vieles mehr festhalten. Seit der Antike wird an und mit diesem System laufend gearbeitet, und es wird immer wieder evaluiert.

Hier sind markante Aspekte der Temperamentenlehre in einer Tabelle für dich zusammengefasst.

Temperament	**Sanguiniker** 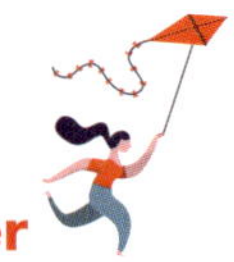	**Choleriker** 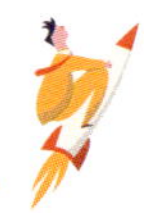
Qualitäten-Mischung	feucht und warm	warm und trocken
Humores	Sanguis/Blut	Chole (Cholera) Gelbgalle
Farbe	rot	gelb
Element	Luft	Feuer
Prinzip		männlich
Geschmack	süß	scharf/bitter
Tageszeit	Morgen	Mittag
Jahreszeit	Frühling	Sommer
Lebenszeit	Kindheit/Jugend	Erwachsenenalter
Eigenschaften	begeisterungsfähig, jugendlich dynamisch, fröhlich	engagiert, zielstrebig, leidenschaftlich, ungeduldig
Planet	Jupiter	Mars
Organ	Herz/Arterien	Leber/Galle

Melancholiker 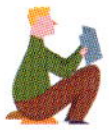	**Phlegmatiker** 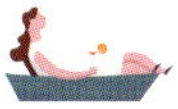
trocken und kalt	kalt und feucht
Melanchole (Melancholera)/ Schwarzgalle	Phlegma/Schleim
braun bis schwarz	blau bis grau und weiß
Erde	Wasser
	weiblich
sauer/scharf	salzig/süßlich
Abend	Nacht
Herbst	Winter
Alter	Schwangerschaft und Stillzeit sowie Greisenalter
nachdenklich, planend, gewissenhaft	gemütlich, gesellig, ruhig, beständig
Saturn	Mond
Milz/Haut	Gehirn

Lebensumfeld: Entwicklung und Beeinflussung

Dein Grundtemperament, die Grundkonstitution, ist angeboren. Sanguiniker, Choleriker, Phlegmatiker, Melancholiker – kennst du mittlerweile dein Temperament? Schwierig? Ja, das ist es in der Tat! Es ist schwer zu erforschen. Wir leben. Wir werden beeinflusst. Wir beeinflussen. Das Temperament bewegt sich!

Konkrete Beispiele und Szenarien wie jene von der Wanderung oder vom Kaffee und Kuchen (siehe Beginn dieses Kapitels) bieten da Hilfe und mehr Vorstellungskraft. Hast du dich in einem dieser Temperamente wiedergefunden? Möglicherweise nicht zu hundert Prozent. Und, was du nicht vergessen darfst, es ist auch wichtig, ob dir bei deiner Wanderung der Zaun morgens, mittags oder abends den Weg versperrt. Auch, ob du gerade hungrig bist oder schon müde von der langen Wanderung. Es gibt einige Faktoren, die jeweils deine Reaktion beeinflussen.

Und genau diesen Grundgedanken hat auch die TEM: Sie betrachtet dich mit deinem Grundtemperament niemals isoliert, sondern immer unter der Betrachtung der momentanen Situation: Jahreszeit, Klima, Alter, Lebensphase, Einflüsse der Kindheit und des Alltags, Lebensumstände, Lebensführung, Ernährung, Stoffwechsel, Krankheiten und deren Therapien, strukturelle Veränderungen und noch einige andere Faktoren haben einen enormen Einfluss auf dein Grundtemperament. All diese Umstände werden stets mit ins Boot geholt – sie prägen den erworbenen Teil der Konstitution, denn in der Reinform kommt kein Temperament vor.

Kaum jemand lebt seine Grundkonstitution in vollen Zügen aus. Der eine mehr, der andere weniger. Hundert Prozent gibt es hier nicht. Und genau das macht es so spannend, so belebend. Jeden Tag aufs Neue.

Das angeborene Grundtemperament ist immer da und soll bestmöglich unterstützt werden. Gleichzeitig sind je nach Lebenssituation auch alle anderen drei Temperamente immer vorhanden: eins der drei mehr, die übrigen zwei sind relativ gleichwertig verteilt. Das entspricht ganz dem Grundsatz des Spannungsfelds der Urkräfte: Alles ist in allem enthalten. Feucht. Warm. Trocken. Kalt.

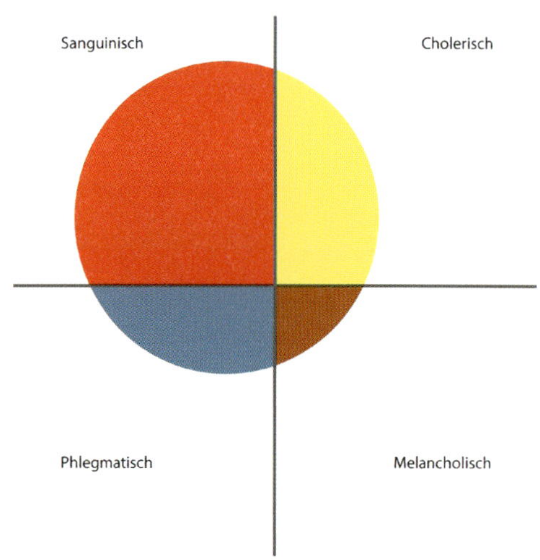

Beispiel für ein sanguinisches Temperament

Sechs Rädchen für das Wohlbefinden

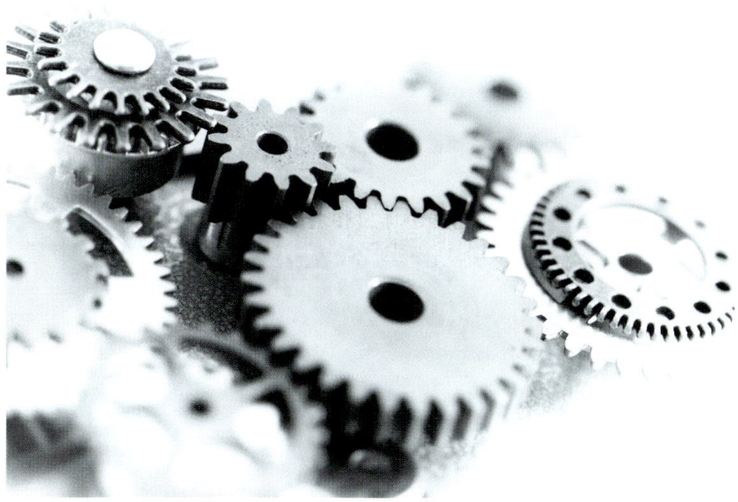

Kannst du dich noch an das Zitat von Sebastian Kneipp aus dem ersten Kapitel erinnern? Er beschreibt Eckpunkte für ein gutes, gesundes Leben. Ich wiederhole es hier gern nochmals: »Wer gesund leben will und sein Dasein weise genießen will, der muss vor allem geregelt leben – arbeiten, einen Lebenszweck haben. Er muss sich vernünftig ernähren, nicht nur, was die Wahl der Speisen betrifft, sondern auch, was die Zeit des Essens angeht. Er muss Luft und Bewegung suchen, die gehören zu einem guten Gedeihen so notwendig wie die Nahrung selber.«

Kneipp weist darauf hin, wie wichtig Lebensumfeld, Sinn und Zeitpunkt des Essens und Bewegung sind. Für das Wohlbefinden gibt es sechs ausschlaggebende Rädchen, an denen du drehen kannst. Sie sind dem jeweiligen Spiritus, den drei Lebensgeistern, zugeordnet und beeinflussen dadurch ganz wesentlich deine Lebenskraft.

- Die Gedankenwelt ist dem Lebensgeist »Spiritus animalis« (Seelengeist) zugeordnet.
- Schlaf- und Wachrhythmus, Bewegung und Lebensumgebung sind dem Lebensgeist »Spiritus vitalis« (Luftgeist) zugeordnet.
- Verdauung und Ernährung sind dem Lebensgeist »Spiritus naturalis« (Stoffgeist) zugeordnet.

Bewege diese Rädchen! Versuche es auf jeden Fall. Wenn du daran drehst, kannst du in kleinen Schritten, aber mit großer Wirkung einiges für dein Wohlbefinden und deine Gesundheit tun. Dein Temperament dankt dir dafür.

Rädchen der Ernährung

Was du isst und trinkst und auch wann, trägt wesentlich zu deiner Gesundheit bei.

Schmeckt dir das Essen? Gibt es dir Energie und Kraft? Bist du danach angenehm satt? Wann isst du? Häufig spätabends? Frühstückst du? Isst du schnell oder langsam? Kochst du selbst? Kochst du gerne? Kennst du andere Gewürze außer Salz und Pfeffer? Isst du viel Ungekochtes? Isst du häufig Fast Food? Ist es dir egal, was du isst? Wie oft isst du? Dreimal täglich? Fünfmal täglich? Plagt dich Heißhunger? Naschst du zwischendurch? Wie sieht es mit Abwechslung aus? Oder passt dein Speiseplan auf eine Briefmarke? Legst du bewusst Essenspausen ein?

Rädchen der Verdauung

Ja, auch deinen Stoffwechsel kannst du beeinflussen. Wie dein Körper die Nahrung aufnehmen und umbauen kann, ist wesentlich – schließlich bestehst du aus deiner Nahrung. Ob deine Verdauung funktioniert, merkst du an Urin und Stuhl und auch an der Haut.

Hast du häufig Durchfall? Plagen dich Blähungen? Gehst du regelmäßig auf die Toilette? Ist dein Urin hell oder dunkel? Brennt es irgendwo? Hast du Sodbrennen? Rülpst du oft? Bist du nach dem Essen müde? Ist deine Haut trocken? Schwitzt du schnell? Wie ist dein Geruch? Hast du Mundgeruch? Hast du Schwellungen oder Stauungen an den Beinen oder Fingern?

Rädchen des Schlaf- und Wachrhythmus

Schlaf bedeutet Erholung. Die dunkle Nacht bietet sich förmlich dazu an. Der helle Tag ist die aktive Phase.

Hast du ausreichend Schlaf? Ist es in deinem Schlafraum dunkel? Bist du morgens ausgeruht? Schläfst du nachts? Bist du am Tag aktiv? Bist du immer müde, auch am Tag? Schnarchst du? Liegst du lange wach? Musst du nachts auf die Toilette? Schwitzt du übermäßig? Bist du unruhig? Ist dein Bettzeug morgens komplett verdreht? Kannst du auch tagsüber gut schlafen? Träumst du tagsüber oder eher nachts? Machst du ein Mittagsschläfchen, einen Powernap?

Die Qualität des Schlafs kannst du durch 10 bewusste Minuten oder noch besser 30 Minuten günstig beeinflussen: Verbringe die Zeit vor dem Einschlafen mit schönen Gedanken, mit den positiven Erlebnissen und Begegnungen des Tages. Verzichte vor der Nachtruhe auf Bildschirme jeder Art – Fernseher, Computer und Handy, sie sind tabu.

Rädchen der Bewegung und der Ruhe

Um ausgeglichen und fit zu sein, muss man sich bewegen und Ruhe finden. Oft ist es speziell die Bewegung, an der es mangelt. Doch auch ein Zuviel kann dich überfordern.

Wie sieht die Balance bei dir aus? Treibst du täglich Sport? Oder nur einmal in der Woche? Benutzt du gern den Lift? Fährst du mit dem Rad zur Arbeit? Ist deine Arbeit körperlich anstrengend? Bist du zappelig und immer in Bewegung? Unruhig? Meditierst du? Kannst du bei einem Buch entspannen? Erfreust du dich an guter Musik? Schaust du auch mal nur so in die Luft? Lässt du deine Gedanken ziehen?

Rädchen der Lebensumgebung

Dein Lebensumfeld hat einen ganz wesentlichen Einfluss auf dich. Gestalte es so angenehm wie möglich.

Wie wohnst du? Wie ist dein Zuhause gestaltet? Sind deine Wohnräume wohnlich? Wie ist die Qualität deiner Raumluft? Wohnst du in der Stadt? Oder am Land? Gibt es Bäume, Wiesen und Wege? Kannst du so richtig einatmen? Lebst du mit Familie? Hast du Kinder? Bist du Single? Wie kleidest du dich? Locker und leger? Oder immer der neuesten Mode entsprechend? Bist du immer up to date? Sind deine Schuhe bequem? Gehst du gern barfuß? Wie ist dein Arbeitsumfeld? Stressig? Oder macht es Spaß? Nerven dich deine Kollegen? Ja? Nein? Manchmal? Fühlst du dich unter deinen Freunden, deiner Familie wohl? Habt ihr es lustig? Führt ihr gute Gespräche?

Die Qualität deiner Gedanken bestimmt dich – so wie dich die Qualität deiner gesprochenen Worte auch gedanklich beeinflusst. Deine Wortwahl, dein Umgang mit Menschen prägt dich. Worte und Gedanken nähren und beeinflussen uns. Dies macht sich auch am Esstisch bemerkbar: Angenehme Gespräche und positive Gedanken sind ein wahres Labsal für die Verdauung.

Rädchen der Gedankenwelt

Sowohl negative als auch positive Emotionen sind prägend für deine Gesundheit.

Wie ist dein Glas? Halb voll? Oder halb leer? Grübelst du? Verharrst du gedanklich bei einem Thema? Kannst du Gedanken ziehen lassen, sie kommen und wieder gehen lassen? Bist du eher nachtragend? Oder mal aufbrausend und dann war es das schon? Kannst du über dich selbst lachen? Oder lachst du lieber über andere? Ärgerst du dich gern und oft? Kannst du lieb gewonnene Gewohnheiten ablegen? Bist du offen für Neues? Für andere Blickwinkel? Für lebensverändernde und verbessernde Wege?

Fragen über Fragen … Du benötigst nicht auf alles eine Antwort. Nicht jetzt und nicht gleich. Auch kann man nicht an jedem Rädchen sofort drehen. Oder doch? Entscheide, welches Rädchen oder welche Fragen dir am wichtigsten sind. Was willst du verbessern? Was willst du verändern? Willst du etwas verändern?

Schreib es hier für dich auf. Oder nimm ein Blatt Papier und notiere es.

Meine individuellen Rädchen:

Hier die Auflösung zur Geschichte »Kaffee und Kuchen« (siehe Beginn dieses Kapitels):

1. Person: Cholerischer Charakter
2. Person: Melancholischer Charakter
3. Person: Phlegmatischer Charakter
4. Person: Sanguinischer Charakter

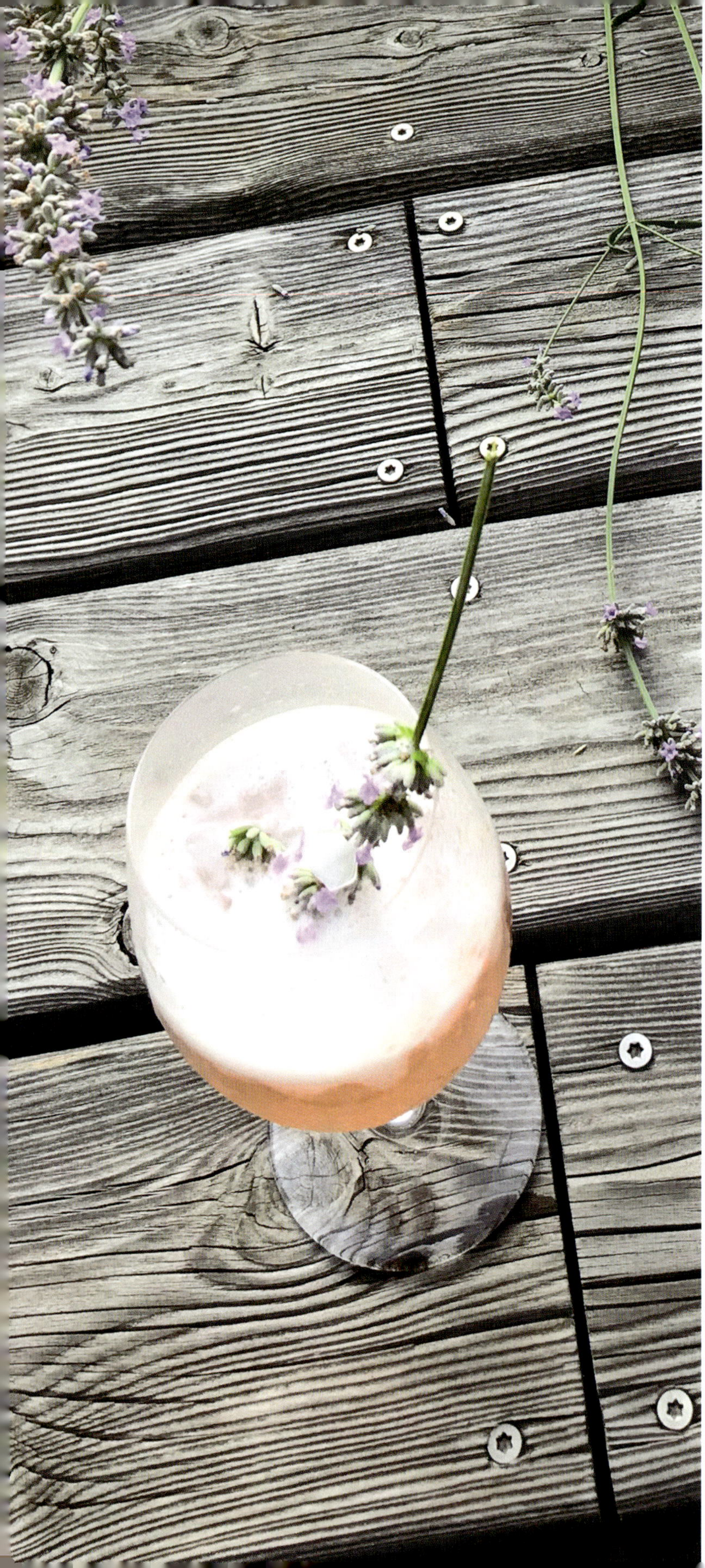

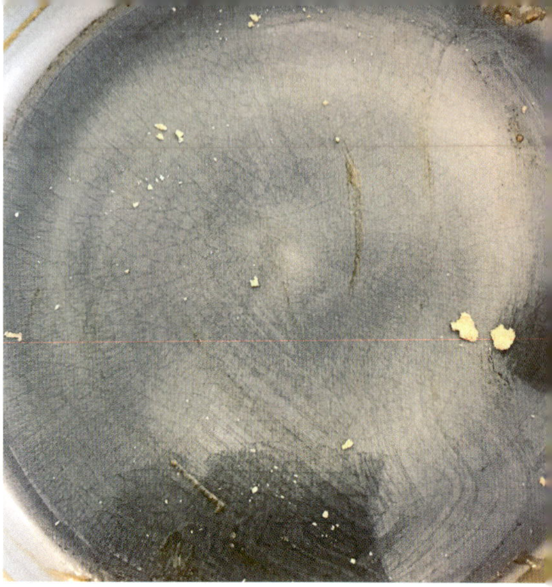

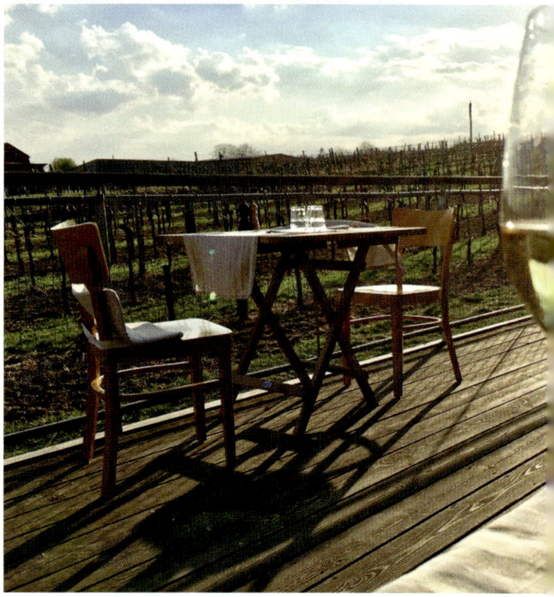

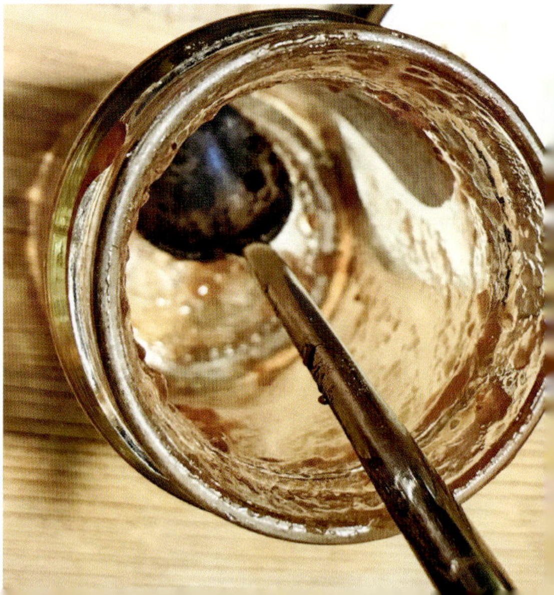

Verdauung … Du bist, was du verdaut hast

Ernährung und Verdauung sind unmittelbar miteinander verbunden.
Beide haben einen besonderen Stellenwert in der TEM.
Eine gut funktionierende Verdauung ist die Grundlage für körperliche
und seelische Gesundheit sowie für stabile Abwehrkräfte.
Die Nahrung soll so sein, dass sie bestmöglich und mit wenig Aufwand
in die körpereigene Struktur aufgenommen,
eingebaut und umgewandelt werden kann.

Bei der Verdauung wird in der TEM von einem Assimilationsprozess gesprochen. Es bedeutet nichts anderes als eine Stoffumwandlung: körperfremde Stoffe werden in körpereigene Stoffe umgewandelt.

Eine bestmögliche Stoffumwandlung erreichst du nur mit der passenden und konstitutionsgerechten Ernährung. Die Qualität des Stoffwechsels ist direkt abhängig von deiner Ernährungsweise und deiner Verdauungskraft.

Im Gegensatz zur westlichen wissenschaftlichen Ernährungslehre wird in der TEM der Mensch als Gesamtbild betrachtet – in seinem Lebensumfeld, mit seiner Ernährung, seiner Verdauung und seiner Psyche. Die TEM kennt die Auswirkungen einer aus dem Gleichgewicht geratenen Ernährung auf die Psyche. Es gibt daher auch keine allgemeingültige Ernährungslehre. Keine Ernährungspyramide. Kein Ernährungsdogma. Was nicht bedeutet, dass dies nun ein Freibrief für Kuchen, Schokolade, Chips & Co. ist.

Arnold Mayer bringt die TEM-Diätetik auf den Punkt: »Was dem Schmied dienlich ist, bringt den Schneider um!«. Dieser Satz des deutschen Heilpraktikers und TEM-Experten soll veranschaulichen, dass an den Stoffwechsel eines Handwerkers, der bei großer Hitze mit schwerem Werkzeug an grobem Material arbeitet, andere Anforderungen gestellt werden als an jemanden, der mit feinem Material arbeitet.

Sprich, der Arbeiter im Straßenbau bei großer Hitze hat völlig andere Anforderungen an seine Ernährung als jemand, der vorwiegend im Sitzen und mit geringem Muskelaufwand arbeitet.

Verdauungskraft: Fremdes überwinden

Die Verdauung ist immer ein Kampf zwischen den Lebenskräften der zugeführten Nahrung und deiner Verdauungsleistung, sie bedeutet letztendlich die Überwindung fremder Lebenskräfte. Je besser deine Verdauung funktioniert, umso einfacher ist es – und einen Kampf soll es für dich tatsächlich nicht bedeuten. Je einfacher, umso besser, umso zielführender.

Das Feuer deiner Verdauung, die Verdauungskraft – hier sind wir bildlich wieder beim Kochtopf – ist das Energiepotenzial für deine Verdauungsleistung. Es muss immer in Relation zu der zu überwindenden fremden Lebenskraft – zu deiner Ernährung – stehen.

Die Einflussfaktoren auf die Verdauungskraft sind vielfältig. Hier habe ich einige aufgelistet:

- Temperament
- Konstitution
- Genotypische Anlage
- Emotionale Grundstimmung
- Jahres- und Tageszeit
- Klima
- Aktuelles Wetter
- Aktuelle Gesundheitskraft
- Lebensalter
- Geschlecht
- Lebensweise
- Stoffwechselbedürfnisse
- Ernährung
- Stärke der fremden Lebenskraft

Das »Verdauungsfeuer« ist nicht allein. Es wird unterstützt vom Herz- und Nervenfeuer, Spiritus vitalis und Spiritus animalis.

Herzfeuer … die Wärme in dir | Spiritus vitalis

Das Herzfeuer stellt die eingeborene Wärme dar, deine Herzensenergie. Das Herz greift über das Arteriensystem in die Magenenergie ein. Über die Arterien werden dem Magen die Spirituskräfte der Luftnahrung vermittelt. Kannst du dich noch erinnern? (Siehe Kapitel »Energie der Lunge: Einatmen. Ausatmen. Einatmen. Immerfort«.) Mit der Atmung kannst du deine Verdauung beeinflussen und wesentlich verbessern.

Deine Atmung kannst du verbessern und stützen, wenn du dich öfter bewegst, Sport betreibst und Atemübungen in den Alltag einbaust. Aufrechtes Sitzen – nicht nur beim Essen – und lockere Kleidung, all das unterstützt ebenso das Herzfeuer. Wenn deine Kleidung zu eng ist, blockiert sie die Verdauung. Den Gürtel zu lockern, macht Sinn, die Verdauung funktioniert dann deutlich besser.

Eine einfache Atemübung am Morgen oder auch mal zwischendurch: Atme kräftig und bewusst die frische Luft ein und aus. Reck und streck dich. Klopfe aktiv auf dein Brustbein (auf die Thymusdrüse) – bis zu hundertmal mit beiden Händen. Dehne die Schultern nach hinten, damit du der Lunge Platz schaffst. Atme tief ein und langsam aus.

Nervenkraft …
Nahrung für die Nerven | Spiritus animalis

Wenn deine Nerven nicht mehr hundertprozentig im Lot sind, kannst du das an vielen Symptomen festmachen. Möglicherweise ist deine Laune heute nicht die beste. Deine Stimmung schlägt schnell um, du bist gereizt. Dir ist unwohl. Du klagst über Übelkeit, oder vielleicht verträgst du heute, oder auch öfters, spezielle Nahrungsmittel nicht. Oder hast du heute Nacht schlecht geschlafen? Bist du unruhig?

Wenn die Nervenkraft nachlässt, kann das viele Ursachen haben und viele Zustände hervorrufen. Meist denken wir dabei an rein psychische Hintergründe. Doch auch Atemnot, Schwindel, Konzentrationsstörungen, unregelmäßiger Blutdruck oder Kopfschmerzen können Gründe für nicht ausreichende Nervenkraft sein.

Die Nervenkraft ist Hauptträger des Spiritus animalis, des Seelengeistes. Sie wird benötigt, um fremde Organisationskräfte – fremde Spiritus – zu überwinden. Erkennst du den Zusammenhang? Die Nervenkraft ist ein wertvoller Indikator, um gut genährt zu sein, um die Nahrung bestmöglich zu verwerten.

Die Nervenkraft gilt es somit ständig zu unterstützen. Das Bauchhirn ist durchwoben von einem großen Nervengeflecht – und dieses kannst du mit passender Ernährung wunderbar unterstützen. Zahlreiche Nährstoffe und Lebensmittel helfen dabei.

Magnesium, Kalzium, Kalium, Tryptophan, Vitamin-B-Komplex, Vitamin C und Vitamin D sind gute Nährstoffe für die Nerven. Eine gute Balance der Nährstoffe darf auch in der TEM nicht vernachlässigt werden.

Lebensmittel, die deine Nervenkraft wunderbar unterstützen:

- Grünes, gut gegartes Gemüse wie Kraut, (Grün-)Kohl, Spinat, Brokkoli, Kohlsprossen, Mangold, Fenchel und Blattsalate sind wunderbare Magnesiumlieferanten und können gern täglich am Speiseplan stehen.
- Vorteilhaft sind auch andere gegarte Gemüsesorten wie Artischocke, Spargel, Sellerie, Pastinake, Rote Rübe, Zucchini, Mais.
- Reichere dein Mittagessen mit fermentiertem Gemüse wie Sauerkraut, Salzgurken und Kimchi an. Durch die Milchsäuregärung kann das Gemüse besser aufgeschlossen werden, und die Milchsäurebakterien sind eine wahre Wohltat für den Darm.

- Würze mit frischen Küchenkräutern wie Petersilie, Basilikum, Bärlauch, Beifuß, Majoran, Oregano, Rosmarin, Melisse, Minze, Lavendel.
- Auch Wildkräuter wie Brennnessel, Giersch, Vogelmiere und viele mehr sind sehr empfehlenswert, sofern du sie zweifelsfrei erkennst und gute Sammelplätze weißt – fern von stark befahrenen Straßen und Spritzmittelflächen, Hundeglück und Dung.
- Weich gekochte Hülsenfrüchte sind – mittags – wunderbares Soul Food (Seelenkost) für deine Nerven: Fisolen, grüne Bohnen, gelbe Wachsbohnen, Buschbohnen, geschälte Linsen und Erbsen. Vorsicht allerdings, wenn du bereits gravierende Verdauungsprobleme hast, dann sind Hülsenfrüchte nicht erste Wahl.
- Als Nachspeise oder auch zwischendurch gibt's Obst und Zitrusfrüchte: Äpfel, Bananen, Pfirsiche, Weintrauben, Weichseln, Heidelbeeren, Zitronen, Feigen, Datteln und Rosinen sind ganz besonders fein für dein Nervenkostüm.
- Nüsse, Samen und Kerne: Mandeln, Kürbiskerne, Haselnüsse, Walnüsse, Mohn und Sonnenblumenkerne ergänzen jede Mahlzeit und sind auch zwischendurch ideal – ein paar Nüsse in der Schreibtischschublade stärken neben ein paar tiefen Atemzügen deine Nerven nach einem besonders stressigen, anstrengenden Telefonat.
- Getreide wie Hafer, Hirse, Dinkel, Reis, Gerste, Roggen, aber auch Pseudogetreide wie Buchweizen und Amarant enthalten wohlige Ballast- und Nährstoffe.
- Auch tierische Produkte unterstützen die Nervenkraft, zum Beispiel Joghurt, Ziegenmilch, Kraftsuppen, Hühnersuppe, Eier und Butter.
- Und knapp vor Schluss der Liste: Gewürze. Zum Beispiel Kurkuma, Ingwer, Kardamom, Pfeffer, Gewürznelken und Vanille – sie schmeicheln ungemein. Wohldosiert, als Einzelgewürz oder in Kombination.
- Last but not least: Flüssigkeit. Auch Feuchtigkeit ist für die Nerven relevant. Am besten ist Wasser. Kräutertee und Kaffee sind auch eine Option, allerdings nur zweite Wahl.

Wow! Bist du auch der Meinung, dass das eine enorme Bandbreite an Nervennahrung ist? Hier ist sicher für jeden etwas dabei. Ganz auch bestimmt für deine Nerven. Diese und viele weitere Nahrungsmittel unterstützen deine Nervenkraft und dadurch die Verdauung und den Assimilationsprozess.

Wie dir bestimmt schon aufgefallen ist, kommt es auch auf die Zubereitungsmethode an. Versetze deine Nervenkraft durch Ungekochtes nicht in unnötigen Stress. Ausnahme kann schon mal der Biss in eine knackige Karotte zum Abreagieren sein. Muss sie aber nicht. Gegartes bedeutet Vorverdautes und somit weniger Arbeit für den Verdauungstrakt.

Von Bedeutung ist auch, wann du welche Lebensmittel zu dir nimmst. Hülsenfrüchte und Fermentiertes zum Beispiel können abends deine Verdauung mehr belasten, als dir vielleicht lieb ist – ganz abhängig von Temperament, Alter, Tages- und Jahreszeit.

Magenkraft … den Tonus verbessern

Der Magen stellt unser Tonuszentrum dar, er ist das Zentrum unserer gesamten Spannkraft und initiiert sowohl die Blutregeneration als auch die energetische Regeneration. Der Magen ist somit auch Zentrum aller Faszien. Kräftige Faszien bedeuten auch einen kräftigen Magen. Nun kann man Faszien ganz gezielt trainieren. Sport und effektives Training, sowohl körperlich als auch mental, stärken und beeinflussen die Faszien und den Magentonus.

Neben Sport haben auch Lebensmittel mit einer zusammenziehenden Geschmackskomponente eine magenstärkende Wirkung, wie Kornelkirsche, Birne, Quitte, Rote Rübe, Walnüsse und sehr viele Gewürze. Letztere haben nicht nur eine rein geschmackliche Wirkung, sondern einen wesentlichen Einfluss auf die Verdauung.

- Ein Gewürz hat sicherlich jeder zu Hause: Pfeffer. Er hat auf nüchternen Magen eine ganz besonders intensive Wirkung. Die Pfefferkur ist eine der effektivsten Magenstärker.
- Auch Gewürzmischungen sind beliebt. Phlegmatikern und Melancholikern wird eine Mischung aus Anis, Fenchelsamen, Pfeffer, Gewürznelke, Muskatnuss, Zimt und Zucker empfohlen.
- Tipp bei Magenschwäche, aber auch bei Krämpfen und Blähungen: 1 Teil Ingwer, 1 Teil Salz und 2 Teile Kümmel im Mörser grob zerstoßen und zum Würzen verwenden.

- Ebenso gelten Essig, Verjus, Senf und Kapern als Magentonikum.
- Kaffee, etwa 15 bis 30 Minuten vor der Mahlzeit getrunken, hat eine magentonusverbessernde Wirkung. Gewürzt mit Kardamom oder Muskat verstärkt sich die Wirkung.
- Ein beliebtes Mittel, das Pfarrer Kneipp empfahl, um den geschwächten Magen zu stärken, ist die Wacholderbeerenkur: Man kaut am 1. Tag vier Beeren (und schluckt sie dann), am 2. Tag fünf Beeren und steigert an jedem weiteren Tag um eine Beere. Am 12. Tag sind es 15 Beeren – dann wird jeden Tag um eine Beere reduziert, also sind es am 13. Tag nur noch 14 Beeren usw., bis man wieder bei vier Beeren angelangt ist.
  Schwangere und Menschen mit einer Nierenerkrankung oder Nierenschwäche sollten diese Kur nicht durchführen. Die Wacholderbeeren regen massiv die Nierentätigkeit an und entwässern – sie haben eine stark reizende Wirkung auf das Nierengewebe, sprich daher eine Kur vorab mit deinem Arzt ab.

Wasser vermindert den Magentonus. Trinke dein Wasser zwischen den Mahlzeiten, um dein Verdauungsfeuer nicht zu löschen.

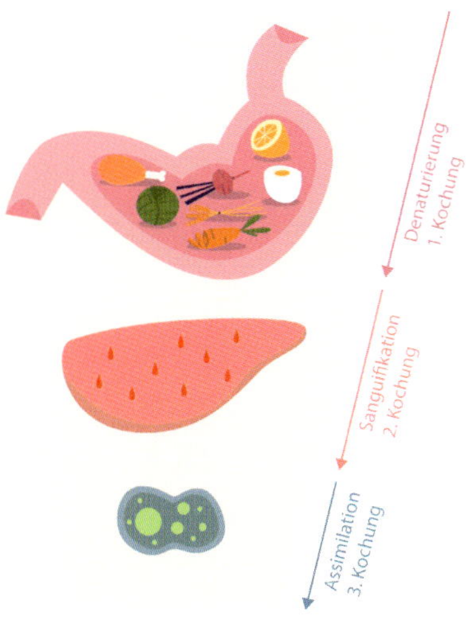

Assimilationsstoffwechsel: Die Umwandlung der Nahrung

Die Assimilation, die Stoffumwandlung körperfremder in körpereigene Stoffe, beschreibt die Verdauung und Verstoffwechslung der Speisen und die Ausscheidung der Überschüsse. Die TEM spricht hier von drei Stationen, drei »Kochungen«, abgeleitet vom lateinischen Wort »coctio«, was das Kochen, aber auch die Verarbeitung (Verdauung) der Speisen bedeutet.

Und schon wieder kann man das Beispiel mit dem Kochtopf zur Hand nehmen: Stell dir deinen Magen als brodelnden, dampfenden Kochtopf vor. Deine Verdauungskraft ist das lodernde Feuer. Die Asche versinnbildlicht die Ausscheidungsprodukte. Die Nahrung selbst wird zu deiner Energie.

Denaturierung … hier ist ganz schön viel los

Die Denaturierung ist die erste von drei Kochungen. Sie findet im Verdauungstrakt – im Magen-Darm-Rohr – statt. Ihre Aufgabe ist die Auflösung der Speisen zur bestmöglichen Verwertbarkeit.

Für eine effiziente Magenleistung ist eine Anpassung der Nahrung an die Verdauungskraft erforderlich. Eine an die Jahreszeit, die Tagesverfassung, das Temperament angepasste individuelle Ernährung erleichtert diese Arbeit.

Du kannst die erste Kochung unterstützen, indem du vorwiegend bereits gekochte oder gut aufgeschlossene Nahrung zu dir nimmst. Ungekochte, rohe und grobe Lebensmittel bedeuten einen erheblichen Aufwand für den Verdauungstrakt und erschweren die Auflösung. Seit Urzeiten nutzen wir küchentechnische Mittel, um die Nahrung zu zerkleinern, säuern, salzen oder erhitzen.

Daher geht's zuerst in die Küche. Dort beginnt dein Stoffwechsel. Es startet mit dem Geruch – dem Geruch der Zubereitung. Mit dem Kochprozess leitet man in kleinen Schritten bereits die Verdauung ein – Gehirn und Darm stehen in ständiger Kommunikation. Am Teller und im Mund wird der Stoffwechsel fortgesetzt. Wir nehmen die Nahrung immer auch über Augen, Nase und Mund wahr. Alles zählt: Geruch. Optik. Greifen. Hören. Wärme. Mundgefühl. Geschmack. Du erinnerst dich? – Die Sinne, Empfindungen werden an das Bauchhirn weitergegeben. »Es gibt was zu essen«, rufen sie, und schon starten die Organe ihre Arbeit.

Als Nächstes wird gekaut. Mit der Zerkleinerung der Nahrung im Mund unterstützen wir die Verdauung. Ob du einen Bissen 10, 20 oder 30 Mal kaust, sei dir überlassen. Ausreichendes Kauen aktiviert jedenfalls deine Verdauung, deinen Stoffwechsel und Sättigungsgrad. Und im Mund findet bereits die erste Entgiftung statt. Die vorbereitende Mundverdauung hat einen wesentlichen Einfluss. Je besser die Speisen eingespeichelt werden, desto mehr wird dem Magen die Knetarbeit erleichtert. Dir liegt dann nichts im Magen …

Was passiert genau im Magen? Hier wird der Speisebrei denaturiert – aufgelöst und strukturell verändert. Der aggressive Magensaft, die Magensäure, zerstört die pathogenen Keime. Die Denaturierung im Magen hat, durch die Eiweißverdauung und Eisenverwertung, entscheidenden Einfluss auf die Vitalkraft. Das Spurenelement Eisen kurbelt den Spiritus vitalis an und ist ein bedeutender Vermittler der vitalen Kräfte. Umso bedeutender ist eine

Die ursprüngliche Lebens- und Organisationskraft der Lebensmittel, die Energie deiner Nahrung, muss überwunden werden. Das ist die Grundvoraussetzung für die Umwandlung von fremder in eigene Energie. Und das benötigt Kraft. Muskeln. Der Magen ist ein Muskel, er ist dein Tonuszentrum. Er bildet die Spannkraft der Körperfasern und des Nervenzentrums. Die gesamte Spannkraft des Körpers steht in Zusammenhang mit dem Tonus des Magens. Fühlst du dich schlapp und schwach, ist es auch dein Magen.

intensive Überwindung des »fremden« Eisens im Magen. Dafür ist es notwendig, dem Magen eine saure, eine melancholische Geschmackskomponente zuzuführen.

Saures steigert die auflösende Wirkung. Heute weiß man, dass Vitamin C diese Wirkung hat. Du denkst nun vielleicht zuerst an die Zitrone – sie liegt ja auch beim Wiener Schnitzel dabei –, doch es gibt viele weitere gute Vitamin-C-Quellen, wie frisches Gemüse, Kräuter und Obst.

Da Vitamin C besonders hitzeempfindlich ist, sollte man frische, ungekochte Lebensmittel bevorzugen, zum Beispiel Paprika, Radieschen, Kohlrabi, Sauerkraut, Fenchel, Brennnessel, Petersilie, Sauerampfer, Apfel, Hagebutte, Beeren, Kiwi, Orange und Grapefruit. Auch Kohlgemüse wie Kraut, Kohlsprossen, Brokkoli und Karfiol enthält viel Vitamin C. Diese Gemüsearten stecken auch voller anderer Nährstoffe – und für diese lohnt es sich, diese Gemüse zu kochen.

Neben Eisen schätzt die TEM den großen Nutzen von Vitamin B12. Es wird in der Natur von Mikroorganismen produziert. Der menschliche Organismus ist nicht in der Lage, selbst ausreichend Vitamin B12 herzustellen. Wir sind daher auf den Vorrat, den sich pflanzenfressende Tiere angelegt haben, also auf Fleisch, oder auf Präparate angewiesen.

Vitamin B12, das über einen langen Zeitraum gut gespeichert werden kann, beeinflusst die Zellteilung und die Energieproduktion in den Mitochondrien und ist ein bestimmender Faktor bei der Blutneubildung. Es ist notwendig für den Aufbau und Erhalt der Zellmembranen, den Schutz der Nerven im Zentralnervensystem und Gehirn. Es ist nötig zur Produktion essenzieller Botenstoffe und beeinflusst so unsere Stimmung und Wahrnehmung.

Nun sind wir beim Darm angelangt: Für den Darm ist eine gesunde Mikroflora bedeutend, denn sie unterstützt dessen muskuläre Leistung. Im Darm erfolgt die Zerlegung des Speisebreis in die einzelnen Bausteine, die Resorption des Wassers. Die nährenden Kräfte – Bausteine und Feuchtigkeit – sind nur dann dem Stoffwechsel zugänglich, wenn die Speisen ausreichend zerlegt werden können. Fehlt die Verdauungskraft oder ist diese nicht ausreichend, kann die Nahrung nicht aufgeschlossen werden und die Kräfte der Nahrung bleiben dem Organismus verschlossen.

Deine Darmbakterien lieben Präbiotika. Sie ernähren sich von Ballaststoffen, gedeihen und wachsen. Ballaststoffe unterstützen die Verdauungsleistung. Lebensmittel, die sehr viele Präbiotika enthalten, sind zum Beispiel Topinambur, Pastinake, Spargel, Chicorée, Knoblauch, Zwiebel, Lauch, Schwarzwurzel, Artischocke, Hafer und Roggen. Baue sie regelmäßig in deinen Speiseplan ein und deine Darmflora wird vielfältiger und stärker.

Auch Probiotika nähren die »guten« Darmbakterien. Probiotika sind Lebensmittel mit lebenden Mikroorganismen, die in den Darm gelangen und ihm nützlich sind, zum Beispiel vergorene Milchprodukte wie Joghurt und Kefir oder Apfelessig. Ebenso milchsauer vergorene Lebensmittel wie Sauerkraut, Salzgurken oder Kimchi. Sie alle haben einen enormen Einfluss auf die Mikroflora und somit auf die Verdauungsleistung des Darms.

Durch das vermehrte Aufkommen industriell produzierter Nahrungsmittel – die auf den ersten Blick vielversprechend und praktisch erscheinen – hat sich unser Ernährungsstil verändert. Bei den Fertigprodukten haben Präbiotika und Probiotika das Nachsehen. Die Folge ist, dass den Darmbakterien wichtige Nahrung fehlt.

Mein Apell: Unterstütze deine Mikroflora mit möglichst vielfältiger Nahrung. Iss bunt und abwechslungsreich.

Sanguifikation … Vitalisierung

In der TEM beginnt der Prozess der Sanguifikation, der zweiten Kochung – auch Blutbereitung oder Bildung der Humores genannt –, im Verdauungstrakt. Finalisiert wird dieser Prozess in der Leber.

Die nährenden Bausteine – Aminosäuren, Fettsäuren, Kohlenhydratbausteine, Vitamine, Mineralien und viele mehr – aus dem nun wesenlosen Nährstrom des Verdauungstrakts sind die Basis für die Säftebildung. (»Wesenlos« bedeutet, dass der Nahrung im Magen ihre Lebenskraft entzogen wurde.)

Die Leber prägt und reift diese Nährflüssigkeit. Sie drückt ihr den Stempel deines Organismus auf. Die Leber, unser hitzigstes, cholerisches Organ, prägt den kalt-feuchten, phlegmatischen Nährstrom und vermittelt ihm eine warm-feuchte, sanguinische Qualität.

Durch die Leber wird aus dem kalt-feuchten Nährstrom warm-feuchte Vitalkraft. *Leber > • > Herz • > Lunge*

Die Vitalisierung des rohen, nährstoffreichen Bluts in arterielles Blut erfolgt im Herz-Lungen-System. Die Leber stößt das Blut ab, das Herz zieht es an und gibt es an die Lunge weiter. Das daraus entstehende Blut wird zum vermittelnden Organ und überträgt die Vitalkraft aus den drei Nahrungskreisläufen: der flüssigen, festen und gasförmigen Nahrung. In der zweiten Kochung werden auch die Humores Chole (bewegend und umwandelnd) und Melanchole (strukturgebend) gebildet. Phlegma, das nicht weiter aufbereitet wurde, ist gespeicherte Energie und wird bei Bedarf aufbereitet.

Finale Assimilation … nun ist es deins

Die dritte Kochung findet im stoffwechselaktiven Gewebe durch das gereifte Blut statt. Körperfremdes wird nun endgültig zu Körpereigenem und in den Zellen gezielt aufgenommen.

In diesem Prozess schreibt die TEM der Milz eine wichtige Rolle zu: die Ausscheidung. Die Milz zieht die auszuscheidenden Stoffe bildlich an und sortiert sie – über die Niere als Harn und über die endgültige Ausscheidung durch den Darm.

Ab nun macht sich so richtig bemerkbar, ob deine Nahrung für dich ausreichend war und deinem Temperament entsprochen hat. Nun ist es, im übertragenen Sinn, so weit: Deine Nahrung wurde zu deinen Zellen. Deine Zellen bestehen nun aus deiner Nahrung.

Qualität vor Quantität – und ein hübsch gedeckter Tisch

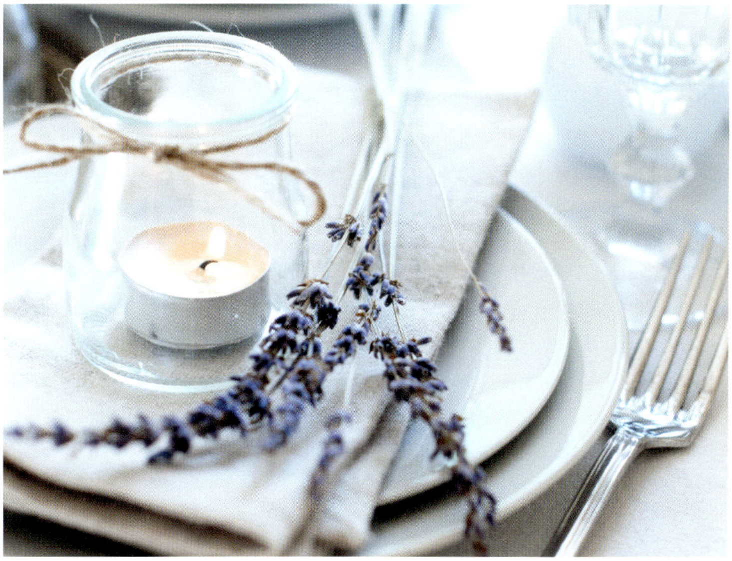

Die Nahrung ist die Basis des Assimilationsstoffwechsels, also der drei Kochungen. Sie bringt neue Zellen hervor, die den Ersatz für das Verbrauchte darstellen. Doch dieser Kreislauf bringt zwangsläufig Defizite mit sich, er fördert Erkrankungen und Alterung.

Je besser die Qualität der Nahrung, umso besser durchläuft diese die Assimilation. Der Qualitätsanspruch an die Nahrung ist unter diesem Gesichtspunkt besonders hoch zu bewerten.

Um deine Verdauung auch durch die Speisenfolge zu unterstützen, beginne mit den weichen, leicht verdaulichen Speisen. Dies verhindert, dass schwer verdauliche Speisen den Verdauungsprozess blockieren und damit auch deine Sättigung verzögern.

Dein Motto:
»Ich bin, was ich verdaut habe.«

Deine Nahrung ist eng mit deinen Emotionen gekoppelt, ob positiv oder negativ. Der Küchengeruch sendet erste Signale. Ist dieser Geruch mit guten Gefühlen gekoppelt? Sehr fein. Um die Lebensgeister zu stärken, ist es auch von Bedeutung, die tägliche Nahrung in einem angenehmen Umfeld, in positiver Stimmung und in der richtigen Sitzposition einzunehmen.

Essen im Stehen oder Gehen signalisiert dem Nervensystem, auf der Hut zu sein, Gefahr kann drohen. Der Sympathikus versetzt den Körper in eine erhöhte Leistungsbereitschaft und bereitet ihn auf Angriff oder Flucht vor. Der Parasympathikus schaltet dadurch automatisch die Verdauungsleistung zurück. Er lässt dich jederzeit vor dem »Raubtier«, der Gefahr, fliehen. Folglich ist dadurch auch der Assimilationsstoffwechsel gebremst.

Das heißt: Essen in stressiger Situation, Essen direkt vor dem Computer, Essen mit Kollegen, die Probleme am Mittagstisch wälzen – all das ist kontraproduktiv für die Verdauung.

Hingegen hat Essen in einem wohligen Ambiente und an einem schön gedeckten Tisch eine ganz andere Bedeutung. Betrachte dein Essen. Gefällt es dir? Dekorativ, auch fürs Auge hübsch angerichtet soll es sein. Angenehme Musik und fröhliche Gesellschaft bieten eine wesentlich bessere Qualität – selbst wenn es die gleiche Speise ist.

Genieße das Essen Bissen für Bissen. Rieche, schmecke, fühle. Das alles bedeutet auch Wertschätzung für die Lebensmittel, für die Energie, die man aufgebracht hat, um Obst, Gemüse, Kräuter, Gewürze, Nüsse, Samen, Pilze und tierische Produkte zu dem zu machen, was es nun auf unserem Teller ist: Nahrung – für deinen Körper, deinen Geist und deine Seele. Diese Wertschätzung den Produkten gegenüber bringst du in gleichem Ausmaß dadurch auch dir entgegen. Das ist doch richtig schön!

Mein Ernährungsalltag ... wie geht es mir?

Dass Ernährung und Verdauung sehr eng zusammenhängen, ist dir nun nicht mehr ganz so fremd. Um deine Ernährungsgewohnheiten zu hinterfragen und anpassen zu können, ist es hilfreich, über mehrere Tage zu notieren, was du isst, wie du verdaust, wie du dich bewegst.

Also, ein Tagebuch. Eine tägliche Mitschrift deiner Ernährung und Verdauung, deiner Bewegung, deines Schlafes und auch deines Stresses. Wann bist du aufgewacht? Immer im Hinblick auch darauf, wie du dich fühlst, wie fit und vital du bist.

Das alles bedeutet einen gewissen Aufwand. Am besten ist es, wenn du immer gleich einträgst, was du gegessen hast. Zu leicht vergisst man das eine oder andere am Ende des Tages. Sieh dir am Tagesende oder am nächsten Tag die Einträge an. Womit fühlst du dich gut? Was passt ideal? Woran würdest du gern drehen, was ändern?

Fülle dieses »Assimilationstagebuch« über einen längeren Zeitraum aus. Wie lange genau? Nun, das ist abhängig von deinen Einträgen und ob du damit zufrieden bist. Es kann auch unterstützend sein, nach sechs Monaten oder sogar nach mehreren Jahren nochmals daranzugehen. Die Bedürfnisse ändern sich – und damit kannst du ganz gut deine Gewohnheiten adaptieren. Eine Vorlage dafür findest du gleich im Anschluss.

Dein persönliches Assimilationstagebuch

Uhrzeit	Schlaf	Verdauung	Bewegung & Ruhe
	Setz einfach ein Kreuz bei jenen Stunden, in denen du geschlafen hast. Bist du ausgeruht oder müde aufgewacht?	Wann und wie war deine Verdauung? Dein Stuhl? Dein Harn?	Hast du dich zusätzlich bewegt? Sport? Ein Spaziergang? Hast du Stille genossen? Meditation? Wie lange? Wie intensiv?
01			
02			
03			
04			
05			
06			
07			
08			
09			
10			
11			
12			
13			
14			
15			

Stress	Mahlzeiten	Getränke	Befinden 2–3 Stunden nach der Mahlzeit
Hattest du einen besonders stressigen Moment? Eine längere Stressphase? Was war der Auslöser?	Was hast du gegessen? Wie hast du es zubereitet?	Was hast du getrunken? Wie viel?	Spürst du besondere Befindlichkeiten? Bist du satt? Fühlst du dich fit oder müde? Heißhunger? Kopfschmerzen? Bauchschmerzen? Völlegefühl?

Uhrzeit	Schlaf	Verdauung	Bewegung & Ruhe
	Setz einfach ein Kreuz bei jenen Stunden, in denen du geschlafen hast. Bist du ausgeruht oder müde aufgewacht?	Wann und wie war deine Verdauung? Dein Stuhl? Dein Harn?	Hast du dich zusätzlich bewegt? Sport? Ein Spaziergang? Hast du Stille genossen? Meditation? Wie lange? Wie intensiv?
16			
17			
18			
19			
20			
21			
22			
23			
24			

Nun ist es Zeit für Reflexion:
Markiere mit einem grünen Stift jene Einträge, die dir gut gefallen haben, die dir gutgetan haben. Jene, die Wohlbefinden in dir ausgelöst haben.

Es gibt sicherlich Einträge, mit denen du nicht im Reinen bist, die du gern anders sehen würdest. Welche sind das? Picke sie dir heraus. Bewerte sie für dich. Was möchtest du ändern? Welche Änderung kannst du sofort umsetzen? Wofür benötigst du Zeit? Wofür benötigst du vielleicht Unterstützung?

Ziel ist es, möglichst viele grüne Felder zu haben.

Stress	Mahlzeiten	Getränke	Befinden 2–3 Stunden nach der Mahlzeit
Hattest du einen besonders stressigen Moment? Eine längere Stressphase? Was war der Auslöser?	Was hast du gegessen? Wie hast du es zubereitet?	Was hast du getrunken? Wie viel?	Spürst du besondere Befindlichkeiten? Bist du satt? Fühlst du dich fit oder müde? Heißhunger? Kopfschmerzen? Bauchschmerzen? Völlegefühl?

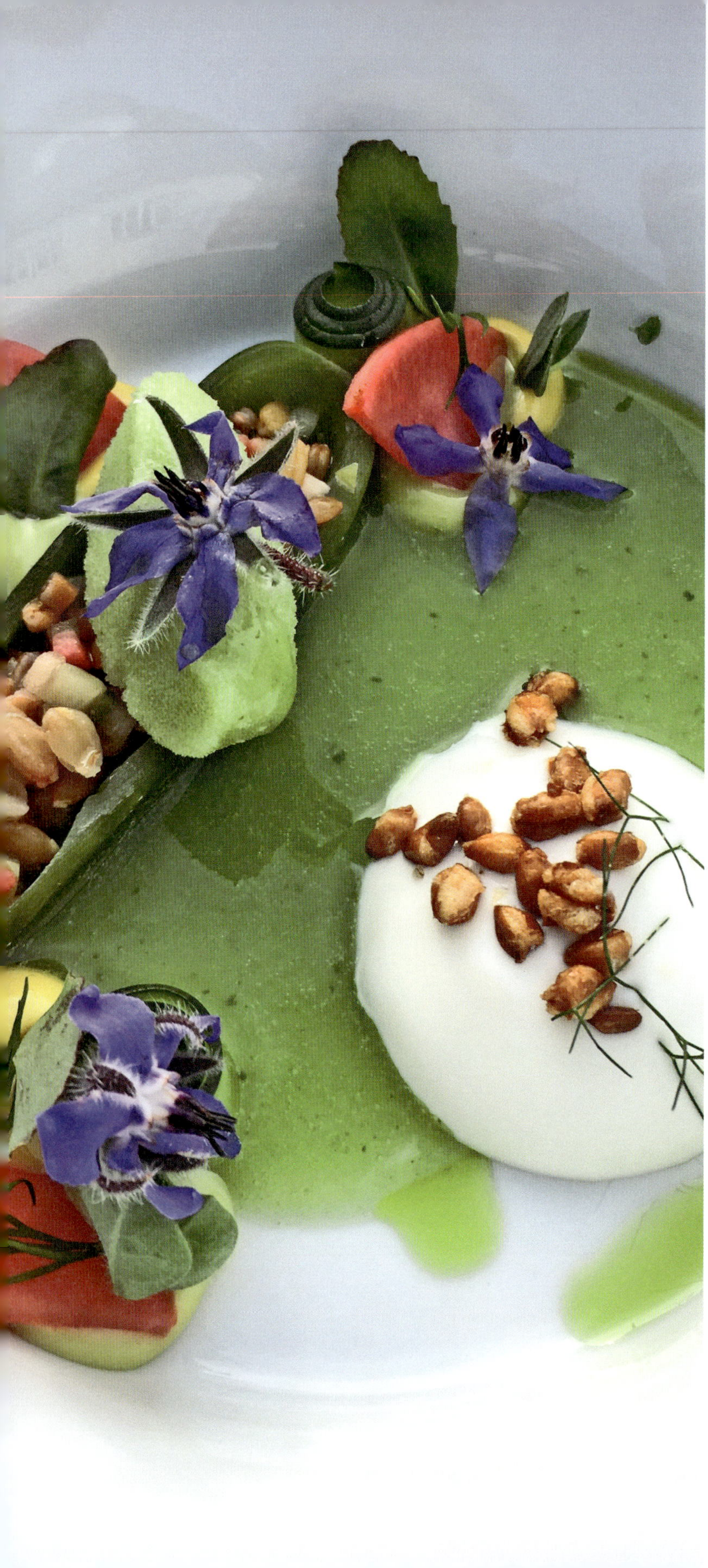
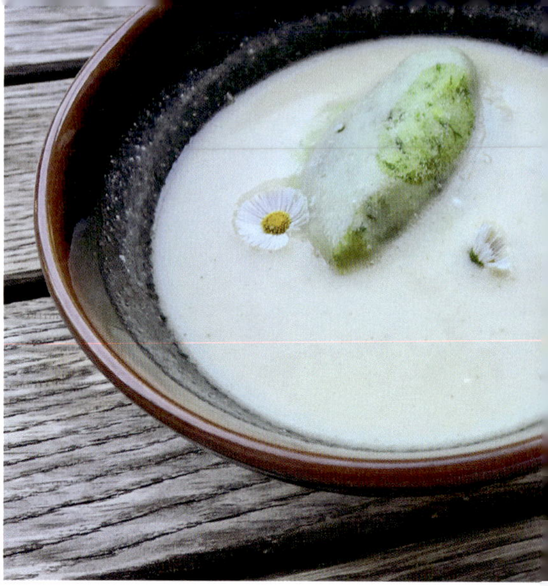
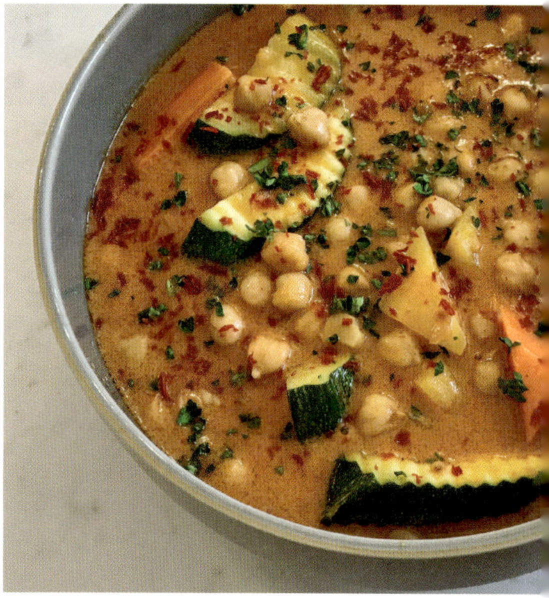
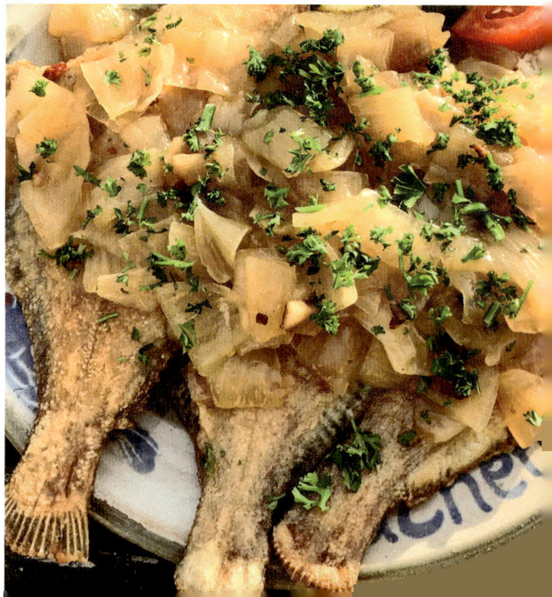

Vier-Temperamente-Küche … Geschmackvoll & gut verdaulich

Die Vier-Temperamente-Küche ist eine für dich speziell abgestimmte Ernährung. Du selbst entscheidest, was dir guttut, dich nährt und dich sowie deinen Organismus am besten versorgt. Jede Mahlzeit ist persönlich abgestimmt auf dein Temperament und zur Tages-, Jahres- und Lebenszeit passend.

In alten Überlieferungen wird sehr häufig auf den gesundheitlichen Aspekt des Kochens hingewiesen. Durch das Kochen trägt man Verantwortung – für die Gesundheit. Speziell die Kochbücher aus den Klöstern, die sich intensiv mit der Gesunderhaltung von Körper und Geist beschäftigten, erwecken den Eindruck von Arzneibüchern. Durch frühzeitiges Erkennen und passende, temperamentgerechte Diätetik kam es erst gar nicht zu einer Krankheit. Der Arzt wurde erst herangezogen, wenn der Koch »versagt« hatte. Ganz nach dem Motto: »Der Koch ist der bessere Arzt«.

In der Küche für die vier Temperamente steht Selbstgekochtes ganz vorn. Die Basis dafür bilden wertvolle Lebensmittel, mit denen uns die Natur so reich beschenkt. Diese gilt es bestmöglich zuzubereiten, um das jeweilige Temperament so gut wie möglich zu versorgen, um den Alterungsprozess zu entschleunigen, um gesund, fit und vital zu bleiben.

Wir orientieren uns nicht an Kalorien. Qualität, Nährstoffe, Wirkung und Geschmack sind die Hauptaspekte. Wesentlich sind die Verwertbarkeit und die Verdaulichkeit – der Nutzen, den wir aus unserer täglichen Nahrung ziehen. Unser Ziel: Wir wollen – Tag für Tag – Energie und Lebenskraft aus unseren Mahlzeiten gewinnen.

Die Vier-Temperamente-Küche bedeutet: Kochen für die Gesunderhaltung. Die täglichen Mahlzeiten sind die Basis für Energie und Lebenskraft.

Betrachte die Vier-Temperamente-Küche als eine Küche mit verschiedenen Bausteinen. Solchen, die du individuell anpassen kannst. Die Basisbausteine sind die Lebensmittel selbst – tierisch und pflanzlich, ganz deinem Temperament entsprechend.

Je nachdem, ob du eher sanguinisch, cholerisch, melancholisch oder phlegmatisch bist, wählst du jene Lebensmittel, die jahreszeitlich am besten für dich passen. Die Zuordnung zu den vier Elementen Luft, Feuer, Erde und Wasser unterstützt dich dabei:

Hier ein pragmatisches Beispiel: Bist du gerade in einer hitzigen, trockenen, cholerischen Phase, dann unterstützen dich die kühlenden und befeuchtenden Lebensmittel des Elements Wasser ganz wunderbar.

Ebenso ist es auch in den unterschiedlichen Lebensphasen und Vier-Jahreszeiten. Die Vier-Temperamente-Küche achtet auf die überschießenden Qualitäten. Befeuchtung, Kühlung, Erwärmung und Trocknung sind die vier wesentlichen Argumente, um auszugleichen und die eigene Konstitution zu stärken.

Die Basis der Vier-Temperamente-Küche sind die geschmackvollen Lebensmittel und deren Zubereitung. Mit der Zuordnung zu den Elementen Luft, Feuer, Erde und Wasser können überschießende Reaktionen, sei es der Temperamente, Lebenszeiten und/oder Jahreszeiten, ausbalanciert werden.

Nun kochst du möglicherweise nicht nur für dich allein. Auch deine Familie, deine Freunde wollen gut versorgt sein. Gewürze und unterschiedliche Garmethoden helfen, um den verschiedenen

Temperamenten gerecht zu werden. Anpassen kannst du die Gerichte durch unterschiedliche Gewürze oder Gewürzpasten. Auch Soßen sind eine Option. Ebenso haben verschiedene Garmethoden und Konsistenzen einen großen Einfluss.

Wenn einer deiner Lieben zum Beispiel keine Cremesuppe, sondern seine Suppe stückig, mit Biss, mag, ist das auch kein Problem. Entnimm einfach etwas früher – kurz vor dem Pürieren – einen oder zwei Teller Suppe aus dem Topf oder serviere beispielsweise geröstete Nüsse oder geraspelte, marinierte Karotten als Einlage dazu.

Auch der Geschmack variiert je nach Temperament. Es soll etwas süßer sein? Oder eine Spur schärfer? Säure fehlt? Es ist zu lind? Dies sollte daher immer auf dem Tisch stehen: Honig, Fruchtsaft oder Mus, Pfeffer, Ingwer, Chili oder Senf, Zitrone, Verjus oder Essig, Kräutersalz. Oder aber Gewürzmischungen und Würzsoßen, die den vier Geschmacksrichtungen süß, scharf, sauer und salzig entsprechen. So kann jeder den Geschmack individuell seinem Temperament anpassen – und du hast keinen Stress beim Kochen.

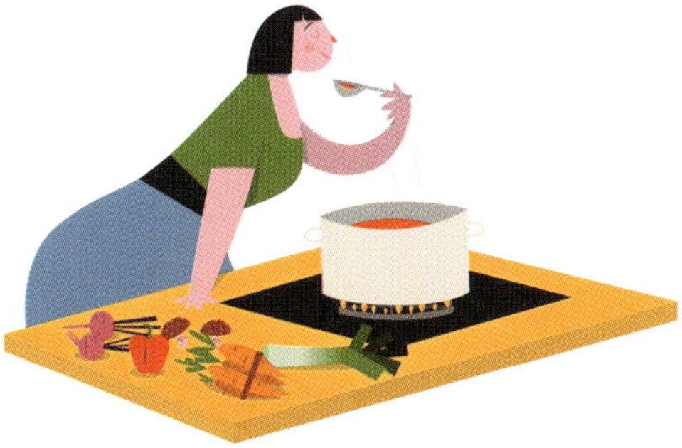

Geschmäcker, achtmal anders

Geschmackloses Essen? Ernährung ohne Pfiff? Das wäre höchst langweilig! Ja, richtig temperamentlos! Damit uns das Essen nährt, muss es auch schmecken. Es kann noch so sehr als »gesund« angepriesen werden – wenn es nicht schmeckt, dann mag man es nicht.

Ein kurzer Schwenk: Mich wundert es gar nicht, dass Kinder Gemüse ablehnen, wenn es ihnen als »so wahnsinnig gesund« verkauft wird. Warum sagt man nicht: »Mmh, das schmeckt!« Das würde einiges einfacher machen. Ich kann es nicht oft genug betonen: Essen muss auch schmecken!

Manches benötigt mehrere Anläufe. Auch ändert sich der Geschmack im Lauf des Lebens – so wie die Bedürfnisse. Man könnte auch andersherum schlussfolgern: Weil sich die Anforderungen ändern, ändert sich auch der Geschmack.

Nur weil dir dieses oder jenes in der Kindheit nicht geschmeckt hat – versuch es einfach wieder damit. Manches benötigt eine 2., 3., 4. ... oder mehr Chancen.

Der Geschmack wird individuell wahrgenommen. Männer und Frauen schmecken je nach Alter, Tageszeit und Konstitution unterschiedlich. Wesentlich für den Geschmack ist auch der Geruch. Geruch und Geschmack – beide sind ausschlaggebend für die Verdauung. Der Stoffwechsel richtet sich ganz nach dem ersten und zweiten Eindruck der Nahrung. Geruch und Geschmack wirken im Zusammenspiel mit Verdauung und Gehirn.

Zuerst wird der Geruch und dann der Geschmack wahrgenommen. Das Gehirn – als übergeordnete Instanz – steuert und passt über das Nervensystem situationsbedingt die Verdauungsleistung an.

Wenn es schmecken soll, musst du es auch gerne riechen wollen. Die TEM hat jede Menge Geschmack: acht Haupt- und zwei Mischgeschmacksrichtungen.

Die acht Hauptgeschmacksrichtungen werden in drei hitzige, drei befeuchtende und zwei kühlende Geschmäcker unterteilt.

Die zwei Mischgeschmacksrichtungen **kratzend** und **schleimig** setzen sich aus den unterschiedlichen Hauptgeschmacksrichtungen zusammen.

- Kratzend: Kratzender Geschmack ist eine Kombination aus scharf & bitter, es kann auch das Zusammenziehende dabei sein. Salbei hat zum Beispiel so eine Geschmackskomponente. Der kratzende Geschmack passt wunderbar für den Frühling.
- Schleimig: Schleimiger Geschmack ist eine Kombination aus wässrig & fettig, fettig & süß oder wässrig & süß. Die schleimige Geschmacksrichtung ist besonders stark nährend. Diesen Geschmack hat die Fast-Food- und Lebensmittelindustrie bewusst oder auch ganz unbewusst aufgegriffen. Die Mischung aus fettig & süß zählt dabei zu den häufigsten Kombinationen, eine sehr nährende. Im Vergleich mit der Urzeit mögen wir das: Mit wenig Aufwand viel erreichen. Ohne viel zu jagen sind wir satt. Aber Achtung: Fast Food muss nicht gejagt werden! Hier fehlt uns eindeutig die Bewegung.

Drei hitzige, warm-trockene Geschmacksrichtungen
- bitter
- scharf (aromatisch scharf)
- salzig

Drei befeuchtende Geschmacksrichtungen
- süß
- fettig
- wässrig

Zwei kühlende Geschmacksrichtungen
- sauer
- zusammenziehend

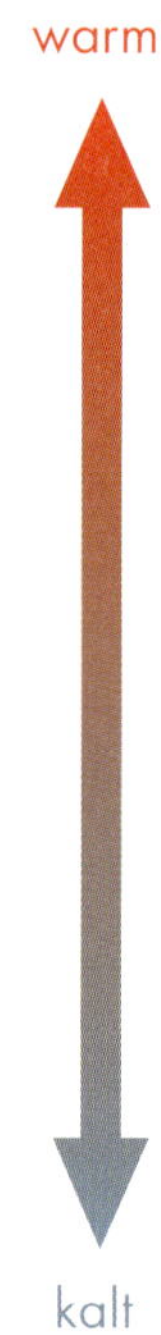

Kannst du die verschiedenen Geschmacksrichtungen schmecken? Sie sind sehr unterschiedlich. Du nimmst sie unterschiedlich wahr, denn die Geschmäcker haben unterschiedliche Qualitäten. Sie sind:

- Mal mehr, mal weniger warm.
- Mal mehr, mal weniger trocken.
- Mal mehr, mal weniger feucht.
- Mal mehr, mal weniger kalt.

Der Grund: Auch die Geschmäcker liegen im Achsenkreuz von Ur-Eis und Ur-Feuer. Und die Vier-Temperamente-Küche bedient sich je nach Temperament und Anforderung all dieser Geschmacksrichtungen. So vielfältig wie nötig. Doch diese vier Geschmacksrichtungen sind immer dabei: süß, scharf, sauer, salzig – die vier »S«.

Die vier »S«, die essenziellen Geschmacksrichtungen der TEM

Die Vier-Temperamente-Küche ist immer voll Geschmack. Vier Geschmäcker sind in jedem Gericht, in jeder Speise, ja in jeder Komponente immer dabei: süß, scharf, sauer, salzig. Die vier »S«. Sie sind für uns essenziell, um alle Sinne, alle Säfte anzusprechen. Und damit lässt sich jede Menge zaubern.

Im Grund ist dieser Ansatz nichts Neues: Tomatensoße immer mit einer Prise Zucker ergänzen, Zimt zu Milchreis, ein Schuss Essig zu Deftigem, Süßspeisen nie ohne eine Prise Salz.

In traditionellen Gerichten sind solche Kombinationen kein Thema – weil es logisch ist. Doch weshalb ist es logisch? Und warum sollte das auch auf neue, moderne Gerichte angewendet werden? Ganz einfach: Um die Temperamente in uns auszugleichen, braucht es von überall etwas – und je nach persönlicher Konstitution und momentaner Situation von dem einen mehr und von dem anderen etwas weniger. Also zum Ausgleich – und um die Grundkonstitution zu stärken.

Nebenbei heben sich die verschiedenen Geschmäcker gegenseitig in die Höhe. So schmeckt Süßes durch eine Spur Salziges und Salziges durch eine Spur Süßes harmonischer und runder am Gaumen.

Jede der vier Geschmacksrichtungen ist einem Temperament zugeordnet:

- Süß: Sanguiniker
- Scharf und bitter: Choleriker
- Sauer und scharf: Melancholiker
- Salzig: Phlegmatiker

Welche süßen, scharfen, sauren oder salzigen Lebensmittel kennst du? Geh einfach auf die Suche und koste dich durch deine Vorräte. Erspüre den Geschmack. Am besten jedes Mal aufs Neue, immer wieder beim Kochen. Auch beim Schneiden der Lebensmittel achte auf den Geschmack.

GEBACKENE ROTE RÜBEN MIT KRÄUTERDIP

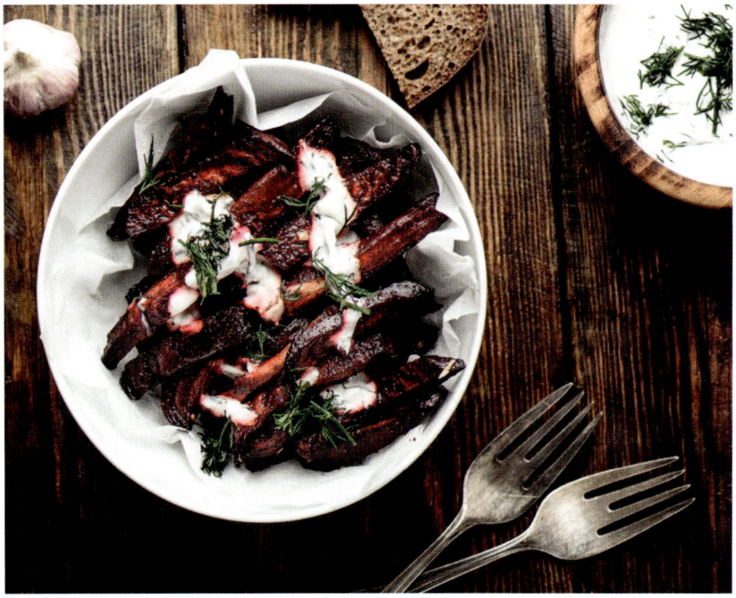

Süß: Honig, gegarte Rote Rüben, gegarte Zwiebeln
Scharf: Zwiebeln, Rosmarin, Pfeffer
Salzig: Salz, Kräuter
Sauer: Essig, Joghurt
Bitter: Zitronenschale
Zusammenziehend: Walnüsse

Es ist ganz leicht, die vier »S« in die Ernährung zu integrieren. Hier ein Beispiel für ein einfaches Gericht:

Schäle rohe rote Rüben – Handschuhe sind ratsam – und schneide sie in etwa 1 cm dicke Stifte. Bestreue sie mit Salz und beträufle sie mit etwas Honig. Backe sie mit Zwiebeln und Rosmarin ca. 40 bis 60 Minuten bei 180 °C (Ober- und Unterhitze).

Anschließend marinierst du das Gemüse mit etwas Essig, Öl sowie Salz und garnierst es mit einem erfrischenden Joghurt-Kräuterdip, bestehend aus Joghurt, frischen Kräutern deiner Wahl, etwas Ingwer, Honig, Salz und Pfeffer.

Abschließend streust du gehackte Walnüsse und frisch geriebene Zitronenschale darüber. Fertig ist die Mahlzeit mit den vier »S«. Guten Appetit! Lass es dir schmecken!

Bitter & zusammenziehend:
Du wunderst dich, dass weder bitter noch herb bei den vier essenziellen Hauptgeschmacksrichtungen, den vier »S«, vorkommen? Beide, sowohl der bittere als auch der zusammenziehende, herbe Geschmack, sind notwendig. In der TEM sieht man diese aber als rein therapeutische Geschmacksrichtungen an, daher müssen sie nicht zwangsläufig in jeder Speise vorkommen – aber sie können. Sie bilden eine Art Rahmen – eine besonders warme und eine besonders kühle Komponente umgrenzen damit die vier »S«: Bitter aktiviert und das Zusammenziehende setzt Grenzen.

Drei hitzige Geschmacksrichtungen: bitter | scharf | salzig

Bitter setzt ein Zeichen. Es aktiviert unsere Lebensgeister – es aktiviert den Überlebensmechanismus. Wenn wir durch unpassende Ernährung dumpf und lasch werden, wecken uns Bitterstoffe im übertragenen Sinn wieder auf.

Bitter … anregend oder giftig?

Bitter versetzt uns in Alarmbereitschaft, es bedeutet für uns in erster Linie: »Oh, das könnte giftig sein!« Aber nicht nur. Giftstoffe kurbeln vielmehr unser Entgiftungsorgan, die Leber, an. Genau diese angeborene, intuitive Funktion nutzen wir mit bitteren Lebensmitteln. Immer dann, wenn die Leber aktiviert werden soll, greifen wir zum bitteren Geschmack. Grundsätzlich wäre das so nicht notwendig. Jedoch, nicht immer ernähren wir uns und leben nach dem, was uns am besten verträglich ist. Um diese, sagen wir mal, nicht so optimale Ernährung und Lebensweise auszugleichen, sind Bitterstoffe eine Wohltat für unseren Stoffwechsel.

Es gibt genügend Lebensmittel mit vorwiegend bitterem Geschmack, zum Beispiel viele herrliche Bittersalate: Radicchio, Endivie, Frisée, Chicorée und Zuckerhut, aber auch Gemüse wie Artischocke, Obst wie Grapefruit oder Zitronenschale, Bier. Auch viele Kräuter punkten mit bitterem Geschmack: Brennnessel, Beifuß, Wegwarte, Löwenzahn und Gundelrebe. Ebenso Gewürze wie Kurkuma und vieles mehr.

Der bittere Geschmack spricht aber nicht nur die Leber an. Auch die Schleimhäute und das Venensystem reagieren darauf mit gesteigerter Produktion. Die Spannkraft der Muskelfasern wird gestärkt. Der Tonus des Magens und des Herzens erhöht sich.

Bitter ist warm und trocken. Es ist intensiver, aber langsamer und nachhaltiger als scharf und hat dadurch eine schleimlösende Wirkung. Es öffnet die Porengänge und hilft beim Abtransport des Phlegmas. Beginne bei bewusster Veränderung deiner Ernährung – wie zum Beispiel beim Wunsch, Gewicht zu reduzieren – immer mit einem Bittertag. Er aktiviert den Geist, die Leber, das Verdauungsfeuer und das Phlegma. Das Skurrile daran ist, dass die Bitterstoffe in weiterer Folge kühlend wirken. Durch die Aktivierung der Schleimhäute werden auch reizende Stoffe besser abgeführt – Chole wird ausgeschieden. Zudem werden die Nerven besänftigt. Und auch Hitzeschübe, die durch Fieber und Infektionen hervorgerufen werden, können sich verringern. Das übersteigerte cholerische Temperament benötigt das Bittere. Unbedingt. Es kühlt und gleicht aus.

Bitter hat eine enorme Wirkung auf den Stoffwechsel – daher stets wohldosiert einsetzen: nicht im Übermaß, aber auch nicht bewusst meiden. Zum Beispiel Kurkuma, es gibt Gerichten nicht nur eine schöne gelbe Farbe, es wirkt vor allem bitter. Oder bereite dir einen Brennnesseltee. Oder streue ein paar gehackte Löwenzahnblätter oder Gänseblümchen über deine Speisen.

»Röhrlsalat«, wie er in Österreich, vor allem in Kärnten und der Steiermark, gern serviert wird, ist ein wunderbares Beispiel: Warme, blättrig geschnittene Kartoffeln werden mit jungen, fein geschnittenen Löwenzahnblättern und einer guten Marinade vermischt. Eine traditionelle und sehr schlaue Methode, um den eher phlegmatisch-kühlenden Kartoffelsalat im Körper besser verwerten zu können.

Scharf … bewegt und reinigt

Scharf riecht man, bevor man es schmeckt. Probiere es aus: Schneide einen roten Gemüsepaprika und eine scharfe Chilischote in Stücke. Rieche zuerst an den Paprikastückchen, dann an den Chilis … Auch Senf und frisch gerissener Kren (Meerrettich) riechen scharf. Oder beim Zwiebelschneiden: Merkst du, wie sich bei dir plötzlich Nase, Augen und Mundraum verändern? Wie dein Speichel anders wird, mit oder ohne Verkostung? Die Schleimhäute verändern sich. Je nachdem, wie scharf du etwas empfindest, tropft die Nase, werden die Augen feucht. Du musst dich räuspern, husten. In dir steigt Hitze auf, dein Kopf wird rot, du beginnst zu schwitzen. Dein Nervensystem reagiert, sofort und stark. Scharf vermittelt unmittelbar Hitze.

Doch wie kann uns der scharfe, heiße Geschmack unterstützen? Nun, auf viele Arten, denn er hat eine breite Wirkung: er reinigt, befeuchtet, zerteilt, wärmt. Er energetisiert und bewegt.

Rein äußerlich hast du die Kraft und den Reiz der Chilistückchen also schon festgestellt. Genau diesen Prozess bildet die scharfe Wirkung auch innerlich ab. Schärfe reizt den gesamten Organismus und bewegt ihn. Dein Körper will die Hitze so rasch wie möglich abtransportieren. Er versucht die Überhitzung so gut wie möglich zu verhindern und startet mit dem Kühlprogramm. Wasser, Feuchtigkeit, Phlegma lindert die Hitze. Der Klärstrom – die Versorgung – wird aktiviert. Verstopfte Poren und Gewebe werden geöffnet, Stauungen werden gelöst. Abfallstoffe und unliebsame Bakterien werden vermehrt abtransportiert.

Hot! Die englische Übersetzung macht es noch deutlicher: Hot heißt zugleich scharf und heiß. Dein Körper beginnt zu kühlen.

Und auch der Nährstrom wird aktiviert. Scharf reizt und stimuliert im gleichen Maß die Verdauung. Es regt den Stoffwechsel an, verbessert die Verdauung und macht Speisen bekömmlicher. Chili, Zimt und Ingwer zum Beispiel geben kalt-feuchten, phlegmatischen Speisen wie Milch die nötige Wärme und Energie für die Verdauung mit. Doch nicht nur die Verdauung, auch der Geist wird durch den scharfen Geschmack angeregt.

Eine besondere Form ist der scharf-aromatische Geschmack. Über unsere Sinne wird damit der Spiritus animalis aktiviert. Die aromatischen Scharfstoffe, die von den ätherischen Ölen der Pflanzen ausgehen, lüften den Geist. Besonders wirkungsvoll sind Pfefferminze, Melisse, Kampfer, Rosmarin. Auch der scharf-aromatische Geruch von frisch gemahlenem Pfeffer hat eine erfrischende Wirkung und macht einen klaren Kopf. Diese Art der Schärfe beruhigt die Nerven und stärkt die verschiedenen Spiritus. Gibt Lebenskraft.

Salzig … aktiviert das Phlegma

Salz, ein kostbares Gut seit Urzeiten. Ob in China, bei den Kelten oder Römern. Es gab erbitterte Kriege darum. Der Besitz von Salz stand für Macht und Reichtum. Dort wo Salz fehlte, drohte Hunger, gab es Krankheiten. Eigene Salzstraßen brachten den Schatz von nah nach fern. Städte, Flüsse und Orte wurden danach benannt: Salzburg, Salzach. Auch das Wort Hall zeugt von Salzvorkommen: Hallstatt, Bad Reichenhall, Halle an der Saale, Hall in Tirol.

Doch warum war Salz so kostbar? Es ermöglicht die Haltbarmachung von Lebensmitteln! Salz zieht Feuchtigkeit aus den Stoffen. Es entzieht Bakterien und Keimen den Nährboden. Es trocknet und verhindert so den Fäulnisprozess. Aber was hat das mit dem Geschmack zu tun? Nun, der salzige Geschmack hat einen ähnlichen Effekt. Durch reizende und feuchteanziehende Wirkung mobilisiert er die Feuchtigkeit der Schleimhäute. Die Gewebe werden besser durchfeuchtet. Die Schleimhäute der Atemwege und der Verdauungsorgane werden angeregt, mehr zu produzieren und die bestehende Feuchte aufzulösen. Diese Bewegung erzeugt Wärme und dadurch werden wiederum besonders zähe Schleime bewegt.

Ähnlich dem scharfen Geschmack wirkt der salzige Geschmack befeuchtend. Er wirkt aber wesentlich subtiler und durchdringender. Salzig wirkt auf die besonders dickflüssige, zäh-schleimige Feuchtigkeit und reinigt die Gewebe, Muskeln, Gelenke und Knochen. Salzig aktiviert deren Stoffwechsel.

Was hat für dich einen salzigen Geschmack? Nur Salz allein? Ich helfe dir etwas weiter: Auch Kräuter haben einen salzigen Geschmack, besonders die Kräuter des Frühlings und Sommers, wie Spitzwegerich, Brennnessel oder Sommerportulak. Ebenso die Wurzel des Löwenzahns sowie Meerwasseralgen.

Beim salzigen Geschmack gilt besonders jener Satz, der von Paracelsus abgeleitet wird: *»Die Dosis macht das Gift!«*

Salz kann durch seine Wirkung sowohl Phlegma aktivieren und vermehren als auch Chole und Melanchole fördern. Der salzige Geschmack kann, im Übermaß verwendet, trocknen, wie zum Beispiel bei der Lebensmittelkonservierung. Ein Zuviel an Salz, an salzigem Geschmack trocknet uns förmlich aus: Falten entstehen, die Haut wird trocken, rau, rissig und juckt. Die Nerven sind gereizt.

Drei befeuchtende Geschmacksrichtungen: süß | fettig | wässrig

Süß … von Geburt an nährend

Der süße Geschmack ist uns am vertrautesten. Gegenüber allen anderen Geschmäckern, die wir erst trainieren müssen, ist uns der süße Geschmack bereits vorgeburtlich bekannt: Das Fruchtwasser, das uns im Mutterleib umspülte und nährte, war vorrangig süß. Ebenso die Muttermilch. Und das hat auch seinen guten Grund: Der süße Geschmack fördert das Wachstum der Gewebe und ist ein brillanter Energiespender.

Du magst keine Rosinen? Schade. Ihr süßer Geschmack wirkt besonders verbessernd auf das Phlegma. Gemeinsam mit Nüssen sind Rosinen als sogenanntes Studentenfutter eine ausgewogene Nervennahrung. Sie sind Nährstoffe und Beruhigung für das überhitzte Gehirn. Eine wirksame Belohnung also.

Der süße Geschmack vermehrt und stützt das nährende Phlegma. Süß stützt die Lunge und das Nervengewebe.

Ja, der süße Geschmack wird gern als Belohnung verwendet. Das kommt aus der Geborgenheit des süßen Geschmacks im Mutterleib. Doch Belohnung kann, darf und sollte letztendlich mehr sein als süßer Geschmack. Als Belohnungsprogramm sind die oben erwähnten »sechs Rädchen fürs Wohlbefinden« (siehe Kapitel »Lebensumfeld: Entwicklung und Beeinflussung«) wesentlich wirkungsvoller. Wie wäre es also mit einem Kino- oder Konzertbesuch, mit Bewegung an der frischen Luft, einem Waldspaziergang, einem guten Buch? Mit innehalten oder Freunde treffen?

Süßer Geschmack, der sowohl das Phlegma als auch das Sanguis mehrt, wirkt auf der anderen Seite erschlaffend und erweichend. Je nachdem, welchen Nutzen man erzielen möchte, muss man sich seiner Vielfältigkeit bewusst sein.

In der Nachwirkung erzeugt Süßes stets Hitze, Chole wird vermehrt. Kennst du das? Heißhunger überkommt dich. Du suchst den kurzen Weg und leerst die Naschlade. Es dauert nicht lang und dir wird heiß. Du wirst durstig. Kurzfristig hat dich der süße Geschmack befriedigt, aber wenig später gereizt und erhitzt.

Bei übersteigertem Süßgeschmack wird die Feuchte gebunden und der Stoffwechsel gebremst. Das alles führt zur Übersäuerung und Überlastung des Stoffwechsels. Die Spiritus sind gedämpft und werden träge. Übergewicht und Fettleibigkeit sind eine nicht allzu seltene Konsequenz.

Zum Glück ernähren wir uns nicht nur von Zucker. Der Süßgeschmack wird vor allem von anderen Lebensmitteln bestens versorgt. Hier einige Beispiele: gut gekochtes Wurzelgemüse, Pastinake, Karotte, Sellerie, gegarte Zwiebeln, aber auch Getreide, besonders Hafer und Weizen. Ebenso Milch, Fleisch von Huhn, Schwein und auch Rind. Und natürlich Obst, frisch, gedünstet sowie getrocknet, sowie die bereits erwähnten Rosinen. Weiters manche Öle und Nüsse. Mandeln vergleichsweise schmecken süßlich.

Der Süßgeschmack in der Nahrung ist breiter und vielfältiger vertreten, als du vielleicht vermutest. Koste dich zum Beispiel durch die riesige Schatzkiste der Gemüsesorten. Entdecke den Süßgeschmack.

Fettig … gespeichert in der Eiszeit

Du wirst dich jetzt vielleicht fragen: »Fettig ist ein eigenständiger Geschmack? Fett selbst ist doch Geschmacksträger, es verstärkt andere Geschmäcker. Fett selbst kann kein Geschmack sein.« Doch ganz so ist es nicht. Was beschreibt den fettigen Geschmack am besten? Öl. Klar, Öliges schmeckt auch fettig. Ebenso alle dir bekannten Fette und Öle, seien es Butter, Butterschmalz, Ghee, Sonnenblumenöl, Olivenöl und viele mehr. Auch deren Grundprodukte, wie Oliven, Mandeln und Haselnüsse, haben einen fettigen Geschmack. Nicht zu vergessen Vollmilch. Sie ist von Natur aus, je nachdem, von welchem Tier sie stammt, fett. Meist fetter als 3,6 %, die auf der Milchpackung ausgewiesen sind, und sie schmeckt auch fettig. Bleiben wir bei den tierischen Produkten: Besonders fetter Fisch schmeckt fettig, wie Lachs und Makrele. Speck vom Schwein ebenso. Aber auch Gemüse, wie der nussige Winterportulak, hat einen fettigen Geschmack.

Was bewirkt dieser fettige Geschmack? Ähnlich dem süßen Geschmack ist er nährend. Er wirkt stark nährend auf das Phlegma. Süß & fettig – auf diese beiden Geschmäcker sind wir seit Urzeiten getrimmt. Sie bedeuten eine hohe Grundversorgung. Ein hohes Maß an Nährstoffen.

Fettiges ist schwer verdaulich – man hat recht lang etwas davon. Es hat kaum eigene Energie, bringt aber enorm viel Energie für uns mit. Die nährende Feuchte dominiert gegenüber der Wärme und ist die Energiequelle. Fettiger Geschmack wirkt durchfeuchtend und glättend. Es macht geschmeidig, speziell trockene und überhitzte, gereizte Gewebe werden erweicht. Diese Eigenschaft wird zum Beispiel im Krankheitsfall beim Schmalz- bzw. Ölfleck genutzt, einem beliebten Hausmittel. Ach, wie habe ich ihn als Kind gehasst. Heute weiß ich, wie wertvoll das war. Mein Husten wurde dadurch sehr gelindert.

Fett ist im Langzeitgedächtnis der Eiszeit abgespeichert und bedeutet: Überleben.

Doch wie bei anderen Geschmäckern gibt es auch hier einen gegenteiligen Effekt. Ist der fettige Geschmack überdosiert, erschlafft das Gewebe, der Tonus lässt nach. Die Leistungsfähigkeit der Verdauung wird vermindert. Finde daher das für dich gesunde Maß an Fett und dessen Energie. Nutze es für dich in der passenden Qualität.

Wässrig … mehr als geschmacklos

Zum wässrigen Geschmack könnte man auch »geschmacklos« sagen. Nun, ist geschmacklos tatsächlich ein Geschmack? Ja. Wasser hat Geschmack, mal mehr, mal weniger. Der wässrige Geschmack hat die Qualitäten-Mischung kalt & feucht, wobei die Dominanz bei feucht liegt.

Der wässrige Geschmack ergänzt Feuchtigkeit, führt aber gleichzeitig auch Überschuss aus. Unser Wasserhaushalt, Klärstrom und Nährstrom sind abhängig vom wässrigen Geschmack. Zur Flüssigkeitsversorgung gehört daher auch Wasser. Trinkst du lieber Tee? Dann trink auch hin und wieder ein Glas reines Wasser. Gurke, Melone, Bohnen und Kopfsalat sind ergänzend ebenso eine Option. Auch sie haben einen wässrigen Geschmack.

Der wässrige Geschmack bewegt das Wasser bis zur Ausscheidung. Sobald die Kälte überwiegt, wird Feuchtigkeit über die Nieren ausgeschieden. Dieses Phänomen kennst du sicherlich von einem langen Winterspaziergang: Wenn du nicht warm genug angezogen bist, drückt dich bald die Blase.

Ähnlich wie der fettige kann auch der wässrige Geschmack – allerdings in Verbindung mit Wärme – tonusmindernd wirken. Ein Glas lauwarmes Wasser am Morgen bringt nicht die Verdauung in Schwung. Nein, der Verdauungsapparat erschlafft und lässt los. Was natürlich auch hilfreich sein kann. Danach heißt es allerdings den Tonus, vor allem den des Magens, wieder zu stärken. Die Spannkraft des Magens kannst du mit ein paar Schluck schwarzem Kaffee vor dem Frühstück wieder ankurbeln.

Wasser fördert die Auswaschung aus den Geweben, es ist Lösungs- und Kühlmittel. Es mindert Schärfe durch Verdünnung und Ausspülung.

Verträgst du rohe Gurken gut? Wenn nicht, dann liegt es vorrangig am wässrigen Geschmack. Er dominiert zu stark. Er hemmt deinen Stoffwechsel, deine Verdauung. Dein Gewebe kann das Gewicht des Wassers nicht tragen. Das ist auch abhängig von der Jahreszeit. Gurken sind ein Hochsommergemüse und mittlerweile – leider – ganzjährig verfügbar. Speziell im Winter ist unsere Verdauungsleistung eben nicht an diese Schwere, an die Kälte des Wassergeschmacks angepasst. (Nun könnte ich mehr über Gurken erzählen. Tue ich aber nicht. Mehr darüber findest du im Kapitel »Lebensmittel … TEMperamentvolle Nahrung«.)

Zwei kühlende Geschmacksrichtungen: sauer | zusammenziehend

Sauer … macht lustig

Sauer macht lustig? Nein, da muss ich dich enttäuschen. Auch wenn dein Anblick beim Biss in eine Zitrone recht lustig aussehen mag.

Was spürst du bei sauer? Kälte? Dann ist dein Gefühl sehr gut ausgeprägt. Saurer Geschmack produziert tatsächlich zuerst Kälte. Und dann kommt lustig – eigentlich stammt dieses Wort von »gelus(ch)tig« ab, das im Altertum für »Lust auf Essen« stand.

Sauer macht Appetit und stärkt das Verdauungsfeuer. Warum? Sauer steigert die Magenleistung, die Gallensekretion. Der Assimilationsprozess wird angekurbelt. Der saure Geschmack unterstützt die Überwindung des »fremden« Eisens in der Nahrung. Fremde Energie wird durch den sauren Geschmack überwunden. Na, wenn man da nicht Appetit bekommt! Ja, auch der Speichel wird angeregt. Bei saurem Genuss ist der Mundraum gut befeuchtet. Gekühlt. Bereit, um Schärfe zu mindern und Reize zu lindern. Um zu befeuchten, aufzulösen und Durst zu löschen.

Saurer Geschmack regt die Sinne an, verstärkt sie. Der Zusammenhalt der Lebensgeister wird verbessert.

Deine Lebenskraft ist erhöht, wenn die Humores – deine vier Körpersäfte – fließen und gut versorgt sind. Der saure Geschmack sorgt dafür, dass die Säfte leichter durch die Gewebe fließen können. Nerven, Arterien und Venen als den Hauptverbreitern der Spiritus erleichterst du damit die Arbeit. Sauer regt das Gehirn, das Herz und die Leber an. Körper und Geist werden wach und aktiv.

Sauer wirkt auch auf zähflüssiges Phlegma. Es zerschneidet, zerteilt und löst es auf. Unterstützt dich bei übersäuerten Geweben.

Saurer Geschmack wirkt nicht übersäuernd, er wirkt basisch. Auch wenn der Biss ins Fruchtfleisch der Zitrone sauer und lustig erscheint: Die Säure der Zitrone hat ihre Wirkung, gelangt allerdings nicht als Säure in den Blutkreislauf. Die organisch gebundenen Mineralstoffe der Zitrone – Kalium, Kalzium und Magnesium – sind ausschlaggebend. Die verstoffwechselte Wirkung ist basisch.

Achtung! Wenn dir oft kalt ist, dich fröstelt oder du zu trockenen Schleimhäuten neigst, dann reduziere den sauren Geschmack in deiner Nahrung.

Nicht nur Zitronen sind sauer. Auch Obst, wie Äpfel, Himbeeren, Stachelbeeren, Ananas. Ebenso Kräuter, wie Sauerampfer – dieses Wildkraut trägt das Saure bereits im Namen – und Labkraut. Mithilfe von Labkraut kannst du Käse herstellen: Die Säure des Labkrauts wird, anstelle des tierischen (Kälber-)Labs, genutzt, damit das Eiweiß der Milch gerinnt – auch eine Art der Vorverdauung.

Eine Abstufung des sauren Geschmacks ist der essigsaure Geschmack. Du kannst ihn sowohl bei Essig selbst als auch bei milchsauer vergorenen Lebensmitteln, wie Sauerkraut, schmecken. Wegen seiner leicht scharfen, salzigen Komponenten wirkt er diffiziler als der rein saure Geschmack. Er wirkt weniger kalt, dafür durchdringender und schneller.

Zusammenziehend … eine herbe und kalte Note

Wir haben bisher sieben Hauptgeschmäcker kennengelernt: bitter, scharf, salzig, süß, fettig, wässrig und sauer. Der achte Hauptgeschmack ist jener mit der kältesten Wirkung: zusammenziehend, auch adstringierend und herb genannt. Der Geschmack ist erdig, sehr trocken und entspricht dem des ausgeprägten melancholischen

Temperaments. Die Gerbstoffe der Lebensmittel wirken kühlend, trocknend und verdichtend.

Zusammenziehend ist eine sehr wertvolle Geschmackskomponente. Sie spricht die Faszien an, wodurch die Kommunikation der Organe verbessert wird. Körper, Magen und Herz werden gestrafft. Feuchteüberschüsse werden aus den Geweben gedrängt. Die schwarzgallige melancholische Wirkung des zusammenziehenden Geschmacks steigert das Bewahren und Festhalten. Blutungen werden gestillt. Die Wundheilung wird gefördert, innerlich wie äußerlich.

Der zusammenziehende Geschmack erdet und setzt Grenzen. In Maßen genossen, wird überflügelndes Sanguis gedämmt und übersteigerte Chole gebremst.

Die Bewegungen der Spiritus werden beruhigt und dadurch kommt auch die Seele zur Ruhe. Der herbe Geschmack ist also eine wunderbare Option, um die Nerven zu festigen und zu stärken. Er benötigt allerdings Zeit, um zu wirken. Dafür ist er nachhaltig und länger wirksam.

Aufgrund der intensiven und zeitversetzten Wirkung gilt es wohl überlegt zu dosieren. Ein Übermaß des herben, zusammenziehenden Geschmacks wirkt lebenswidrig, es kann zu massiver Trocknung und Kälte im kompletten Organismus führen.

Quitte etwa, die besonders herb im Geschmack ist, sollte man immer nur gegart essen. Wenn man es doch mal probiert und in eine rohe Frucht beißt, schreit das Mundgefühl sofort – man möchte meinen, dass die Zähne in der Quitte stecken bleiben, so trocken wird alles und so widerwärtig schmeckt es.

Walnüsse, Brombeeren, Kapern, Salbei, Eichelkaffee, Kornelkirsche (Dirndln) und Quitte kann man gut dann und wann in den Alltag einbauen. Auch manche Heilkräuter, wie Arnika, Hirtentäschel und Frauenmantel, haben einen zusammenziehenden, allerdings weit intensiveren Geschmack. Sie werden als Therapeutika eingesetzt.

Zubereitungsarten: Gegrillt, roh und irgendwas dazwischen

Wir sind nicht alle gleich alt, gleich groß, gleich gebaut und gleich schwer. Wir leben unterschiedlich. Wir haben individuelle Bedürfnisse. Um diesen gerecht zu werden, braucht es auch verschiedene Zubereitungsarten beim Kochen, verschiedene Garmethoden. Diese haben einen großen Einfluss auf den Geschmack, die Wirkung und Verdaulichkeit von Lebensmitteln.

Für die Gesunderhaltung sind die Verdauungskraft und die Verdaulichkeit der Speisen wesentliche Punkte. Die Verdaulichkeit ist bestimmt durch die Lebenskraft der Nahrung. Schwer verdaulich sind harte Lebensmittel mit einer hohen Dichte und einer groben Zellstruktur, wie zum Beispiel Pilze und pflanzliche sowie tierische Rohkost. Ebenso Lebensmittel mit einem hohen Anteil an phlegmatischer Materie, wie es bei Käse und rohem Fleisch sowie Fisch der Fall ist.

Karottenparty … Die große Verkostung der Karotte

Lebensmittel haben, ob sie roh, gesäuert, gedämpft, gekocht oder gegrillt gegessen werden, einen ganz eigenen Charakter. Auch die mechanische Zerkleinerung hat einen Einfluss. Im Ganzen, grob geschnitten oder fein geraspelt – das macht den Unterschied aus. Zum Beispiel bei der Karotte. Hier lade ich dich nun zum Selbsttest ein. Ganz so, wie zu Beginn dieses Buchs in der Schokoladenmeditation beschrieben: riechen, spüren, schmecken.

Spüre, was die Karotte mit dir macht – spüre es auch in Bezug auf deine Verdauung. Rieche, schmecke und lass die Karotte wirken. Dieser Test braucht Zeit. Nutze diese Zeit mit deiner Familie. Lass alle Familienmitglieder von klein bis groß, ob alt oder jung und auch deine Freunde daran teilhaben. So haben mehr etwas davon, denn »Die große Verkostung der Karotte« ist die neue Party!

Und so funktioniert es:

- Verkoste eine junge Karotte ganz frisch und knackig aus dem Garten. Roh. Beiß einfach ab.
- Beiß dann von einer rohen Karotte ab, die schon etwas älter ist und bereits länger gelagert wurde. Einfach abbeißen, sofern die Zähne es erlauben.

- Weiter geht's mit einer rohen, fein geraspelten Karotte – pur und ungewürzt.
- Dann rasple eine Karotte und vermische sie mit Salz, einer Prise Zucker und 1 bis 2 Teelöffel Zitronensaft. Koste diesen Karottensalat gleich nach dem Vermischen. Dann lass ihn zwei Stunden ziehen und koste ihn nochmals.
- Schneide schließlich eine rohe Karotte in Scheiben und dünste sie in wenig Wasser so, dass sie noch etwas Biss hat.

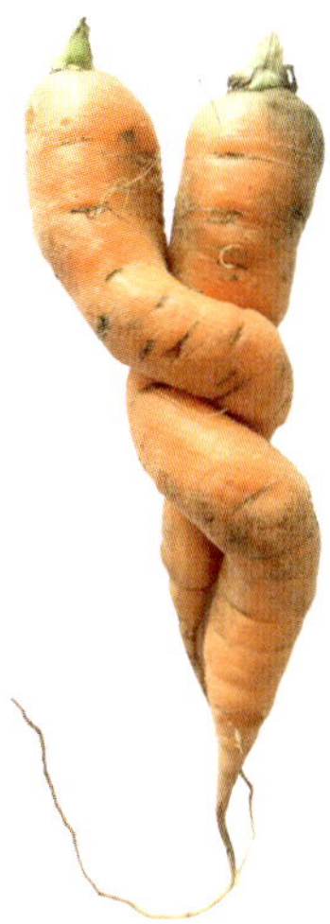

Nun geht es an die Substanz der Karotte. Die folgenden »Party-Karotten« sollten durch und durch weich und mürbe sein. So, dass du sie mit der Zunge am Gaumen zerdrücken kannst.
Diesmal sind sechs Schritte zu absolvieren:

- Dämpfe die Scheiben einer rohen Karotte ganz weich.
- Dünste Karottenscheiben bei geringer Hitze in wenig Butter oder Öl.
- Koche mehrere ganze Karotten in einer Gemüsesuppe – das kann schon 20 bis 60 Minuten dauern.
- Püriere einige der in der Gemüsesuppe gekochten Karotten zu einem Mus.
- Schneide Karotten in Streifen und backe sie im Backofen bei 140 bis 160 °C (Ober- und Unterhitze). Auch dabei vergeht je nach gewählter Temperatur und Dicke der Streifen schon eine gute Stunde.
- Püriere einige der gebackenen Karotten mit etwas Butter, Salz und Honig zu einem Mus.

Ich bin gespannt, welche Zubereitungsart für dich am angenehmsten schmeckt. Ist es die rohe Karotte? Die geraspelte, säuerliche? Die in Fett geschwenkte? Die in Gemüsesuppe gekochte? Die gebackene Karotte? Oder doch das Karottenmus? Oder hast du eine ganz andere Zubereitungsmethode für dich entdeckt? Wie erging es deiner Familie, deinen Freunden?

Gemüse zu Mus kochen? Das besagt der Wortstamm von Gemüse. Die ursprüngliche Bedeutung von Gemüse war: Mus aus Nutzpflanzen.

Die derzeit oft vertretene Meinung ist, dass man hochwertige Lebensmittel nur so kurz wie möglich erhitzen sollte. Doch warum? Garmethoden sind dazu da, um gerade diese Lebensmittel und deren Inhaltsstoffe so gut wie möglich für uns nutzbar zu machen. Nicht jeder Mensch, jeder Organismus kann mit rohen Lebensmitteln gleich gut umgehen. Nicht für jede Konstitution, jedes Temperament ist Rohkost gleich gut geeignet.

Die Verdauungsmöglichkeit, die Wirkung und der Geschmack sind es, die wir an hochwertigen Lebensmitteln besonders schätzen sollten. Der Geschmack wird durch längeres Garen um vieles runder und raffinierter. Es ist die Art von Mahlzeit, die meist ein zufriedenes Lächeln ins Gesicht zaubert, die positive Erinnerungen weckt. Sogenanntes Soul Food. Und wenn sich etwas rundum gut anfühlt, kann es nicht ganz falsch sein.

Das heißt nicht, dass du nicht auch in Zukunft in den ersten Kohlrabi oder die erste Karotte aus dem Garten voller Genuss beißen darfst oder auf rohe Radieschen, Tomaten und Gurken verzichten musst. Genieße auch weiterhin den lustvollen Biss in einen saftigen Apfel. Ganz einfach deshalb, weil es deinem Temperament entspricht und du wunderbar damit klarkommst. Andererseits hab kein schlechtes Gewissen, wenn du keinen Rohkostsalat wählst. Und, plane beim Gemüsekochen hin und wieder ein paar Minuten mehr ein – weil es deiner Verdauung einfach guttut.

Durch Denaturierung – Erhitzen, Säuern, Salzen, Zuckern – der Lebensmittel kann unser Organismus wertvolle Inhaltsstoffe aufnehmen, ohne die Verdauung massiv zu belasten.

Suppe statt Rohkost … ein Plädoyer für das Kochen

Rohkost, vor allem Obst und Gemüse in purer – ungekochter – Form, wird meist als sehr gesund dargestellt. Knackig muss es sein, dann ist es gesund. Alle Nährstoffe und Vitamine sind noch da. So wird es uns seit Entdeckung der Vitamine zu Anfang des 20. Jahrhunderts erzählt. Seit den 1930er-Jahren besonders eindrücklich, als Vitamin C entdeckt wurde.

Dies hat schon seine Richtigkeit, doch jetzt kommt das »Aber«: Können wir Rohkost verdauen? Was macht dein Körper mit Vitaminen und Nährstoffen aus rohen Lebensmitteln? Kann er diese aufnehmen? Wie sieht es mit deiner Verdauung aus nach dem üppigen Verzehr roher Karotten? Einem Berg Äpfel? Und das täglich? Tut es dir gut?

Plagst du dich oder ist alles okay? Wenn alles passt, dann ist dein Verdauungsfeuer stark genug. Doch wenn deine Verdauungskraft nachlässt, prüfe erneut. Immer und immer wieder. Jahr für Jahr. Erhöhe sukzessive den Anteil der gekochten Nahrung.

Rohkost in großen Mengen belastet dich? Dann bist du möglicherweise einem Gesundheitsirrtum erlegen. Es stimmt, dass der Großteil der Vitamine nicht hitzebeständig ist. Vor allem Vitamin C ist da sehr empfindlich. Die Mikronährstoffe bleiben jedoch beim Kochvorgang weitgehend erhalten: Mineralstoffe wie

Eisen, Kalzium, Magnesium und Zink sind sehr hitzeresistent. Sie lösen sich durch den Kochvorgang aus dem Gemüse und sind dann im Kochwasser. Das ist auch in Ordnung, sofern du das Kochwasser mitisst. In Suppen, Eintöpfen und Schmorgerichten befinden sich diese losgelösten Nährstoffe im flüssigen Teil des Gerichts.

Ein weiterer Faktor spricht für die Denaturierung, die physikalische oder chemische Veränderung der Lebensmittel. Es gibt Nährstoffe, die dem menschlichen Organismus erst durch eine solche Veränderung des Grundprodukts – durch Erhitzen, Säuern oder Salzen – zugänglich gemacht werden. Zum Beispiel ist rohes Eiweiß von Fleisch, Fisch und Eiern für die Verdauung, im Besonderen jener des Europäers, nur gering verfügbar. Erhitzt man es, steigt die Verfügbarkeit erheblich an.

Gemüse wiederum hat sehr feste Zellwände, und in der Zellulose sind die für uns so nahrhaften Inhaltsstoffe enthalten. Doch unser Organismus hat Schwierigkeiten, diese Zellen aufzubrechen, er kommt schwer an diese Nährstoffe heran. Wurzel- und Kohlgemüse macht es uns besonders schwierig. Somit nützt der Erhalt von Vitaminen wenig, wenn wir sie nicht verwerten können und im besten Fall unverdaut wieder ausscheiden.

Blähungen und Überlastungen des Organismus sind die Folge einer unzureichenden Denaturierung. Unpassende Zubereitung begünstigt die Fäulnis und Gärung im Darm, und das schwächt wiederum den Spiritus, die Lebenskraft.

Apropos Spiritus. Auch Lebensmittel, darunter Gemüse, haben Lebenskraft! Diese Lebenskraft wurde über Millionen von Jahren als Abwehrmechanismus gegen Fressfeinde entwickelt. Die Pflanzen schützen sich mit verschiedenen Methoden davor, verzehrt zu werden. Zu diesen Abwehrmethoden zählen die sogenannten Pflanzengifte – Inhaltsstoffe, die jedoch durch unterschiedliche Zubereitungsarten unschädlich gemacht werden können. Bei manchen Pflanzen ist es also unumgänglich, sie zu erhitzen. Getreide, Kartoffeln und Hülsenfrüchte, wie Bohnen, Linsen und Kichererbsen, garen wir ohne lang zu überlegen. Und das hat definitiv seinen Sinn.

Auch viele andere Pflanzen haben Giftstoffe entwickelt, um ihre Art zu schützen. Jede Außenhülle eines Wurzelgemüses, aber auch die Schale von Äpfeln und Birnen hat sich evolutionär weiterentwickelt, um nicht gegessen zu werden. Isst du also Wurzelgemüse, wie Karotten oder Sellerie, oder auch Birnen, dann schäle sie vor dem Genuss. Der Geschmack beweist es dir.

Du merkst bereits: Die Liste der Beweggründe, die Nahrung zuzubereiten, ist umfangreich. Rohes Gemüse führt zu einer schnelleren Sättigung. Ha, um abzunehmen ist das doch ideal! Nein, denn die Nährstoffbilanz sagt etwas anderes.

Denke an einen Teller voll reichhaltigem Gemüseeintopf – um die gleiche Menge an Nährstoffen aufzunehmen, müsstest du je nach Kraft deines persönlichen Verdauungsfeuers die drei- bis vier-, ja vielleicht sogar fünffache Menge an rohem Gemüse essen. Würdest du das essen wollen? Essen können? Verdauen können?

Es stellt sich eine weitere Frage: Warum haben unsere Vorfahren ihr Gemüse weich gekocht? Insbesondere, da der Garprozess ohne unsere heutigen modernen Hilfsmittel viel aufwendiger, schwieriger, zeitintensiver und teurer war. War es bloße Unwissenheit? Oder hörten sie auf ihren Organismus? Konnten sie ihren Körper besser verstehen? Sie lebten im Gegensatz zu uns nicht mit einem ständigen Überangebot. Sie mussten ganz speziell darauf achten, die wenigen ihnen zur Verfügung stehenden Lebensmittel bestmöglich zu nutzen. Es gab nichts zu verschenken.

Einen Aspekt wiederhole ich hier, um mein Plädoyer für das Kochen zu bekräftigen: Die Verdauung beginnt mit dem Geruch, mit der Zubereitung. Der Duft der Speisenzubereitung setzt die Verdauung in Gang. Nun? Was duftet intensiver und länger – die rohe Karotte oder ein Gemüseeintopf? Entscheide selbst.

Salzen, säuern und zuckern … kaltes Kochen

Das vorherige Kapitel über unbehandelte Lebensmittel mag dich etwas überrascht haben. Denn frisches Gemüse, knackig und mit Biss – so isst du gern Rohkost. Du magst die frühlingshaften, kugelrunden roten Radieschen, die Frühkarotten, frisch aus der Erde, wenn sie noch klein und zart sind, und Gemüsesticks, einfach so, zum Knabbern.

All das will dir die TEM nicht vom Speiseplan nehmen. Wenn dein Verdauungsfeuer es zulässt, du dich fit fühlst, deine Zähne standhalten – nur zu, beiß hinein. Doch sei dir bewusst, dass dein Verdauungsfeuer mit zunehmendem Alter sowie abends schwächer wird. Das ist einfach so. Das bringt die Natur, die Rhythmik des Lebens mit sich.

Rohe Lebensmittel haben aus Sicht der TEM in der täglichen Ernährung durchaus ihre Vorteile und Berechtigung. Vitamin C beispielsweise steigert die auflösende Wirkung fremder Lebenskraft im Assimilationsprozess. Auch anderer Vitamine und Inhaltsstoffe wegen will die TEM nicht auf rohe Lebensmittel verzichten – doch sie bedient sich des »kalten Kochens«, es wird komplett ungekochten Lebensmitteln eindeutig vorgezogen.

Von kalt gekochten und rohen Lebensmitteln spricht man grundsätzlich, wenn sie nicht über 40 °C erhitzt wurden. Kaltes Kochen ist meist eine chemische Reaktion, die Lebensmittel gart: Salz, Säure und Zucker sorgen für eine Art kalten Kochprozess.

Salzen ist eine der ältesten Methoden des kalten Kochens. Lebensmittel werden zerkleinert, gesalzen, vermischt und stehen gelassen. Das Salz zieht Zellwasser aus den Lebensmitteln: es dringt in die Pflanzenzellen ein, durch den osmotischen Druck platzen die Zellen auf, Zellsaft tritt aus. Dieser Prozess stellt eine Art Vorverdauung dar. Dadurch kommen wir wesentlich einfacher an die Nährstoffe heran.

Das Wort Salat stammt aus dem Italienischen – insalata, der Salat. Dieses leitet sich wiederum vom Verb »insalare« ab, was so viel bedeutet wie einsalzen.

Ein feines Beispiel ist Krautsalat. Roh und frisch zubereitet verursacht er häufig Bauchschmerzen. Es gibt kaum eine Konstitution, die frischen Krautsalat verträgt. Wird er richtig zubereitet, ist er eine wahre Gesundheitsbombe. Superfood, heimisch, wertvoll und wesentlich besser verträglich.

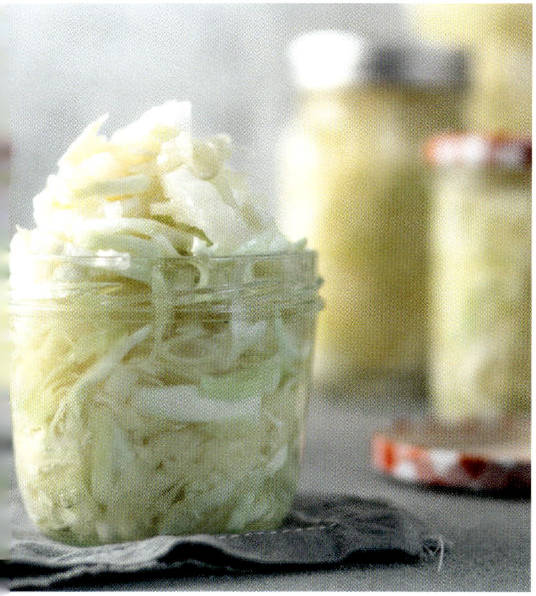

KRAUTSALAT, KALT GEGART

Zubereitung (rund 8 Portionen): Einen Krautkopf (Kohlkopf) à ca. 1,4 kg fein hobeln und mit 2 TL Salz vermischen. Mit den Händen so lange kräftig kneten, bis Wasser aus den Zellen des Krauts austritt. Stelle nun das saftige Kraut verschlossen in den Kühlschrank und lass es 12, besser 24 Stunden ziehen. Wenn die Zeit um ist, gießt du das Wasser ab. Dieses salzige Wasser kannst du weiter zum Kochen und Würzen für andere Gerichte verwenden oder zum Abschmecken für den Krautsalat selbst.

Für die Marinade vermischt du Öl, Senf, etwas Zitronensaft, Pfeffer, Rohrohrzucker, Kümmel sowie Rosmarin oder Thymian. Gib noch etwas Safran oder Kurkuma dazu und vermische die Marinade mit dem abgetropften Kraut. Schmecke den Krautsalat nun mit etwas salzigem Zellwasser ab und gib ihm nochmals 6 bis 12 Stunden Zeit, um im Kühlschrank gut durchzuziehen. Jetzt erst, nach 18 bis 36 Stunden, serviere den Krautsalat.

Diese Art der Zubereitung von Krautsalat ist die erste Stufe, eine sanfte Form der Fermentierung. Salzen & Säuern ist Fermentieren. Wilde Fermentation. Das in Mitteleuropa beliebte Sauerkraut, quasi eine Steigerungsform des Krautsalats, ist Botschafter und die bekannteste Form der wilden Fermentation. Schon sehr früh war es essenziell, Nahrungsmittel aufzubewahren und Vorräte anzulegen. Wildes Fermentieren, speziell das Vergären durch Milchsäurebakterien, war eine der ersten bekannten Möglichkeiten.

Heute weiß man, dass dies nicht bloß eine einfache Form der Konservierung, sondern auch eine brillante Form der Vorverdauung für den Organismus darstellt.

Fermentation ist, bildlich beschrieben, eine Verdauungstätigkeit von Bakterien: Milchsäurebakterien verdauen Kohlenhydrate. Milchsäure entsteht – der pH-Wert sinkt – und das Gemüse erhält einen säuerlichen, pikant-feinen Geschmack. Dadurch verändert sich auch die organische Zusammensetzung. Inhaltsstoffe werden verstoffwechselt: Mineralien und essenzielle Aminosäuren werden biologisch verfügbar und einige schwer verdauliche Verbindungen und sekundäre Pflanzenstoffe aufgespalten. Das Level der B-Vitamine und auch der Vitamin-C-Gehalt steigen. Eisen wird besser verwertbar.

Toxische Verbindungen werden teilweise eliminiert und in Nährstoffe umgewandelt, etwa das Cyanid in den Wurzelgemüsen, das Tannin in Eicheln und Nüssen, Phytate in Getreide sowie Pestizide, Nitrate und Oxalsäuren in Gemüse. Der Wert an biogenen Aminen, wie zum Beispiel Histamin, und in weiterer Folge an Alkaloiden steigt. Hier sollte man speziell bei Histaminintoleranz vorsichtig sein.

Der gesundheitliche Aspekt von fermentierten, milchsauer vergorenen Lebensmitteln ist seit geraumer Zeit Inhalt von wissenschaftlichen Studien, wenn es um die Darmgesundheit geht. Naturjoghurt, Sauerkraut & Co. haben einen positiven Einfluss auf das Mikrobiom. Sie wirken als Probiotika im Darm. Probiotika verhindern die pathologische Verkeimung, optimieren die Mineralresorption, verbessern den Fettstoffwechsel und bereichern die Zusammensetzung der Darmflora. Sie fördern den Abbau von Stoffwechselgiften, wirken antikarzinogen und binden mutagene Substanzen wie Nitrosamine und Nitrite.

Man geht davon aus, dass die Darmflora und das Mikrobiom dadurch vielfältiger werden. Diese Vielfältigkeit stützt das Immunsystem, stärkt die Abwehrkräfte und belebt die Lebenskraft.

Sanft erhitzend … garen in feuchter Hitze

Nun zu den warmen Kochvorgängen. Diese sind seit der Entdeckung des Feuers fest in unserer Ernährung verankert. Es wird behauptet, dass Kochen wesentlich dazu beigetragen hat, unser Gehirn weiterzuentwickeln. Braten oder Kochen erleichtern den enzymatischen Aufschluss der Nahrung. Die Gattung Homo wurde dadurch mit mehr Nährstoffen versorgt. Die Spezies Mensch hat Fortschritte gemacht: Gehirn, Kultur und Sprache haben sich entwickelt.

Statt am offenen Feuer zu kochen, ist sanftes Kochen eine besonders schonende Methode. Bei Temperaturen bis zu 100 °C werden Lebensmittel sanft gegart. Diese behutsame Zubereitung hat auch eine qualitative Auswirkung: Bei Lebensmitteln, die in viel Flüssigkeit gekocht werden, mindert sich die nährende Feuchte im Lebensmittel selbst, das Kochwasser wird jedoch damit angereichert. Suppen und Eintöpfe profitieren davon.

Beim sanften Garen werden Speisen in Flüssigkeit bei bis zu 100 °C gekocht. Man spricht von Garen in feuchter Hitze. Man kocht in viel Wasser, in wenig Wasser oder aber man dämpft.

Wenn du gerade so viel Wasser verwendest, damit die Lebensmittel die Kochflüssigkeit aufnehmen können, vermehrst du die Feuchte. Ein simples Beispiel sind Teigwaren und Getreide generell. Vorher hart und klein, danach groß und weich. Konsistenz und Wirkung verändern sich. Gleiches passiert auch mit anderen Lebensmitteln.

Zu diesen sanften Garmethoden gehören neben Kochen ebenso das Pochieren, Dünsten und Dämpfen. Die Speisen werden durchfeuchtet und »vorverdaut«. Ein Wohlgefühl stellt sich ein. Je länger der Kochprozess dauert, umso weicher werden die Lebensmittel. Vergleiche einfach: Ist es der Geschmack des bissfesten Gemüses oder eher das Mundgefühl, das du lieb gewonnen hast?

Ich behaupte, dass der Geschmack durch längeres Garen angenehmer, runder und raffinierter wird. Den Gerichten wird viel Wärme mitgegeben. Sanft und subtil. Hühnersuppe, die lange simmert, gibt Kraft und Energie. In jeder traditionellen Medizin, ob TEM, TCM, TTM oder TPM, wird Hühnersuppe meist angewendet, um die Lebensgeister zu wecken. Gute, kräftige Hühnersuppe köchelt immer über mehrere Stunden. Wurzelgemüse und Gewürze dürfen dabei nicht fehlen. Es ist die Art von Mahlzeit, die mir ein zufriedenes Lächeln ins Gesicht zaubert und mich erinnert: Ja, genauso schmeckt es bei Mama. Wenn sich etwas so gut anfühlt, kann es nur gut sein und guttun!

Wie geht es dir damit? Was zaubert dir ein Lächeln ins Gesicht? Sind es die Speisen mit knackigem Gemüse oder jene, die Zeit hatten, sanft und ausreichend zu köcheln?

HÜHNERSUPPE ... WIE VON MAMA

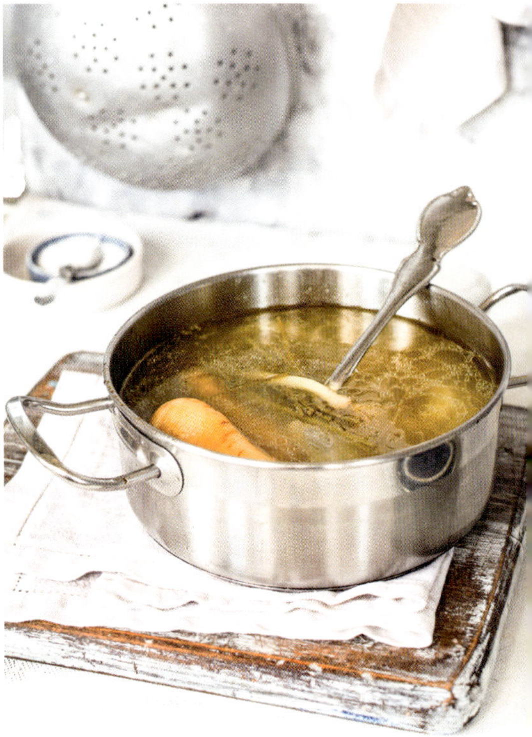

Zubereitung (ca. 8 Portionen): Ein ganzes Huhn in einen großen Topf legen, mit Wasser bedecken und einmal kräftig aufkochen lassen. Danach das Wasser abschütten, das Huhn waschen und mit frischem Wasser neu aufsetzen. Nun kommt ein Bund Wurzelgemüse dazu – geschält, denn so behält es seine schöne Farbe, wird nicht braun und schmeckt besser. Weiters Lauch, eine Zwiebel, eine Zitronenscheibe, Ingwer, ein Lorbeerblatt, einige Wacholderbeeren, Pfeffer- und Pimentkörner dazu. Ich gebe auch noch gern etwas Kurkuma und eine Zimtstange mit dazu.

Zudecken und auf kleiner Flamme zwei bis drei Stunden, eventuell auch vier bis fünf Stunden ganz leicht simmern lassen. Nur nicht wallend kochen – sonst wird die Suppe trüb und grau.

Nach dem Kochen abseihen und die Gewürze entfernen. Das Hühnerfleisch von den Knochen lösen. Das Fleisch und Wurzelgemüse in kleine Stücke schneiden, in die Suppe geben und mit Salz und etwas Zitronensaft abschmecken. Diese Suppe schmeckt einfach traumhaft. Wohlgefühl pur!

Tipps: Wenn die Suppe abkühlt, kannst du das Fett abschöpfen. Verwende es – allerdings zeitnah – für andere Speisen. Die Haut des Huhns brate nach dem Kochen scharf an und salze sie leicht, das schmeckt köstlich! Somit hast du das gesamte Huhn verwendet.

Stark erhitzend ... garen in trockener Hitze

Hitze und Feuer – es benötigt viel davon, um zu braten, grillen und schmoren. Hohe Temperaturen, wie sie direkt über offenem Feuer herrschen, sind dabei gefordert. Das Gargut verändert sich wesentlich:

- Verdampft Feuchtigkeit rasch, verdichten sich die Nährstoffe.
- Tritt Fett aus, verliert das Gargut die nährende Feuchte.

Garen in trockener Hitze bedeutet zugleich eine stärker erhitzende Wirkung im Organismus. Diese führt zu vermehrter Trockenheit und letztendlich einer Minderung der nährenden Feuchte. Beachte diesen Aspekt speziell im heißen Sommer und wenn du dich in einem cholerischen Ungleichgewicht befindest. Durch stark erhitzte Speisen besteht also die Möglichkeit einer zu starken Trocknung. Begleite deine Grillabende daher immer mit kühlenden und befeuchtenden Beigaben.

Das Feuer der Verdauung muss zum Feuer des Kochprozesses passen.

Über offenem Feuer Gegrilltes riecht sehr intensiv, und das ist auch gut so: Mit hoher Hitze Gegartes benötigt eine hohe Verdauungsleistung, und dieser prägnante Geruch kurbelt die Verdauung an.

Röstaromen schmecken. Sie wurden uns bereits zu Urzeiten mitgegeben. Fleisch, das über der großen Feuerstelle gebraten wurde, stellt die Urzeitnahrung dar. Der Geruch der Röstaromen ist wie »eingebrannt« in unserem urzeitlichen, kulturellen Gedächtnis.

Von stark erhitzten Speisen spricht man ab Temperaturen von 100 °C. Eine beliebte Zubereitungsmethode ist das Kurzbraten von Fleisch: Kleinere Fleischstücke, Fisch und vorgegartes Gemüse werden bei 150 bis 220 °C in sehr wenig Fett rasch angebraten. Die Gerichte sind schnell fertig und daher besonders beliebt.

Zu dieser Methode zählt auch das Sautieren – eine Mischung aus stark und sanft erhitzend. Nach dem kurzen Schwenken bei hohen Temperaturen wird wenig Flüssigkeit zugegeben. Das Fleisch und Gemüse lässt man dann nur noch ziehen, bis es gar ist.

Süß anbraten ist ähnlich: Fleisch wird in Butter und Honig beidseitig kurz angebraten und bei geringer Hitze im eigenen Saft fertig gegart. Zum süßen Anbraten zählt eine Honigmarinade, wie sie gern für Geflügel verwendet wird. Der erhitzte Honig unterstützt die Eiweißverdauung.

Garmethoden, die mehr Zeit in Anspruch nehmen, sind Schmoren und Braten im Backrohr. Sie eignen sich besonders gut für Fleischstücke mit festem Bindegewebe, aber auch für Wurzelgemüse, Kartoffeln und Krautgerichte. Das Gargut wird kräftig heiß angebraten, mit Flüssigkeit angegossen und kommt dann entweder zugedeckt oder offen bei geringer Temperatur in das Backrohr.

Auch Kuchenbacken ist eine heiße, stark erhitzende Methode. Ebenso das Grillen, Frittieren und Gratinieren. Hier werden Temperaturen dauerhaft über 150 °C angewendet, um Röstaromen und Bräunung zu erreichen.

WURZELGULASCH … EIN VEGETARISCHES SCHMORGERICHT

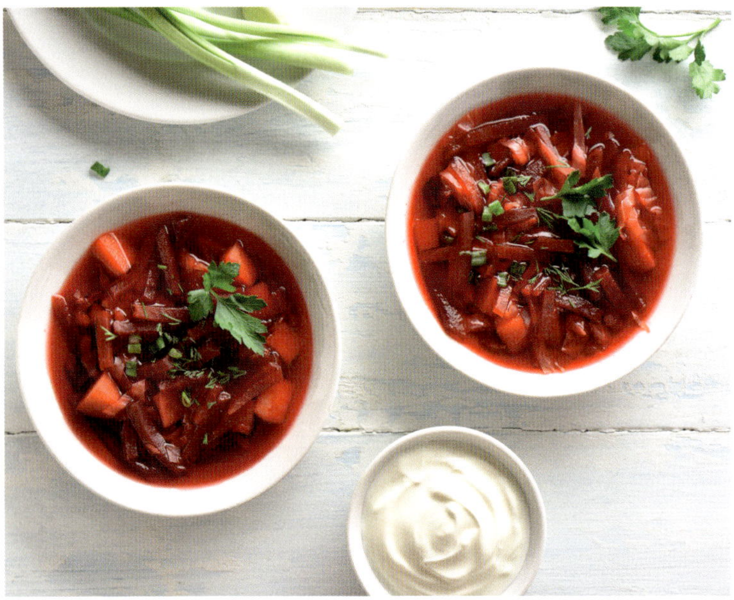

Zutaten (für 4 bis 5 Personen):
800 g geschältes Wurzel- und Knollengemüse (Rote Rüben, Karotten, Sellerie, Gelbe Rüben, Topinambur), 4 EL Olivenöl, 400 g Zwiebeln, in Scheiben geschnitten, 2 geviertelte Knoblauchzehen, 650 g Gemüsesuppe, etwa 1 ½ TL Salz, ½ TL schwarzer Pfeffer, gemahlen, 2 EL edelsüßes Paprikapulver, 1 TL geräuchertes Paprikapulver, 1 EL gemahlener Kümmel, 2 EL Majoran, 1 Lorbeerblatt, 2 EL Rosinen, 1 EL Zitronenabrieb und -saft, 1 Bund frische Kräuter, 4 bis 5 EL Sauerrahm (saure Sahne), 2 bis 3 EL frisch gerissener Kren (Meerrettich).

Gulasch ist ein ganz typisches Schmorgericht. Und ein wunderbar wärmendes Winteressen. Es muss nicht zwangsläufig immer mit Fleisch zubereitet werden. Auch Wurzelgemüse mit seiner ausgeprägten Zellstruktur eignet sich wunderbar dafür. Es nährt, durchfeuchtet und wärmt speziell an kalten Wintertagen.

Zubereitung: Das Wurzelgemüse schälen und in Stücke schneiden, in einem großen Bräter kräftig mit Öl anbraten, sodass es etwas Farbe annimmt. Zwiebelscheiben und Knoblauch zugeben und nochmals andünsten. Den Topf vom Herd nehmen und mit Gemüsesuppe aufgießen. Gewürze und Rosinen beifügen, zudecken und im vorgeheizten Backrohr bei 160 °C etwa

40 bis 60 Minuten schmoren, bis das Gemüse weich und durch und durch mürb ist. Mit Zitronenabrieb und -saft abschmecken und mit frisch gehackten Kräutern, einem Klecks Sauerrahm und frisch gerissenem Kren garniert servieren.

Tipp: Molliger wird der Gulaschsaft, wenn du anstelle von Gemüsesuppe gewürzten Haferdrink verwendest.

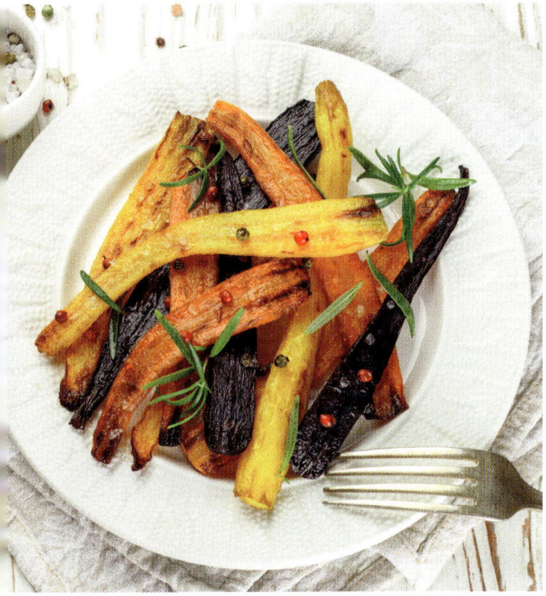

GEBACKENE KAROTTEN ... SO SIMPEL, SO GUT

Einen Bund bunte Karotten (orange, gelb, violett) schälen und in Streifen schneiden. Eine Marinade aus Öl, Balsamicoessig, frischem Rosmarin, Salz und Zimt herstellen und die Karotten darin schwenken. Ein Backblech mit Backpapier auslegen, die Karotten darauf verteilen und im vorgeheizten Backrohr bei 160 °C etwa 40 bis 60 Minuten weich backen. Sollten die Karotten zu dunkel werden, den Backofen kurz öffnen und die Temperatur auf 140 °C zurückschalten. Die Karotten mit Salz und frisch zerstoßenen rosa Pfefferbeeren bestreuen, mit etwas Olivenöl beträufeln und genießen. Herrlich!

Temperieren – mehr als würzen

In der Traditionellen Europäischen Medizin werden alle Lebensmittel, Kräuter und Heilpflanzen den folgenden Primärqualitäten zugeordnet: feucht, warm, trocken und kalt. Immer in Kombination und in vier Graden abgestuft. »Im 1. Grad« bedeutet die mildeste Einstufung in der jeweiligen Kategorie. »Im 4. Grad« bezeichnet immer die stärkste Ausprägung – diese Lebensmittel werden meist therapeutisch oder nur in ganz geringen Dosen genutzt. Einige Lebensmittel werden neutral betrachtet, sie sind ausgeglichen temperiert.

Die vierstufige Gradeinteilung ist das Hilfsmittel des Temperierens, des Würzens.

Die Wirkung von Lebensmitteln und Gewürzen zur Ausbalancierung der Qualitäten eines Gerichts will ich dir anhand eines Beispiels verdeutlichen: Was in Österreich, Deutschland, ja in ganz Mitteleuropa gern und viel gegessen wird, ist Schweinefleisch. Sei es als Braten, Grillkotelett, Wiener Schnitzel oder in Form von Würsteln. Zu Letzteren gibt es meist Senf und Kren, und das hat seinen guten Grund. Senfpulver und Kren haben eine sehr warme und trockene Wirkung: Beide sind trocken und warm im 3. Grad. Sie lassen uns das Fleisch besser verdauen.

Wenn du schon mal frisch gemahlenes Senfpulver oder frisch gerissenen bzw. geriebenen Kren probiert hast, weißt du, was ich meine – ganz schön hitzig, die zwei! Solltest du es jetzt ausprobieren wollen, schneide dir vorher ein Stück dunkles Brot ab. Bei diesem Test wird deine Nase brennen und laufen und die Schleimhäute werden aktiviert. Rieche an dem Stück Brot, das dämpft den scharfen Geruch.

Die thermisch-dynamische Wirkung von Senf und Kren wird genutzt, um Lebensmittel, die thermisch betrachtet sehr feucht und eher kühl sind, zu »bewegen«. Schweinefleisch, das von Natur aus fett ist, ist warm im 1. Grad und feucht im 2. bis 3. Grad – je jünger das geschlachtete Schwein, umso feuchter das Fleisch. Das feucht-kühle Fleisch muss »temperiert«, also mit wärmenden Gewürzen und hitzigen Zubereitungsarten gut verdaulich gemacht werden. Das Fett im Schweinefleisch muss aufbereitet werden.

Speziell der Phlegmatiker, der gern und oft zu Schweinefleisch greift, braucht für einen vernünftigen Ausgleich zumindest eine dieser beiden warmen, trockenen Beigaben, am besten beide: Senf und Kren. Beide Würzkomponenten stärken das Verdauungssystem und bringen es in Bewegung.

Von Vorteil ist auch die erhitzende Zubereitungsmethode. Dazu gehören lange Garzeiten, wie es bei Schweinebraten üblich ist. Oder kräftiges Anbraten. Vom Dünsten und sanften Pochieren ist bei Schweinefleisch eher abzuraten.

Kühle und feuchte Nahrung macht der Verdauung schwer zu schaffen, speziell jener des Phlegmatikers. Er neigt von Natur aus zu Kälte und Feuchte, und das geliebte Schweinefleisch bringt zusätzlich Phlegma ins System. Das macht es nicht unbedingt einfacher. Auch wenn's ihm schmeckt.

Durch Temperieren werden die Qualitäten-Mischungen eines Gerichts bestimmt und verändert. Gewürze und Zubereitungsmethoden sind die Werkzeuge, um Speisen für dich anzupassen.

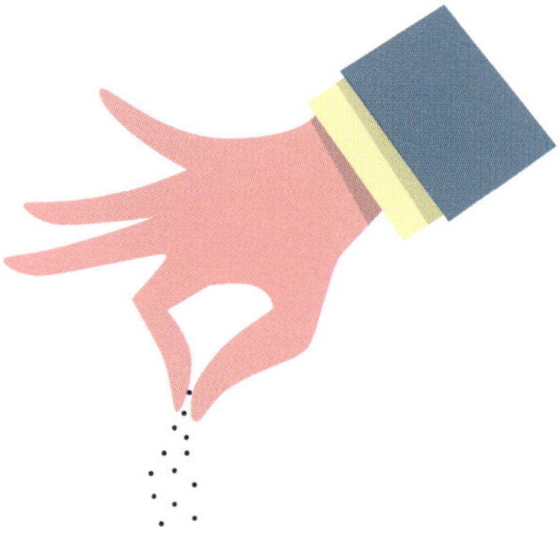

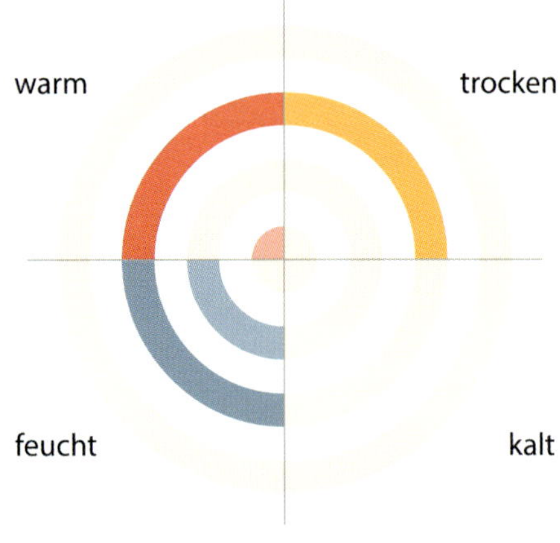

Senf und Kren sind also nicht nur »einfach so« eine beliebte Beigabe zu Schweinefleisch. Beide bringen richtig Schwung in den Stoffwechsel. Sie sind der Gegensatz, die Bewegung. Sorgen für Energie und Wärme. Sie schaffen einen thermischen Ausgleich am Teller bzw. im Körper. Und natürlich passen sie auch geschmacklich top dazu!

Doch egal ob du dich als Phlegmatiker, Choleriker, Sanguiniker oder Melancholiker fühlst: Gut gewürzt – temperiert – soll das Schweinefleisch generell sein. Eine kräftige Marinade oder ein würziger »Rub«, eine Gewürzmischung aus Fenchel, Rosmarin, Ingwer, Oregano, Paprika, Thymian, Koriander, Salz und Knoblauch, »bewegt« Schweinefleisch und macht es für deinen Organismus leichter verwertbar.

Intuitiv wissen wir oft bestens Bescheid. Überlieferte Rezepte, Traditionen, Bräuche und vertraute Ernährungsgewohnheiten – was die Omas schon wussten – haben ihre Berechtigung, denn sie entsprechen sehr oft der Vier-Temperamente-Küche. Und ja, auch der Verdauungsspaziergang an der frischen Luft gehört nach dem Genuss eines Schweinsbratens dazu. Bewegung für Körper, Geist und Seele.

Bei der Beschreibung der einzelnen Lebensmittel weiter hinten in diesem Buch findest du auch die Gradangaben. Diese können jedoch variieren. Die Frische des Lebensmittels, die Sorte, das Klima und noch einiges mehr beeinflussen die Gradangaben. Einzig die Zuordnung zu den Qualitäten-Mischungen ist ausschlaggebend. Jede Speise sollte von allen vier Qualitäten profitieren: feucht, warm, trocken und kalt. Die Speisen sollen ausgewogen und auf dich abgestimmt sein, nur das zählt. Gleich im Anschluss findest du ein Beispiel für ein wohl deftiges, aber ausbalanciertes sonntägiges Mittagessen anhand eines traditionellen Fleischgerichts: Schweinsbraten mit Semmelknödel, Sauerkraut und Senf.

TEM-Steckbrief: Schweinebraten mit Semmelknödel und Sauerkraut

Komponenten	Schweinefleisch	Semmelknödel	Sauerkraut	Gewürze wie Kümmel, Wacholderbeeren, Lorbeerblatt, Pfeffer und Senf sowie die Zubereitungsart, das Braten
Dominierendes Element	Wasser	Luft	Erde	Feuer
Qualitäten-Mischung	Kalt & feucht	Feucht & warm	Trocken, aber nicht zu kalt	Warm & trocken
Geschmack	Salzig	Süßlich	Sauer	Scharf

Balance: Jedem Temperament, was es benötigt

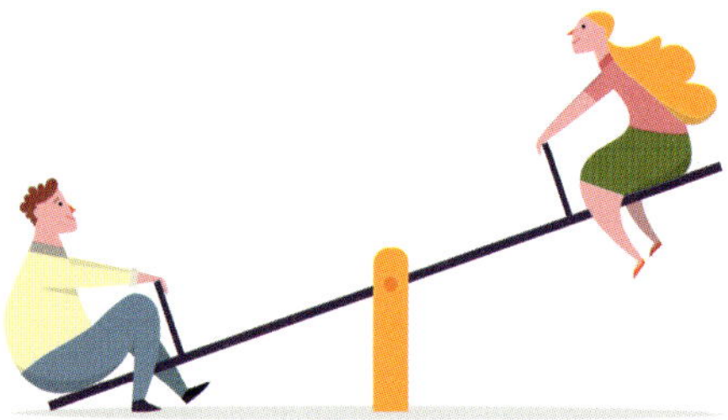

Balance und Ausgeglichenheit sind für das Wohlgefühl essenziell. Daher liegt nun der Fokus auf dem Grundtemperament, deiner Basis. Du willst und sollst es optimal versorgen. Aber wie?

Ob Sanguiniker, Choleriker, Melancholiker oder Phlegmatiker – jeder hat aufgrund seines Grundtemperaments, seiner Grundkonstitution spezielle Anforderungen, Bedürfnisse und Ansprüche. Das angeborene Temperament gilt es bestmöglich zu stützen und zu pflegen, ja regelrecht zu verwöhnen. Man will sich ja nicht verbiegen lassen. Die Devise lautet: Mit Maß und Ziel wohlfühlen und bewusst ernähren.

Um erfolgreich zum Ziel zu kommen, gibt es Hilfestellungen und Empfehlungen der TEM. Betrachte diese als Einstimmung, als eine Fokussierung, um möglicherweise Gewohnheiten zu verändern. Die Lebensmittel und deren Qualitäten sollen dir eine solche Hilfestellung bieten.

Das Hinterfragen von Ernährungsgewohnheiten ist nicht so einfach – doch es macht Sinn. Denk einfach darüber nach. Betrachte die Beschreibungen allerdings nicht als dogmatisch, behalte im Hinterkopf, dass dein Grundtemperament lediglich dominiert, aber niemals allein vorhanden ist. Du trägst alle Temperamente, alle Elemente, alle Säfte in dir. In weiterer Folge sind auch Tages-, Jahres- und Lebenszeit mit ihren Qualitäten wesentlich beeinflussend.

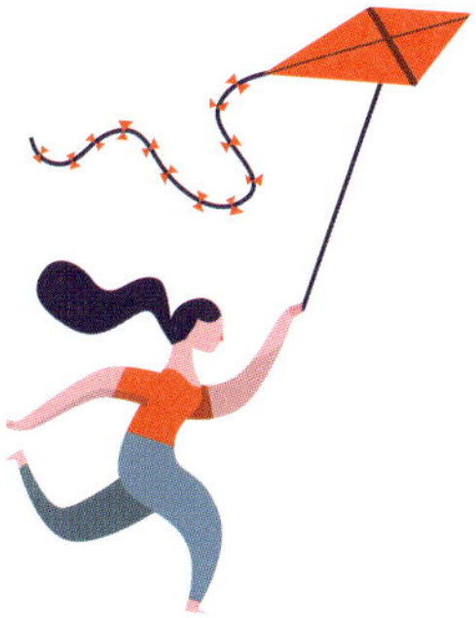

Sanguiniker ... genussvoll und mit Maß

Das sanguinische Temperament und der Sanguiniker sind dem Element Luft zugeordnet – der Sanguiniker schwebt gern über den Dingen. Die Primärqualitäten: feucht und warm; die Feuchte dominiert gegenüber der Wärme.

In einem feucht-warmen Milieu fühlen sich Lebewesen wohl, sie wachsen und gedeihen. Die Qualitäten des Sanguinikers stehen ganz plakativ für Leben. Das sanguinische Temperament ist von Natur aus das lebendigste Temperament. Die aktiven und unbeschwerten Phasen der Natur, der Morgen, der Frühling und die Kindheit werden diesem Temperament zugeordnet. Alles ist lebendig und aktiv.

Vital und leistungsfähig – das beschreibt das Wesen des Sanguinikers am besten. Fröhlich und bewegt. Lächelnd und unternehmungslustig. Der Sanguiniker hat es aufgrund der evolutionären Sichtweise nicht nötig, sich Gedanken über ausreichende Nahrungsversorgung zu machen, stammt er doch aus Sicht der TEM aus einem besonders fruchtbaren Umfeld. Einer Region mit uneingeschränkter pflanzlicher Versorgung und stetem Jagdglück. Viel gejagt wurde nicht, denn der Sanguiniker kommt ganz gut mit rein pflanzlicher Kost zurecht. Die Blutbereitung ist gut ausgebildet. Angepasst an eine vorwiegend vegetarische Ernährung ist das Blut dennoch vital und leistungsfähig.

Die Verdauung des Sanguinikers ist unproblematisch. Dank seiner Ausgeglichenheit kommt er mit jeglicher Nahrung gut zurecht. Sein Stoffwechsel ist unauffällig. Pathologische Entgleisungen sind selten – nur wenn er übertreibt, dann zwickt und zwackt es. Denn der Sanguiniker ist ein Genussmensch und neigt dann und wann zu Übertreibungen, sei es ein Bungeejump oder der maßlose Essgenuss an einem ausladenden Buffet. Aber grundsätzlich gelten für ihn Qualität und Genuss vor Menge.

Zauberworte: Übermäßigen Genuss eindämmen. Am Boden bleiben.

Der Sanguiniker ist meist in seiner Balance, Entgleisungen sind nur selten. Dennoch gilt es die Qualitäten feucht und warm ausgeglichen zu bewahren – und bestmöglich durch angepasste Trockenheit und Kälte zu temperieren und in Bewegung zu halten.

Das Element Erde unterstützt dich dabei:

- Trockenheit erhält die Vorspannung des Gewebes und der Muskulatur. Stärkt den Tonus des Magens und des gesamten Körpers. Aktiviert die Faszien und setzt dadurch Grenzen, um ein übermäßiges Essverhalten zu zügeln. Damit der Genuss nicht ausufert.
- Kälte schützt vor Überhitzung, um nicht ins cholerische Prinzip umzuschlagen.

Für die Ausbalancierung und die Unterstützung des Temperaments sorgt neben der passenden Ernährung regelmäßige Bewegung an der frischen Luft. Reiten. Wandern. Spaziergänge. Auch erfrischende Wickel, wie sie in der Kneipp-Medizin empfohlen werden, sind angenehm: Brust und Leber mit – durch Topfen (Quark), Zitrone oder Essigwickel – abgekühlten Tüchern temperieren.

Für Kühlung und Trocknung steht in der sanguinischen Ernährung zum Beispiel die Hirse. Sie ist für den Sanguiniker ideal. Sie stützt die Blutbildung, kühlt und stärkt die Nerven und das Bindegewebe. Bleiben wir beim Getreide: Auch Hafer ist rundum ideal, speziell für das Nervengeflecht. Wenn du ein warmes Getreidefrühstück lieb gewonnen hast, so sind das deine beiden Sorten. Abwechselnd, mal Hirse-, mal Haferporridge. Würze es mit frisch geriebenem Muskat oder einer Prise frisch gemahlenem Pfeffer, das sorgt für die nötige Balance.

Der sanguinische Geschmack ist auf süß fokussiert. Beziehe immer wieder salzig, zusammenziehend, sauer und wässrig in deine Ernährung mit ein.

Generell ist die pflanzliche Kost die Basis für die Ernährung des sanguinischen Temperaments. Gekochtes Gemüse, Hülsenfrüchte, Getreide, Mandeln und Obst sind die Hauptkomponenten. Sie sollten regelmäßig am Speiseplan stehen. Bohnen und Erbsen sind die pflanzlichen Eiweißlieferanten. Gekochtes Huhn ergänzt die Eiweißversorgung. Auch Milchprodukte und Eier sind fein. Bei den Gemüsesorten wähle die grünen und die rot-orangen Gemüse und beim Obst die tiefroten und blauen Früchte. Sie unterstützen dich bei zu hoher Muskelaktivität.

Neben Wasser sind selbst gemachte Limonaden, mit Wasser gespritzter Wein, leichtes Bier, Zitronen- und Essigwasser die passenden Durstlöscher.

SCHNELLE HIRSEPFANNE MIT GEWÜRZMANDELN UND FENCHEL

Zutaten (4 Portionen):
1 Apfel, 1–2 kleine Karotten, 2–3 Fenchelknollen, 1–2 EL Butter, 150 g Hirse, 300 g Gemüsesuppe, 40 g Rosinen, 4 EL Mandeln, Gewürzmischung (1 Msp. Muskat, frisch gemahlen, ½ Langer Pfeffer, gemörsert, je ½ TL Kurkuma, Salz und Honig), gemischte frische Kräuter, Fenchelgrün, Zitronensaft.

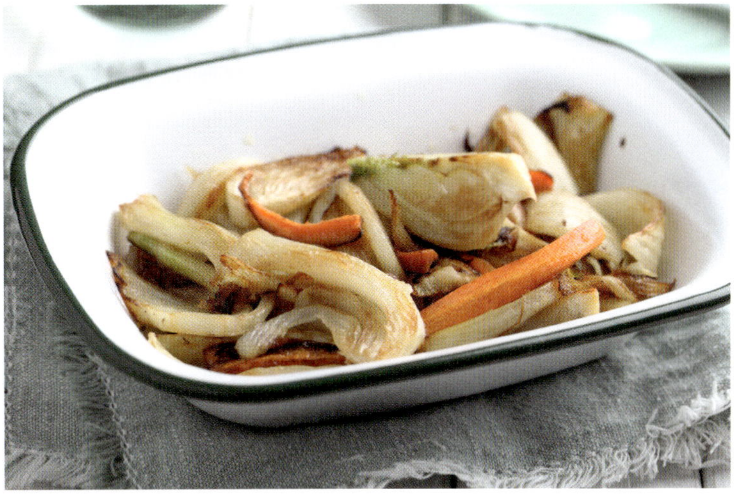

Den Apfel, entkernen, schälen und in Spalten schneiden. Karotten schälen, Fenchel vierteln und den Strunk herausschneiden. Apfelspalten, Karotten und Fenchel in Scheiben schneiden und in einer Pfanne mit etwas Butter und Wasser bei mittlerer Hitze weich dünsten. In der Zwischenzeit Hirse gründlich waschen, mit der doppelten Menge Gemüsesuppe und den Rosinen aufkochen und gar ziehen lassen. In einer weiteren Pfanne Mandeln trocken rösten, bis sie duften. Vom Herd nehmen, grob hacken und mit der Gewürzmischung vermischen.

Wenn die Hirse weich ist, mit dem Gemüse auf Tellern anrichten und mit den Würzmandeln und gehacktem Fenchelgrün sowie Kräutern bestreuen. Mit frischem Zitronensaft beträufeln und servieren.

Was steckt aus Sicht der TEM hinter den verwendeten Lebensmitteln und welchen Nutzen zieht der Sanguiniker daraus?

- Karotten unterstützen die Hirnfunktion und stärken das Phlegma.
- Fenchel öffnet, erwärmt und stärkt Leber, Milz, Brust, Hirn und Nieren.
- Hirse kühlt und trocknet, stützt die Nerven.

- Mandeln sind reich an essenziellen Aminosäuren und wirken kühlend und besänftigend.
- Kurkuma reinigt Blut und Leber und stimuliert die Spiritus.
- Rosinen verbessern das Phlegma.

HIRSEPORRIDGE MIT HIMBEEREN

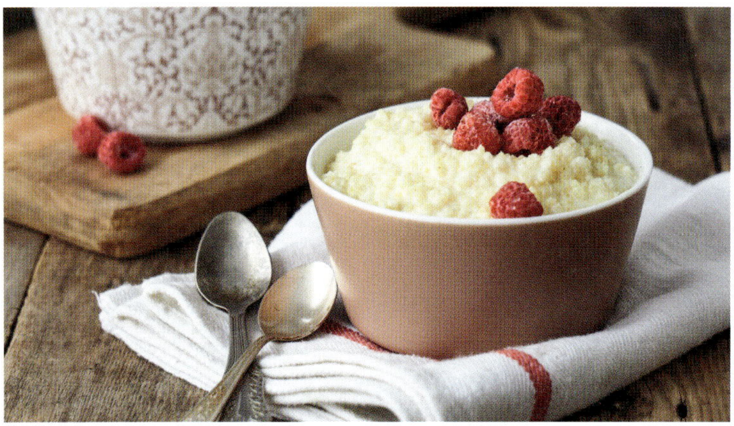

Zutaten (für 1 Person):
80–120 ml Mandeldrink (doppelte bis dreifache Menge des Getreides), 40 g Hirse, 1 Prise Salz, 1 Msp. Ingwer getrocknet, ½–1 TL Butter, 1 EL Mandelstifte, 100 g Himbeeren.

Eine geringere Menge Mandeldrink erhitzen, die Hirse gründlich waschen, beigeben und aufkochen lassen. Temperatur zurückschalten und gar ziehen. Entscheide während des Kochens, ob du noch etwas Mandeldrink zugeben möchtest. Wenn die Hirse weich ist, verfeinere sie mit Salz, Ingwer und Butter. Serviere das Hirseporridge mit Mandeln und Himbeeren.

Was steckt aus Sicht der TEM hinter den verwendeten Lebensmitteln und welchen Nutzen zieht der Sanguiniker daraus?

- Mandeln unterstützen den süßen Geschmack und wirken besänftigend.
- Hirse kühlt und trocknet, stützt.
- Himbeeren stärken das Herz und verbessern die Muskelknetleistung des sommerlich geschwächten Magens.

Vermeide übertriebenen Genuss

Auch wenn man denkt, dass der Sanguiniker sehr ausgeglichen und angepasst ist, gibt es doch eine Eigenschaft, die er in der Ernährung tunlichst vermeiden sollte, die zu Stagnation führt: übertriebener Genuss. »All you can eat« am Luxusbuffet, und hier meist am Süßen, Desserts, aber auch Nudelgerichte. Oder zum Abschluss des Menüs am Käsewagen oder am Salzgebäck.

Dem Sanguiniker ist eine breite Palette an Lebensmitteln offen. Pflanzliches sollte jedoch im Vordergrund stehen. Bei Geräuchertem, fettem Fleisch, Mehlspeisen und übermäßigem Fleisch-, Schokolade- und Weinkonsum driftet das sanguinische Temperament ab und läuft Gefahr zu entgleisen. Auch besonders stark gewürzte Speisen sind zu meiden.

Durch Exzesse erhöht sich die feuchte Qualität. Der Körperumfang vergrößert sich rasant.

Ein Übermaß an Süßem, Völlerei, ein Vermischen der verschiedensten Lebensmittel – all das überlastet den Organismus, der Körper verliert an Tonus und Form.

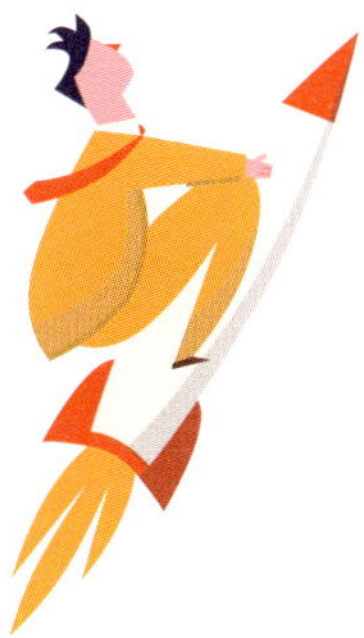

Choleriker ... vor Überhitzung bewahren

Das cholerische Temperament und der Choleriker sind dem Element Feuer zugeordnet. Die Primärqualitäten: warm und trocken; die Wärme überwiegt.

Durch den direkten Bezug zum Feuer steht dieses Temperament für Bewegung, Verbrauch, Dynamik. Für eine Phase des Höhepunkts, eine Zeit, in der Ressourcen nahezu verschwenderisch verbraucht werden. Choleriker haben daher eine sehr gute Verdauungsleistung. Durch die zersetzende Kraft dieses Temperaments kommt es allerdings häufig zu Entzündungen, zu Zerstörungen. Daher sollte der Choleriker seinen Flüssigkeitshaushalt beachten, denn das kühlende Phlegma ist durch die vom cholerischen Temperament ausgehende Hitze besonders schnell erschöpft und verbraucht.

Zauberworte: Auf den Wasserhaushalt und die Regeneration achten.

Regeneration ist für das cholerische Temperament sehr wichtig, doch meist ein Fremdwort. Erholung, Wiederherstellung, Ausgleich – dies sollte der Choleriker beherzigen, ein überdrehter Stoffwechsel schreit förmlich danach. Meditationsspaziergänge und planschen im Schwimmbecken wirken besonders erholsam. Dafür ist das cholerische Temperament aber nicht leicht zu haben. Es mag Hitze sowohl im Klima als auch als körperliche Aktivität und in der

Ernährung. Grundsätzlich sind Lebensmittel und Zubereitungsarten gut, die dem feurigen Temperament entsprechen. Eine Ausbalancierung ist jedoch permanent notwendig und wichtig. Wenn du als Choleriker ständig erhitzende Kost, stark gewürzte Speisen, Fettes, Schokolade und Schnaps konsumierst, kippt das Gefüge und du überhitzt. Daher ist es wichtig, laufend auf Ausgewogenheit zu achten – zu kühlen und zu befeuchten.

Es gilt, die Qualitäten warm & trocken permanent und durch angepasste Kälte und Feuchtigkeit zu temperieren.

Das Element Wasser unterstützt dich dabei:

- Feuchtigkeit bewahrt das Phlegma, um nicht innerlich zu verbrennen. Die Humores müssen fließfähig gehalten werden.
- Kälte bewahrt vor Überhitzung, um nicht ins überschießende cholerische Prinzip umzuschlagen.

Bitte vorsichtig und subtil ausgleichen. Das cholerische Temperament soll nicht durch extreme Veränderungen gereizt werden. In erster Linie gilt es, den Feuchtigkeitshaushalt aufrechtzuerhalten: die Hautausdünstung, die Schleimhäute, die Niere, den Stuhlgang. Bei einer massiven Entgleisung sind diese Bereiche besonders gefährdet.

Wasser, ausreichend über den Tag verteilt, ist das beste Befeuchtungsmittel. Es kühlt, verdünnt und unterstützt die Ausscheidung. Ebenso suppig-saftige Gerichte, wie Eintöpfe, Suppen, Porridge. Aber auch Mandeldrink und Molke sowie säuerliche Getränke und Weißbier. Und zur pflanzlichen Eiweißversorgung ausreichend Hülsenfrüchte.

Gerstensuppe, gedünstetes Wurzelgemüse, Kartoffeln und Haferporridge sollten mehrmals die Woche am Speiseplan stehen und zur Gewohnheit werden. Ebenso ein- bis zweimal die Woche kühlende und befeuchtende Lebensmittel wie Fisch und Meerestiere und ein- bis zweimal im Monat mageres Schweinefleisch, Lamm oder Kalb.

Die Leber des Cholerikers ist ständig am Anschlag. Bitterstoffe unterstützen sie. Artischocken, Spargel, Zitrusfrüchte, Bittersalate und Wildkräuter sind passende Lebertonika, ebenso Gewürze und Kräuter – allerdings in Maßen: Salbei, Essig, Rosmarin, Estragon, Kardamom.

Der cholerische Geschmack ist auf scharf fokussiert. Beziehe immer wässrig, zusammenziehend, sauer, süß, salzig und fettig in deine Ernährung mit ein.

GERSTENEINTOPF MIT BOHNEN

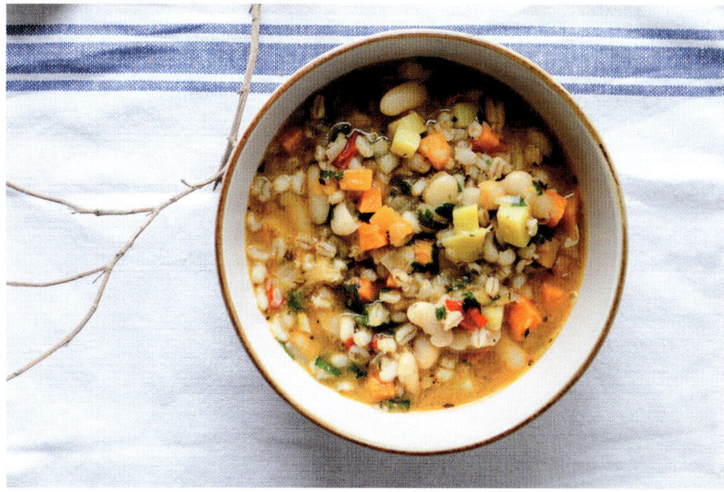

Zutaten (für 4 Personen):
200 g rote Paprika, 1 Kartoffel, 2 kleine Karotten, 1 mittlere Zwiebel, 3 Knoblauchzehen, 2 bis 3 EL Olivenöl, 800 g Fleischtomaten, 100 g Rollgerste, 200 ml Gemüsesuppe, 1 TL Salz, 2 Salbeiblätter, 1 Zweiglein Rosmarin, 500 g gekochte Bohnen, frisch gemahlenen Pfeffer, 1 Bund frische Petersilie, 1 bis 2 Spritzer Weinessig.

Paprika, Kartoffel, Karotten, Zwiebel und Knoblauch in Streifen bzw. Scheiben schneiden und bei mittlerer Hitze in einem großen Topf mit Öl andünsten. Tomaten in der Zwischenzeit häuten (zuvor kurz mit heißem Wasser überbrühen), den Strunk entfernen und in Stücke schneiden.

Die Rollgerste zum gedünsteten Gemüse geben und kurz anschwitzen. Tomaten, Gemüsesuppe, Salz, fein geschnittene Salbeiblätter und gehackte Rosmarinnadeln zugeben und so lange kochen, bis die Gerste weich ist. Die Bohnen untermischen und weitere fünf bis zehn Minuten bei geringer Temperatur erhitzen. Pfeffer und frisch gehackte Petersilie unterheben und mit Weinessig abschmecken.

Den Gersteneintopf mit einem kühlen, leichten oder alkoholfreien Bier oder »Soda Zitrone« (Zitronenwasser) genießen.

Was steckt aus Sicht der TEM hinter den verwendeten Lebensmitteln und welchen Nutzen zieht der Choleriker daraus?

- Tomaten unterstützen den Kühlungsprozess des cholerischen Temperaments.
- Paprika fördern die Verdauung und gleichen die kühlende Wirkung des Gerichts aus.
- Karotten sorgen für das süße Luft-Element und nähren und stärken das Phlegma.

- Bohnen wirken sowohl auf die Leber als auch auf die Nieren befeuchtend und stützend.
- Gerste, vor allem in einem Eintopf, wirkt gewebereinigend und bindet Schärfen.
- Rosmarin und Salbei sind die bitteren Gewürzkomponenten.
- Weinessig kühlt und verbessert die Eiweißverdauung.

ERFRISCHENDER GURKENSALAT MIT WEINTRAUBEN

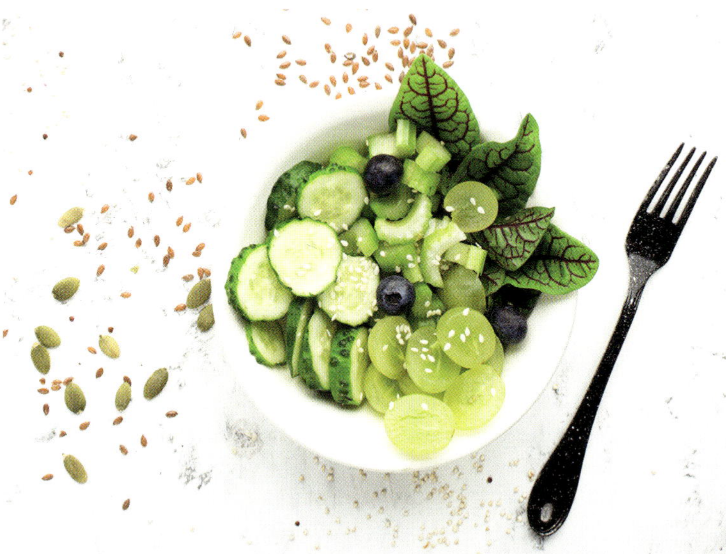

Zutaten (für 3 bis 4 Personen):
2 bis 3 Handvoll Bittersalate, 1 große oder 2 bis 3 kleine Salatgurken, 100 bis 200 g Weintrauben, 1 bis 2 Stangensellerie, ½ TL Salz, frisch gemahlener Pfeffer, 1 bis 2 TL Estragon, 1 TL Senf, 1 bis 2 EL Holunderblütensirup, 3 bis 4 EL Olivenöl, 1 bis 2 EL Apfelessig, 1 bis 2 EL Sesam und Kürbiskerne, 50 g Heidelbeeren und Borretschblüten.

Den Salat gründlich waschen und in kleine Stückchen zupfen. Die Gurken in Scheiben schneiden. Nimmst du statt der kleinen Gurken eine große Salatgurke, dann streifenweise schälen, entkernen und in Stücke schneiden. Die Weintrauben halbieren und Stangensellerie in Scheiben schneiden. Aus den restlichen Zutaten eine Marinade herstellen. Probiere diese immer mit einem Stück Salat oder Gurke – so merkst du den Geschmack besser.

Alles vermischen und fünf bis zehn Minuten ziehen lassen. Mit Sesam und Kürbiskernen sowie Heidelbeeren und Borretschblüten bestreuen.

Diesen erfrischenden Salat kannst du einfach so essen. Oder mit einem Stück Dinkelbrot. Er passt auch ganz fein zu gedämpfter Hühnerbrust, Fisch, gebratenem Halloumi und Spargel.

Tipp: Bei geringer Verdauungskraft kannst du die Gurke grob hobeln, mit etwas Salz würzen, ziehen lassen, ausdrücken und dann erst mit den übrigen Zutaten vermischen.

Was steckt aus Sicht der TEM hinter den verwendeten Lebensmitteln und welchen Nutzen zieht der Choleriker daraus?

- Die Gurke befeuchtet und sorgt durch den wässrigen Geschmack für ausreichende Kühlung.
- Die süßen, fruchtigen Weintrauben dämpfen die kühlende Wirkung der Gurke, um sie dem Körper besser verfügbar zu machen.
- Bittersalate unterstützen die Leber. Der enthaltene Milchsaft und die Bitterstoffe verschaffen ihr Abkühlung.

Vermeide Hitziges und Scharfes

Eines sollte der Choleriker in der Ernährung tunlichst vermeiden oder besonders gut ausgleichen: Schärfe. Der scharfe Geschmack im Übermaß führt zu Stagnation. Pure Schärfe, immer nur »Hot«, ultrascharf gewürzte und sehr heiß zubereitete Speisen, einen Schnaps hinterher. Jeden Tag Gegrilltes oder Frittiertes und regelmäßiges Nachsalzen – all das führt zur Entgleisung, zur Überhitzung. Die warme Qualität wird zu dominant. Der Organismus verdampft innerlich förmlich.

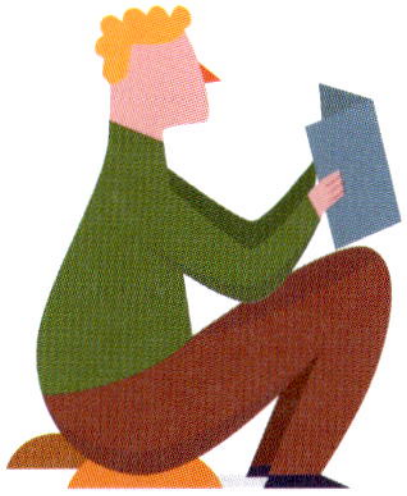

Melancholiker … befeuchten und entlasten

Das melancholische Temperament und der Melancholiker sind dem Element Erde zugeordnet. Die Primärqualitäten: trocken und kalt; die Trockenheit überwiegt. Die lebensnotwendigen Primärqualitäten, sowohl Wärme als auch Feuchte, sind beim Melancholiker sehr schwach ausgeprägt. Die auf den ersten Blick scheinbar lebenswidrige Qualitäten-Mischung trocken und kalt ist für einen funktionierenden Organismus jedoch von großer Bedeutung.

Trockenheit und Kälte geben Form und Stabilität. Dies zeigt sich sowohl in der psychischen als auch physischen Disposition. Das melancholische Temperament ist sehr geerdet. Ein hohes Maß an Verlässlichkeit sowie Selbstbeherrschung sind die ganz besonderen Charaktereigenschaften. Jedoch lässt sich dieses Temperament immer eine Hintertür offen.

Der Melancholiker stammt aus Sicht der TEM aus einem Gebiet des Mangels, aus einer Region mit schlechter Versorgung. Dies bringt es mit sich, dass er selbst auch oft unterversorgt ist, hager und blass ist, ja fast eine gräuliche Hautfarbe hat. Und auch die Verdauung hat es mit den melancholischen Qualitäten nicht so leicht. Die bewegenden, das heißt die wärmenden und befeuchtenden Qualitäten sind bloß gering vorhanden. Nahrung muss besonders sorgsam gewählt werden, um den Verdauungstrakt zu entlasten. Die Speisen gilt es so aufzubereiten, dass sie vom Körper gut umgebaut und aufgenommen werden können. Zerkleinerung und Aufspaltung bei der Zubereitung sind notwendig. Gekochtes tut besonders gut.

Zauberworte: Vor Austrocknung schützen. Erwärmen. Einatmen. Ausatmen.

Um bestmöglich versorgt zu sein, gilt es, nicht nur den Feuchtehaushalt zu stützen, sondern vor allem den Sauerstoffhaushalt ausreichend zu beleben. Bei Melancholikern liegt oft eine geringere Sauerstoffsättigung vor. Um dem entgegenzuwirken, sind lange, ausdauernde Spaziergänge – am besten täglich – von Vorteil. Du hast einen Laubwald in der Nähe? Wunderbar. Nach langen Spaziergängen bist du müde? Ausreichend Schlaf ist wichtig. Nachts sieben Stunden zu schlafen, ist ein wahres Labsal. Tu es, gönne dir die Zeit. Gönne dir auch gesunde, für dich angepasste Ernährung. Gönne dir wertvolle Lebensmittel. Gönne dir, für dich zu kochen.

Gekochtes ist bedeutend für deinen Stoffwechsel. Gut nährend und leicht verdaulich sollen deine Speisen sein. Deine Verdauung neigt durch Austrocknung zu Verstopfung und zu Blähungen? Mit auflösenden Speisen lässt sich gegensteuern. Wichtig ist, die Schleimhäute und Lymphe für die Elimination (Abtransport von Stoffwechselprodukten) zu befeuchten, den Magen zu erwärmen.

Kontraproduktiv sind schwer verdauliche, blähende Gemüse, Rohkost, Bohnen, Saures, Trockenes, Trocknendes. Ebenso stark Gesalzenes, Gegrilltes und Süßigkeiten. Weiters herbes Obst, Steinobst, Fettiges.

Völliger Fleischverzicht, ein genereller Nahrungsverzicht oder regelmäßiges Fasten sind für das melancholische Temperament schwierig – dies fördert den geizigen Aspekt.

Das melancholische Temperament wird durch die Geschmäcker süß, salzig, sauer, fettig, wässrig, bitter und scharf unterstützt. Baue diese regelmäßig in deine Ernährung ein. Adstringierend darf auch vorkommen, allerdings in sehr geringer Menge.

Da im Vergleich zu anderen Temperamenten eine breite Palette an Nahrungsmitteln nicht eben gut verträglich ist, ist das eigene Spüren besonders wichtig. Achte auf dein Verdauungsfeuer, auf dein Herzfeuer, die Nervenkraft. Die positiven Werte des Essens sollen im Mittelpunkt stehen. Es ist besonders wichtig, auf die eigene Verdauungskraft zu achten, denn diese ist von Melancholiker zu Melancholiker sehr verschieden.

Auf befeuchtenden und erwärmenden Lebensmitteln liegt der Fokus in der melancholischen Ernährung.

Das Element Luft unterstützt dich dabei:

- Feuchtigkeit sorgt dafür, das Phlegma zu bewahren.
- Wärme bringt Energie und verhindert eine Stagnation der Säfte.

Sanft und subtil, in der entsprechenden Menge und durchaus auch mehrmals über den Tag verteilt sind zu empfehlen: Obst – reif und saftig als Kompott, geschälter Apfel mit frischen Feigen, mit gekochten Rosinen und Datteln, Ananas, Papaya, Weintrauben und Melonen.

An Gemüse ist für den täglichen Speiseplan geeignet, jeweils gut gegart und temperiert: Lauch, Fenchel, Kartoffeln, Erbsen, Spargel, Zucchini, Endivie, Kopfsalat und Zwiebeln. Auch Wurzelgemüse gehört dazu, Sellerie, Karotten, Pastinaken. Da diese jedoch meist schwer verdaulich sind, ist es besser, sie als Pürees, Cremen oder in pürierten Suppen zu essen. Die enthaltenen Ballaststoffe dürfen nicht belasten. Sie sind als Nahrung für den Darm wichtig. Einfach mit Gefühl einsetzen.

Auch Fleisch gehört hin und wieder dazu. Weiches zartes Fleisch von Kalb, Reh, Geflügel und Lamm, schonend und sanft zubereitet. Oder pochiert, gekocht, gesotten, auch süß gebraten.

Gewürze und Kräuter sind mit Bedacht zu verwenden, durchaus großzügig, damit es schmeckt, etwa (frischer) Ingwer und Melisse. Auch der bittere Geschmack gehört unbedingt dazu, er aktiviert die Lebensgeister: Zimt, Salbei, Safran, Lorbeer.

HUHN MIT GEMÜSE IM PÄCKCHEN

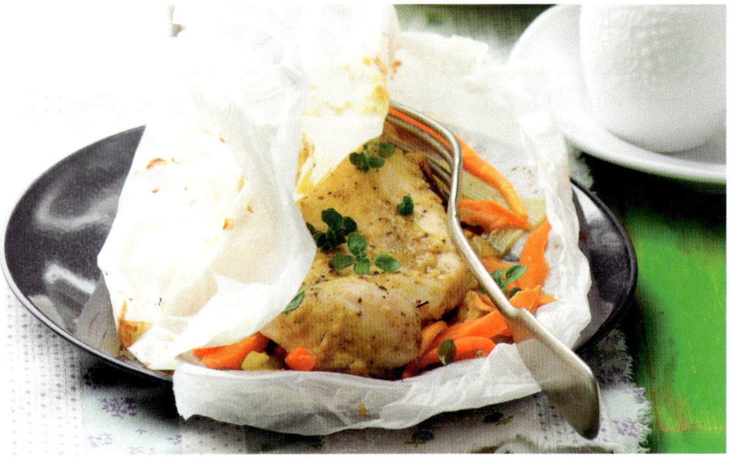

Zutaten (für 4 Personen):
500 g Hühnerfleisch,
4 EL Olivenöl, 1 TL Honig, Salz, Zimt, Gemüse (300 g Karotten, 400 g Fenchel, 300 g Kartoffeln, 200 g Zucchini, 4 Knoblauchzehen, 4 Schalotten), 1 EL Rosinen, 3 EL frisch gepresster Zitronensaft, Pfeffer, 150 g Maisgrieß (Polenta), 400 ml Gemüsesuppe, 1 bis 2 EL Butter, frisch geriebene Muskatnuss, frische Kräuter (Majoran und Melisse).

Ein Gericht für die Sinne, das sich auch gut vorbereiten lässt. Es eignet sich sowohl für Gäste als auch für den Alltag. Eingepackt in Backpapier lässt sich das Huhn nochmals gut im Backofen aufwärmen.

Den Backofen auf 120 °C Ober- und Unterhitze vorheizen. Vier Bögen Backpapier zerknüllen, wieder glatt streichen, zu Schiffchen formen und die Enden festdrehen. Hühnerfleisch in einem Topf mit 2 EL Öl und Honig rundherum sanft anbraten. Mit etwas Salz und Zimt würzen und in die Backpapierschiffchen einfüllen.

Das Gemüse schälen bzw. den Strunk entfernen und in feine Streifen schneiden, im Topf mit Rosinen, Zitronensaft und 100 ml Gemüsesuppe weich garen. Das Gemüse salzen und pfeffern und zum Hühnerfleisch geben. Die Backpapierschiffchen zudrehen und im Backofen rund 20 Minuten fertig dämpfen. Währenddessen die Polenta zubereiten: Den Maisgrieß in der Gemüsesuppe aufkochen und bei geringer Hitze und unter ständigem Rühren fertig garen. Etwas Butter untermischen und mit Salz und Muskatnuss abschmecken.

Backpapierpäckchen auf Tellern anrichten und die Polenta dazu servieren. Die Päckchen erst bei Tisch öffnen, mit frischen Kräutern bestreuen und mit allen Sinnen genießen.

Was steckt aus Sicht der TEM hinter den verwendeten Lebensmitteln und welchen Nutzen zieht der Melancholiker daraus?

- Huhn ist leicht verdaulich und bietet viele Nährstoffe.
- Fenchel und Rosinen wirken verbessernd auf das Phlegma.
- Karotten öffnen die Schleimhäute.
- Maisgrieß ist nährend und aufbauend.
- Melisse stärkt das Herzfeuer.

REISPUDDING MIT GEBRATENER ANANAS

Zutaten (4 bis 6 Portionen):
1 l Mandeldrink, 3 EL Rohrohrzucker, 1 Prise Salz, 200 g Milchreis, 1 reife Ananas, 1 bis 2 EL Butter, 1 TL Honig, 1 Msp. Kardamom, gemahlen, 3 bis 5 EL Wasser, 1 EL Maisstärke, 1 bis 2 Prisen frisch geriebener Ingwer, ½ TL gemahlener Zimt, 1 TL Zitronensaft und etwas Zitronenabrieb.

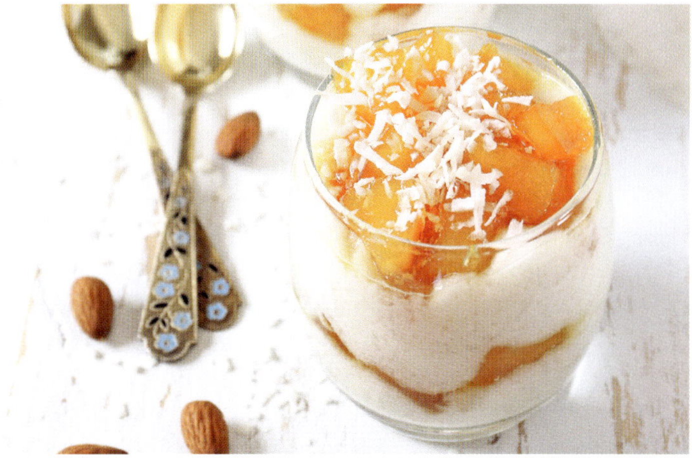

Dieses Frühstück lässt sich auch wunderbar als Dessert genießen. Die gebratene Ananas gibt ein ganz wunderbares harmonisches Aroma.

Den Mandeldrink mit Zucker und Salz erhitzen und den gründlich gewaschenen Reis darin unter Rühren weich kochen. Währenddessen die Ananas schälen, den Strunk herausschneiden und das Fruchtfleisch in Stücke schneiden. In einer Pfanne etwas Butter und Honig erhitzen und die Ananasstücke mit Kardamom bei mittlerer Hitze braten.

Wasser mit Maisstärke, Ingwer und Zimt verrühren und unter den fertig gekochten Milchreis mischen. Nochmals kurz erhitzen, damit sich die Stärke bindet, und mit Zitronensaft und Zitronenabrieb abschmecken.

Reispudding mit Ananasstückchen in Schüsseln oder Dessertgläschen einfüllen und lauwarm genießen.

Was steckt aus Sicht der TEM hinter den verwendeten Lebensmitteln und welchen Nutzen zieht der Melancholiker daraus?

- **Reis stärkt und regeneriert die Schleimhäute.**
- **Zimt und Ingwer erwärmen.**
- **Mandeln wirken stimmungsaufhellend.**
- **Kardamom regt den ganzen Stoffwechsel und sowohl Herz als auch Kreislauf an.**
- **Ananas wirkt erfrischend und stärkend und unterstützt die Eiweißverdauung.**

Vermeide es … Nahrungsverzicht

Eine Eigenschaft sollte der Melancholiker in der Ernährung tunlichst vermeiden. Eine Eigenschaft, die zu Stagnation führt: Verzicht. Fasten. Nahrungskarenz. Das Auslassen von Mahlzeiten führt zu Ungleichgewicht, die trockene Qualität wird dadurch zu dominant. Er sollte ein Übermaß an schwer verdaulichem Essen bleiben lassen, wie Pilze, Bohnen, Trocken- und Steinobst. Ebenso ein Zuviel an schnellen, besonders süßen Kohlenhydraten, wie Mehlspeisen, Weißgebäck, Süßes, Süßigkeiten und Zucker. Auch stark schleimige Speisen wie Karpfen oder sehr fettes Fleisch. Und zu kühl sollte die Nahrung auch nicht sein, sowohl Gurke als auch Wassermelone sollten gemieden werden.

Phlegmatiker … bewegen und beleben

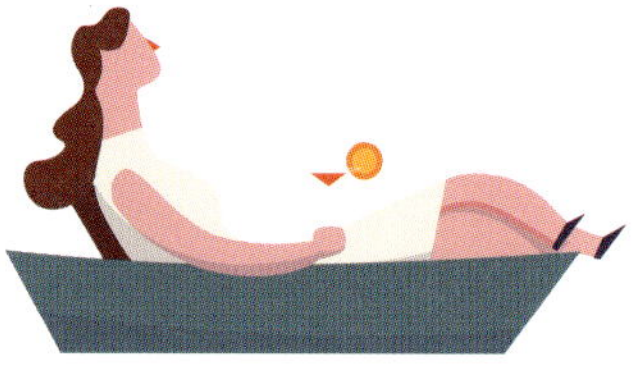

Das phlegmatische Temperament und der Phlegmatiker sind dem Element Wasser zugeordnet. Die Primärqualitäten: kalt und feucht; die Kälte überwiegt. Der dynamische Aspekt ist schwach ausgeprägt. Es sind die ruhigen, kühlen, eher passiven Phasen der Natur – die Nacht und der Winter –, die dem phlegmatischen Prinzip zugeordnet sind.

Der Phlegmatiker hat wohl eine gute Verdauung, doch diese ist an eine Mangelernährung angepasst. Nach einer Zeit der Fülle – als das Mammut erlegt und gegessen war – folgte immer eine Karenzzeit. Eine Fastenzeit bis zum nächsten Jagdglück. Der Phlegmatiker ist dadurch der Gewinner, wenn es um die Fähigkeit geht, Nahrung am besten zu verwerten. Er hat die Gabe einer ausgeprägten Resorption. Seine Darmflora versteht sich darauf, alles Notwendige aus dem Essen herauszuholen, was sie, sofern sie gepflegt wird, auch gern tut.

Was als Überschuss zugeführt wird, lagert der Phlegmatiker als Fettgewebe ein – für »schlechte Zeiten«. Wenn er seine Essmengen nicht drosselt oder Fastentage einlegt, führt das zwangsläufig zur Überfüllung der Speicher, zu Übergewicht und erhöhtem Phlegma.

Der Phlegmatiker ist beim Essen oft angebotsorientiert. Solange es etwas gibt, isst er. Klar, es könnte ja eine Hungerphase kommen, sobald das Mammut aufgegessen ist. Nun, heute gibt es aber keine Mammute mehr, und auch eine Hungerszeit ist – sieht man sich das Nahrungsmittelangebot an – zum Glück nicht abzusehen. Daher ist es für den Phlegmatiker eine große Herausforderung, nicht mehr zu essen, als er benötigt. Regelmäßige Fastentage unterstützen ihn, um das Gleichgewicht zu erhalten.

Die aufsaugende, intensive Verdauung sollte nicht mit schwer verdaulicher Kost überlastet werden, das Feuer ist zu schwach. Speziell ungekochte und kalte Speisen brauchen viel bewegende Kraft. Kraft, die dem phlegmatischen Stoffwechsel fehlt.

Für den Phlegmatiker gilt es, die Qualitäten kalt & feucht zu bewahren und sie bestmöglich durch angepasste Wärme und Trockenheit zu temperieren und in Bewegung zu halten.

Das Element Feuer unterstützt dich dabei:

- Wärme, um die vordergründige Qualität – die Kälte – nicht dominieren zu lassen und eine Stagnation der Körpersäfte zu verhindern; um das Phlegma fließfähig zu halten und Verschleimungen sowie Stauungen zu verhindern.
- Trockenheit, um die Vorspannung des Gewebes und der Muskulatur zu erhalten; den Tonus des Magens und des gesamten Körpers zu stärken; die Faszien zu aktivieren und dadurch Grenzen zu setzen – auch um ein übermäßiges Essverhalten zu zügeln.

Die Schlagworte für die typgerechte phlegmatische Ernährung sind Bewegung und Belebung. Der phlegmatische Organismus, das Phlegma, kann durch kräftige Reize aktiv bleiben.

Um das Blut zu energetisieren und die Lunge zu beleben, bedarf es neben der typgerechten Ernährung auch körperlicher und geistiger Bewegung. Aktive Denkleistung bewegt das Hirnphlegma. Und Sport! Sport, vor allem an der frischen Luft, bringt energetisierte Luft für den Lebensgeist »Spiritus animalis«, für die Lunge, für das Gehirn.

Sportliche Bewegung mit einer langsam steigenden Belastung, die zur deutlichen Erwärmung führt, ist angesagt. Schweiß darf fließen – das öffnet die Poren –, und das darf schon eine Zeit dauern. Ausdauersport. Ja, Holz hacken – warum nicht, dann kann man das Kaminfeuer im Winter umso mehr genießen. Oder langlaufen, Skitourengehen, Rad fahren. Auch Wanderungen sind optimal. Lange, intensive und flotte Spaziergänge sind eine gute, regelmäßige Unterstützung – kein Schlendern, kein Träumen. Ein kräftiger, schneller Schritt fördert den Kreislauf und die Zirkulation des Phlegmas. Am besten regelmäßig ins Tagesprogramm einplanen. Genauso wie kräftigendes Training für den Muskelaufbau.

Ein fixer Tagesrhythmus gibt dem Phlegmatiker Struktur. Struktur bedeutet Grenzen. So sind gewisse Rituale ein guter Motivator, um den Körper in Bewegung zu halten, ihn zu erwärmen. Auch wenn das Aufstehen schwerfällt, tut es dem Phlegmatiker besonders gut am frühen Morgen. Nein, nicht 8 oder 9 Uhr ist gemeint. Zwischen 5 und 7 Uhr früh ist eine passable Routine. Da bleibt dann auch Zeit für Bewegung an der morgendlichen und frischen sanguinischen Luft. Strecken, recken, dehnen vor dem offenen Fenster. Atemübungen und … ein flotter Spaziergang ist immer möglich – mit oder ohne Hund. Danach gibt's Frühstück – und das am besten gekocht.

Wie beim Sport, so ist es auch bei den Mahlzeiten: Eine fixe Routine tut gut. Für den Phlegmatiker sind zwei bis drei Mahlzeiten optimal: Frühstück und Mittagessen, Abendessen. Sie bilden die Tagesstruktur.

Zwischenmahlzeiten, etwa ein Snack zwischendurch oder eine Nachmittagsjause, führen zu einer erhöhten Nahrungsaufnahme und belasten unnötig die Verdauung. Sie verdichten das Phlegma. Drei Mahlzeiten lassen die Verdauung etwas zur Ruhe kommen. Auch nur zwei Mahlzeiten täglich sind möglich. Genauso wie ein fixer wöchentlicher Fastentag und eine jährliche Fastenwoche.

Neben körperlicher Bewegung gilt es selbstverständlich auch die Ernährung zu beleben, um die Verdauung zu öffnen; um die

Zauberworte: Bewegung. Belebung. Motivation. Aktivität. Wärme.

Darmmotorik aktiv zu halten, das Verdauungsfeuer zu bewahren. Halte dich als Phlegmatiker bei der Ernährung, bei der Auswahl der Lebensmittel und bei der Zubereitung an eine wärmende Kost, die deinen Feuchtigkeitshaushalt unterstützt. Nun, was kann das sein? Eintöpfe. Suppen. Sanft Geschmortes, Gekochtes, Gedämpftes. Süß gebratenes Fleisch. Mit diesen Gerichten bist du in puncto Zubereitung auf einem guten Weg.

Der phlegmatische Geschmack ist auf salzig und süßlich fokussiert. Beziehe immer wieder bitter, scharf, zusammenziehend und sauer in deine Ernährung mit ein.

Nun zu den Lebensmitteln. Die Basis bildet Mammut. Nein, natürlich nicht, Scherz beiseite! Doch Fleisch, insbesondere tierische Produkte, entspricht dem phlegmatischen Temperament eben sehr. Das kennt es, das ist ihm vertraut: Wild, Huhn, Schaf, Rind und Krebse sind die fleischlichen Produkte des Phlegmatikers. Doch übertreibe nicht. Mammut gab es auch nicht allzu oft … Gemüse, Getreide, Beeren und Kräuter sollten wesentlich öfter als Fleisch am Speiseplan stehen.

Herrliche Gemüse für den Phlegmatiker sind Knollensellerie, Zwiebeln, Lauch, Knoblauch, Rettich. Oder auch bitteres Gemüse und Bittersalate wie Artischocken, Endivie, Chicorée – diese Salate kann man auch wunderbar dünsten. Im Frühling ist Spargel ideal, weiß und grün. Ebenso junge Brennnesseln, um den Eisenhaushalt und die Milz zu unterstützen, und Bärlauch für die Blutreinigung.

Getreide, wie wir es heute kennen, gab es in der Eiszeit kaum. Dennoch sind Gerste, Hafer, Dinkel, Emmer und Einkorn eine gute Wahl für den Phlegmatiker. Weich gekochtes Getreide, ohne Biss, aber auch in Form von Brot: Sauerteigbrot, das bereits ein bis zwei Tage alt ist, nochmals getoastet, ist wunderbar verträglich.

Obst und Beeren: Holunderbeeren sind des Phlegmatikers Wunderwaffe. Sowohl als Hollerkoch (Kompott aus schwarzen Holunderbeeren, mit Zimt verfeinert) als auch als Holundersaft (aus den Blüten oder Beeren) unterstützen sie die Bronchien und die Entwässerung über Haut und Nieren.

Kompott ist generell besser verträglich als rohes Obst. Bevorzuge die eher säuerlich-süßen und herben Obstsorten – Preiselbeeren, Stachelbeeren, Sanddorn, Ananas und Äpfel. Zitrone verwende als Gewürz, sowohl Saft als auch Schale.

Kräuter, vor allem die scharf-aromatischen Kräuter wie Rosmarin, Thymian, Oregano, Basilikum, sollten nicht fehlen. Frisch und mit vollem Aroma.

Bei den Gewürzen verwende ebenso die scharf-aromatischen: Ingwer, Pfeffer, Chili, Zimt, Safran, Gewürznelken, Fenchel, Anis –

am besten frisch gemörsert und geschnitten, so entfalten sie bereits beim Kochvorgang ihr Aroma und bewegen dadurch Geist und Verdauung.

Bei den Getränken sind es speziell schwarzer Kaffee und Schwarztee, die den Tonus des nüchternen Magens verstärken. Ansonsten bieten sich Wasser und Kräutertee über den Tag verteilt an. Trinkst du gern zu den Mahlzeiten, dann achte darauf, dass du nicht dein Verdauungsfeuer löscht.

Manche Lebensmittel und Getränke sind für das phlegmatische Temperament eher schwierig – es lohnt sich jedoch, sie im Speiseplan aufzunehmen, abhängig von der Tages-, Jahres- und Lebenszeit. Ich liste sie in der Folge auf.

Hülsenfrüchte: Sie können – müssen aber nicht – belastend auf die Verdauung wirken, dies kommt ganz auf das bestehende Verdauungsfeuer an. Ist die Verdauung aktiv, kann auch der Phlegmatiker gut damit umgehen. Hier gilt es mit geschälten, gut gegarten Linsen zu beginnen. Als Mittagessen, zu dieser Zeit ist die Verdauung am aktivsten. Eine cremige rote Linsensuppe, die mit frischem Pfeffer, Paprika und etwas Chili gut gewürzt ist, erwärmt den Phlegmatiker und tut auch im Winter gut.

Kohlgemüse: Kraut, Kohl, Wirsing, Grünkohl – all die wunderbaren runden, spitzen, fächerförmigen, roten, weißen und grünen Gemüse. Sie geben Spannkraft für die Nerven. Doch ihre eigene Spannkraft ist es, die der phlegmatischen Verdauung zu schaffen macht. Umso wichtiger ist es, diese Gemüse lange zu garen, sie mit ausreichend verdauungsentlastenden Gewürzen zu befeuern, zu temperieren. Kümmel und Fenchel dürfen ebenso wenig fehlen wie Pfeffer. Lorbeerblatt und Wacholderbeeren passen auch wunderbar dazu.

Kürbis und Kürbisgewächse – dazu zählen auch Gurke, Zucchini und Melonen – sind schwer verdaulich und sollten, wenn überhaupt, nur geschält gegessen werden. Kochen ist ratsam. Ja, auch Gurken kann man warm zubereiten. Schmorgurken mit Dille sind so ein Beispiel. Und Melonen, zum Beispiel gebraten, mit etwas Paprika oder Chili – probiere es einfach aus. Schmeckt herrlich im Sommer.

Süße Gemüse wie Süßkartoffeln, Pastinaken und Karotten sind besonders nährend. Davon aber bitte nicht zu viel. Lieber eine kleine Portion, und am besten als Püree.

Fett – natürlich benötigt der Phlegmatiker auch Fett. Das sollte er ebenso abwechslungsreich und vielfältig verwenden. Öl ist Butter und Schmalz vorzuziehen. Auch Nüsse sind in kleinen Mengen gut und wertvoll.

Fisch – sein Prinzip ist kalt und feucht – ist aufgrund seiner Qualitäten-Mischung schwierig für den Phlegmatiker. Hier sind es die flinken und kleinen Fische wie Hering, Sardellen und Bachforelle, die gegenüber Lachs, Thunfisch und Karpfen im Sommer zu empfehlen sind.

Ein Schluck eines kräftigen Rotweins oder eines herben Bieres darf es auch schon mal sein. Vermeide allerdings süße, zuckerhaltige und besonders saure Getränke.

Nun von der Theorie zur Praxis – hier ein Beispiel für ein frühlingshaftes Mittagessen. Es stützt das phlegmatische Prinzip wunderbar und löst die winterliche Kälte auf.

SPARGELPFANNE MIT HUHN UND KRÄUTERGERSTE

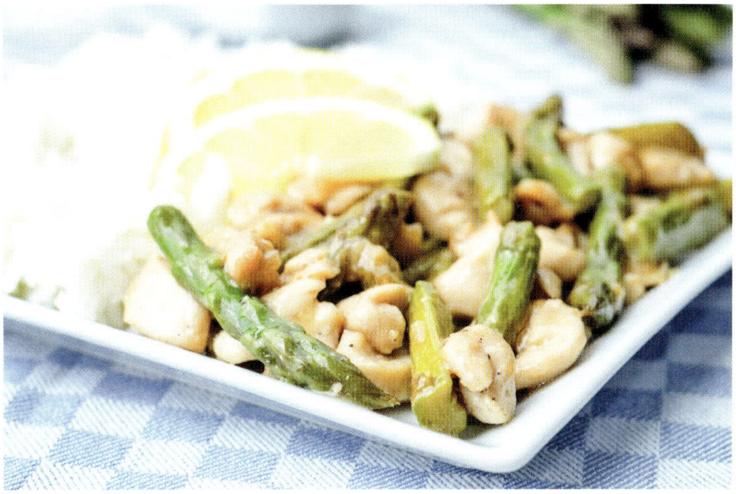

Spargelpfanne mit Huhn
1 kleine Zwiebel, 50 g Knollensellerie, ½–1 TL Fenchelsamen, 1 TL Olivenöl, 100 g Hühnerbrust oder Hühnerkeule, 200 g Spargel, 200 g Gemüse- oder Hühnersuppe, ½–1 EL eingelegte Kapernbeeren, Salz, frisch gemahlener Pfeffer, Zitronensaft, Zitronenschale, etwas Parmesan.

Kräutergerste
30–50 g Gerste, 1 kleine Zwiebel, 1 Knoblauchzehe, 1–2 TL Olivenöl, 50 ml Weißwein, 100–150 ml Gemüse- oder Hühnersuppe, eine Handvoll Kräuter (Rosmarin, Thymian, Löwenzahn und Brennnessel), Salz.

Beginne bei der Zubereitung mit der Gerste, da diese die längste Garzeit hat. Das Gericht ist für 1 Person berechnet.

Zubereitung: Gerste mit fein gehackter Zwiebel und Knoblauch in Olivenöl andünsten, mit Wein ablöschen, mit Suppe aufgießen und aufkochen. Dann die Temperatur zurückschalten und die

Gerste bei mittlerer Hitze unter oftmaligem Rühren weich kochen – das dauert, denn die Gerste muss wirklich komplett weich sein. Kurz vor Ende der Garzeit gibst du die frisch gehackten Kräuter und etwas Salz dazu und lässt alles noch etwas ziehen.

Während die Gerste ihre Zeit benötigt, um weich zu werden, kannst du den Spargel zubereiten.

Die Zwiebel und den Knollensellerie fein hacken, mit angestoßenen Fenchelsamen in Olivenöl anschwitzen und gar ziehen lassen. Hühnerfleisch und geschälten Spargel in Stücke schneiden, dazugeben, anbraten und mit Gemüse- oder Hühnersuppe aufgießen. Kapern untermischen und fertig garen. Mit Salz, Pfeffer und einem Spritzer Zitronensaft abschmecken.

Die Spargelpfanne mit Gerste anrichten, Zitronenschale und etwas Parmesan darüberreiben und servieren.

Was steckt aus Sicht der TEM hinter den verwendeten Lebensmitteln und welchen Nutzen zieht der Phlegmatiker daraus?

- Zwiebeln stützen die Schleimhäute, reinigen die Atemwege, Darm und Magen.
- Knollensellerie ist würzig, süß, aromatisch. Wirkt wärmend auf Schleimhäute und regenerierend auf die Atemwege. Fördert die Ausscheidung. Stärkt das Phlegma und die Nerven.
- Olivenöl ist warm und feucht. Öffnet und reinigt die Leber, wirkt auflösend und verzehrend auf kalt-feuchte Substanzen.
- Huhn ist gut verdaulich und nährt nicht im Übermaß. Weder erhitzt es, noch kühlt es zu sehr. Hühnerfleisch wirkt schleimlösend.
- Spargel, das beliebte Frühlingsgemüse, wirkt auf die Nieren. Öffnet Leber und Milz.
- Fenchelsamen wirken verbessernd auf das Phlegma, wirken blutreinigend, zerteilend, verdauungsfördernd und schleimlösend.
- Kapern sind subtil durchdringend, öffnen Leber und Milz und verzehren das Phlegma.
- Gerste stützt die Lunge.
- Rosmarin entschleimt die Leber und unterstützt den Muskelstoffwechsel.
- Brennnesseln stützen den Eisenhaushalt und die Milz.

HOLLERKOCH – EIN KOMPOTT AUS DEN BEEREN DES SCHWARZEN HOLUNDERS

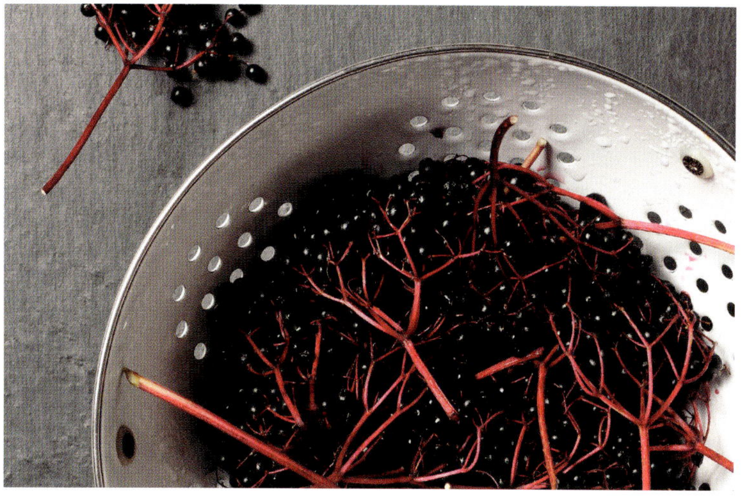

Eine Nachspeise gibt es auch, da der Phlegmatiker Süßes liebt und sich möglicherweise heimlich an der Naschlade zu schaffen macht.

Für das Hollerkoch kochst du Holunderbeeren (abgezupft, von den Stielen befreit) mit etwas Wasser, Zimt, Gewürznelke, Zwetschken und Apfelstückchen 30 bis 40 Minuten lang, damit alle Toxine des Holunders zerstört sind. Dieses Kompott kannst du vorbereiten. Koch es im Sommer, wenn die Holunderbeeren reif sind. Man kann es gut haltbar machen und über das Jahr von Fall zu Fall genießen. (Mehr über das »Superfood« Holunder siehe Kapitel »Lebensmittel«.)

Was steckt aus Sicht der TEM hinter den verwendeten Lebensmitteln und welchen Nutzen zieht der Phlegmatiker daraus?

- Holunderbeeren sind warm und trocken, öffnen Leber und Milz, reinigen, treiben kalte Feuchte aus, wirken auflösend und straffend.
- Äpfel wirken stoffwechselanregend, blutbildend, tonisierend auf den Magen, darmregulierend und entgiftend.

Spaziergang ... der Abschlussgang

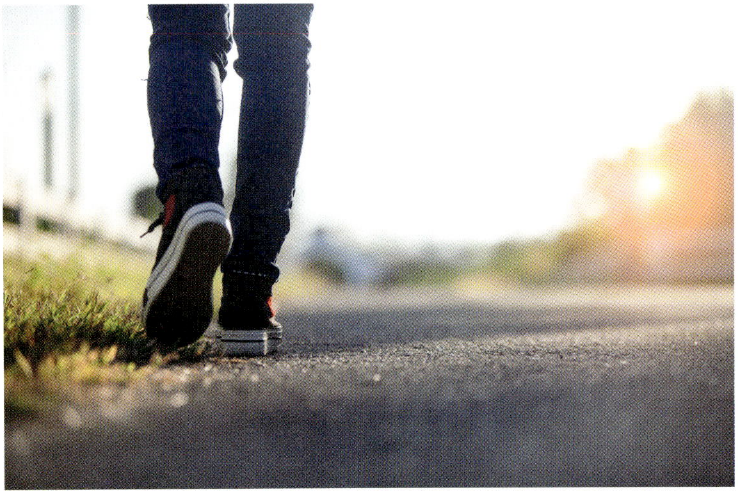

Nach dem Essen heißt es für den Phlegmatiker: Bewegung! Hoppla, das war doch schon zu Beginn ein Thema. Ja, denn Bewegung ist des Phlegmatikers oberstes Motto. Andere Konstitutionen können nach dem Essen ruhen, der Phlegmatiker soll 1000 Schritte tun.

Vermeide es ... Das Übermaß der Ernährung

Eine Eigenschaft sollte der Phlegmatiker in der Ernährung tunlichst vermeiden. Eine Eigenschaft, die zu Stagnation führt: das Übermaß. Das Zuviel, der Überfluss, die übermäßige Ernährung und eine ebensolche Passivität dämpfen das Feuer des Phlegmas besonders. Ein Übermaß an schwer verdaulichem, fettem Essen, an Frittiertem. An Pilzen. Ein Übermaß an kühlenden und sauren Lebensmitteln, an Milchprodukten und Fisch. Ein Übermaß an schnellen Kohlenhydraten, wie Mehlspeisen, Weißgebäck, Süßem, Süßigkeiten, Zucker. Und selbst wenn der Phlegmatiker gut mit Fleisch umgehen kann, sollte er Schweine- und Kalbfleisch grundsätzlich meiden. Auch Gans und Ente – die Weihnachtsklassiker – sind ob ihrer Fettigkeit tabu. Aber Weihnachten ist eben nur einmal im Jahr, und wenn das Geflügel auf dem Teller Tradition ist, soll es so sein.

Das abgetropfte, aufgefangene Fett der Gans ist übrigens wunderbar bei einer Erkältung zu verwenden: Durch die beigefügten Gewürze wie Thymian und Beifuß eignet es sich als »Schmalzfleck« – als Brustauflage bei Husten.

Um deine Lebenskraft zu stärken, achtet die Vier-Temperamente-Küche auf dein Temperament, deine Grundkonstitution, die Tages- und Jahreszeit sowie auf dein Lebensalter. Das Temperieren, der Geschmack und die Zubereitungsart sind die Hilfswerkzeuge dafür.

Die Vier-Temperamente-Küche ist geprägt von den vier Primärqualitäten: feucht, warm, trocken und kalt. Jedes Lebensmittel hat eine geprägte Qualitäten-Mischung und einen eigenen Geschmack. Durch die Zubereitungsart und die Kombination mit anderen Lebensmitteln und Gewürzen bestimmst du deine Mahlzeit und machst sie für dein Temperament bestmöglich zugänglich. Denn letztendlich zählt: Du bist, was du verdaut hast.

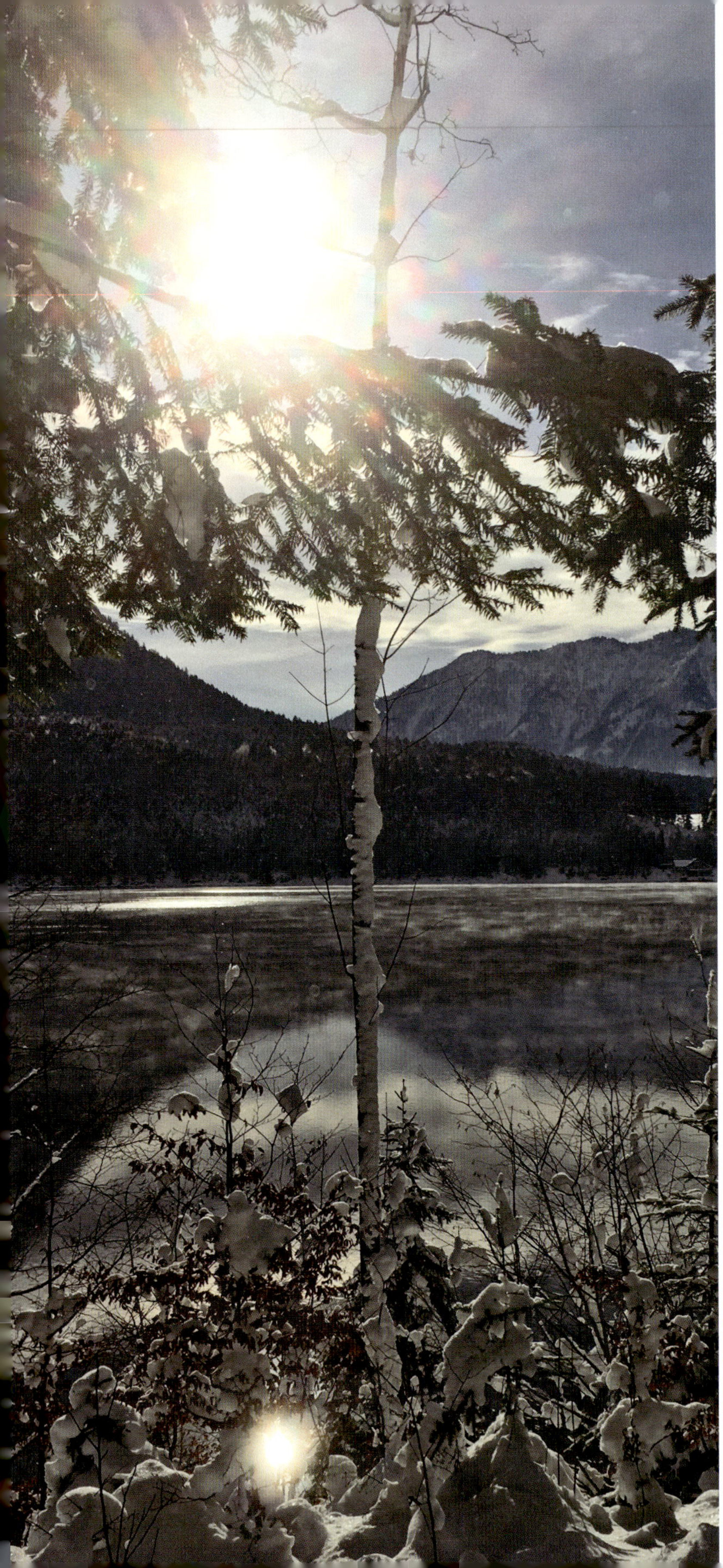
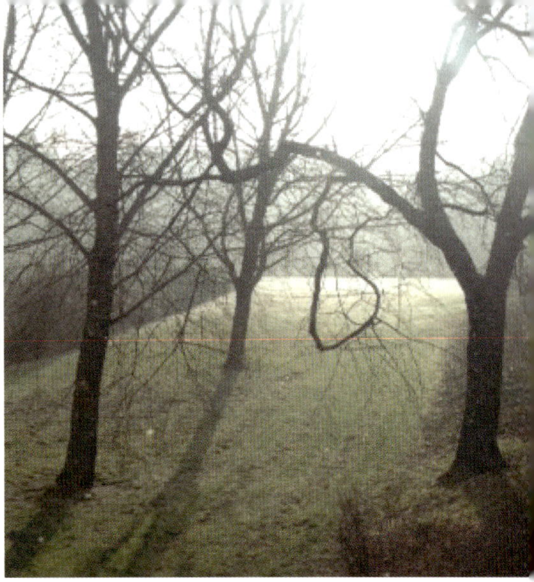
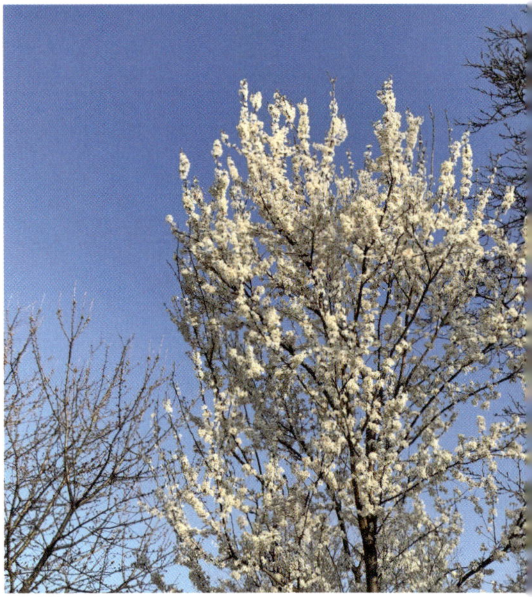
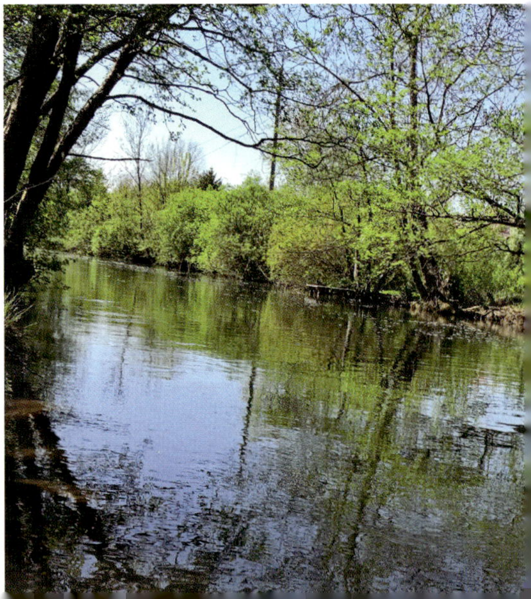

Rhythmus …
Ernährung im Kreis des Tages, Jahres und Lebens

Der Fluss des Lebens verändert und formt dein Temperament.
Tageszeit, Jahreszeit und Lebenszeit prägen die vier Körpersäfte und deren Qualitäten.
In jeder Zeit überwiegen die Qualitäten einer der vier Säfte.

- Sanguis, das Blut, dominiert am Morgen, im Frühling und in der jugendlichen Kindheit.
- Chole, die Gelbgalle, dominiert zu Mittag, im Sommer und im Erwachsenenalter.
- Melanchole, die Schwarzgalle, dominiert am Abend, im Herbst und im Alter.
- Phlegma, der Schleim, dominiert in der Nacht, im Winter und am Lebensabend sowie in der Phase als Embryo und Baby, sowohl für die Mutter als auch für das Kind.

Wenn deine Grundkonstitution **sanguinisch** ist, konntest du dein Temperament als Kind speziell frühmorgens und im Frühling besonders intensiv spüren, und du wirst es auch ausgelebt haben. Im Erwachsenenalter zur Mittagszeit an einem heißen Sommertag wird nun das cholerische Temperament auf dich wirken.

Das Leben folgt einem wiederkehrenden Zyklus. Tag und Nacht. Frühling, Sommer, Herbst und Winter.

Wenn deine Grundkonstitution **cholerisch** ist, merkst du das am intensivsten als Erwachsener rund um die Mittagszeit im Hochsommer. Je älter du wirst und je später der Abend, desto mehr wirst du im Winter das phlegmatische Temperament spüren.

Wenn deine Grundkonstitution **melancholisch** ist, hast du als Kind speziell frühmorgens und im Frühling das sanguinische Temperament gespürt. Je älter du wirst und je später der Nachmittag, desto mehr wirst du im Herbst dein melancholisches Temperament intensiv spüren.

Wenn deine Grundkonstitution **phlegmatisch** ist, liebst du den kalten, frühen Wintermorgen – als Baby und als Greis ganz besonders. Wenn du erwachsen bist, prägt dich der Sommer, die cholerische Hitze zu Mittag.

Doch egal mit welcher Grundkonstitution wir geboren werden, wir durchlaufen während des Tages, des Jahres, ja während des ganzen Lebens immer wieder alle Temperamente. Der Morgen hat eine andere Qualität als der Abend, der Sommer eine andere als der Winter. Das Erwachsenenalter hat eine andere Qualität als das hohe Alter.

An diese Anforderungen sollte auch unsere Ernährung angepasst sein: Frühstück, Mittag- und Abendessen – je nach Jahreszeit, Klima und Lebenszeit angepasst an unser Temperament.

Bewegung & Rhythmik, das Grundprinzip allen Lebens

Die Qualität, mit der Sonne zu leben: Frühmorgens, wenn der Tag erwacht, die Gedanken mit positiver Energie zu füllen, ist ein herrliches Ritual. Kraft und Energie zu tanken mit den ersten Sonnenstrahlen, mit der frischen und klaren Luft des angebrochenen Tages. Wer diese Qualität schätzen lernt, weiß, dass dies einen enormen Einfluss auf den ganzen Tag hat.

»Jeder Teil eines Organismus ist immer gleichzeitig Mittel und Zweck aller anderen.« (Immanuel Kant, deutscher Philosoph, 1724–1804)

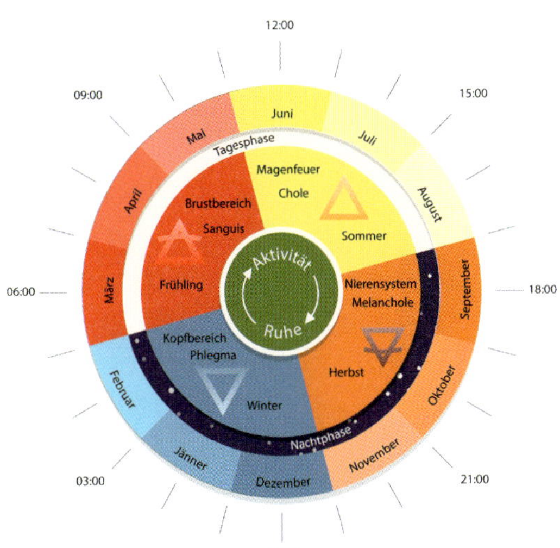

Der erste Atemzug, der erste Herzschlag. Das sind die Rhythmen, die uns bewegen. Das Einatmen und das Ausatmen. Wir als Bewohner der Erde leben auch im Rhythmus der Erde. Unsere Erde ist es, die den Takt vorgibt. Der rotierende Erdkern und die rotierende Erde, die Planeten rundherum sowie Sonne und Mond definieren diese Bewegung sehr detailliert. Die Rhythmik des Tages und der Nacht, auch Sommer und Winter sowie Jugend und Alter sind bestimmt durch die Erde und ihre Rotation. Und diese Rotation, dieser Rhythmus sind die Kräfte, die auf uns wirken. Diese Dynamik gibt Zeitstrukturen vor. Sie bedeutet ein Prinzip der Ordnung. Eine belebte, rhythmische Ordnung ohne Stillstand. Dieses Prinzip, das für uns Menschen eine Abhängigkeit von der Erde bedeutet, können wir umgehen. Doch bis spätabends oder auch nachts zu arbeiten bedeutet, dass wir gegen den natürlichen Rhythmus leben.

Nun, wenn du meinst, du bist eine Nachteule und dir macht das nichts aus, dann lebe danach, doch achte ganz genau auf die Signale deines Körpers. Nicht umsonst gibt es auch gesetzliche Vorschriften punkto Nachtarbeit, die sinnvoll und wertvoll sind. Überreize also deinen Organismus durch Nachtarbeit nicht ständig, indem du gegen den Grundrhythmus der Erde und deines Körpers lebst.

Organismus – wir verwenden dieses Wort, um Vorgänge unseres Körpers zu beschreiben. Doch es sind nicht irgendwelche Vorgänge. Nein, es geht um ein ganzheitliches System. Das Wort Organismus beschreibt das System der Organe in seiner Gesamtheit. Herz, Atmung, Verdauung und das Nervensystem haben eine ganz spezielle Rhythmik, eine eigene Bewegung.

Die TEM sieht daher auch die Organe und deren Funktionskreisläufe in den Rhythmus der Erde eingegliedert. Auch Tages-, Jahres- und Lebenszeiten sowie alle Funktionskreisläufe, Planeten und Sternzeichen sind Teil eines ganzheitlichen Schemas. Ähnlich einer Uhr tickt darin der Rhythmus unseres Lebens.

So ist es uns ganz natürlich gegeben, nachts, wenn es dunkel ist, zu schlafen und tagsüber aktiv zu sein. Der Winter – man merkt es wunderbar, wenn es schneit – dämpft und ist eine ruhige Zeit. Hingegen ist der Sommer als heiße Jahreszeit weit intensiver und bewegter. Auch die Organe und unsere Körperfunktionen sind mit diesem Rhythmus verbunden. So gibt es gewisse Tageszeiten, an denen die Verdauung wesentlich aktiver ist, und Tageszeiten, an denen wiederum die Gehirnleistung aktiver ist. Unsere innere Uhr zeigt sich, auch wenn wir krank sind. Fieber beispielsweise unterliegt den Schwankungen unseres Rhythmus, dem Rhythmus der Organe.

DER RHYTHMUS DES LEBENS

Qualitäten-Mischung	**feucht und warm**						**warm und trocken**					
Humores	**Sanguis**						**Chole**					
Lebenszeit	Kindheit/Jugend						Erwachsenenalter					
Jahreszeit	Frühling						Sommer					
Monat	März		April		Mai		Juni		Juli		August	
Sternzeichen	Fisch	Widder	Stier	Zwilling	Krebs	Löwe	Jung-					
	Brustbereich						Magenfeuer					
Organismus	Umschaltung auf Aktivitätsstoffwechsel	Verdauung wird aktiviert	Die Verdauung bremst die geistige Leistung	Infektanfälligkeit erhöht	Leistungshoch der Lebenskraft	Gesteigerte Magensäurebildung	Mittagstief, Tagkrise	Tageshöhepunkt des Blutdrucks				
Tagesphase	Tages- und Aktivitätsphase											
	Morgen/Vormittag						Mittag/Nachmittag					
Uhrzeit	5.00	6.00	7.00	8.00	9.00	10.00	11.00	12.00	13.00	14.00	15.00	16.00

trocken und kalt	**kalt und feucht**
Melanchole	**Phlegma**
Alter	Greis/Säugling
Herbst	Winter

September	Oktober	November	Dezember	Jänner	Februar

frau	Waage	Skorpion	Schütze	Steinbock	Wassermann	Fisch

Nierensystem	Kopfbereich

Höchste Körpertem-peratur	Erhöhte Funktion der Bauchspei-cheldrüse	Leistungs-hoch der Nierenfiltra-tion	Besonders hohe sensorische Sensibilität, Zeit für die Bettruhe	Höhepunkt der Schlaf-bereitschaft	Tiefpunkt der Hirnleistung	Tiefpunkt der Kälteresis-tenz	Absolutes Leistungs-tief, Nachtkrise

Nacht- und Ruhephase

Abend	Nacht/Nachtruhe

17.00	18.00	19.00	20.00	21.00	22.00	23.00	0.00	1.00	2.00	3.00	4.00

Bewegung … körperlich & geistig

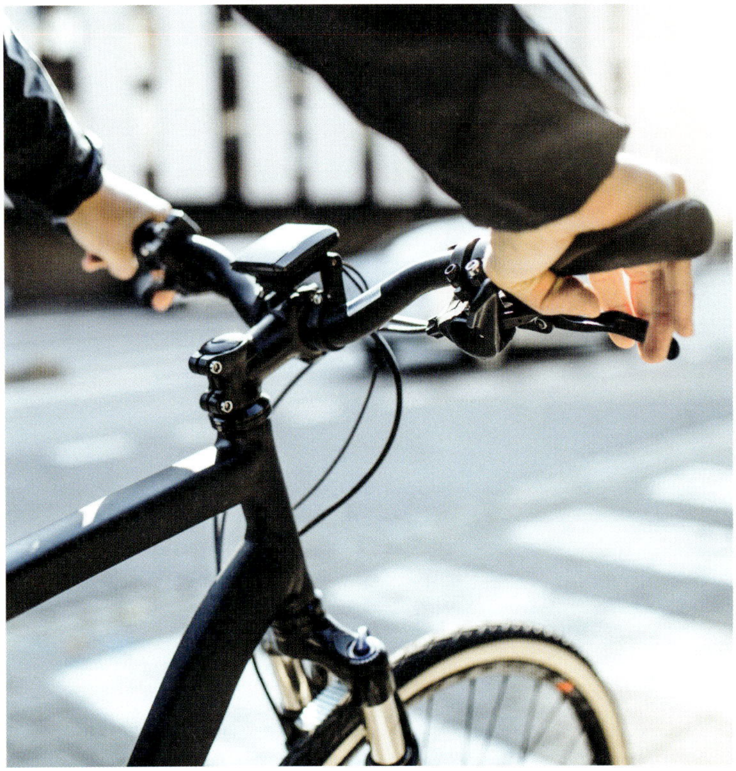

Körperliche und geistige Bewegung haben einen wesentlichen Einfluss auf die Lebensfreude, und sie stehen für ein sinnerfülltes Leben. Ein bewegtes Leben ist ein Leben voller Wohlbefinden. Ein bewegtes Leben bedeutet noch viel mehr: Wohlbefinden, Selbstvertrauen, Kreativität, aber auch Reaktionsfähigkeit, Denk- und Merkfähigkeit, Koordination und nicht zuletzt Zufriedenheit, Selbstbewusstsein, Anpassungsfähigkeit. Und Verdauungskraft.

Bewegung ist ein Grundprinzip des Lebens. Daher haben körperliche Bewegung, geistige Bewegung und auch die »Bewegung« der Lebensmittel durch Gewürze und Zubereitungsmethoden einen fixen Platz in der Ernährung nach der Traditionellen Europäischen Medizin.

Beweglichkeit ist notwendig, um Körper und Geist zu nähren. Ruhe ist nur im Sinne einer Ausgeglichenheit notwendig, um die Balance zu wahren. Warum das hier separat erwähnt wird? Nun, die meisten Schwierigkeiten ergeben sich durch Bewegungsmangel. Es ist das Übermaß der Ruhe, das zum Stillstand führt.

Der Mensch ist dazu »konstruiert«, täglich 20.000 bis 30.000 Schritte zu gehen. Dafür ist unser Bewegungsapparat gebaut und ausgestattet. Schritte, die er früher dafür aufgewendet hat, um ausreichend Nahrung zu finden. Zum Glück – und ich denke, da sind wir uns einig – ist das in dieser Form nicht mehr notwendig. Doch das weiß unser Körper nicht, er braucht Bewegung. Auch heute wird empfohlen, täglich mindestens 10.000 Schritte zu gehen. Das kann für manche oft sehr herausfordernd sein.

Durch technische Hilfsmittel ist es nicht mehr notwendig, viel zu gehen. Der Fortschritt hat den Radius der Beweglichkeit vergrößert, doch damit gleichzeitig die individuelle Bewegung verringert. Durch Autofahrten, öffentliche Verkehrsmittel und viele andere Möglichkeiten der automatisierten Fortbewegung boykottieren wir uns selbst. Wir nehmen uns die Möglichkeit zur Bewegung. Auch wenn Empfehlungen, wie eine Station früher auszusteigen oder die Treppe zu benutzen, platt klingen – sie machen Sinn. Je mehr Schritte du untertags machst, umso mehr tust du für deine Gesundheit.

Ähnlich ist es mit der geistigen Beweglichkeit. Sie wird durch körperliche Bewegung gefördert, am besten gekoppelt mit frischer Luft: Wenn Probleme unlösbar sind, kann zum Beispiel ein Spaziergang hilfreich sein. Oft hat man dabei einen Geistesblitz und eine Lösung parat oder die Erkenntnis, dass es eigentlich kein gravierendes Problem ist. Ja, so einfach kann es sein.

Und geistige Anstrengung, wie das Lernen, Lesen oder Diskutieren, kurbelt die Durchblutung des Gehirns an. Dadurch wird Phlegma bewegt, das speziell über das Haupt in der Nacht abgeleitet wird. Wird das Gehirn untertags nicht genügend bewegt, kommt es zu Unbeweglichkeiten im Kopf. Müdigkeit macht sich breit.

Da die TEM den Menschen immer in seiner Gesamtheit betrachtet, kann sich auch die Diätetik der TEM vor der körperlichen und geistigen Bewegung nicht verschließen und bringt genau dazu Aspekte mit ein.

Ernährung im Tagesablauf: Aufbauen, nähren, ausklingen

Wie gestaltest du deinen Tagesablauf? Hast du eine Struktur? Planst du? Gibt es fixe Essenszeiten? Oder isst du, wenn gerade Zeit ist? Zwischendurch mal, irgendwann. Isst du einfach, wenn du Hunger hast?

In unserem hektischen Alltag ist Essen oft nur Nebensache. Die Essenszeiten bestimmen längst nicht mehr den Tagesrhythmus. Eine geplante Nährstoffversorgung wird kaum berücksichtigt. Da Lebensmittel immer verfügbar sind, scheint das auch nicht notwendig zu sein. Ein geordneter Lebensrhythmus ist vielen von uns fremd geworden.

Das Dilemma beginnt beim Frühstück. Oft fällt es aus oder wird im Vorbeigehen mit fertig verpacktem Süßkram abgedeckt. Das Mittagessen besteht dann aus Snacks, die nebenbei am Arbeitsplatz – oft direkt vor dem Computer – gegessen werden. Mehrmals am Tag nascht man unbewusst irgendwelche Süßigkeiten. Und abends? Ja, da wird das Versäumte ausgiebig nachgeholt. Das Abendessen ist zur Hauptmahlzeit geworden. Und dann geht man mit vollem Magen ins Bett.

Über die Verdauung machen sich die wenigsten Leute Gedanken, außer diese plagt sie. Dabei ist die Verdauung ein kleines Wunder. Tag für Tag, Stunde für Stunde, Minute für Minute schafft es unser Körper, fremde Materie in körpereigene Substanz umzuwandeln. Wenn man sich dieses Vorgangs bewusst wird, fällt der Umstieg von »Nahrungsmittel« auf »Lebensmittel« wahrscheinlich leichter – und es versteht sich dann auch von selbst, dass diese Verwandlung Zeit und Ruhephasen benötigt. Führt man sich diese Metamorphose vor Augen, wird klar, dass eine angemessene Ernährung hilfreich ist, um fremde Energie in körpereigene Zellen umzuwandeln.

Morgens sollst du essen wie ein Kaiser, mittags wie ein König und abends wie ein Bettelmann.

Den Spruch von »Kaiser, König, Bettelmann – kennst du bestimmt. Er mag schon etwas überbeansprucht sein und wird heutzutage oft angezweifelt, doch er hat nach wie vor Gültigkeit. Man hört oft: »Unterm Strich zählt die Summe der zugeführten Tagesenergie, egal wann und wie viel man isst.«

Als junger Mensch hat man vielleicht das Gefühl, es mache keinen Unterschied, wann man wie viel isst. Die Verdauung ist meist gut in Form. Je älter man wird, umso sensibler wird man. Üppiges Abendessen zu später Stunde bringt dann mehr Probleme, als einem lieb ist. Je früher du auf die Verdauung und die Rhythmik deiner Ernährung achtest, umso weniger Probleme entwickeln sich im Lauf des Lebens.

Daher mein Tipp: Genieße und pflege dein Frühstücksritual. Nimm dir mittags Zeit, um ausreichend zu essen, und gib deinem Körper abends die Chance, zur Ruhe zu finden. Iss nicht zu spät – und nur kleine und gegarte Mahlzeiten.

Mahlzeit	Frühstück	Jause	Mittagessen	Jause	Abendessen
Hauptprinzipien der Nahrung im Tagesablauf	sanguinisch – frühlingshaft	sanguinisch	cholerisch – sommerlich	sanguinisch	melancholisch – herbstlich
	Phlegma der Nacht aktivieren und ausleiten	energie-bringend	Tagesmittel-punkt befeuern	entspannend	für die Nacht vorbereiten
	Kräfte aufbauen	nur wenn unbedingt notwendig	bunt und vielfältig	nur wenn unbedingt notwendig	zurückhaltend und mit Maß
	Speicher füllen		abwechslungs-reich mund energetisch		Verdauung entlasten
	temperamentge-recht		temperamentge-recht		temperamentge-recht

Frühstück – die Speicher wieder auffüllen

Frühstückst du? Ist es für dich die wichtigste Mahlzeit am Tag? Oder lässt du es bleiben? Keine Zeit dafür? Oder nur am Wochenende?

Die TEM betrachtet die erste Mahlzeit des Tages maßgeblich für das Gelingen des Tages. Unser gesamter Organismus muss nach der langen Zeit der Ruhe – des Schlafs – erst wieder in Schwung kommen. Dafür benötigt es Energie. Zucker, Fette und Eiweiße haben wir in unseren Lagern gespeichert, und auf diese greift der Körper als erstes zu. Und diese Lager, diese Nährstoffe, müssen zeitgerecht wieder gefüllt werden.

Wann passiert das? Wann ist die perfekte Zeit für das Frühstück? Das ist abhängig vom Temperament. Sieht man allerdings den Rhythmus in Verbindung mit dem Aktivitätsprofil der Organe, sollte zwischen 6 und 7 Uhr gefrühstückt werden. Da sind dann je nach der letzten Mahlzeit rund zwölf Stunden vergangen. Eine Zeit des Fastens, das dann gebrochen wird. »Breakfast«, wie die Engländer zum Frühstück sagen, das Fasten brechen. Wer schon mal

Frühstück = Fasten brechen. Wer nicht frühstücken mag, isst oft sehr spät sein Abendessen und hat dann morgens keinen Hunger …

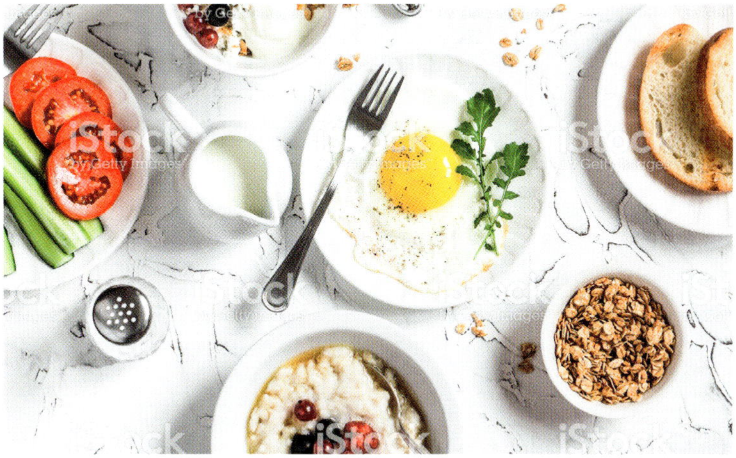

gefastet hat, weiß um dessen Bedeutung. Dies passiert vorbereitet und überlegt.

Der optimale Start in den Tag besteht, je nach Temperament, aus mehr oder weniger moderater Bewegung. Der Magen und der gesamte Organismus wollen mobilisiert und erwärmt werden. Erst danach gibt es Frühstück, ein erwärmendes, leicht verdauliches. Der Magen und die Verdauungsleistung sind noch nicht auf Hochtouren und sollen keineswegs überlastet werden.

Speziell Rohkost und ungekochte Lebensmittel sind aus dieser Sicht kontraproduktiv. Das gängige Müsli aus rohem Getreide, Milch und Obst am Morgen stellt eine enorme Herausforderung für den Organismus dar. Leicht machen wir es ihm damit nicht. Rohes Getreide ist für alle Konstitutionen schwierig und vorwiegend belastend.

Genauso werden auch Smoothies gesehen. Dafür werden Unmengen an rohem Gemüse und Obst fein säuberlich püriert. Eine Menge, die du, wenn du sie kauen müsstest, unmöglich essen würdest. Deinem Organismus mutest du damit einiges zu. Roh, kalt, unverdaut, und das hastig am frühen Morgen in einem Schluck? Na ja, ich würde das meiner Verdauung, meinem Körper nicht antun wollen.

Ein resches Semmerl mit Butter und Marmelade? Diese Art von »Wiener Frühstück« sollte eher die Ausnahme sein, nicht tägliche Routine. Wohl ist die Semmel (Brötchen) gebacken und die Marmelade gekocht – doch beides deckt nicht den Nährstoffbedarf. Heißhunger folgt.

Meine Großeltern haben warm gefrühstückt. Deine auch? Vor dem Frühstück hatten sie schon einiges an Arbeiten erledigt – außer sonntags, da nur Oma. Mein Opa war am Sonntagmorgen recht passiv und hat auf den Duft des frischen Kaffees gewartet.

Hier ein Tipp für Smoothie-Fans: Smoothie geht auch warm, gekocht und gelöffelt – als Suppe eben.

Die erste Mahlzeit des Tages war warm, egal ob Sommer oder Winter. Bei meinen Großeltern, wie im alpenländischen Raum meist üblich, bestand sie aus einer Suppe oder Brei. Suppe ist auch heute noch mein Lieblingsfrühstück. Schon im Mittelalter wurden zum Frühstück häufig Suppen gegessen. Die gab es zum Abendessen und wurden in der Früh einfach aufgewärmt. Das ist übrigens eine wunderbare Möglichkeit für alle, die zeitig in der Früh aus dem Haus müssen oder morgens keine Zeit fürs Kochen aufbringen wollen. Du bereitest am Abend einen Topf Suppe zu und wärmst sie am nächsten Tag auf. Je nach Menge reicht das dann gut für ein paar Tage.

Im anglikanischen Raum sehr beliebt und weitverbreitet ist Porridge, ein Brei aus gekochten Haferflocken – eine Art Müsli, allerdings gekocht. Aus diesem Gericht, vermute ich mal, hat sich das rohe Müsli entwickelt. Man dachte wohl, noch mehr Nährstoffe aufzunehmen, wenn man es roh isst. Doch rohes Getreide kann unser Organismus kaum bis gar nicht aufspalten, er kommt an die Nährstoffe nicht heran. Ungeachtet dessen essen wir mit rohem Getreide auch Pflanzengifte mit, wie etwa Lektine. Daher – bitte kochen!

Dein Frühstück ist dein Fundament.

Mit Fantasie und Kreativität kann Porridge die Basis für dein individuelles tägliches Frühstück sein. Es lassen sich schnelle, wunderbare warme Gerichte damit zubereiten. Abwechslung und Eintönigkeit können – sofern du das möchtest – vorbei sein. Ob Sommer, Frühling, Herbst, Winter. Ob Sanguiniker, Choleriker, Melancholiker, Phlegmatiker. Dieses Frühstück kannst du für die gesamte Familie anpassen.

GETREIDEFRÜHSTÜCK ... GRUNDREZEPT

Zutaten (für 1 Person):
30 bis 60 g Getreide nach Belieben, 60 bzw. 120 bis 180 ml Wasser (doppelte bis dreifache Menge des Getreides), 1 Prise Salz, ½–1 TL Butter oder Nussöl.

Beginnen wir mit der Basis, der ungewürzten Getreidebasis. Davon kannst du im Vorfeld gern etwas mehr zubereiten, um ein bis zwei Tage auszukommen.

- **Getreidebasis**

  Zubereitung: **Eine geringe Menge Wasser erhitzen, das Getreide zugeben und unter Rühren weich kochen. Entscheide während des Kochens, ob du noch Wasser zugeben möchtest. Salz und Fett gib erst zum Abschluss, nach dem Kochen, dazu. Man kann das Getreide auch mit wenig Wasser ankochen und mit Mandel- oder Haferdrink oder Suppe fertig garen.**

  Als Getreide eignen sich:

- **echte Getreidesorten, wie Hirse, Hafer, Gerste, Mais, Reis, Weizen, Roggen, und deren Arten Dinkel, Emmer, Einkorn, Kamut**
- **Pseudogetreide, wie Buchweizen und Amarant**

Ob du das ganze Getreide oder Getreideflocken verwenden willst, ist deine Wahl. Da Getreide sehr lange gekocht werden muss, bis es weich ist – und es muss weich sein – ist es vorteilhaft, das Getreide (ausgenommen Hirse und Hafer, koche dies immer frisch) über Nacht in Wasser einzuweichen oder schon am Vortag vorzukochen.

Warum Getreide? Damit füllst du am besten jene Speicher auf, die dein Gehirn als erstes anknabbert. Die Menge ist individuell. Mal ist es mehr, mal weniger, was du benötigst.

Das Getreide würzt du entsprechend deinem Geschmack, deinem Temperament, der Jahreszeiten und wie es mit den weiteren Zugaben – Obst oder Gemüse – am besten harmoniert. Die Gewürze braucht es für die bewegende Wirkung. Für die Stoffwechselaktivität und um die Verdaulichkeit zu verbessern, sind zu empfehlen: Vanille, Zitronenschale, Ingwer, Kardamom, Macis, Zimt, Gewürznelke, Fenchelsamen, Anis, Kräuter. Richte dich bei den Gewürzen nach der Jahreszeit, dem aktuellen Klima und deinen Bedürfnissen.

Ergänze das warme Getreidefrühstück mit folgenden Lebensmitteln: Obst, Nüsse, Samen, Gemüse, Ei, Fleisch, Käse, Joghurt. Ganz wie es dir beliebt und an die Jahreszeiten angepasst. Wärmend oder kühlend. Eher süß, pikant oder würzig-herzhaft.

Achte auch darauf, deinen Feuchtigkeitshaushalt aufzubauen. In der Nacht verbrauchst du einiges davon. Ein bis zwei Liter Flüssigkeit verdunsten in der Nacht. Daher muss auch dieser Speicher gut gefüllt werden. Steigere die Flüssigkeitsmenge nach und nach. Dafür eignen sich Suppen oder saftige Getreidefrühstücke besonders gut. Wasser, Tee und Kaffee als Begleiter vor oder nach dem Essen passen ebenso. Auch bei den Getränken ist Abwechslung angesagt.

APFELPORRIDGE … EIN GUTER EINSTIEG

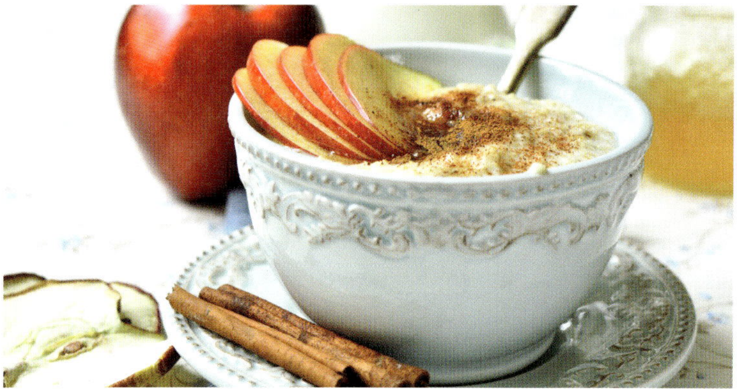

Zutaten (für 1 Person):
Grundrezept Getreidebasis (in diesem Fall mit Haferflocken), 2 Datteln, 1 TL Rosinen, 1 Apfel, 1 bis 2 Spritzer Zitronensaft, 1 Msp. Zimt oder Vanillemark, 1 Msp. Ingwer, 3 bis 5 Haselnüsse oder Mandeln, evtl. etwas Honig.

Apfelporridge ist eine süß-säuerliche Variante, die allgemein einsetzbar ist und sich auch gut als warmes Getreidefrühstück eignet. Versuch's doch mal. Es schmeckt.

Zubereitung: Haferflocken nach dem Grundrezept mit klein geschnittenen Datteln und Rosinen bei mittlerer Temperatur kochen, das dauert etwa zehn Minuten. Gegen Ende der Kochzeit einen Apfel entkernen, grob raspeln und mit Zitronensaft vermischen. Die Hälfte des Apfels zum Porridge geben, mit Vanille oder Zimt und Ingwer abschmecken und fertig gar ziehen lassen. Nüsse grob hacken. Apfelporridge in einer Schüssel anrichten, die restlichen Apfelraspeln draufgeben, mit den gehackten Haselnüssen bestreuen und eventuell noch etwas Honig darüber träufeln. Genießen.

Süße Variationen eines Getreidefrühstücks

Bemerkst du die Vielfalt des Getreidefrühstücks? Obst und Gewürze lassen sich toll variieren. Das Grundrezept lässt sich in den unterschiedlichsten Variationen zubereiten. Beginne im Frühling mit Rhabarber. Verwende im Sommer und Herbst das süße, saftige Steinobst – Kirschen, Marillen, Pfirsiche, Zwetschken, Mirabellen, Pflaumen. Oder Beeren – Heidelbeeren, Brombeeren, Stachelbeeren, Himbeeren, Preiselbeeren. Wenn es kein frisches Obst mehr gibt, kommt das Lagerobst an die Reihe: Äpfel und Birnen. Frisches Obst kannst du nach Belieben auch immer durch Kompott ergänzen oder ersetzen.

Streue frische, knackige Zutaten auf dein Frühstück. Toppings können Nüsse und Samen sein, nicht nur wegen ihrer hohen Anteile an ungesättigten Fetten und Mineralstoffen, sondern natürlich wegen ihres Geschmacks und für den nötigen Biss. Die gewünschte Frische als Topping bringt Obst, vor allem Beeren sind beliebt. Auch ein Klecks erfrischendes Joghurt ist gerade im Sommer eine feine Abwechslung.

Pikante Variationen	Frühling	Sommer	Herbst	Winter
Vorherrschende Säfte	Sanguis – Blut	Chole – Gelbgalle	Melanchole – Schwarzgalle	Phlegma – Schleim
Getreidebasis	Hirse oder Maisgrieß	Amarant oder Buchweizen	Gerste oder Haferflocken	Dinkelflocken, Haferflocken, Reis
	Wasser	Wasser	Mandeldrink	Wasser
Getrocknetes Obst	Rosinen	Apfelringe	Feigen	Rosinen, Datteln
Gekochtes Obst	Äpfel, Rhabarber	Marillen, Kirschen, Pfirsiche	Zwetschken, Birnen, Preiselbeeren	Äpfel, Quittenkompott, Hollerkoch
Gewürze	Vanille, Ingwer	Ingwer, Minze	Kakaopulver, Zimt, Ingwer, Gewürznelke	Lebkuchengewürz
Zum Drüberstreuen	Mohn, Erdbeeren	Joghurt, Himbeeren, Mandeln	Brombeeren, Maroni, Kürbiskerne	Walnüsse, Haselnüsse

Pikante Variationen eines Getreidefrühstücks

Süßes magst du nicht? Schon gar nicht zum Frühstück? Du frühstückst lieber pikant? Kein Problem. Anstelle von Obst nimmst du Gemüse, ergänzt es mit Kräutern und setzt ein Ei, Käse oder Nüsse als Eiweißquelle darauf. Auch ein Stück gedämpftes Hühnerfleisch und gebratener Speck machen sich gut. Na, wie klingt das für dich? Besser?

Pikante Variationen	Frühling	Sommer	Herbst	Winter
Vorherrschende Säfte	Sanguis – Blut	Chole – Gelbgalle	Melanchole – Schwarzgalle	Phlegma – Schleim
Getreidebasis	Gerste, Maisgrieß	Hirse, Amarant	Buchweizen, Hafer	Hafer, Dinkel, Roggen
	Wasser	Gemüsesuppe	Gemüsesuppe	Hühnersuppe
Gekochtes Gemüse	Karotte, Fenchel, Sellerie	Zucchini, Paprika, Tomaten	Kürbis	Karotte, Pastinake, Knollensellerie
Gewürze	Fenchel, Zitronensaft, Schwarzkümmel, Pfeffer	Oregano, Zitronenschale und -saft,	Zimt, Ingwer, Thymian, Pfeffer	Fenchel, Anis, Rosmarin, Pfeffer
Zum Drüberstreuen	Weiches oder pochiertes Ei, Sonnenblumenkerne	Frischkäse, Salzmandeln	Haselnüsse	Spiegelei, Speck

Warme Frühstücksoptionen sind grenzenlos

Wie du siehst, kannst du Getreidefrühstücke in alle Richtungen anpassen, und wenn du die Flüssigkeitsmenge erhöhst, wird sogar eine wunderbare Suppe daraus.

Eine weitere Variante ist es, in einen pikanten, festeren Getreidebrei ein bis zwei Eidotter oder ein ganzes Ei einzurühren, Laibchen zu formen und in der Pfanne mit etwas Fett zu braten. Getreidebratlinge schmecken zum Frühstück und auch mit Salat oder Gemüse zu Mittag.

Dem warmen Frühstück sind kaum Grenzen gesetzt, sofern es leicht verdaulich ist und dir schmeckt. Auch Palatschinken, Pancakes, Schmarren und Aufläufe sind eine gute Abwechslung. Aufläufe lassen sich am Vortag gut vorbereiten und nach dem Aufstehen im Backofen erwärmen. Nutze diese Zeit für deine morgendliche Bewegungseinheit, dann geht auch keine Zeit verloren. Apfelkompott dazu, und fertig ist dein Frühstück.

Meine Lieblingsvariante eines Eigerichts ist Ei in Tomatensoße – Shakshuka, ein Gericht aus Israel: Pochierte Eier in einer pikant-aromatischen Soße aus Tomaten und Paprika. Vor allem im Sommer eine Delikatesse.

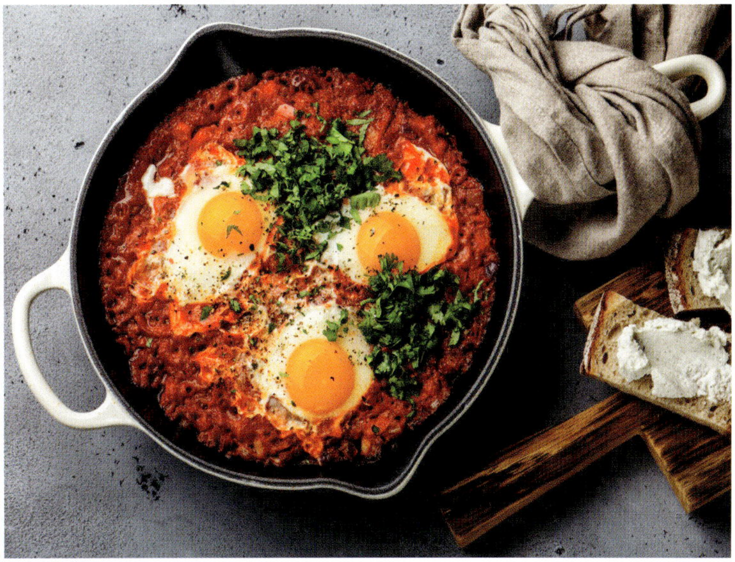

Gern werden zum Frühstück auch Eigerichte serviert. Sie sind eine gute Wahl. Als Spiegelei, pochiertes Ei, weiches Ei oder in Kombination mit gebratenem Gemüse als Omelett. Getoastetes Brot dazu. Und ergänzt durch einen gekochten Gemüsesalat – zum Beispiel mit Roten Rüben. Fertig. Sehr schnell zubereitet, bekömmlich und nahrhaft.

Bist du ein Morgenmuffel, ein Spätaufsteher? Wenn du bis hierhin gelesen hast, hast du die erste Hürde bereits genommen. Ich weiß, in der Früh zu kochen, stellt für dich eine besondere Herausforderung dar. Doch bedenke, dass du mit dieser Mahlzeit den Grundstein für den Tag legst. Egal was kommt, du hast damit gleich zu Beginn des Tages optimal für dich gesorgt. Wenn das Mittagessen mal eher suboptimal ist, weil du unterwegs bist oder etwas Dringendes dazwischenkommt, macht das dann auch nichts. Deine erste Mahlzeit war gut. Dein Frühstück ist dein Fundament.

Hast du dich erst einmal an ein warmes Frühstück gewöhnt, magst du es nicht mehr missen. Es ist den Einsatz wert. Ist es mal Routine, lachst du später nur noch darüber – denn das Kochen geht dann einfach so nebenbei. Es gehört dazu, es ist normal, es ist gut.

Mittagessen – weit mehr als nur eine Zwischenmahlzeit

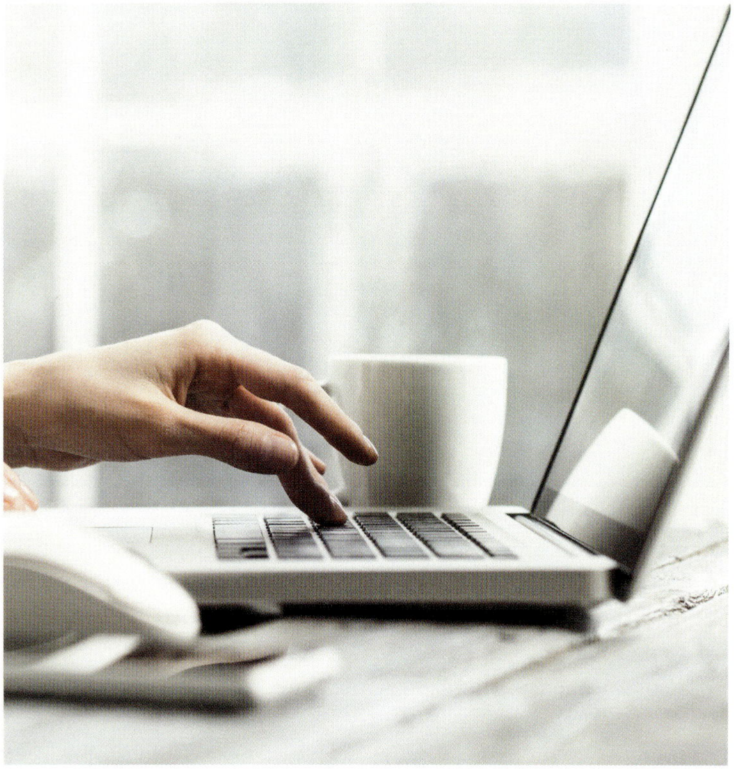

Die Mahlzeit am Tageshöhepunkt stellt die größte Herausforderung dar. Man arbeitet. Das hat man auch früher getan, doch man nahm sich Zeit fürs Mittagessen. Heute erlaubt man sich diese Zeit kaum, und das hat viele Gründe. Letztendlich kann man nur selbst über seinen Rhythmus entscheiden. Wenn man sich vernünftig ernähren möchte, findet man auch in einer noch so kurzen Mittagspause Zeit dafür.

Dem Mittagessen geht es oft so ähnlich wie dem Frühstück, es wird zur Nebensache. Im Arbeitsalltag scheint es oft schwierig, eine adäquate Mahlzeit zu sich zu nehmen. Man greift zu belegten Broten, üppigem Fast Food oder Snacks. Diese sind meist nicht mehr als Magenfüller. Vor allem versorgen sie den Körper nicht mit den nötigen Nährstoffen. Das Mittagskoma droht. Das ist natürlich keine Intensiverkrankung, aber durch die mangelhafte Zufuhr von Nährstoffen werden wir müde. Anstelle eines Leistungshochs folgt ein Tief. Die Verdauung ist überfordert, und diese Überlastung merkst du durch einen gewaltigen Leistungsabfall gegen 14 Uhr. Heißhunger! Wenn dann der Schokoriegel die Notlösung ist, macht die Zuckerkurve einen Salto, vor und zurück. Das alles magst du eigentlich nicht. Aber du siehst keine andere Möglichkeit. Keine Zeit, und ein ausgewogenes Mittagessen im Lokal ist teuer …

Ja, entscheidend sind zu Mittag meist immer der Preis und die Zeit. Was ist im Angebot? Gibt es eine Aktion? Der nächste Lieferservice ums Eck, was gibt es dort? Summa summarum: Wo kann man schnell und günstig essen? Das führt auch dazu, dass wir die Wertschätzung für unsere Lebensmittel immer mehr verlieren. Möglicherweise ist es dieser Verlust, dass wir nicht mehr erkennen, was unserem Körper guttut – und was ihm schadet. Wir setzen uns nicht mehr so stark mit der Ernährung auseinander, das überlassen wir anderen. Der Lebensmittelindustrie. Fast-Food-Ketten. Eigentlich schade.

Fällt dir jetzt vielleicht doch eine andere Möglichkeit ein, dich zu organisieren? Den Tagesablauf so zu strukturieren, dass du zu einem passenden Mittagessen kommst? Meistens ist es nur die Bequemlichkeit, oder eben Unwissenheit, die an alten Mustern festhalten lässt. Und es muss gar kein teures Restaurant sein.

In der gesamten Geschichte der Ernährung war es noch nie so einfach, Essen zu kochen: Kochbücher, Kochsendungen, Blogs, Kochforen – es gibt so viele Medien, um sich zu informieren und zu lernen. Und immer noch werden sie mehr. Sie erfreuen sich größter Beliebtheit. Paradoxerweise wird trotzdem immer weniger selbst gekocht.

Gerade mittags ist unsere Verdauung auf Hochtouren. Sie verzeiht viel. Doch je nähstoffreicher und vielfältiger sie versorgt wird, umso leistungsfähiger und aktiver bist du! Abwechslung ist angesagt. Raus aus dem Einheitsbrei, raus aus der Komfortzone. Nutze die Kochbücher, die einfach so herumliegen. Augen auf – und tun!

Zudem gibt es viele wunderschöne Lunchboxen. Es gibt Wärmebehälter zum Mitnehmen von Speisen. Schraub- und Bügelgläser eignen sich wunderbar – auch wenn sie etwas schwerer als Kunststoffbehälter sind. Doch auch mittags isst das Auge mit und mag einen hübsch gedeckten Tisch. Weil es die Verdauung einfach wert ist. Weil du es dir wert bist.

Erinnerst du dich an die Getreidelaibchen im vorigen Kapitel? Dann hast du bereits dein erstes Mittagessen. Zu den Getreidebratlingen gibt es je nach Jahreszeit eine leichte Joghurt- oder pikante Gemüsesoße, die du aus Paprika, Tomaten, Kürbis oder anderem Gemüse gekocht hast, und einen gekochten Salat oder gekochtes Gemüse. Fertig. Ein schmackhaftes Mittagessen, das man zur Arbeit mitnehmen kann. Das einfach aufzuwärmen ist. Köstlich! Die Bratlinge schmecken auch kalt – sofern du nicht die Möglichkeit hast, sie aufzuwärmen. Die Gemüsesoße koche etwas dicker ein. Einen Wasserkocher gibt es meist überall. Mache etwas Wasser heiß und rühre es unter die Soße, sie ist dann nicht heiß, aber lauwarm. Das ist auch sehr angenehm.

Oder mittags eine Suppe, warum nicht? Diese lässt sich in der Thermoskanne oder im Thermobehälter mitnehmen und tut gut. Ein gehaltvoller Gemüseeintopf lässt dich ganz sicher nicht ins Mittagskoma fallen. Eintöpfe, Currys und Gulasch sind hervorragend geeignet, mit Fleisch oder ohne.

Oder sind vom Frühstück noch Palatschinken übrig? Ein, zwei Pfannkuchen? Super. Pikant gefüllt sind sie sehr fein. Handlich und abwechslungsreich. Füll sie nach Lust und Laune. Bestreich sie mit Frischkäse, beleg sie mit Räucherfisch und Rucola. Eingerollt kannst du sie zu einem gekochten Gemüsesalat aus Brokkoli essen. Auch pikante Muffins oder kleine Eierküchlein kann man gut mitnehmen und zu gekochtem Gemüsesalat essen. Halt! Was ist ein gekochter Gemüsesalat? Ich finde ihn einfach großartig. Vielseitig, wandelbar, kreativ, nahrhaft, geschmackvoll und, und, und …

GEMÜSESALAT … IST EINE FEINE OPTION

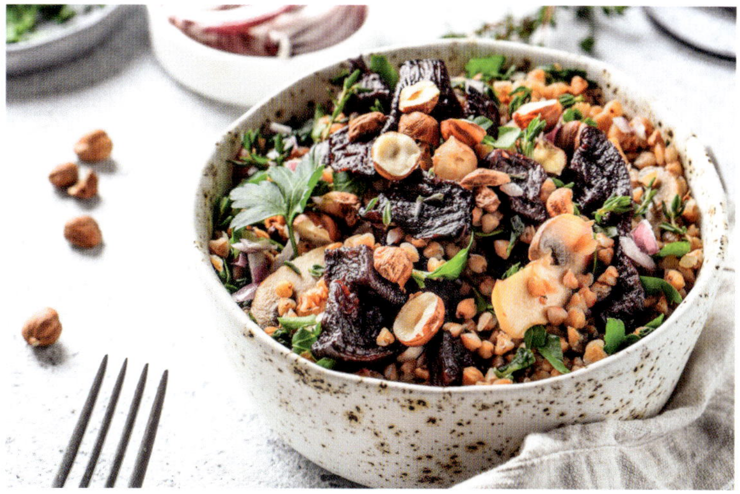

Dies ist kein Salat, an den du möglicherweise denkst: grüne Blätter und etwas Marinade – eine feine Beigabe, aber keine Hauptmahlzeit. Gekochte Gemüsesalate sind um Klassen besser. Ob Pastinake, Karotte, Rote Rüben, Karfiol, Blumenkohl oder Brokkoli, die ganze bunte Welt der Gemüse steht dir offen. Gekocht, kräftig mariniert, mit Kräutern gewürzt.

Wenn du magst, kannst du auch gekochtes Getreide untermischen – vielleicht ist ja noch was vom Frühstück übrig? Ergänze den Gemüsesalat mit Nüssen, Joghurt, Frischkäse, gekochtem Ei, Hühnerfleisch, Rindfleisch oder Fisch. Wunderbar passen auch Hülsenfrüchte: Linsen, Kichererbsen, Bohnen, alles gut gekocht.

Das Dressing kannst du täglich variieren. Wenn es dein Verdauungsfeuer zulässt, gib frisches, rohes Gemüse oder Blattsalat dazu: Radieschen, Tomaten, Rucola oder geraspelte Gurken sind speziell in der warmen Jahreszeit eine angenehme Erfrischung.

Bei Gemüsesalat komme ich ins Schwärmen! Die Vielfalt ist unglaublich, die Nährstoffdichte beeindruckend. Fadesse kommt hier nicht auf. Die Salatvariationen sind ganz einfach in der Vorbereitung.

Mit etwas Geschick bereitest du gleich etwas mehr von der Gemüsesalatbasis zu und machst sie in Gläsern haltbar. Gleich mehrere Sorten. Morgens nimmst du ein Glas, etwas vom Frühstücksgetreide und dein gewünschtes Topping mit ins Büro – und dein Mittagessen ist fertig.

Mit Salat hat sich auch der englische Autor und Gartenbauer John Evelyn im 17. Jahrhundert eingehend beschäftigt. In seinem Buch »Acetaria – A Discourse of Sallets«, das 1699 erschien, findest du einen Salatkalender, mit dem du das ganze Jahr über verschiedenste Salate aus dem Garten zubereiten kannst. Evelyn war seiner Zeit weit voraus. Er war überzeugt davon, dass Salate aus einer Vielzahl von Texturen, Aromen, Farben und Geschmacksrichtungen bestehen sollten.

GEMÜSESALATBASIS – UND VIELE VARIATIONEN

Zutaten (2 Portionen):
100 bis 150 ml Salzwasser oder Gemüsesuppe, 500 g Gemüse mit grober Zellstruktur, Saft von 1 bis 2 Limetten, 1 bis 2 EL flüssiger, nicht zu würziger Blütenhonig, 1 TL Paprikapulver, rosenscharf, ½ bis 1 EL mildes Currypulver (oder wie in der überlieferten Rezeptur 1 Safranfaden), ½ TL Schwarzkümmel, ½ TL Ceylon-Zimtpulver, 50 ml Olivenöl, 1 gestrichener TL Salz.

Diese Salatbasis beruht auf einem mittelalterlichen Rezept. Sie ist mit Pastinaken und Safran überliefert. Nicht nur die Pastinaken gerieten in Vergessenheit, sondern auch die Zubereitungsart des gekochten Gemüsesalats. In sehr alten Kochbüchern findet man viele Salatrezepte, die aber alle nichts mit dem uns bekannten »Salat« zu tun haben – grüne Blätter, etwas Essig, Öl und Salz.

Unter Salat im ursprünglichen Sinn versteht man Gemüse, das gekocht wurde und durch längeres Einwirken von Salz, Essig, Gewürzen und Honig für den Körper leichter verdaulich gemacht wird. Wenn in alten Kochbüchern Kopfsalat als Zutat vorkam, wurde dieser gekocht – auch wenn es nicht explizit erwähnt wurde. Man wäre gar nicht auf die Idee gekommen, Salat roh zu essen. Salzen und säuern war früher schon eine gängige Zubereitungsmethode.

Zubereitung: Dieser Gemüsesalat lässt sich wunderbar vorbereiten und variieren. Nimm anstelle von Pastinaken zum Beispiel anderes Wurzel- und/oder Knollengemüse: Karotten, Rote Rüben, Sellerie usw. Schäle es und schneide es in 5 bis 7 mm dicke Streifen. Ein Gemüsehobel erleichtert dir diese Arbeit. Gare das Gemüse in wenig Salzwasser, bis es weich ist. Währenddessen vermischst du

die übrigen Zutaten zu einer Marinade und gibst sie dann über das warme Gemüse. Nun lässt du alles noch mindestens eine Stunde ziehen – das ist ja kein Problem, denn du isst den Salat sowieso erst mittags. Dieser Salat eignet sich auch hervorragend als Beilage zu gebratenem Bachforellenfilet, Huhn und Gegrilltem.

Nicht nur Wurzelgemüse kannst du so zubereiten – auch Fisolen (grüne und gelbe Bohnen), Karfiol, Blumenkohl, Kohlrabi, Kohlsprossen, Kürbis, Süßkartoffel, Fenchel, Spargel und Kraut eignen sich wunderbar. Mahlzeit!

Salatvariationen	Frühling	Sommer	Herbst	Winter
Bestimmende Säfte	Sanguis – Blut	Chole – Gelbgalle	Melanchole – Schwarzgalle	Phlegma – Schleim
Gemüsesalatbasis	Karfiol, Karotten	Fenchel, Zucchini, Kürbis	Rote Rübe	Pastinake, Sellerie
Gekochtes Getreide	Polenta oder Dinkelreis	Hirse, Gerste	Buchweizen, Hafer	Dinkel, Hafer
Gewürze und Kräuter	Wildkräuter, Jungzwiebel	Ingwer, Honig, Salbei	Chili, Thymian	Safran, Currypulver, Pfeffer
Zum Draufgeben und Drüberstreuen	gerösteter Buchweizen, Spargel, Ei, Sonnenblumenkerne	Tomaten, Gurken, Fisch, Frischkäse, Joghurt, Nüsse, Salzgurke	Maroni, Käse, Walnüsse, Pilze, Wildfleisch	fermentiertes Gemüse, Haselnüsse, gekochte Hülsenfrüchte, Hühnerfleisch

Die Zusammenstellungen in der Tabelle sind Vorschläge und Anregungen. Stelle deine individuelle Kombination zusammen. Nutze die Tabelle als Inspiration, als Bausteine und verändere dein Mittagessen nach Herzenslust.

Die Größe der Bausteine ist wandelbar. Mal mehr Gemüse, mal mehr Getreide oder gar keines, mal mehr Topping. Warum nicht? Betrachte die Bausteine einfach als Basis. Sie sind nicht nur eine

Salatbasis. Nein, auch eine Basis für andere Zubereitungsformen, wie Aufläufe und Eintöpfe. Wenn du etwas mehr Zeit fürs Kochen aufwendest, kannst du damit auch deine Familie wunderbar versorgen. Vielfalt ist das Stichwort. Bunt kann und darf es sein – dein Essen.

Abendessen – ausruhen, den Tag ausklingen lassen

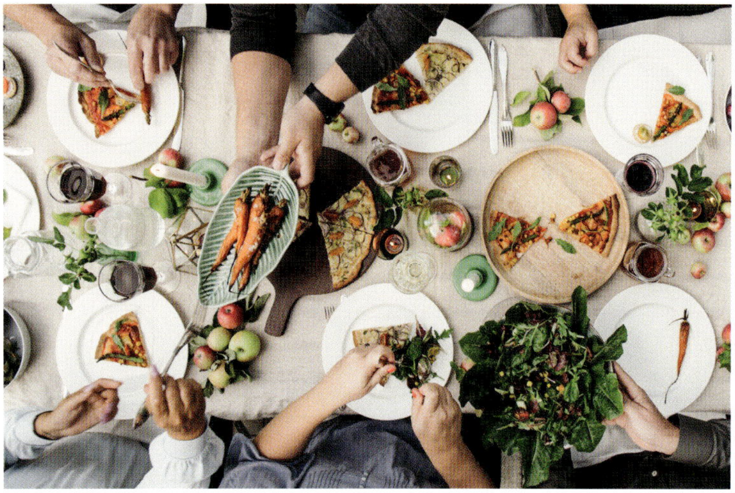

Nimmst du dir mittags ausreichend Zeit, um vernünftig zu essen? Oder geht es dir wie vielen anderen, die tagsüber keine Zeit haben oder keine Ruhe finden, um gut, nährstoffreich und in Maßen zu essen. Dieses Versäumnis wird dann meistens erst abends nachgeholt, sobald alle zu Hause sind. Wenn Ruhe einkehrt, wird üppig gekocht und gegessen. Doch auch unser Organismus will zur Ruhe kommen. Er ist zu später Stunde nicht mehr auf Verdauung eingestellt. Das gesamte System fährt herunter, es bereitet sich langsam auf die Nachtruhe vor.

Auch du selbst bist in der Nacht nicht mehr so leistungsfähig wie vormittags. Das merkst du sicher. Die Dunkelheit der Nacht bremst die Energie. Erholung ist angesagt. Unserem Magen geht es ähnlich. Wird er zu spät mit zu viel oder zu schwerem Essen überfordert, kann er seine Arbeit nicht vollständig ausführen. Es kommt in weiterer Folge zu Gärung, zu Gasbildung im Darm, zu Blähungen.

Das kann auf Dauer zu einer bakteriellen Fehlbesiedelung im Darm führen. Dies gilt natürlich nicht nur für abends, sondern immer, wenn wir unsere Verdauung überlasten. Allerdings passiert es am Abend schneller und häufiger.

Dass ein paniertes, fettes Schnitzel mit Pommes für ein Abendessen nicht taugt, denkst du dir wahrscheinlich jetzt schon. Aber wie sieht es mit einer Schüssel grünem Salat aus? Da wankst du jetzt und denkst dir, das ist was Leichtes, das sollte sich gut eignen. Nun, blickt man auf die Kalorientabelle, ist diese Schlussfolgerung auch richtig. Was allerdings viele nicht wissen und man berücksichtigen sollte, ist, dass unser Körper mit Salat große Mühe hat: Das rohe Gemüse muss erst mal verdaut werden. Als Abendmahlzeit sollte Rohkost daher gänzlich gemieden werden. Der Organismus wird dadurch überfordert. Was folgerst du daraus? Ja, Kochen ist angesagt!

Und hier taucht wieder die Suppe auf. Sie ist ideal, auch für abends. Sie eignet sich hervorragend, um den Tag zu beschließen.

Der Ursprung der Suppe liegt länger zurück, als es schriftliche Aufzeichnungen gibt. Als der Mensch zu kochen begann, war Wasser die Basis, und das ist bis heute so. Auch im Mittelalter wusste man um die gesundheitsfördernde Wirkung der Suppe Bescheid. Sie wurde von allen Bevölkerungsschichten gleichermaßen gern gegessen. Damals gab es weder Porzellanteller noch Löffel. Die Suppe wurde entweder als dicker Brei mit Brot getunkt oder als dünnflüssige Brühe getrunken. Die Suppe, wie wir sie kennen, hielt erst Ende des 16. Jahrhunderts Einzug in unsere Küchen.

Suppe war immer eine gute Möglichkeit, die Familie satt zu bekommen. Je nach Lebensmittelverfügbarkeit wurde die Suppe dicker oder dünner zubereitet. Es war üblich, eine größere Menge am Abend zu kochen, und alles, was nicht aufgegessen wurde, reichte man dann zum Frühstück. Hier schließt sich der Kreis: Das Kochen über offenem Feuer war um einiges aufwendiger als heute. So versuchten die Menschen alles so gut wie möglich vorzubereiten – eine Suppe eignete sich bestens. Bei Bedarf wurde sie erwärmt.

Heute sind es eher Bequemlichkeit oder Zeitmangel, warum wir morgens nicht kochen. Doch mit einer frisch gekochten Suppe oder einem Eintopfgericht als Abendessen haben wir eine Lösung für zwei Probleme. Und wenn man dabei gleich ans Mittagessen denkt – drei Lösungen.

Apropos drei Lösungen: Anbei drei Rezepte – gute Anregungen für dein Abendessen –, die ich dir nicht vorenthalten will.

LOMBARDISCHE SUPPE

Zutaten (2 Portionen):
250 g Karotten, 25 g Butter, 250 ml Gemüsesuppe, 1 Zweigerl Thymian, 1 Gewürznelke, Salz, 250 ml weißer, nicht zu süßer Traubensaft, 2 Eigelb, 25 g geriebener Parmesan, 1 Prise Zimt, 1 bis 2 Safranfäden, geriebene Muskatnuss oder gemahlene Muskatblüte, Pfeffer.

Das ist ein sehr altes Rezept von Bartolomeo Scappi, einem berühmten italienischen Koch der Renaissance und Leibarzt mehrerer Päpste. Ungewöhnliche Zutaten, findest du? Mag sein. Traubensaft in einer Suppe ist nicht alltäglich. Man greift heutzutage eher zu Weißwein. Die Süße des Traubensafts sorgt allerdings für einen angenehmen Geschmack. Sie ist die Geheimzutat.

Zubereitung: Die Karotten schälen, in 3 bis 5 mm kleine Würfel schneiden und in Butter andünsten. Mit Suppe aufgießen, Thymianzweig und Nelke zugeben, salzen und bei mittlerer Hitze ziehen lassen. Inzwischen den Traubensaft mit Eigelb, Käse, Zimt, Safran und Muskat verquirlen. Wenn die Karotten weich sind, Thymian und Nelke herausnehmen, das Eigemisch unterziehen, kräftig pfeffern, abschmecken und genießen.

NÄHRENDER HÜHNERTOPF FÜR KALTE WINTERABENDE

Zutaten (2 Portionen):
Saft einer halben Zitrone, 400 ml Weißwein, 400 ml Wasser, 1 Gewürzsäckchen (1 Gewürznelke, 1 zerdrückter Langer Pfeffer, 1 Scheibe Ingwer, ¼ TL zerdrückte Paradieskörner = Guineapfeffer), 1 Bund Wurzelgemüse, 2 Scheiben entrindetes Brot, 1 EL Öl, 1 Hühnerbrustfilet, 2 Hühnerschenkel (Ober- und Unterkeule), 1 große Zwiebel.

Zitronensaft, Wein und Wasser in einem Krug vermischen und das Gewürzsäckchen darin einweichen. Wurzelgemüse schälen, in mundgerechte Stücke schneiden und mit Brot und Hühnerfleisch in etwas Öl in der Pfanne anbräunen. Das Brot aus der Pfanne nehmen. Die Zwiebel fein hacken und mit dem Fleisch sowie Wurzelgemüse andünsten. Das geröstete Brot in etwas Flüssigkeit einweichen, herausnehmen und durch ein Sieb in die Wasser-Wein-Mischung streichen. Wasser-Wein-Mischung mit dem Gewürzsäckchen zum Fleisch geben und eine Stunde simmern lassen.

KÜRBISSUPPE MIT MANDELN

Zutaten (2 Portionen):
1 Scheibe frischer Ingwer,
1 kleine Zwiebel, 1 Knoblauchzehe,
1 Prise Chili, 1 EL Öl,
100 bis 150 g geschälter Kürbis,
400 g Mandeldrink, Salz, Pfeffer,
Zitronensaft.

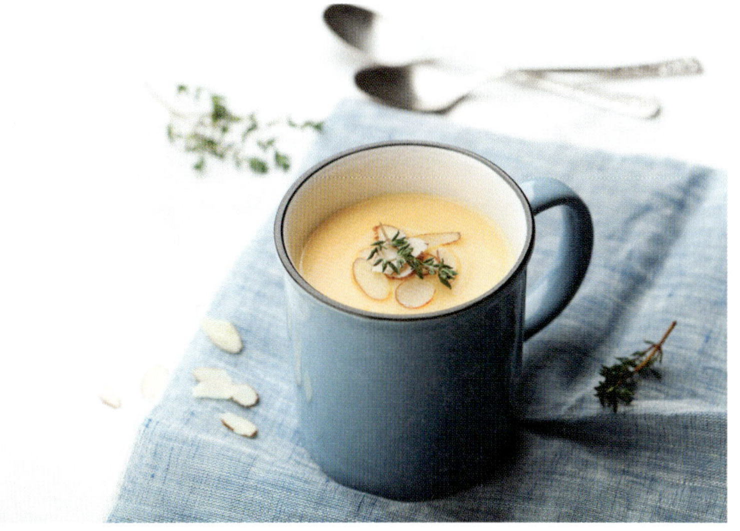

Ingwer, Zwiebel und Knoblauch in Würfel schneiden und mit Chili und Öl anschwitzen. Kürbis in mundgerechte Stücke schneiden und dazugeben. Mit Mandeldrink aufgießen und weich kochen. 2 bis 3 EL Kürbisfleisch aus der Suppe nehmen. Suppe pürieren und mit Salz, Pfeffer und etwas Zitronensaft abschmecken. In tiefen Tellern anrichten, die Kürbiswürfel als Einlage hineingeben und servieren.

Verfeinere die Suppe nach Wunsch mit Kräutern oder Pesto: Dazu zerstoße frische Basilikumblätter mit etwas Öl und Mandeln in einem Mörser. Du magst eine deftigere Einlage? Brate Speckwürfel oder Mandelblättchen in der Pfanne an und streu sie über die Suppe.

Diese drei historischen, leicht abgewandelten Rezepte passen wunderbar in die heutige Zeit. Sie zeigen, dass man von einer Suppe oder einem Eintopf durchaus angenehm satt werden kann und auch keine ungewöhnlichen Zutaten benötigt (von Paradieskörnern mal abgesehen).

Suppe war früher die Hauptmahlzeit, und sie kann es auch heute sein. In einer guten Suppe sind die Nährstoffe so aufbereitet, dass sie vom Körper ohne große Anstrengung aufgenommen werden können. Und da die Garflüssigkeit mitgegessen wird, gehen auch keine Mineralstoffe verloren. Suppe ist Soul Food – Seelenkost.

Die Suppe ist, wie könnte es anders sein, sehr vielfältig. Sie kann stückig und gehaltvoll sein, also eher ein Eintopf, oder wässriger, klar und ungebunden, also eher als Durstlöscher fungieren. Cremig püriert – auch ohne Milchprodukte – ist sie ein gekochter Smoothie, der zum Löffeln einlädt.

Suppenvariationen	Frühling	Sommer	Herbst	Winter
Bestimmende Säfte	Sanguis – Blut	Chole – Gelbgalle	Melanchole – Schwarzgalle	Phlegma – Schleim
Suppenbasis	Hühnersuppe	Gemüsesuppe	Gemüsesuppe	Rindssuppe
Gemüse	Junge Karotten, Pastinake, Jungzwiebel	Tomaten, Paprika	Kartoffeln, Wurzelgemüse	Zwiebeln, Sellerie, Petersilienwurzel
Gewürze und Kräuter	Wildkräuter, Ingwer, Kurkuma	Oregano, Chili, Majoran	Dille, Majoran, Kümmel, Pfeffer	Lorbeer, Wacholder, Thymian, frischer Kren
Einlage	Hühnerfleisch	Feta, Kräuterjoghurt	in Butter gedünsteter Lauch	Würfelig geschnittenes Rindfleisch

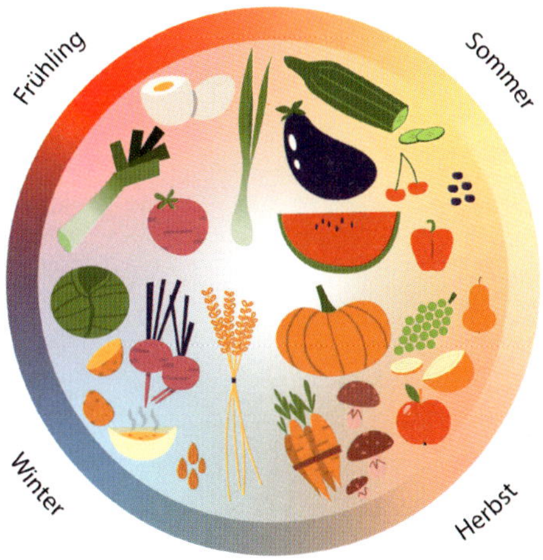

Ernährung im Jahreskreislauf: Frühling, Sommer, Herbst & Winter

Saisonale Lebensmittel, am besten aus dem eigenen Garten: ein Idealfall, ein Wunsch. »Saisonal« ist eines der am häufigsten verwendeten Wörter in Bezug auf Lebensmittel – wenn es so einfach wäre … Die Supermärkte sind voll von Lebensmitteln, die das ganze Jahr über verfügbar sind. Seien wir uns ehrlich: Wer ließ sich nicht schon mal dazu hinreißen, auch im Winter Erdbeeren oder Himbeeren zu kaufen? Ich schon! Wohl wissend, dass diese nicht Saison haben.

Oder Gurken und Tomaten, diese sind mittlerweile auch ganzjährig verfügbar. Sie schmecken immer gleich, nämlich gleich langweilig. Sie wachsen immer unter den gleichen Bedingungen. Gurken und Tomaten sind Früchte des Sommers, des Hochsommers. Sie wachsen von Natur aus in der heißesten Zeit des Jahres. Sie sind dazu da, um uns zu kühlen und zu befeuchten. Und im Winter? Ja, auch da kühlen und befeuchten sie. In einer Zeit, in der wir Wärme benötigen, greifen wir zu diesen kühlenden Lebensmitteln und essen sie auch noch roh. Warum? Gute Frage. Weißt du, warum du das tust?

Eine plausible Erklärung dafür kann ich dir leider nicht liefern. Tatsache ist, dass es diesen Kreislauf aus Angebot und Nachfrage gibt. Und die heutigen Zuchtmethoden machen eine Belieferung das ganze Jahr über möglich.

Wenn wir – jeder von uns – Tomaten und Gurken im Winter nicht kaufen, werden sie auch nicht mehr angebaut. Das ist vielleicht blauäugig gedacht, aber es ist nun mal so. In diesem Fall müssen wir uns an der Nase nehmen, auch wenn uns das kräftige Rot der Tomaten und das satte Grün der Gurken anspricht und wir dieses Gemüse grundsätzlich gern essen. Aber alles zu seiner Zeit. Um den Anforderungen unseres Organismus über das Jahr hindurch gerecht zu werden, sollten wir eben auch die Lebensmittel dementsprechend verwenden.

Der Kreislauf der Natur hat sowieso jene Lebensmittel im Angebot, die gerade gut für uns passen. Hobbygärtner wissen das, und echte Profis, Obst- und Gemüsebauern, Landwirte, die sorgsam mit der Natur und den Ressourcen umgehen, schätzen ebenso diesen natürlichen Zyklus. Man muss sich lediglich dafür interessieren und sich informieren – eine gewisse geistige Anstrengung in diesem Bereich lohnt sich ganz besonders ... So weißt du, welches Gemüse, Obst und welche Lebensmittel in deiner Region gerade Saison haben.

Jahreszeiten[1]	**Frühling**	**Sommer**	**Herbst**	**Winter**
Qualitäten-Mischung	Feucht & warm	Warm & trocken	Trocken & kalt	Kalt & feucht
Hauptprinzipien der Nahrung im Jahreskreislauf	Winterliches Phlegma aktivieren und ausleiten	Energie und Vielfalt des Sommers aufnehmen	Aufbau und Vorbereitung für den Winter	Phlegma stützen und nähren
	Verdauung aufbauen	Verdauung entlasten	Verdauung stützen	Verdauung mobilisieren
	Aktiv bewegen	Ausreichend kühlen	Feuchtehaushalt stärken	Sanft erwärmen
	Speicher füllen	Ausreichend befeuchten	Im Spätherbst die Wärme aufnehmen	Durch Bewegung und Wärme trocknen
	Ausbalancieren	Kühlend und befeuchtend	Befeuchtend und erwärmend	Vorwiegend erwärmend
	Temperamentgerecht			

[1] Die Jahreszeiten der Nordhalbkugel

Sanguinischer Frühling … volle Kraft voraus

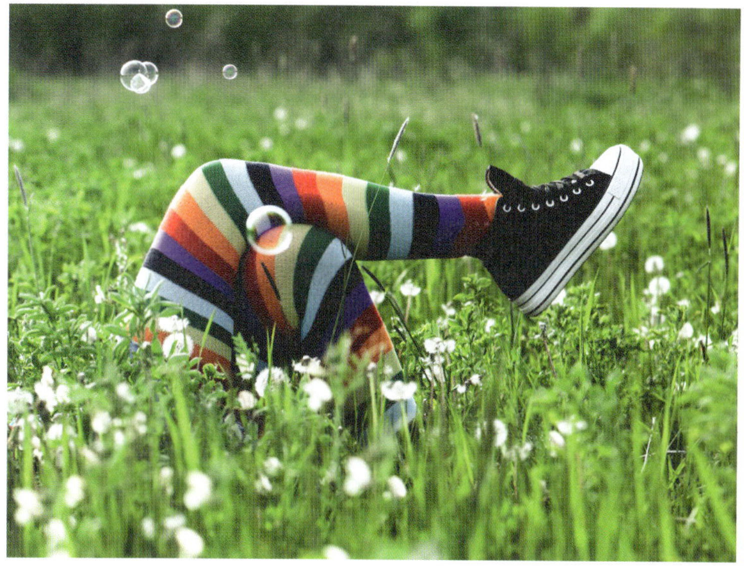

Der Frühling beginnt uns in seiner vollen Pracht und Kraft zu fesseln. Alles treibt. Winzige Blätter und Knospen wagen sich erst zaghaft, sanft und bedacht, und dann fast stürmisch ins Rampenlicht. Jedes zarte Pflänzchen sprießt auf seine Weise. Dieses wundervolle Naturschauspiel kann man in vielen Bereichen 1:1 auf uns Menschen umlegen.

Bauernfrühling:
22. Februar bis 25. Mai
Astronomischer Frühling:
21. März bis 21. Juni

Streckst du morgens auch erst einmal vorsichtig prüfend einen Fuß aus der warmen Decke? Sobald der Duft von frischer Luft und Frühstück dich umweht und die Sonne deine Nase kitzelt, startest du voll Tatendrang und Energie in den Tag. Die Temperaturen steigen. Die Sonne gewinnt an Kraft. Nun ist es an der Zeit – wir streifen den Winter ab. Rad fahren, laufen, wandern, spazieren gehen. Wer im Frühling unterwegs ist, merkt auch den Unternehmungsgeist seiner Umgebung.

Als Babys sind wir gut behütet, zart, umsorgt. Bald aber entdecken wir kraftvoll wie ein Wirbelwind die Welt. Auch Frühling ist die Kraft des Neubeginns. Sie symbolisiert in der TEM den Sanguiniker. An Kinder sieht man das am besten:

- Voller Tatendrang
- Täglich, ja fast minütlich neue Entdeckungen
- Immer im Spielmodus

- Spontanes Lachen
- Kreativer Spaß
- Freude am Leben
- Unbeschwerte Spontaneität
- Immer im Wachsen

Genau diese Merkmale zeichnen auch den lebenslustigen, genussfreudigen Sanguiniker aus. Erkennst du Übereinstimmungen? Bestimmt! Weil jeder von uns, auch du, diese temperamentvollen Kräfte in sich trägt. Wir wurden im Lauf des Lebens, speziell in der Kindheit, dadurch geprägt. Wer als Grundkonstitution Sanguiniker ist, spürt das natürlich am stärksten. Der frische, tatkräftige grüne Frühling ist meist die Lieblingsjahreszeit des Sanguinikers.

Und genauso frisch und fröhlich soll auch die Ernährung im Frühling sein. Der – urzeitlich betrachtet – karge Winter, die überschüssige Kälte, die zähe Feuchte wollen ausgeleitet und die Depots mobilisiert werden! Sanft und nicht zu hitzig wird der Organismus erwärmt.

Die frischen Frühlingskräuter sind dazu ideal, doch zuerst lassen sich noch die Pflücksalate, wie der Vogerlsalat, genießen. Dann, sobald verfügbar, auch Brennnessel, Bärlauch, Löwenzahn, Kerbel, Gänseblümchen, Gundelrebe und Brunnenkresse. Kombiniere diese zum Beispiel mit Ei, Huhn oder Lamm.

Meide Fisch und Milchprodukte direkt zu Frühlingsbeginn – sie erhöhen durch ihre kühlende Wirkung die winterliche Phlegmabelastung. Bei der Zubereitungsmethode denk an leichte Verdaulichkeit und belaste deinen Magen nicht allzu sehr. Am besten schonend gekocht. Gedünstetes ist stark Gebratenem vorzuziehen.

Lebensmittel, die man noch mit dem Frühling verknüpft, sind Fenchel, Radieschen, Frühlingszwiebel, Lauch, Rhabarber, Spargel, Spinat … All diese herrlich frischen Gemüse gibt es jetzt. Greif zu. Die Farbe Grün dominiert auf deinem Teller.

GRÜNES OMELETT MIT FENCHEL – EIN FRISCHES FRÜHLINGSREZEPT

Zutaten (für 1 Person):
1 Frühlingszwiebel, ½ Fenchelknolle, Öl, 1 Prise Rohrohrzucker, 100–150 ml klare Gemüsesuppe, 1 Handvoll gemischte Frühlingskräuter (Brennnessel, Bärlauch, Löwenzahn, Giersch ...), Blattspinat nach Belieben, 2 Eier, Salz, Pfeffer, Kurkuma, Zitronensaft und -schale, ½ bis 1 TL Honig, Gänseblümchen für die Dekoration.

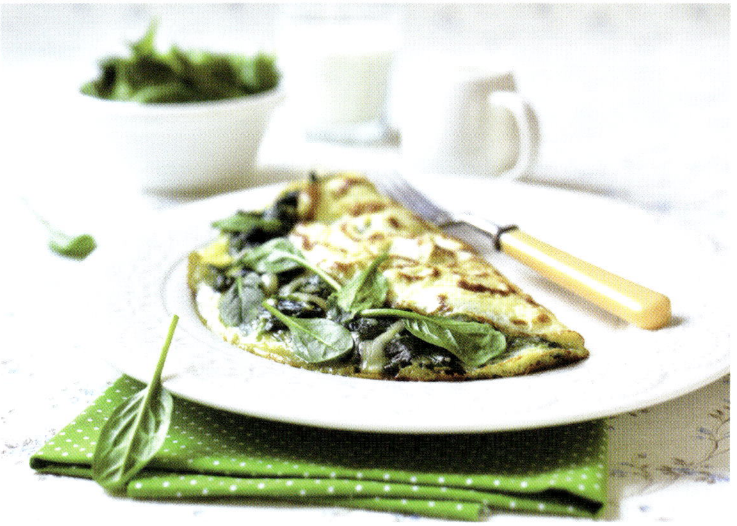

Frühlingszwiebel in feine Ringe schneiden und Fenchel achteln. Mit etwas Öl in einem Topf erhitzen und mit etwas Zucker andünsten. Mit Gemüsesuppe aufgießen und zugedeckt weich kochen. Währenddessen kannst du die Kräuter waschen und klein schneiden. Lass etwas Öl in einer Pfanne schmelzen, gib die Kräuter dazu und lass sie auf kleiner Flamme ziehen. Sobald das Fenchelgemüse gar ist, versprudle die Eier mit etwas Salz, Pfeffer und Kurkuma und gieße es über die Wildkräuter.

Gib etwas frisch geriebene Zitronenschale, einen Spritzer Zitronensaft und Honig zum Fenchel und schmecke mit Salz und Pfeffer ab. Sobald die Eier gestockt sind, richte sie auf einem hübschen Teller mit dem Fenchelgemüse an. Streu noch ein paar Gänseblümchen darüber und genieße das Essen. Guten Appetit!

Dieses Frühlingsgericht kannst du wunderbar variieren: Für einen knackigen Biss schneide ein paar rote Radieschen dazu. Verwende das Radieschengrün gleich für das Omelett und peppe die Frühlingskräuter damit auf. Das schmeckt wunderbar und liefert obendrein Vitamine.

Eine weitere Variante: Frühlingszwiebel und Fenchel kannst du durch Lauch und Spargel ersetzen. Gib auch ein paar Blätter

Blattspinat dazu. Gieße statt mit Gemüsesuppe mit Hühnersuppe auf. Und sogar die Eier kannst du ersetzen. Nimm stattdessen einen Mandeldrink, gekochte Kartoffeln und mehr Wildkräuter – nun, dann ist es allerdings definitiv kein Omelett mehr. Schmecken tut es dennoch.

Bei aller Frühlingseuphorie dürfen wir nicht auf Kohl- und Krautgemüse vergessen: Kohlsprossen (Rosenkohl), Karfiol (Blumenkohl), Kraut und Kohl – weiß, rot, blau, rund und spitz, Wirsing, Brokkoli, Grünkohl, Schwarzkohl, Chinakohl. Diese sind nach wie vor ideal und du kannst sie mit den frischen, zarten Wildkräutern wunderbar pimpen. Auch Eintöpfe und Suppen mit frischen Kräutern sind willkommen.

Ab Mai kommen die ersten fruchtig-süßen Erdbeeren aus dem Garten hinzu. Mmh, so fein zu naschen. Ab Mai, wenn es deutlich wärmer geworden ist, ist der Organismus auch wieder bereit für Milchprodukte. Ziegenmilch und Ziegenjoghurt sind erfrischende, wohltuende Beigaben. Auch Fisch. Probiere zum Beispiel Forellenfilets mit dem Fenchelgemüse. Herrlich. Der Körper stellt sich nun allmählich auf den Sommer ein.

Cholerischer Sommer ... halte deine Haut offen

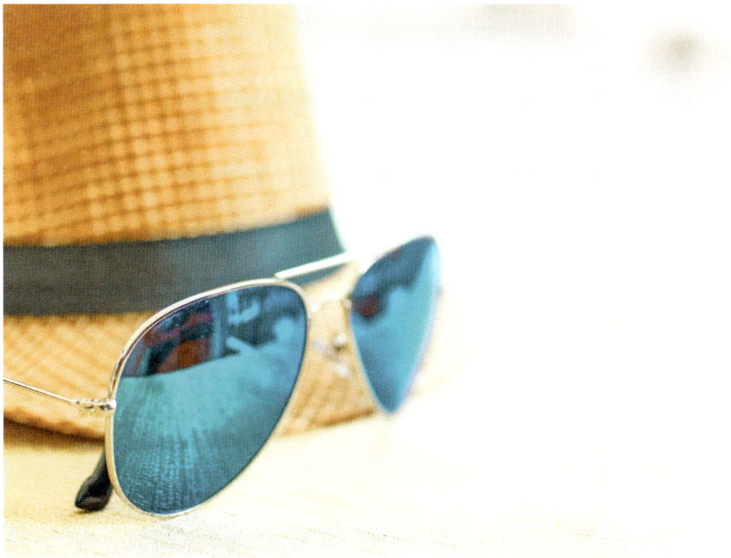

Bauernsommer:
25. Mai bis 24. August
Astronomischer Sommer:
21. Juni bis 23. September

Die Tage sind lang, die Nächte kurz. Die Natur ist am Höhepunkt. Alles gedeiht und wächst: Obst, Gemüse und Kräuter. Prächtig, bunt und prall ist die Vielfalt. Wärme und Leben bestimmen diese Jahreszeit. Sommer ist die Zeit der Sonnenuntergänge, der Romantik, der Spannung, der Leidenschaft und Lebensfreude. Die Zeit der Feste und Geselligkeiten. Freunde treffen und laue Sommerabende genießen. Grillen, feiern, Zeit im Freien verbringen.

Der Hochsommer ist auch die Zeit der Reisen. Urlaube werden geplant. Man fährt weg oder genießt das eigene Zuhause. Man will sich erholen: entspannen am Strand oder voller Power in den Bergen. Der Sommer ist die schönste Jahreszeit dafür.

Bist du auch so verliebt in den Sommer? Kann es dir nicht warm genug sein? Oder liebst du es eher gemäßigt bis kühl? Der Schattenplatz ist dein erster Zufluchtsort an hitzigen Sonnentagen? Die Möglichkeit der Erfrischung im kühlen Nass rettet dich über den Arbeitstag? Deine Klimaanlage läuft auf Maximalstufe?

Diese Abneigung der großen Hitze gegenüber mögen manche gut verstehen. Andere wieder schütteln den Kopf, Menschen, die die Hitze lieben. Denen es nicht heiß genug sein kann. Denen der Sommer immer zu kurz ist. Die sich in der prallen Sonne wohlfühlen. Die sich den ganzen Winter über auf den Sommer freuen. Und das ist gut so. Es zeigt, wie verschieden wir sind. Ob Sommer oder Winter – beide Jahreszeiten haben ihre Extreme, beide polarisieren.

Der Phlegmatiker wird sich eher im Winter geborgen fühlen, der Choleriker im Sommer. Das Wohlgefühl in den Jahreszeiten ist abhängig vom Temperament, von der Grundkonstitution. Doch wie auch bei den Temperamenten – keine Jahreszeit ist besser als die andere. Es dominieren lediglich andere Qualitäten. All diese Qualitäten sind bedeutend für uns. Genauso wie die Urkräfte Feuer und Eis.

Der hitzige Sommer ist geprägt von: warm & trocken. Die Sonne ist nun bestimmend, sie sorgt für Wärme. Dominiert die Wärme allerdings zu sehr, besteht die Gefahr der Trockenheit. Übersteigerte Trockenheit und das Risiko der Austrocknung gilt es auszubalancieren.

Das Element Wasser: kühl & feucht, das sind die Gegensätze im Sommer. Doch sanft und mit Bedacht. Im Frühling hast du schon einen großen Grundstein für den Sommer gelegt. Du kannst nun wunderbar darauf aufbauen. Deine Säfte fließen und sind bewegt. Halte sie in Bewegung.

Flüssigkeit und Feuchtigkeit sind entscheidend. Du scheidest nun vermehrt aus. Schwitzen ist im Sommer wichtig, um deine Haut zu kühlen. Dazu müssen deine Poren offen sein und deine Säfte – dein Klärstrom und dein Nährstrom – fließfähig bleiben. Trinke genug Wasser.

Doch du benötigst im Sommer zur Kühlung auch Saures, Süßes, Bitteres und Wohlriechendes. Um die Feuchte zu unterstützen, ist es sinnvoll, Wasser teilweise und in geringen Mengen durch andere erfrischende Getränke zu ersetzen. Dafür eignen sich selbst gemachte Limonaden mit Zitrone, Rohrohrzucker und Minze, Basilikum, Zitronenverbene oder Rosmarin. An lauen Sommerabenden, wenn man mit der Familie oder Freunden den Tag ausklingen lässt, kann dieses Getränk eine feine Option sein.

TEM-DUDLER

Zutaten: 10 g Ceylon-Zimt, 1 bis 2 Fäden Safran, 2 Gewürznelken, 8 Kardamomkapseln, 50 g frische Ingwerwurzel, 500 ml Weißwein, 100 g Honig, 1 großer Bund frische Kräuter (Zitronenverbene, Zitronenmelisse, Thymian, Basilikum und Minze), Abrieb und Saft einer Zitrone, 1,5 l prickelndes Mineralwasser (oder 1 Flasche Sekt und 750 ml Mineralwasser), Zitronenscheiben und frische Kräuter zum Servieren.

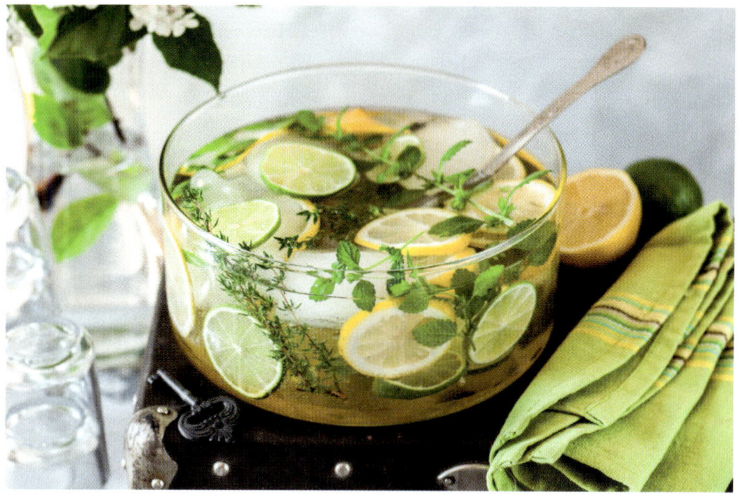

Der TEM-Dudler wurde gemeinsam mit befreundeten TEM-Experten aus Oberösterreich und der Steiermark für die oberösterreichische Landesgartenschau 2017 in Kremsmünster entwickelt und dort im Rahmen zweier Kochevents präsentiert und verkostet. Es handelt sich um eine Rezeptur aus dem Mittelalter, die wir auf die heutige Zeit abgestimmt und an unseren Geschmack angepasst haben.

Zubereitung: Die Gewürze fein mörsern, frischen Ingwer fein hacken und alles mehrere Stunden in Weißwein einweichen. Danach Honig und Kräuter zugeben und in einem großen Topf mehrfach aufkochen lassen und abschäumen. Den Wein durch ein feines Tuch abseihen und Zitronenschale und -saft zugeben. Kalt stellen. Vor dem Servieren mit Mineralwasser (und Sekt) vermischen und mit einigen Kräuterzweiglein und Zitronenscheiben dekorieren.

Doch nicht nur Getränke bringen Kühlung. Stimme das Frühstück, Mittag- und Abendessen ebenso auf die Bedürfnisse des Sommers ab. Auf deine Bedürfnisse.

Auch wenn gerade im Sommer leidenschaftlich gegrillt und die Küche in den Garten verlegt wird und es aus allen Himmelsrichtungen nach Würsteln und Koteletts riecht: All diese Speisen werden über offenem Feuer zubereitet. Sie sind sehr erhitzt und durchaus trocken. Das merkt man bei Koteletts recht schnell. Tatsächlich schade um die großartigen Lebensmittel. Dasselbe bei Fisch.

Tipp: Viele Griller – Holzkohle- wie Gasgriller – lassen sich auch sanft einstellen, die Hitze kann man regulieren.

Regulieren kann man auch mit Beilagen und Beigaben. Salate, Chutneys und Relishes lass bitte nicht aus, damit kannst du wunderbar ausbalancieren. Greif zu Tsatsiki, dem wunderbaren Joghurtdip mit Knoblauch, Gurke, Salz und Pfeffer. Die Griechen wissen eindeutig Bescheid, wie man kühlt und befeuchtet. Ein Tipp: Gib etwas Kurkuma dazu.

Auch die herrlichen Früchte des Sommers laden zum Kühlen ein. Erfrischend und wohltuend sind Kirschen, Marillen, Johannisbeeren (Ribiseln), Himbeeren, ebenso wie Gurken, Zucchini, Paprika, Melone, Salat und Mangold. Sie kühlen dich und belasten den Magen nicht.

Der Magen ist im Sommer etwas schwach. Der Grund: Wenn es besonders heiß ist, nutzt dein Körper die ganze Energie, um dich zu kühlen. Die volle Kraft steckt in der Peripherie, und der Magen erschlafft. Überlaste ihn nicht mit zu kalten Getränken, denn diese muss er auf Betriebstemperatur – auf Körpertemperatur – bringen, und das kostet Energie. Kalt darf es schon sein – aber lass die Eiswürfel weg, sie belasten den Magen. Ist der Magen bei großer Hitze schlaff, mag er auch keine Rohkost.

Den Tonus des Magens unterstützen Salzgurken, essigsaures Gemüse, Bittersalate und Kräuter. Auch Bewegung tut gut. Denke zwischen den Festen mal an die Gartenarbeit … oder betreibe Sport in den kühlen Morgenstunden oder an lauen Abenden. In der prallen Mittagssonne pausiere besser.

KALTE ERBSENSUPPE MIT MINZE – EIN ERFRISCHENDES SOMMERREZEPT

Zutaten (für 4 Personen):
1 kleine Zwiebel, 1 Prise Zucker, 2 EL Olivenöl, 550 g junge, frische Erbsen, 700 ml Gemüsesuppe, Salz, Pfeffer, Kurkuma, 2 Zweiglein Minze, 1 bis 2 Spritzer Zironensaft oder Essig, 4 bis 8 EL Naturjoghurt.

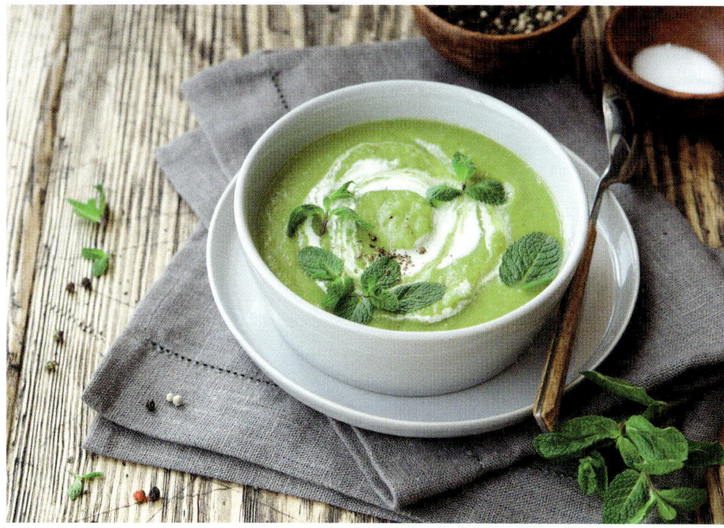

Mit kalten Suppen kühlst du dich an heißen Sommertagen ganz besonders. Eine kalte Gurkensuppe oder eine spanische Gazpacho (Suppe aus ungekochtem Gemüse) hast du vielleicht schon mal zubereitet oder gekostet. Kalte Suppen sind in Mitteleuropa immer noch eine Seltenheit. Leider, denn im Sommer sind sie angenehm, sie kühlen und befeuchten. Einfach mal versuchen!

Zubereitung: Zwiebel klein schneiden und mit Zucker und Öl glasig dünsten. Erbsen und Gewürze zugeben und mit Gemüsesuppe aufgießen. Kochen, bis die Erbsen weich sind. Minzeblättchen abzupfen und zur Suppe geben, Zitronensaft zugeben und alles fein pürieren. Die Suppe komplett auskühlen lassen, abschmecken und zimmerwarm mit je 1 bis 2 EL Joghurt servieren.

Melancholischer Herbst …
erwärmen, befeuchten und aufbauen

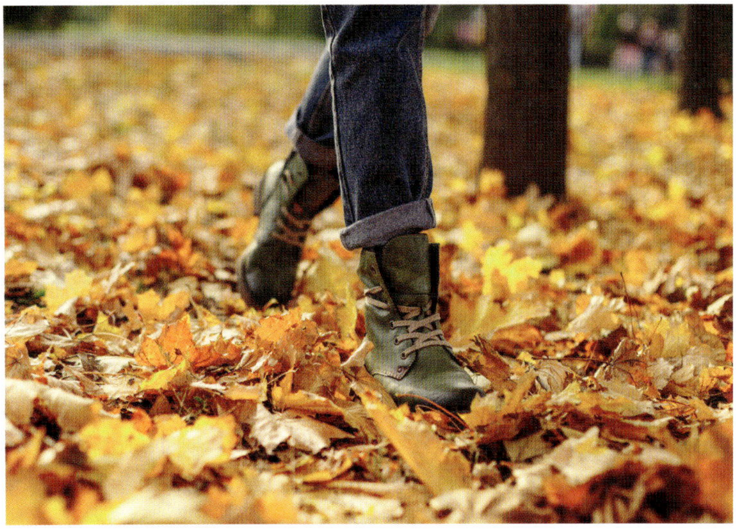

Die Busse und Züge sind nun in den morgendlichen und abendlichen Stoßzeiten wieder voller. Die Schule beginnt. Die Studenten kehren an die Unis zurück. Nach und nach wird es im Alltag lebendiger, hektischer. Alles Zeichen, dass der Sommer vorbei ist. Die hitzige Zeit des Jahres haben viele für den Urlaub genutzt – in heißen Gegenden, in kühleren Gefilden oder auf Balkonien. Wo auch immer, jeder hat sich seinen idealen Platz gesucht und hoffentlich auch gefunden, um sich zu erholen und Kraft zu tanken. Ja, der Sommer neigt sich dem Ende zu, der Herbst zieht ins Land. Und bald denkst du auch schon an Weihnachten. Stopp! Genieße erst einmal den bunten Herbst in vollen Zügen!

Sobald sich der frische Morgentau im Gras zeigt, nutze die Gelegenheit, um noch mit bettwarmen Füßen barfuß darin herumzulaufen. Erwärme dich anschließend wieder. Kräftiges Gehen und Aufstampfen erwärmt Beine und Körper. Das stärkt dein Immunsystem, macht dich fit für den Winter. Im Herbst werden die Tage wieder kürzer. Es kühlt ab, die Sonne verliert an Kraft, an Wärme. Das Laub an den Bäumen verfärbt sich. Abhängig von den Temperaturschwankungen zwischen Tag und Nacht ist der Laubwald glühend rot oder goldgelb.

Bauernherbst:
24. August bis 23. November
Astronomischer Herbst:
23. September bis 21. Dezember

Atme. Nimm die Natur auf. Unternimm Wanderungen und Spaziergänge. Genieße die Sonnenstrahlen und den Nebel. Der herbstliche Nebel ist ganz speziell. Er hat oft etwas Magisches an sich. Er dämpft auf ganz besondere Weise. Hat uns die sommerliche Sonne gereizt, so kann der Herbstnebel eine wahre Wohltat sein. Für die Haut und für den Geist. Beruhigend, abkühlend.

Um im Herbst nicht auszukühlen, kannst du gegensteuern. Im Herbst ziehen sich alle Kräfte in die Erde zurück. Die Wurzeln der Pflanzen – das Wurzelgemüse – und der Boden werden zum Speicher. Ähnliches passiert im Körper. Je kühler es wird, je herbstlicher, umso trockener wird die Haut, die Haut deiner Hände, Arme, Beine und Füße. Die Nase beginnt zu tropfen.

Ach, schon wieder verkühlt, denkst du. Nein, keineswegs, das muss es nicht sein, es ist oft nur eine ganz typische Körperreaktion für diese Jahreszeit. Der Feuchteverlust über die Schleimhäute beginnt. Kalt & trocken – diese Qualitäten-Mischung ist nun dominant.

Sauer, süß und bitter sind die Geschmäcker des Herbstes. In dieser Jahreszeit benötigen wir eine warme, nährende Feuchte. Eine Wärme, die bewegt und nicht trocknet, die dich nicht austrocknet – die dich umhüllt.

Mit der bunten Vielfalt der Herbstküche kannst du auch bei grauem Himmel dieses Prinzip regulieren: deine Schleimhäute öffnen und die Infektanfälligkeit minimieren. Und dazu gibt es einiges.

Der Herbst wird in Bezug auf Vielfalt oft unterschätzt. Doch der Bauchladen der Natur hat gerade jetzt viel zu bieten, es geht nährstoffreich und bunt zu. Diese Lebensmittel sind, neben einigen anderen, charakteristisch und geeignet für die herbstliche Küche:

Äpfel, Birnen, Feigen, Trauben, Quitten, Bananen, Kürbisse, Zwiebeln, Karotten, Kraut und Kohl, Rote Rüben, Kichererbsen, Kartoffeln, Pastinaken, Mais, Endivie, Radicchio, Fenchel, Senf, Rosmarin, Thymian, Pilze, Walnüsse, Haselnüsse, Maroni, Heidelbeeren, Holunderbeeren, Preiselbeeren, Reis, Gerste, Buchweizen, Wildfleisch, Geflügel, Schweinefleisch.

Alle diese Lebensmittel lassen sich wunderbar kombinieren. Sie stärken dein Immunsystem und wärmen dich. Egal ob du daraus Eintöpfe, Gulasch, Aufläufe, Schmorgerichte, Gebratenes oder Gedämpftes zauberst. Sie bereiten dich wunderbar auf den Winter vor. Sie sind erwärmend, befeuchtend und aufbauend.

Ein funktionierender Organismus verlangt nach einem Wechselspiel aus Aktivität und Ruhe. Orientiere dich an der Natur. Im Herbst mögen wir es, uns einzuigeln und auf uns selbst zu konzentrieren. Neben Spaziergängen in der Natur ist nun auch die Zeit für Meditationen und einen achtsamen Umgang mit den eigenen

Ressourcen. So baust du sowohl dein körperliches als auch dein seelisches Wohl für die kommende kalte Jahreszeit auf.

Wohltuende Rezepte für den Herbst

Als Anregung möchte ich dir zwei Gerichte mitgeben, die wie gemacht sind für diese bunte Jahreszeit. Sie wirken wunderbar erwärmend und befeuchtend. Vermutlich sind sie dir nicht so geläufig, denn beide Rezepte haben ihren Ursprung in der Küche des Mittelalters. Sie entstammen der vorwiegend bäuerlichen Küche. Wobei die exakten Mengenangaben, wie es oft in alten Kochbüchern oder schriftlichen Überlieferungen von Rezepten üblich ist, vage bis gar nicht vorhanden sind. Ich habe die Rezepte so adaptiert, dass sie in die heutige Zeit passen.

GESCHMORTE ZWIEBELN

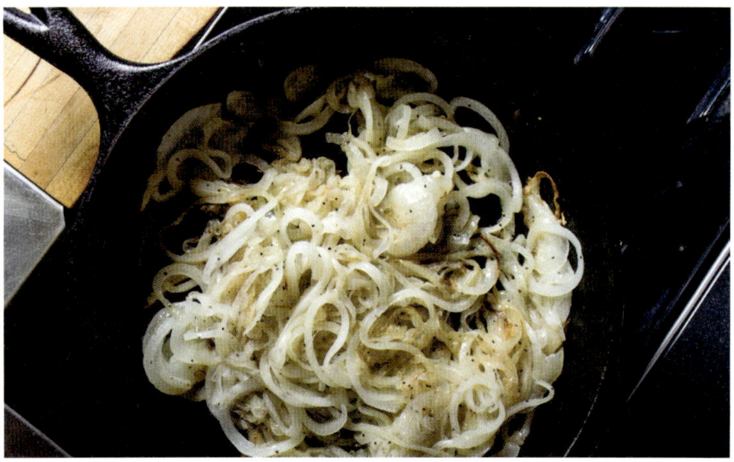

Zutaten (für 2 Personen):
40 g Butterschmalz, 1 EL Honig, 600 g Zwiebeln, 125 ml trockener Weißwein, Salz, Pfeffer, Kümmel, Schabzigerklee, 4 EL Obers (Sahne), 2 EL gehackte Gartenkräuter (Thymian, Rosmarin, Salbei, Kerbel, glatte Petersilie), 1–2 Spritzer Zitronensaft, Pfeffer.

Zwiebeln sind für den Herbst wunderbar geeignet. Verwende milde Gemüsezwiebeln oder weiße Zwiebeln für dieses Rezept. Damit kommt der unglaublich angenehme, süßlich-würzige Geschmack am besten zur Geltung. Das Gericht ist ein wahrer Gaumenschmeichler.

Zubereitung: Butter schmelzen und unter Rühren den Honig darin auflösen. Zwiebeln schälen, in 1 bis 2 cm dicke Scheiben schneiden und in der Honigbutter kurz anbraten. Mit Wein aufgießen, Gewürze zugeben und zugedeckt 20 bis 30 Minuten bei mittlerer Hitze schmoren lassen, bis die Zwiebeln schön weich sind. Mit Obers binden und mit den frischen Kräutern bestreuen. Ganz zum Schluss mit etwas Zitronensaft abschmecken. Vor dem Servieren mit frisch gemahlenem Pfeffer bestreuen.

Zu den geschmorten Zwiebeln passt am besten Dinkelbaguette mit Langzeitgare – der Teig durfte sich mehrere Stunden entfalten, das macht es bekömmlicher. Oder du servierst diese Zwiebeln als Beilage zu gebratener Hühnerbrust, geröstetem Faschierten, geschmortem Wild, Getreidelaibchen, gebratenen Pilzen oder zu im Ofen gebackenem Kürbis.

BIRNENCREME

Zutaten (4 Portionen):
1 bis 2 Fäden Safran, Saft und abgeriebene Schale einer halben Zitrone, 500 g geschälte, entkernte Birnen, 70 ml Wasser, 30 bis 50 g Zucker, ½ TL Lebkuchengewürz, 50 g Butter oder Mandelmus, 1 Prise Salz, 2 versprudelte Eier, geröstete Haselnüsse oder ungesüßtes Kakaopulver.

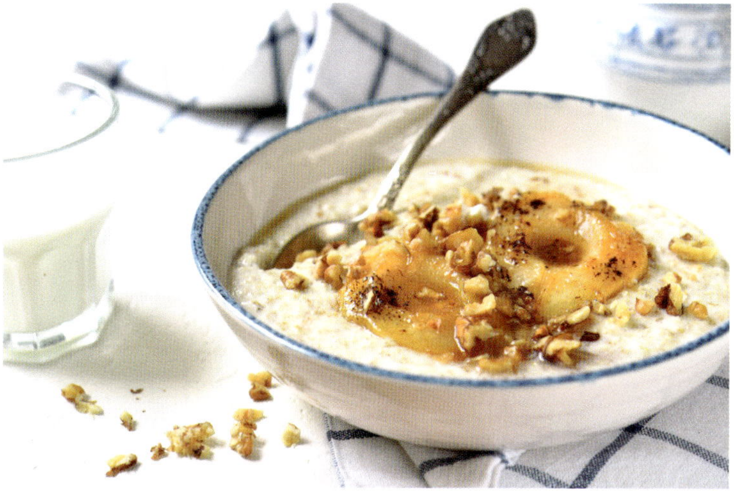

Herbst ist Birnenzeit. Saftig und etwas kernig, aber keinesfalls hart sollen die Birnen für dieses Rezept sein. So wirken sie besonders befeuchtend.

Zubereitung: Safran mit Zitronenschale- und saft vermischen. Birnen in Stücke schneiden und mit Wasser, Zucker sowie Lebkuchengewürz weich dünsten. Von der Hitze nehmen. Butter oder Mandelmus, Salz und Safran-Zitronen-Mischung dazugeben und cremig rühren oder pürieren. Nach und nach die versprudelten Eier zügig einrühren. Nun keinesfalls mehr erhitzen, damit die Masse schön cremig bleibt. Die Birnencreme in Gläser füllen und am besten lauwarm genießen.

Streue zur Dekoration und für den Crunch geröstete und gehackte Haselnüsse darüber oder siebe für mehr bitteren Geschmack etwas Kakaopulver darauf.

Diese Birnencreme ist ein feines Dessert. Sie schmeckt aber auch zum Frühstück. Passe dann die Süße etwas an und reduziere den Zucker oder ersetze ihn durch eingeweichte Trockenfrüchte.

Phlegmatischer Winter … mit wenig auskommen

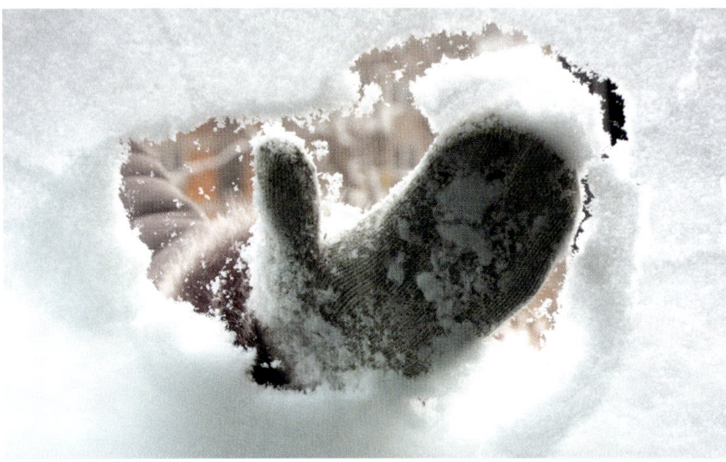

Denkst du bei Winter zuerst an Dunkelheit, Kälte, Matsch und Zähneklappern? Erinnere dich an deine Kindheit: rodeln, Schneeballschlacht und ein nasser Hosenboden. Unbeschwert und sorgenfrei. Danach: Hosen wechseln, wieder raus – und die Stille genießen. Alles ist gedämpft. Das Knirschen des Schnees unter den Schuhsohlen ist die Musik des Winters. Eine Schlittenfahrt. Kuscheln am Kamin, ein schöner Roman, eine Tasse Tee, nichts wärmt besser. Nichts ist ruhiger. Schlafen, ausruhen und die Nerven schonen.

Die winterlichen Eigenschaften dämpfen. Winterkälte schont die Nerven – keine Wespen, Gelsen, Zecken, kein Ärger über das

Bauernwinter:
23. November bis 22. Februar
Astronomischer Winter:
22. Dezember bis 20. März

Hitzechaos. Auch die Natur ist gedämpft. Ruhiger als in den anderen Jahreszeiten.

Du kannst dich nun einfach zurücklehnen, entspannen und auf die Wärme freuen. Doch so kann es passieren, dass du den Frühling verpasst. Ja, möglicherweise verschläfst. Denn im Winter ist das dämpfende Funktionsprinzips des Phlegmas dominant. Kühl & feucht. Dies gilt es auszugleichen und zu harmonisieren. Deine Schleimhäute können austrocknen. Die Infektanfälligkeit steigt. Verkühlung, Husten, Schnupfen und Heiserkeit stehen auf der Tagesordnung. Daher ist es gerade jetzt besonders wichtig, die nährende Feuchte zu bewahren, zu erwärmen und zu stärken.

Die Qualität der Winterkost soll warm, nährend, aber nicht belastend sein. Rohe, ungekochte und kalte Speisen bringen im Winter kaum Wohlbefinden. Hingegen weckt der Geruch eines über lange Zeit geschmorten Eintopfes ein wohliges Gefühl. Kraftsuppen, Eintöpfe und große Braten, denen durch lange Garzeiten viel Energie zugefügt wird, sind deshalb im Winter sehr beliebt.

Je nach Konstitution und Notwendigkeit temperierst du sie mit unterschiedlichen Gewürzen. Wärmende Gewürze, die in Wintergerichten nicht fehlen sollten, sind: Muskatblüte und Muskatnuss, Safran, Kakao, Senf, Pfeffer, Koriander, Gewürznelke, Zimt, Vanille, Kardamom, Galgant, Anis, Ingwer und Honig. Auch Rosinen geben eine gewisse Würze und wirken noch dazu verbessernd auf das Phlegma. Passende Lebensmittel sind jetzt Kraut, überhaupt alle Kohlgewächse, und auch Linsen, Wurzel- und Knollengemüse, Lauch, Feigen, Geflügel und Butter.

Mit saurem Kraut fit durch den Winter: Sauerkraut darf in Winter am Speiseplan keinesfalls fehlen. Das Wissen der Sauerkrautherstellung wird seit Generationen weitergegeben. In Zeiten ohne Kühlschränke, Gemüseimporte und Tiefkühlkost konnte man damit den Vitaminbedarf decken. Sauerkraut galt viele Jahre fast als einzige haltbare Gemüsekost während des Winters. Und es ist auch heute noch einfach gemacht. Wenn du es nicht selbst zubereitest, kaufe frisches Sauerkraut aus dem Fass, vom Markt oder Gemüsebauernhof.

Wunderbar sind im Winter speziell die herbstlichen Wurzel- und Knollengemüse. Die Kraft der Pflanzen geht in die unterirdischen Teile. Dieses lagerfähige Gemüse bringt dich gut durch die kalte Jahreszeit.

Wenn die Tage kurz und die Nächte lang sind, wenn das Sonnenlicht fehlt, wirken Mandeln, Kamille, Melisse, Thymian, Rose, Pfeffer, Zwiebeln und Äpfel stärkend auf das Nervensystem. Weizen, Roggen, Amarant und Hafer ergänzen die Lebensmittelauswahl.

Winterzeit ist auch Suppenzeit: Alles hinein in den Kochtopf, was das Gemüsefach hergibt! Mmh, eine herrliche Suppe, sie wärmt so schön. Der Organismus wird durch warme Speisen, Getränke und Bewegung erwärmt und aktiviert. Ja, verzichte nicht auf Bewegung an der frischen Luft! Betreibe Sport, wenn es hell ist und nicht spätabends, denn die Kälte, die du über die Lungen aufnimmst, kühlt auch dein Herz.

Mit dem Februar neigt sich der Winter dem Ende zu, und doch ist es oft der kälteste Monat. Das Phlegma erreicht hier den Höhepunkt, daher speziell in diesem Monat Milchprodukte, Fisch und Bier – wenn überhaupt – nur in geringen Mengen konsumieren. Gegen Ende Februar gilt es besonders die Leber zu stärken, um den Winterschleim abstoßen zu können. Bitter & sauer stehen nun bei den Geschmäckern im Vordergrund. Der Frühling mit all seinen feinen Kräutern ist bereits in den Startlöchern.

KRÄUTERSALZ …
FÜR DIE PHLEGMATISCHE PHASE

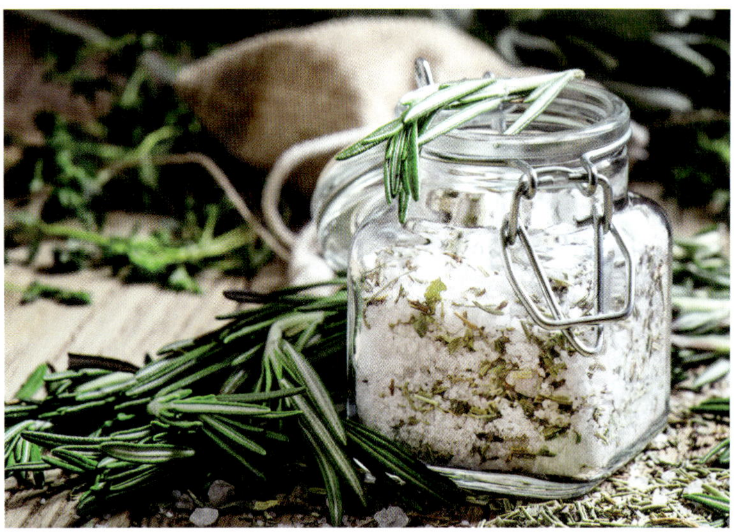

Rosmarin & Thymian fein hacken und nach Belieben mit Salz und Pfeffer vermischen. Trocken lagern. Passt zu vielerlei Gerichten.

ENTENBRUST MIT WEIHNACHTLICHER MANDELSOSSE UND SELLERIEPÜREE

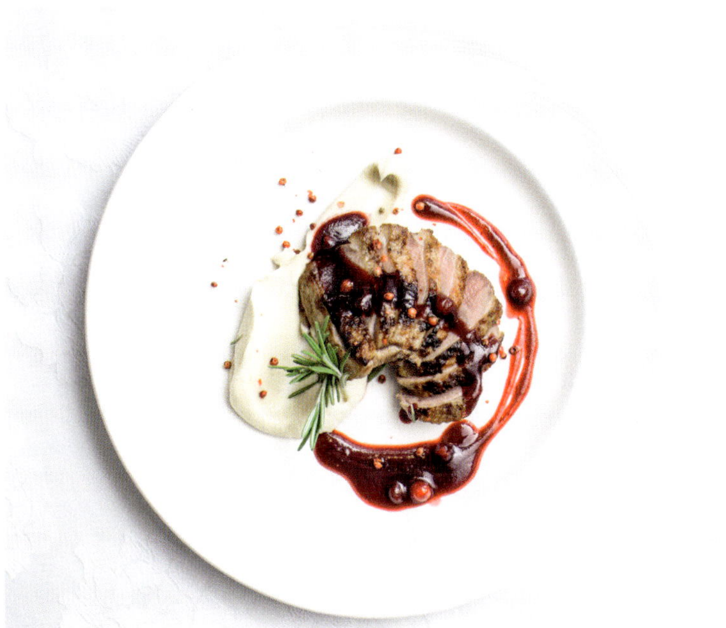

ENTE
Zutaten (4 Portionen):
600 g Entenbrust, 1 EL Butterschmalz, 1 Rosmarinzweig, Kräutersalz, Pfeffer.

SELLERIEPÜREE
400 g Sellerie,
300 g mehlige Kartoffeln,
ca. 100 g Wasser, 60 g Butter,
1 bis 1 ¼ TL Salz, 1 Msp. Macis (Muskatblüte gemahlen), Thymian oder Rosmarin, wenn möglich frisch.

WEIHNACHTLICHE MANDELSOSSE
75 g gemahlene Mandeln,
1 TL selbst gemachtes Lebkuchengewürz, Saft von 1 Zitrone und Zitronenabrieb,
250 ml klare Gemüsesuppe,
Salz, Pfeffer, 2 EL geröstete Mandelblättchen.

Hier für dich ein wärmendes, wohltuendes Wintergericht mit festlichem Touch.

Zubereitung: Die Haut der Entenbrust in kleinen Rechtecken einschneiden und mit der Hautseite in etwas Butterschmalz und mit einem Rosmarinzweig braten. Rückseite mit etwas Kräutersalz und Pfeffer würzen. Sobald die Haut knusprig ist, wenden und wiederum scharf anbraten. Im Backofen bei 80 °C rosa ziehen lassen. Einstweilen die Mandelsoße und das Selleriepüree zubereiten.

Sellerie und Kartoffeln in kleine Stücke schneiden und zugedeckt in wenig Wasser weich kochen. Butter, Salz und Cayennepfeffer dazugeben und mit einem Stampfer grob zerdrücken. Eventuell noch etwas Mandeldrink oder Wasser unterrühren. Macis zugeben, Selleriepüree abschmecken und mit Thymianblättchen oder gehackten Rosmarinnadeln bestreuen.

Mandeln mit Gewürzen, Zitronensaft, Zitronenabrieb und der Suppe unter Rühren bei milder Hitze kochen, bis die Soße cremig eindickt. Mit Salz und Pfeffer abschmecken.

2 bis 3 EL Mandelsoße auf die Teller geben, die Entenbrüste in Tranchen schneiden und auf die Soße setzen. Mit Selleriepüree und gerösteten Mandelsplittern servieren. Guten Appetit!

Du hast hier vielleicht auch ein Eintopf-Rezept erwartet. Natürlich tun im Winter Eintöpfe gut, doch die obige Kombination ist ebenso Soul Food. Ich liebe Selleriepüree!

Tipp: Da Entenbrust teuer und nicht immer verfügbar ist, kannst du stattdessen auch Hühnerbrust oder ein gutes Rindersteak verwenden. Jeweils in Stücke schneiden, mit Salz und Pfeffer würzen, in etwas Mehl wenden und in Butterschmalz knusprig braten.

Es geht auch rein vegetarisch: Gegarte Rote Rüben in Scheiben schneiden, in der Pfanne in etwas Butter braten oder nochmals mit Öl beträufelt im Rohr backen. Auch die Rüben schmecken mit der Mandelsoße und dem Selleriepüree wunderbar.

Tipp: Ich liebe es, diesem Fleischgericht weitere Komponenten hinzuzufügen. Wunderbar passen Kirschenkompott, Preiselbeeren und pochierte Rotweinbirnen dazu. Oder glacierte Maroni. So machst du ein wahres Festmahl daraus.

Essenspausen – der Verdauung ausreichend Ruhe gönnen

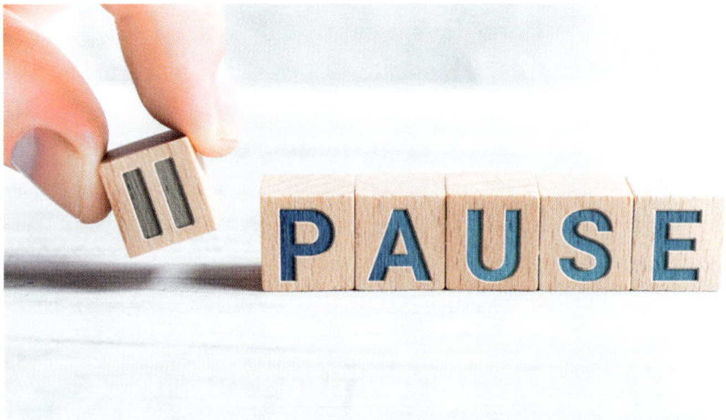

Genauso wie du nach intensiver Bewegung ein ausreichendes Maß an Ruhe benötigst, bedarf es einer passenden Pause nach den Mahlzeiten. Wie lange diese Pause sein soll, ist von verschiedenen

Faktoren abhängig. Es gibt mehrere Ansätze und viele Möglichkeiten, Essenspausen einzulegen. Du musst dabei nicht in erster Linie an strenges Fasten denken. Wobei, Menschen fasteten immer schon. Es gab von Natur aus immer wieder längere Zeiträume mit eingeschränkter oder ohne Versorgung. Diese Selbstverständlichkeit des Verzichts wurde ein Teil vieler Kulturen und ist weltweit in den Religionen verankert. Ob im Christentum, Islam oder Buddhismus, überall gibt es bestimmte Zeiten der Enthaltsamkeit, des Fastens. Nutze auch du solche Fastenzeiten. Essenspausen »balancieren« die Mahlzeiten.

Drei Mahlzeiten … täglich

Essenspausen sind ein wichtiger Aspekt deiner täglichen Ernährung. Gehen wir von drei Mahlzeiten täglich aus. Es gibt Frühstück, Mittag- und Abendessen. Dazwischen legst du jeweils eine vier- bis fünfstündige Pause ein. Zwischenmahlzeiten zwischen diesen drei Hauptmahlzeiten können rein therapeutisch notwendig sein – lass sie aber unbedingt die Ausnahme sein, sie können den Stoffwechsel aus dem Gleichgewicht bringen. Mit jedem Bissen setzt du die Verdauung wieder in Gang. Das kann schnell zur Überlastung führen. Zum Vergleich: Denke an einen Tag, an dem du dich besonders sportlich betätigt hast oder der besonders stressig war. Danach benötigst du Ruhe und Regenerationszeit. Auch deine Verdauung benötigt ausreichend Ruhe. Gönne ihr die Regeneration. Täglich.

Fasten – man schöpft daraus neue Energie und Kraft. Lebenskraft.

Zwischen Abendessen und Frühstück erhält dein Organismus die notwendige Ruhe, er kann Kraft tanken. Das Frühstück ist dein regelmäßiger, täglicher erster Fastenbruch.

Intervallfasten … 16/8

Das sogenannte intermittierende Fasten oder Intervallfasten erweitert die Spanne zwischen den Mahlzeiten. Die Formel lautet: 16/8. Man isst zwei bis drei Mahlzeiten innerhalb von 8 Stunden und legt dann über Nacht eine 16-stündige Pause ein.

Ein Beispiel: Du isst um 9 Uhr dein Frühstück und um 12 oder 13 Uhr ein Mittagessen. Kurz vor der 16-stündigen Essenspause nimmst du noch eine kleine Mahlzeit zu dir. Ab 17 Uhr gibt es nichts mehr – bis zum nächsten Frühstück um 9 Uhr.

Taste dich an das Intervallfasten heran. Es mag anfangs ungewöhnlich erscheinen. Viele, die danach leben, finden sogar mit zwei Mahlzeiten das Auslangen. Bereits bei einer 14-stündigen Essenspause setzt meist der Prozess der »Entschlackung« ein, eine Art Selbstverdauungsprogramm, das die Zellen reinigt und entgiftet.

Du kannst entscheiden, welchen Rhythmus du wählen willst, jedoch solltest du nicht ständig wechseln. Integriere die 16/8-Methode in deinen Alltag, bleibe aber dann bei deinem Rhythmus und halte dich an deinen Zeitplan. Tag für Tag.

Vergiss nicht zu trinken! In den Fastenzeiten sind ungesüßte Getränke wie Wasser und Tee am besten geeignet. Auch schwarzer Kaffee in Maßen ist in Ordnung. In der Zeit der Essensphase können auch stark verdünnte Fruchtsäfte, Wein oder Bier getrunken werden.

Heilfasten … es gibt »fast nichts«

Längere Fastenzeiten gibt es bei den Heilfastenkuren. Hier wird gänzlich auf feste Nahrung verzichtet. Solche Kuren werden häufig im Frühling angeboten, dauern meist sieben oder vierzehn Tage und werden von Spezialisten begleitet. Doch auch im Herbst haben diese Kuren ihre Berechtigung.

Je nach Konstitution kannst du einmal jährlich eine Frühlings- oder Herbstfastenkur andenken, um die Selbstheilungskräfte deines Organismus anzukurbeln. Als feuchte Konstitution bewährt sich eine Kur im Frühling und als eher trockene Konstitution eine im Herbst.

Nicht immer muss man beim Heilfasten auf feste Nahrung verzichten, es gibt auch abgeschwächte Formen. Beim Basenfasten, das auch gern »detoxen« (entgiften) genannt wird, wird die Nahrungszufuhr stark eingeschränkt. Es basiert auf einer vorwiegend pflanzlichen Ernährung, die für manche Altersgruppen vorteilhafter ist – sie ist wesentlich schonender als die radikale Nulldiät. Weitere bekannte und beliebte Heilfastenmethoden sind jene nach Otto Buchinger und nach F. X. Mayr.

Nahrungsmittelkarenz ... teilweise verzichten

Eine weitere Art des Fastens ist es, zeitlich begrenzt auf gewisse Nahrungsmittel zu verzichten. So meidest du beispielsweise Süßigkeiten, Kaffee, Alkohol, tierische Produkte, Getreide oder ein ganz bestimmtes Lebensmittel. Dieses Fasten unterstützt dich dabei, dich selbst wieder ins Lot zu bringen, aber auch, möglichen Nahrungsmittelunverträglichkeiten auf die Spur zu kommen. Auch der Fokus auf eine rein pflanzliche Ernährung (vegetarisch, vegan) ist eine Art der Nahrungsmittelkarenz.

Je nach gewählter Karenz, sei es der Verzicht auf bestimmte Lebensmittel oder die Heilfastenkur, entlastest du deinen Organismus ein Stück weit. Durch begleitende Behandlungen kannst du den Nährstrom ankurbeln. Wie lange und intensiv du die Essenspause durchführst, ist ganz deine Entscheidung. Wichtig ist, dass es dir dabei gut geht. Bei speziellen Programmen lass dich am besten von einem Ernährungsprofi oder Arzt begleiten.

Ernährung im Lebenskreislauf: Die Lebensphasen

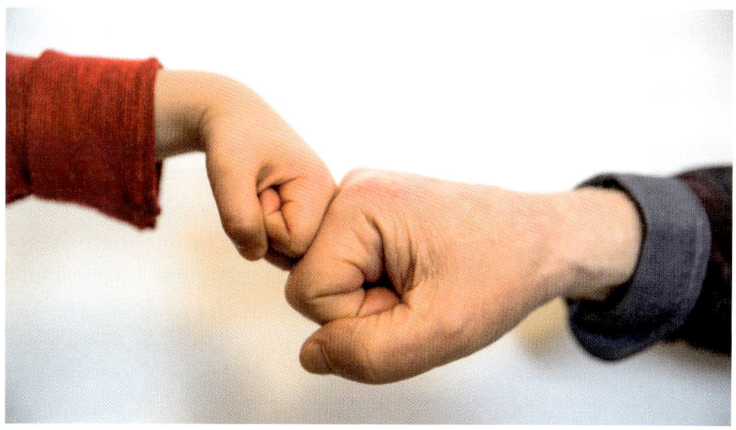

Die verschiedenen Lebensphasen haben unterschiedliche Anforderungen an die Ernährung. Ob Säugling, Kind, Teenager, Erwachsener oder ab dem Beginn des »Welkens« bis ins hohe Greisenalter

– die Ernährung variiert. Wir altern, das bedingt der Assimilationsstoffwechsel. Es ist wichtig, angepasst an das Lebensalter immer bestmöglich versorgt zu sein. Um fit zu bleiben. So lange wie möglich.

Für den Säugling ist die Ernährung noch denkbar einfach. Die Stillzeit ist die Phase, in der wir durch die Muttermilch am besten versorgt und gestützt werden. Die Muttermilch ist perfekt abgestimmt, um Phlegma auszuleiten und Kräfte aufzubauen. Und um vor allem die Verdauung vorzubereiten, sobald die Muttermilch versiegt.

Im Kleinkindalter wird die Ernährung am intensivsten geprägt. Rhythmus und Grenzen sind hier besonders wichtig, ebenso wie das Kennenlernen, Erkunden und Ausprobieren, das Herantasten an vielerlei Geschmäcker. Eltern haben hier eine wichtige Vorbildrolle, sie sollten vielfältig essen, so lernen es die Kinder automatisch.

Je älter wir werden, umso mehr schwinden die eingeborene Feuchte und Wärme. Wir kühlen aus und trocknen. Die Kräfte der Spiritus lassen nach. Die Verdauungsleistung sinkt mit dem Alter. Umso mehr Bedeutung erlangt dadurch die Qualität der Lebensführung und der Nahrung. Da der Energieumsatz sinkt, müssen wir mit weniger an Nahrung mehr Nährstoffe zu uns nehmen.

Die Nährstoffdichte und die bestmögliche Aufnahme und Umwandlung sind Bausteine für die Ernährung im Alter. Weiters gilt es, die dem Alterungsprozess geschuldete Austrocknung einzudämmen: Der Feuchtehaushalt muss gestützt werden. Vorwiegend suppig und saftig soll die Ernährung sein, damit die Humores in Bewegung bleiben.

Der deutsche Arzt Christoph Wilhelm Hufeland war ein Vorreiter in Sachen Prävention. Ende des 18. Jahrhunderts verfasste er eine Art Regelwerk – man könnte es einen Ratgeber für ein langes, gesundes Leben nennen (»Die Kunst, das menschliche Leben zu verlängern«, 1796). Er hob darin die Bedeutung einer ausgeglichenen Lebensführung besonders hervor und zeigte auf, wie wichtig frische, saubere Atemluft, Bewegung, körperliche und geistige Aktivität und genügend Erholungsphasen seien. Überlastungen solle man vermeiden und sich am Leben erfreuen. Ja, hier sind sie also wieder, die sechs Rädchen fürs Wohlbefinden (siehe Kapitel »Lebensumfeld: Entwicklung und Beeinflussung«) …

Die Jugend schwindet dahin. Wie sagte Wilhelm Busch (1832–1908) so schön: *»Der Mensch wird schließlich mangelhaft, die Locke wird dahingerafft.«*

Lebensphasen und Qualitäten-Mischung	Kindheit und Jugend	Erwachsenen-alter	Frühes Alter	Spätes Alter (Greis)
	Feucht & warm	Warm & trocken	Trocken & kalt	Kalt & feucht
Hauptprinzipien der Nahrung in den Lebensphasen	Phlegma der Säuglingszeit aktivieren und ausleiten	Energie und Vielfalt aufnehmen	Aufbau und Vorbereitung für das späte Alter	Phlegma stützen und nähren
	Verdauung aufbauen	Verdauung optimieren	Verdauung stützen	Verdauung mobilisieren
	Kräfte aufbauen	Hohe Nährstoffdichte, abwechslungsreich, vielfältig	Feuchtehaushalt stärken – befeuchtend	Sanft erwärmend
	Speicher füllen	Ausreichend befeuchten	Im Spätherbst die Wärme aufnehmen	Feuchte in Bewegung halten
	Temperamentgerecht			

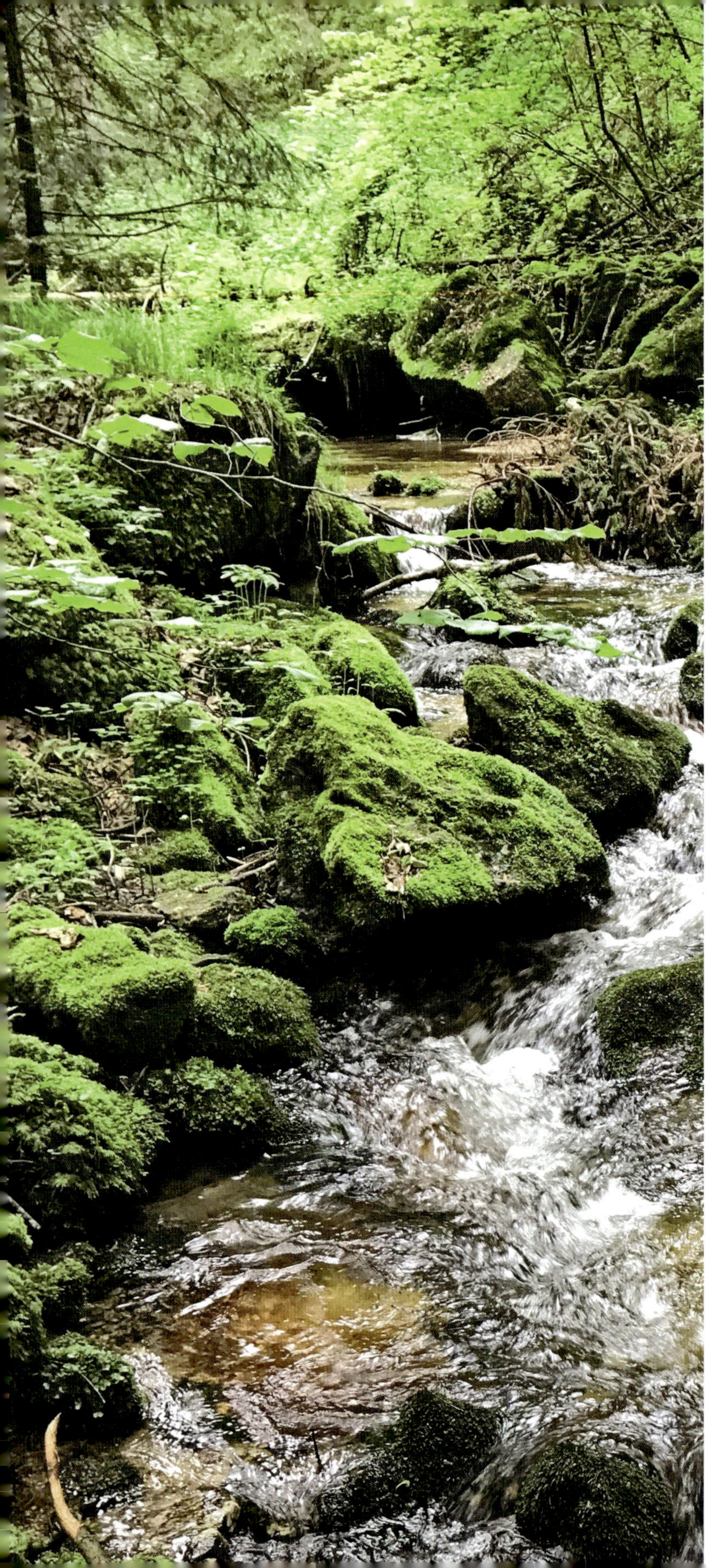
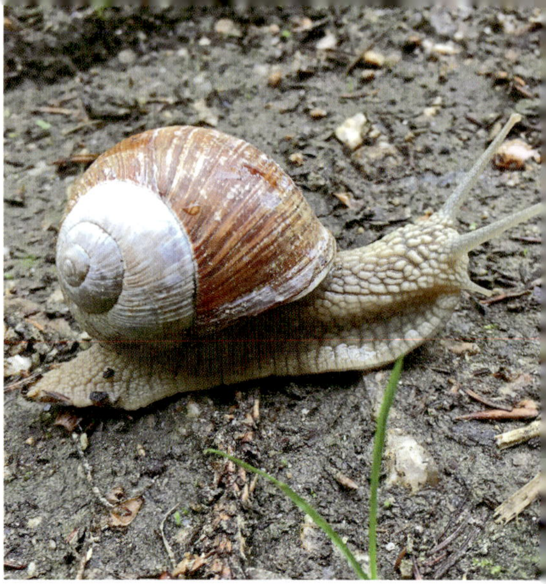
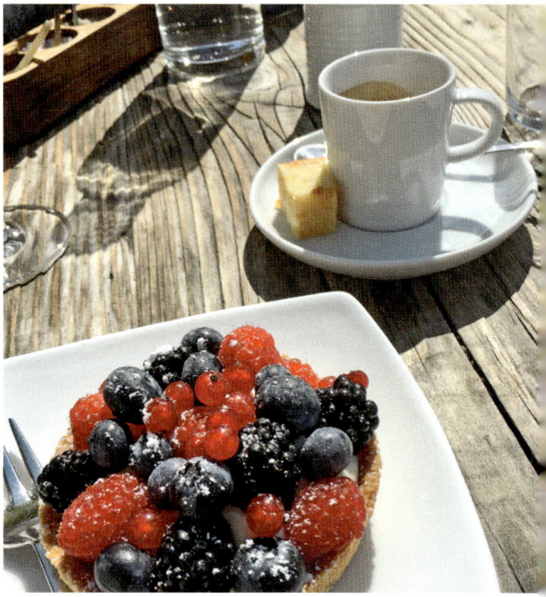
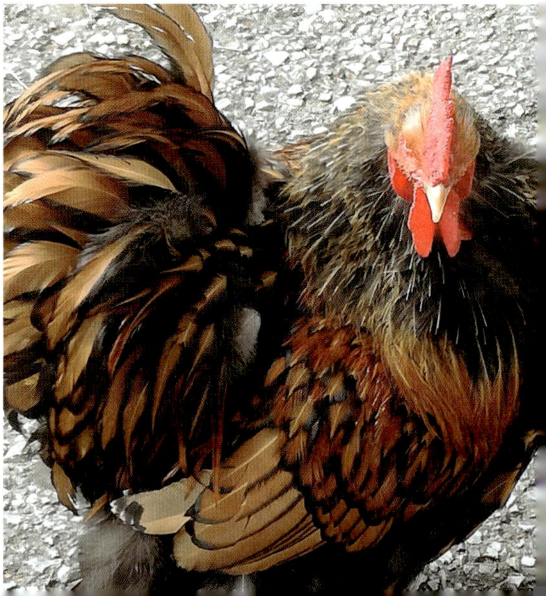

Es ist alles anders … wenn Entgleisungen passieren

Isst du täglich deinem Temperament entsprechend?
Sind Ruhe und Bewegung in Balance? Macht dir deine Arbeit Spaß?
Deine sechs Rädchen fürs Wohlbefinden laufen rund, ohne Ecken und Kanten?
Ja? Gratuliere! Das schafft kaum jemand, denn allzu oft erliegen wir Verführungen
oder passen unseren Lebensstil einer bestimmten Situation
oder verschiedenen Rahmenbedingungen an.

Auch wenn wir danach trachten, uns so gut wie möglich zu ernähren: Wir merken, dass es nicht immer gelingt. Selbst trotz guter Planung kann schon mal was dazwischenkommen. Je nach Situation und Grundkonstitution lassen wir uns mal mehr, mal weniger verleiten. Das ist nichts Außergewöhnliches oder Schlimmes, es gehört dazu.

Täglich sind wir Verlockungen ausgesetzt. Seien es die duftenden Süßigkeiten in der Bäckerei, Grillabende in lauen Sommernächten, der weihnachtliche Keksteller, die Leberkäsesemmel oder die spontane Nachmittagsjause. Auch der innere Schweinehund, der dich träge vor dem Bildschirm sitzen lässt, gewinnt oft die Oberhand. Jeder Tag hat seine Herausforderungen …

Das soll keineswegs bedeuten, dass du dich nicht mit Freunden treffen oder mal ein zuckersüßes Kipferl in der Bäckerei schnappen sollst. Aber es gibt so einiges, das uns davon abhält, nicht unserem Temperament entsprechend zu leben und zu essen.

Wer sich seiner Schwächen im Ernährungsalltag bewusst ist, hat schon vieles richtig gemacht. Wenn nicht, kann das Gleichgewicht ganz langsam entgleiten. Entgleisungen werden dann rasch zur Gewohnheit, zur Normalität. Erst nach und nach, wenn Probleme auftreten, wirst du dir dessen bewusst. Es braucht dann viel Zeit, Geduld und Konsequenz, um wieder auf den Weg zurückzufinden – zu deinem Temperament.

Du weißt am besten, was für dich und deinen Organismus passt. Egal ob dein Temperament eher in eine sanguinische, cholerische, melancholische oder phlegmatische Richtung entgleist, du hast immer mehrere Optionen, um wieder temperamentgerecht auf den richtigen Weg zu kommen.

Entgleisungen können in viele Richtungen passieren.
Auch Jahreszeiten können entgleisen und besondere Extreme aufweisen.
Doch es gibt immer Maßnahmen, Tipps und Tricks, um den Weg – deinen Weg – wiederzufinden.
Vertrau darauf. Vertrau auf dich!

Sanguinitas, die Bluthaftigkeit

Das überschießende sanguinische Temperament – wenn die Säfte in die Sanguinitas, die Bluthaftigkeit, entgleisen – merkst du am schnellsten an einer Häufung von Exzessen. Wenn die Balance aus Ruhe und Bewegung kippt. Bewegung und Übertreibung stehen im Vordergrund. Übersteigerte Freude. Freude am Essen. Oder unbändige Lust, sich zu bewegen. Freude und überschwängliche Begeisterung an den schönen Dingen im Leben. Hochgedreht.

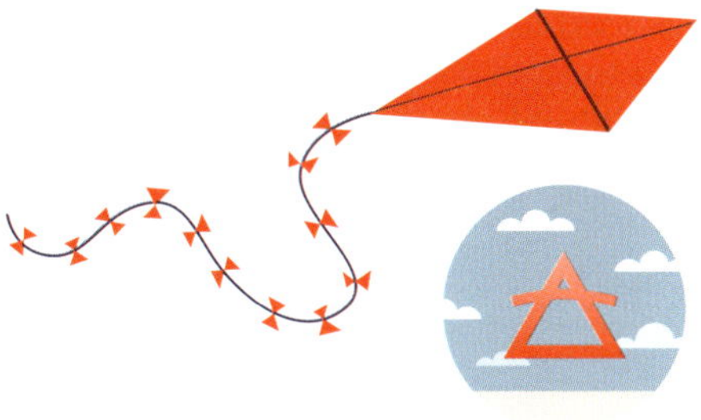

Übertriebener Genuss dominiert. Körper und Geist, sie kommen nicht zur Ruhe.

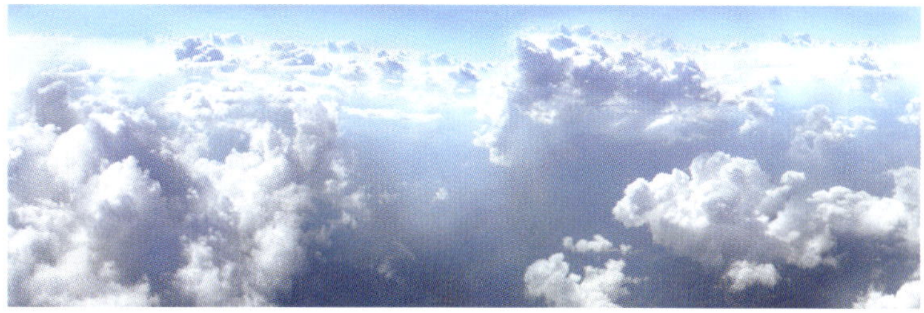

Warum können Genuss und Freude zu Entgleisungen führen? Freude am Leben – ist es nicht das, wonach wir streben? Ja, dieser Meinung bin ich natürlich auch. Aber: Der Sanguiniker, der von Geburt an einen genussfreudigen Lebensstil pflegt, voll Spaß und Unbefangenheit, der unternehmungslustig ist – bei ihm erwartet man kein überschießendes Temperament, keine Entgleisungen. Doch gerade dieser von Natur aus fröhliche und unbeschwerte Lebensstil des Sanguinikers – des Luftikus unter den Temperamenten – kann zu einem unangemessenen, ausufernden Lebenswandel führen.

Wenn der Sanguiniker an einer Tätigkeit Freude empfindet, dann übt er diese auch aus, mitunter hemmungslos und leichtsinnig. Wenn der Sanguiniker Freude an genussvollem Essen hat, dann läuft er Gefahr, viel zu viel davon zu essen. Das bedeutet zugleich oft ein Zuviel an besonders Nährendem: Weißgebäck, Eier, Fleisch, Fruchtsäfte, Süßigkeiten, Knabbereien.

Der Sanguiniker spricht vor allem auf den von klein auf bekannten und besonders nährenden Geschmack an, die schleimige Mischgeschmacksrichtung süß & fettig, das macht besonders viel Spaß. Diese Kombination fördert die Gewichtszunahme. Eine Zunahme der Fülle. Sanguis wird im Übermaß aufgebaut. Blutfülle. Weitere Exzesse sind die Folge.

Ein übersteigerter, exzessiver Lebenswandel ist beim Sanguiniker durchaus möglich, in viele Richtungen. Das Element Erde erdet.

Vermeide daher genussvolle Völlerei, Süßes, Fettiges, Schokolade, Mehlspeisen, Weißgebäck, Butter, Obers und Wein ebenso wie ein Übermaß an Schärfe und Salz sowie Geräuchertes.

Für den Kopf – das Gehirn – ist es sinnvoll, lange und intensive Gespräche zu führen. Diskussionen sind wunderbar, doch führe sie so, dass diese ein Ende, eine Lösung bringen. Schweife nicht vom Thema ab. Komm auf den Punkt. Lösungsorientiertheit ist das Ziel.

Als Sanguiniker bist du das optimistischste Temperament – und daher auch einsichtig und empfänglich für Verbesserungen. Bewegt genug, um eine andere, neue Richtung einzuschlagen. Bewegung benötigt es nicht viel, bereits eine geringe Reizsetzung ergibt eine gute Wirkung. Setze Reize in Maßen, ohne zu übertreiben.

Alles mit Bedacht – dies ist auch beim Würzen der Speisen zu berücksichtigen. Das sanguinische Temperament liebt gewürzte Speisen. Kräftig gewürzt, scharf, aromatisch-scharf, in Kombination mit salzig. Diese übertriebenen Würzungen gilt es in der überschießenden Phase abzumildern. Es darf scharf sein, aber es soll nicht brennen. Eine milde Schärfe ist besser.

Um sich dem Erdelement anzunähern und das übersteigerte Temperament abzufedern, sind Lebensmittel mit trocknenden, kühlenden Geschmacksrichtungen am besten geeignet.

- Deine trocknenden Geschmäcker sind: salzig, zusammenziehend und sauer
- Deine kühlenden Geschmäcker sind: wässrig, zusammenziehend und sauer

Achte in der Phase der trocknenden und kühlenden Ernährungsumstellung, dass von den vier »S« salzig und sauer im Vordergrund stehen, dezent und wohldosiert. Süß und scharf sollen und dürfen weiterhin vorkommen, doch erheblich reduziert und trocken und kühl temperiert. Achte auf die passenden Gewürze und Zubereitungsarten. Und verwende zusätzlich wässrig und zusammenziehend als ergänzende, ausbalancierende Geschmackskomponenten.

Verwende Gewürze sparsam, bedenke deine gute Anpassungsfähigkeit und die rasch einsetzende Wirkung. Verzichte auf zu heiße, aber auch auf zu kalte Zubereitungsmethoden. Ideal ist: gedämpft, pochiert, gedünstet, sanft gebraten. Abzuraten ist von: stark geräuchert, gegrillt und Rohkost. Dies ist in der Zeit der Erdung zu extrem, zu exzessiv.

Deine tägliche Ernährung trägt einen wesentlichen Beitrag zur Erdung bei. Einige Lebensmittel sind besonders geeignet, um der Sanguinitas wieder Grenzen zu setzen, sie sollten in dieser Phase häufiger als sonst auf dem Speiseplan stehen:

- Tiefrote, rotorange und blaue Lebensmittel – Kirschen, Himbeeren, Brombeeren, Rote Rüben, Holunderbeeren, Karotten

Um ein überschießendes sanguinisches Temperament zu regulieren, nutzt man die Primärqualität des melancholischen Temperaments, des Elements Erde. Das heißt, die Trockenheit. Grenzen setzen durch Trocknen, so wird wieder Struktur geschaffen.

Ein weiterer Schritt ist die Kühlung. Trocken & kühl ist eine gute Kombination, um die Ernährung des Sanguinikers auszubalancieren, um die Sanguinitas wieder zu erden und die Bluthaftigkeit auf den Boden zu bringen.

- Sattgrünes Gemüse – Kohlgemüse, Frühlingskräuter, Erbsen
- Hirse, Huhn, Bohnen, Ingwer, Kurkuma

Neben der Ernährung ist es speziell die Ausdünstung, die gefördert werden muss. Das Sanguis will gelüftet werden. Hier unterstützt dich speziell die Kneipp-Therapie mit trockenen Hautbürstungen. Sie sind ein effektvolles Training für die Gefäße. Doch auch durch sportliche Betätigung im Freien sollst du ins Schwitzen kommen. Gut ausbalanciert, denn zu leichte körperliche Betätigung fördert den Appetit und übertriebene Bewegung fördert Überlastung. Wie bei den Gewürzen ist auch bei der Bewegung die Ausgewogenheit wichtig.

Balance ist nun dein Zauberwort: Erdung und Ausgeglichenheit.

Choleritas, die Gelbgalligkeit

Das überschießende cholerische Prinzip – wenn die Säfte in die Choleritas, in die Gelbgalligkeit, entgleisen – merkst du sofort an einer massiven Überhitzung. Die Nerven liegen blank. Sie sind überreizt und hochgedreht. Die kleinste Kleinigkeit kann Wutausbrüche und massive Stimmungsschwankungen auslösen. Hitze macht sich breit. Der erste Weg ist der Schutz vor weiterer Überhitzung. Ein Stopp der inneren Hitze.

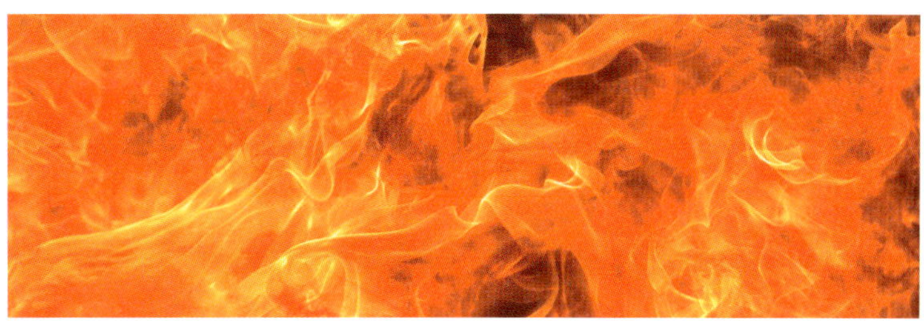

Besondere Phasen, in denen das cholerische Prinzip im Mittelpunkt steht: im Erwachsenenalter, zu Mittag, im Hochsommer, und wenn du ein Mann bist. Das cholerische Prinzip ist auch ein männliches Prinzip, was nicht bedeutet, dass du nicht auch als Frau cholerisch sein kannst. Doch das Weibliche in dir, das dem phlegmatischen Prinzip zugeordnet ist, dämpft das cholerische Prinzip von Natur aus etwas.

Auch wenn du Steaks, Schnitzel, Pommes und Scharfes liebst. Speziell diese Speisen sind stark erhitzt und voller Energie, zu erwärmend und trocknend für deinen Organismus. Eine Energie, die du gerade jetzt eigentlich durch Kühlendes und Befeuchtendes dämpfen und wieder ins Lot bringen möchtest. Gleiches gilt für Kaffee, Schwarztee und den Schnaps nach dem Essen. Auch die süßen Naschereien und salzigen Knabbereien reizen deine Nerven, anstatt sie zu besänftigen. Sie verstärken die Verstopfung und behindern deine Verdauung.

Deine Haut ist das Spiegelbild des Darms. Sie ist trocken, rot und juckt? Deine Schleimhäute ebenso? In deinem Darm sieht es ähnlich aus. Verzichte daher gerade jetzt auf besonders hitzige und austrocknende Speisen und ebensolche Getränke.

Vermeide ein Übermaß an Fett, Gegrilltes, Frittiertes, rotes Fleisch, Kaffee, Salziges, Spirituosen, aber auch Wettkämpfe. Vom völligen Fleischverzicht ist abzuraten, was jetzt nicht bedeutet, dass du täglich Fleisch konsumieren sollst, nur hin und wieder.

Deine Nahrung soll sich aus Lebensmitteln mit kühlenden und befeuchtenden Geschmäckern zusammensetzen. In dieser Phase bedienst du dich des phlegmatischen Prinzips, des Elements Wasser. Es unterstützt die Kühlung wunderbar.

- Deine kühlenden Geschmäcker sind: wässrig, zusammenziehend und sauer
- Deine befeuchtenden Geschmäcker sind: süß, salzig, sauer, fettig und wässrig

Achte in der Phase der kühlenden, befeuchtenden Ernährung, dass drei von den vier »S« – süß, salzig und sauer – im Vordergrund stehen. Scharf soll und darf weiterhin vorkommen, doch erheblich reduziert. Und bedenke, mit dem süßen Geschmack ist keineswegs purer Zucker gemeint. Und auch nicht nur Naschereien. Den süßen Geschmack in der Küche repräsentieren vor allem gekochte Wurzelgemüse, Getreide, Obst, Nüsse, Milch und Fleisch.

Du hast eine riesige Auswahl – die Schatzkammer der kühlenden und befeuchtenden Lebensmittel ist das ganze Jahr über gut gefüllt, die Vielfalt ist groß:

- Wasser. Ja, hier kommt es wieder. Kein Wein. Kein Starkbier. Kein Schnaps. Wasser ist das beste Kühlungsmittel!

Ausbalancieren kannst du das überschießende cholerische Prinzip, indem du es kühlst. Es wird am besten stetig mit Einflüssen des Elements Wasser gekühlt. Wasser, reines Wasser, gilt als wahres Lebenselixier für die übersteigerte cholerische Phase. Es kühlt und verdünnt, es macht fließfähig. Es umspült und kühlt die Nerven.

- Salate – auch die Bittersalate. Erinnerst du dich an die sekundär kühlende Wirkung des bitteren Geschmacks? Alle Salate sind nun wunderbar geeignet. Roh und auch gedämpft. Aus Salaten kann man sogar Suppe machen. Ja, das geht und schmeckt auch.
- Kürbisse, Zucchini, Melonen & Gurken
- Fische
- Zitrusfrüchte und Essig – koche damit oder peppe dein Trinkwasser damit auf.
- Saftreiche Früchte – Birnen, Pfirsiche, Erdbeeren, Marillen, Kirschen. Frisch oder als Kompott.
- Wurzelgemüse
- Hafer und Reis als Brei oder Drink
- Salbei und Rosmarin
- Jungtier – Kalb und Lamm, mageres Schweinefleisch
- Artischocke, Spargel, Oliven
- Erbsen und Bohnen

Wenn dein Darm gerade nichts hergibt und du unter Verstopfung leidest, dünste und dämpfe deine Lebensmittel. Bereite Eintöpfe, Suppen, Kompotte und Salate zu. Versuche so saftig wie möglich zu essen, um deine Körpersäfte wieder fließen zu lassen. Du unterstützt dabei auch deine Leber. Sie hat es dann einfacher. Wesentlich einfacher, denn du kühlst sie – sie ist dein hitzigstes Organ. Jenes, das wesentlich zur Bildung der Humores beiträgt. »Geht es deiner Leber gut, geht es auch dir gut«, heißt es. Dies trifft es hier besonders gut.

Daher frag mal zusätzlich in der Apotheke nach einem kühlenden und befeuchtenden Lebertonikum – Mariendistel, Artischocke, Löwenzahn, Brennnessel – und lass dich beraten.

Eines noch: Der Biss der Speisen ist in der cholerischen Phase essenziell. Du bist gewohnt, in Festes, Trockenes zu beißen. Das kann dir in der Umstellungsphase fehlen. Genieße, wenn du es brauchst, deine suppig-saftigen Speisen daher mit einer ganz kleinen Menge an crunchigen Nüssen oder knackigen Gemüsesticks. Denn – ganz wichtig – deine Ernährung soll dich geschmackvoll wieder auf den Weg bringen.

Beruhigung ist nun dein Zauberwort: Kühlung und Besänftigung.

Neben der festen und flüssigen Nahrung ist auch die Luftnahrung von besonderer Bedeutung. Sauerstoff. Gute, klare Luft tut wohl! Dein Sauerstoffumsatz ist in dieser Phase erhöht. Achte daher auf deine Luftnahrung. Gerade jetzt muss sie von bester Qualität sein. Das nimmt dir die Luft zum Atmen, nimmt dir den nötigen Sauerstoff: stickige Räume, eine überheizte Wohnung, enge Krawatten, Zigarettenrauch, hastiges Essen.

Daher: Einatmen. Ausatmen. Einatmen. Ausatmen … Du brauchst öfter Regenerationsphasen. Keine Wettkämpfe. Keine Streitereien. Kein Ärger. Keine Diskussionen. Nun ist Meditation angesagt. Atemübungen. Entspannung. Setz dich in den Liegestuhl auf der Terrasse oder zum offenen Fenster und lies ein gutes Buch, eine Zeitschrift. Du musst das nicht stundenlang tun – auch kurze Sequenzen der Auszeit bringen Ruhe in deinen überdrehten Organismus.

Du magst nicht sitzen oder liegen? Wie wäre es dann mit Sport, zum Beispiel Schwimmen. Wenn du keinen See oder Teich in der Nähe hast und auch das Meer zu weit weg ist, zieh einige Bahnen im Schwimmbad, im Freibad oder Hallenbad. Auch ein Wannenbad tut dir gut – wenn du magst mit Lavendel, Melisse oder Kamille.

Melancholia, die Schwarzgalligkeit

Das überschießende melancholische Prinzip – oder wenn die Säfte in die Melancholia, die Schwarzgalligkeit, entgleisen – merkst du am schnellsten an der Schwermut. Dein Gemüt ist gedrückt und niedergeschlagen. Dir ist kalt, deine Haut ist kalt, dich fröstelt. Die Schleimhäute sind trocken. Du kannst bei Anstrengung kaum schwitzen. Dein Körpergeruch ist seltsam, du riechst irgendwie alt, muffig. Du verlierst an Gewicht. Ja, und du reagierst plötzlich paradox. Beruhigende Mittel scheinen dich zu energetisieren und umgekehrt, energetisierende Mittel schläfern dich ein.

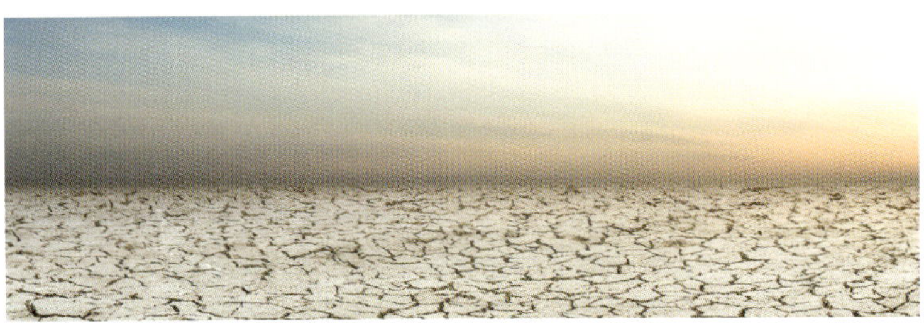

Nun ist es höchste Zeit, sanft und bewusst gegenzusteuern und dein Temperament wieder auszubalancieren. Luft, Licht, Wärme und Bewegung sind nötig.

In eine Dysbalance der Melancholia gerät man langsam, schleichend. Meist ist schon die Grundkonstitution trocken und kalt. Mit zunehmendem Alter verstärken sich gerade diese Eigenschaften. Der Herbst ist zu dieser Zeit eine besonders intensive Phase. Hier heißt es bewusst einlenken. In kleinen Schritten, konsequent und nachhaltig.

Ein Ausgleichen der Melancholia ist möglich. Aber in dieser extremen Phase bist du, ist dein Organismus – Körper und Geist – schwerfällig und träge. Die Humores – alle vier Säfte – sind trocken und kalt. Sie lassen sich nur sehr schwer befeuchten, wieder fließfähig und beweglich machen. Auch natürliche Heilmittel wirken oft zeitversetzt, meist erst nach Wochen oder Monaten und sogar Jahren. Daher ist es wichtig, dranzubleiben und nicht aufzugeben. Aber auch nicht zu übertreiben. Eine Reaktion kann heftig ausfallen. Wohldosiert und stetig, lautet jetzt die Devise.

Um die Haut, dein äußeres Ausscheidungsorgan, wieder zu beleben, gibt es auch hier wunderbare unterstützende Anwendungen aus der Kneipp-Therapie: Moorpackungen, warme Brustwickel, warme Leberwickel und Nasenspülungen. All das tut gut.

Fühl dich wohl. Gestalte dein Zuhause in angenehmen Farben und mit wohligen Naturstoffen. Wie wäre es mit einigen Farbklecksen? Bunten Kissen und Bildern. Und auch wenn es daheim am schönsten ist, gehe hinaus, um die Lebenskraft, die Vis vitalis, zu beleben. Spaziergänge sind ein Genuss für Körper und Geist.

Hast du einen Birkenwald in deiner Nähe? Genial. Eine leichte Wanderung durch einen Laubwald, besonders morgens oder abends, entspannt dich, und deine drei Spiritus treten wieder in Interaktion. Die Humores beginnen zu fließen. Doch versteck dich nicht im Wald. Finde Begleitung. Angenehme Gespräche während eines Spaziergangs bringen eine herrliche Abwechslung in den Alltag. Und wenn sich dadurch eine andere sportliche Betätigung ergibt, noch schöner. Wie wäre es mit einem Tanzkurs? Vielleicht Tango. Ein Tanz, der sehr viel Gefühl und Wärme in sich trägt.

Vermeide Trocknendes, Gegrilltes, Frittiertes, Salziges, Spirituosen, schwer Verdauliches, ein Übermaß an Fett, stark Blähendes, zuckersüße Naschereien und adstringierende Speisen. Vom völligen Fleischverzicht und vom Fasten ist abzuraten.

Die sparsamen, reduzierten Grundzüge des melancholischen Prinzips führen oft dazu, dass eher zu günstigen, aber hoch kalorischen Lebensmitteln gegriffen wird. Es wird wenig gegessen, man gönnt sich wenig. Der Genuss ist zweitrangig, wichtig ist die Kalorienmenge.

Die Energiemenge stimmt wohl, aber die Nährstoffdichte ist zu gering. Und dieser Mangel macht sich bemerkbar. Nicht gleich, sondern langsam und schleppend. Umso wichtiger ist nun eine gute Nährstoffversorgung. Doch so, dass die Nährstoffe auch aufgenommen und umgesetzt werden können. Sie müssen in deinen Körperzellen ankommen.

Wertvolle Nahrung sollte es nun sein, wertvoll und wertschätzend für dich. Gegart, gekocht, sanft gebraten, pochiert. Man könnte auch sagen: »Schenke deinen Lebensmitteln Zeit!« In dieser Zeit kann sich auch dein Organismus darauf einstellen und deine Verdauung in Gang setzen.

Koche täglich frisch und abwechslungsreich. Verzichte auf Rohkost, auf rein pflanzliche Ernährung. Deine ohnehin bereits angegriffene Verdauung wird dadurch überlastet. Es kommt zu Blähungen, Reizdarm, Körpergeruch. Ergänze deinen Speiseplan hin und wieder mit tierischen Produkten und zartem Fleisch: Huhn, Reh, Eier.

Deine Nahrung darf sich aus Lebensmitteln mit befeuchtenden und erwärmenden Geschmäckern zusammensetzen. Orientiere dich in dieser Phase am sanguinischen Prinzip, dem Element Luft. Es unterstützt ganz ausgezeichnet die Befeuchtung und Erwärmung in der übersteigerten melancholischen Phase.

- Deine befeuchtenden Geschmäcker sind: süß, salzig, sauer, fettig und wässrig
- Deine erwärmenden Geschmäcker sind: salzig, sauer, bitter und scharf

Achte in der Phase der befeuchtenden, erwärmenden Ernährung, dass diese drei »S« im Vordergrund stehen: süß, salzig und sauer. Scharf soll auch vorkommen, doch stark reduziert, denn es erhitzt zu intensiv und wirkt dadurch trocknend. Die Vielfalt der Geschmäcker ist in dieser Phase sehr umfangreich, das unterstützt deine abwechslungsreiche Ernährung. Bitter, fettig und wässrig ergänzen die Geschmackspalette. Einzig herb bzw. zusammenziehend sollte nicht eingesetzt werden.

Befeuchtung, Wärme und Bewegung sind notwendig und hilfreich, um die Lebendigkeit des trockenen überschießenden Temperaments anzuheben. Um ein überschießendes melancholisches Temperament auszugleichen, greifst du vorzugsweise auf das Element Luft zurück, auf die Eigenschaften des sanguinischen Temperaments: feucht & warm.

Mit dieser breiten Geschmackspalette hast du ein vielfältiges Lebensmittelangebot zur Auswahl. Nutze es. Schenke den Lebensmitteln Zeit – Kochzeit. Sei es dir wert.

- Starte mit einem süßen Getreidefrühstück in den Tag. Versuche mal Apfelporridge (siehe Rezept), es passt nun wunderbar. Es ist gut verdaulich, nahrhaft, befeuchtend und erwärmend. Verwende anfangs Mandeldrink. Würze mit etwas Kakaopulver, Zimt und Orangenabrieb. Verwende Feigen anstelle der Datteln. Weiche die Feigen und Rosinen bereits am Vortag in reichlich Wasser ein – iss Trockenfrüchte generell gut eingeweicht, nie trocken.
- Wasser ist als Getränk immer fein. Apropos, trinkst du genügend über den Tag verteilt? Ich empfehle auch Molke mit Früchten, Tee und mit Wasser verdünnte, selbst gemachte Sirupe. Mit Wasser großzügig verdünnte, liebliche, leichte Weine und leichtes Bier sind ebenfalls gute Durstlöscher. Auch Wasserkefir und Kombucha – sofern sie selbst fermentiert sind – schmecken angenehm und unterstützen die Verdauung.
- Gerstenwasser – schlag einfach weiter hinten bei Gerste nach – ist eine wunderbare Option. Warm getrunken tut es deinen Schleimhäuten gut. Mit etwas Ingwer, Muskatnuss und Zimt gewürzt, ist es ausreichend temperiert, um dich auch sanft zu erwärmen. Die Gerste selbst kannst du erwärmt zum Frühstück oder als Beilage genießen.
- Zur Gerste passen übrigens Wurzelgemüse und Fenchel ausgezeichnet. Auch hier gilt: gut gegart, weich gekocht. Mit Schwarzkümmel, Lorbeerblatt, Currypulver und Kurkuma gewürzt. Bereite dir zum Beispiel ein mildes Hühnercurry zu. Du kannst es auch mit Obst verfeinern und dem Gericht dadurch ein spezielles Aroma verleihen. Oder du servierst Apfelkompott als Nachspeise. Auch frische Ananas und Papaya unterstützen dich.
- Suppen sind hier goldrichtig, ob Kraftsuppen, Kräuter- oder Gemüsesuppen. Auch Eintöpfe passen für dich exzellent.
- Gewürze unterstützen deine Verdauung. Sie machen das Essen schmackhaft und wohltuend. Würze abwechslungsreich und vielfältig, aber nicht im Übermaß.

Aufnahme ist nun dein Zauberwort: Befeuchten und erwärmen.

Phlegmatismus, die Schleimigkeit

Das überschießende phlegmatische Temperament – wenn die Säfte in den Phlegmatismus, in die Schleimigkeit, entgleisen – merkst du am schnellsten an einer veränderten Körperstruktur: du wirst runder, fülliger. Fettpölsterchen zeigen sich. Deine sportlichen Ambitionen lassen nach, du meidest Sport. Die Couch ist dir näher als ein Spaziergang oder ein Treffen mit Freunden. Dir ist langweilig und du bist unmotiviert. Auch die Schleimhäute, deine Zunge und die Verdauung verändern sich. Generell wird alles feuchter und auch kühler. Du wirst träge und langsamer.

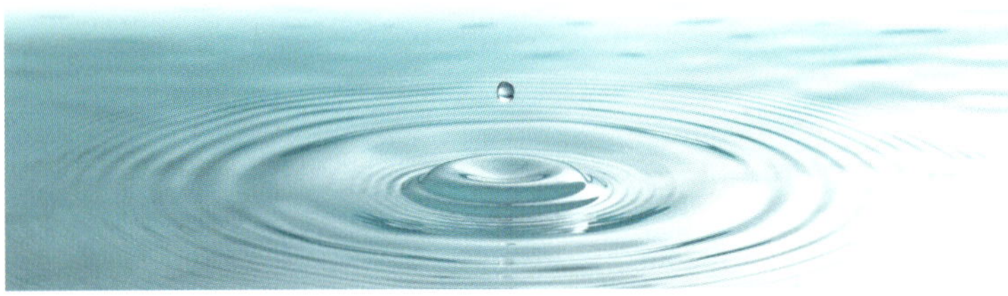

Wenn das phlegmatische Prinzip zu dominant wird, braucht es zuerst Wärme. Wärme durch Bewegung und Aktivität. Aber auch Trocknung. Sie unterstützt, setzt Grenzen und reguliert die überschießenden Eigenschaften des phlegmatischen Elements.

Aktivierung ist nun dein Zauberwort: Erwärmung und Bewegung.

Gewohnheiten, Routinen sind zu hinterfragen und zu ändern. Welche sind es, die keine Aktivierung, keine Belebung und keine Bewegung bringen? Streiche sie aus deinem Kopf und aus deinem Alltag. Fertige dazu eine Liste an, eine Aktivitätsliste, sie kann dich bei der Änderung von Gewohnheiten bestärken. Setze hinter jede passive Routine eine Aktivität.

Überdenke deinen Tagesrhythmus. Neue Strukturen bringen neuen Schwung und neue Denkmuster. Sie aktivieren dein Gehirn und bringen Bewegung in den Alltag.

- Starte deinen Tag mit einer Tasse schwarzen Kaffee
- Bewegung am frühen Morgen – zwischen 5 und 6 Uhr
- Frühstück immer zwischen 6 und 7 Uhr
- Mittagessen zwischen 12 und 13 Uhr

- Abendessen zwischen 17 und 18 Uhr. Nach 19 Uhr solltest du in dieser übersteigerten feucht-kühlen Phase keinesfalls mehr etwas essen. Lass die Kühlschranktür einfach zu. Lass auch das Abendessen ein oder zwei Tage die Woche ausfallen und löffle stattdessen nur eine klare Suppe.
- Du liebst es, ausgiebig zu baden? Lass es, du übertreibst gerade. Wechselduschen tun jetzt gut. Sie aktivieren das erschlaffte Gewebe.

Die ersten Einträge in deiner Aktivitätenliste sehen dann in etwa so aus:

Passive Routine	Aktivität
Warmes, ausgiebiges Wannenbad	Wechseldusche
Bis 9 Uhr schlafen	Um 5.35 Uhr klingelt der Wecker – noch zehn Minuten dösen und dann mit Atemübungen vor dem offenen Fenster in den Tag starten.
Ohne Frühstück aus dem Haus gehen	Frühstück um 6.30 Uhr
Auf der Couch am Abend ausspannen	Spaziergang nach dem Abendessen
usw.	usw.

Den Tagesrhythmus schriftlich festzuhalten, macht tatsächlich Sinn. Die Änderungen stellen ein Art Vertrag dar, einen Vertrag mit dir selbst. So verrückt es auch erscheint, es wirkt. Probiere es doch einfach aus.

Schränke deine Essensmengen ein: Zu große Portionen belasten, ja überfordern deine Verdauungskraft. Überanstrenge deinen Stoffwechsel nicht mit einem Zuviel und meide schwer Verdauliches. Kontraproduktiv in dieser Phase sind fette Lebensmittel, Schweine- und Kalbfleisch, Fisch, Süßigkeiten, sehr saure Getränke, stark Kühlendes, kühlende Milchprodukte, Gurken, Getreide, Rohkost, saftreiche Früchte und große Wassermengen. Vermeide generell Übertriebenheit!

In dieser Phase gibt es auch keinen Nachschlag: »Nein, danke, ich habe genug« – das ist dein neuer Satz. Sei mutig, stehe dazu. Auch Zwischenmahlzeiten sind gerade tabu. Drei Mahlzeiten täglich sind völlig ausreichend. Besser noch, wenn du auf zwei Mahlzeiten reduzierst. Eine gewisse Nahrungskarenz oder eine Fastenperiode tun gut. Aber satt musst du sein! Angenehm satt. Deine Nährstoffkammer muss ausreichend gefüllt sein. Karges Fasten mag dich schnell weiterbringen, Kilos mögen purzeln, doch das ist nur von kurzer Dauer. Bei aller Veränderung in der Lebensführung und in den Ernährungsgewohnheiten musst du zufrieden und gut versorgt sein. Denke daran, deinen Weg konsequent, geduldig und aktiv zu gehen. Zufriedenheit und Wohlbefinden dürfen nicht vernachlässigt werden.

Um das übersteigerte phlegmatische Temperament abzufedern, sind Lebensmittel mit erwärmenden, trocknenden Geschmacksrichtungen am besten geeignet.

- Deine erwärmenden Geschmäcker sind: bitter, scharf, salzig und sauer
- Deine trocknenden Geschmäcker sind: salzig, zusammenziehend, sauer

Achte in der Phase der erwärmenden und trocknenden Ernährungsumstellung, dass du weiterhin die vier »S« – scharf, salzig, sauer und süß – verwendest, doch übertreibe nicht. Würze mit Fingerspitzengefühl. Die Geschmäcker bitter und zusammenziehend sind wesentlich als ergänzende, abgrenzende Geschmackskomponenten. Sowohl der bittere als auch der zusammenziehende Geschmack sollen nun fixer Bestandteil in all deinen Speisen sein.

Picke dir aus den Lebensmitteln jene heraus, die diesen Eigenschaften am besten entsprechen. Das kann je nach Saison sehr unterschiedlich sein. Verwende erwärmende Gewürze und Zubereitungsmethoden. Vermeide Rohkost. Gemüse – gut gegart, aber auch gegrillt ist eine gute Option. Vermeide auch eine rein pflanzliche Ernährung.

Orientiere dich zum Beispiel an den folgenden Lebensmitteln: Hühnerfleisch, Schaf – aber kein Lamm, Knollensellerie, Zwiebeln, Knoblauch, Rettich, Artischocken, Endivie, Emmer, Dinkel, Gerste, Hafer. Holunderbeeren, Ananas, Äpfel. Zitronenschale, Rosmarin, Lavendel, Brennnessel, Salbei, Ingwer, Pfeffer, Chili, Zimt, Anis, Kaffee, Schwarztee, Wasser, Kräutertee, Rotwein.

Ausbalancieren kannst du das überschießende phlegmatische Prinzip, indem du es wärmst. Es wird am besten stetig mit Einflüssen des Elements Feuers bewegt und erwärmt. Nimm dir ein Beispiel an der Aktivität des Cholerikers. Wärme und Bewegung bringen dich wieder in deine Mitte.

Diese genannten Lebensmittel sollen nur eine Anregung für dich darstellen. Achte auf die Anforderungen und wähle gezielt aus. Du kannst das, davon bin ich überzeugt! Auch wenn du dich dabei durch die Unterlagen arbeiten musst – wie bereits oben beschrieben, gehört eben eine gewisse geistige Anstrengung dazu. Sie fördert die Bewegung des Phlegmas und speziell die Bewegung des Phlegmas im Gehirn.

Neben der Ernährung wirken geistige wie körperliche Anstrengungen unterstützend. Flotte Spaziergänge am besten täglich fix einplanen. Auch die Kneipp-Therapie hat unterstützende Anwendungen für diese spezielle Zeit im Programm, zum Beispiel warme Brustwickel und aktivierende Leberwickel.

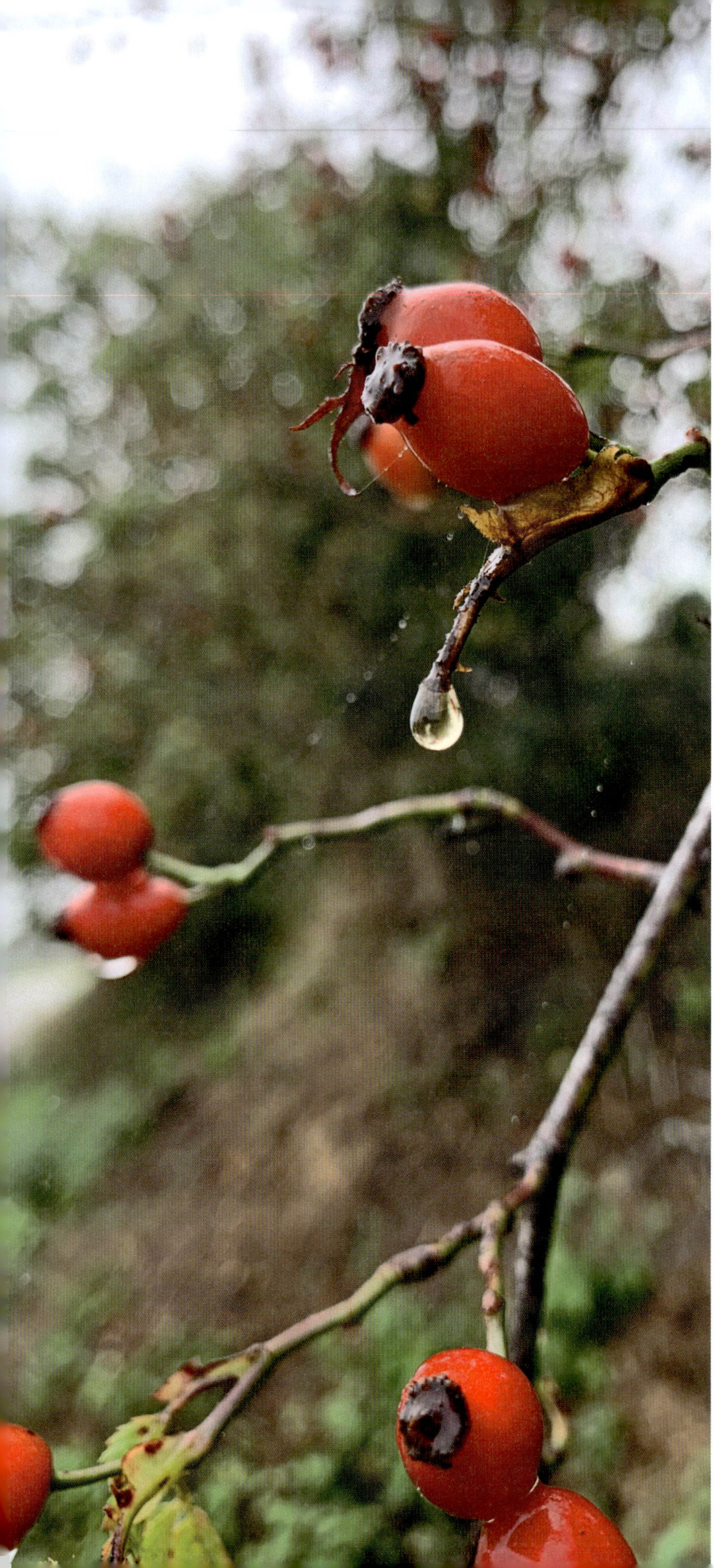
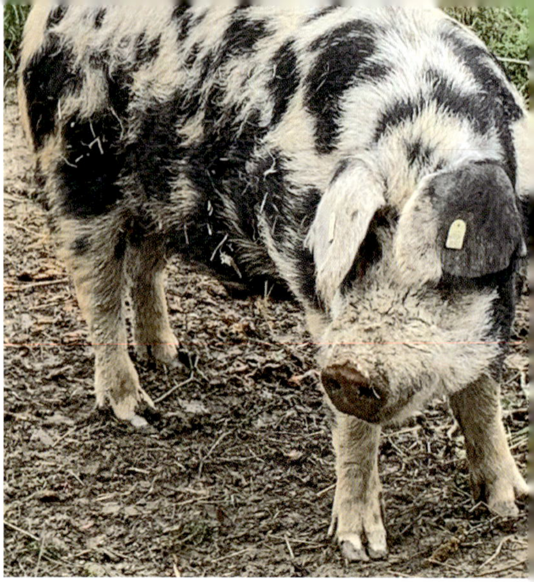
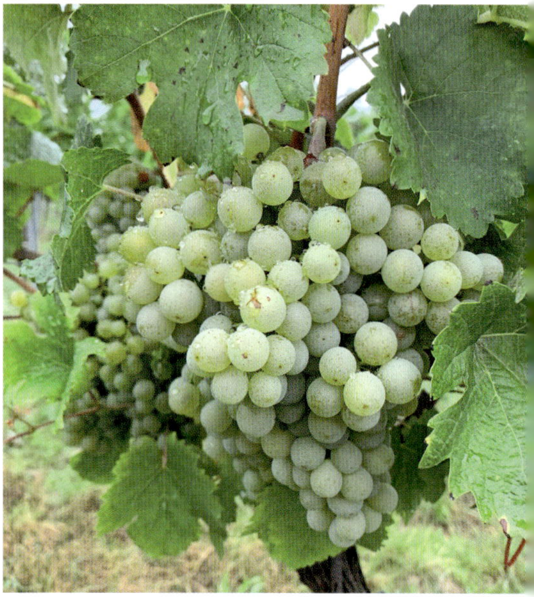
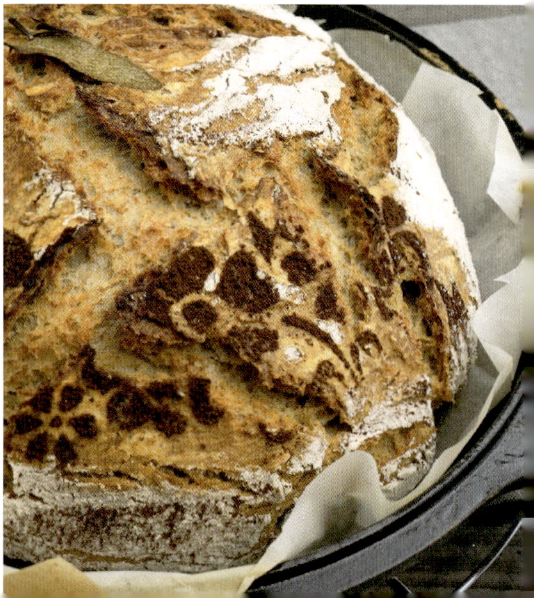

Lebensmittel …
TEMperamentvolle Nahrung

»Lasst eure Lebensmittel Arznei und eure Arznei Lebensmittel sein.« Dieses wohlbekannte und oft gehörte Zitat von Hippokrates, dem griechischen Arzt und Begründer der Vier-Säfte-Lehre, ist nach wie vor stimmig und sollte uns Mahlzeit für Mahlzeit begleiten.

Die Worte des Hippokrates sind mehr als zweitausend Jahre alt – und dennoch brandaktuell. Der griechische Arzt und »Vater der modernen Medizin« trat schon damals für eine passende und gute Ernährung ein. In falscher Ernährung sah er den Grund für die Disharmonien der Körpersäfte und in der Folge für die Entstehung von Krankheiten. Es lohnt sich daher, die Lebensmittel gut zu kennen.

Das Wort Lebensmittel setzt sich aus zwei Wörtern zusammen: Leben und Mittel. Warum ich das so formuliere? Um zu verdeutlichen, dass alles, was wir zu uns nehmen, Mittel zum Leben sind. Sei es feste oder flüssige Nahrung. Auch die Luft, die wir atmen. Du erinnerst dich? Unsere Lebensmittel werden zu unseren Zellen. Unser Körper wandelt die Nahrung um. Er macht aus Körperfremdem etwas Körpereigenes.

Lebensmittel sind etwas wunderbar Intimes, denn wir lassen sie so nah an uns heran.

Die Qualität der Lebensmittel steht im Vordergrund. Bei meinen Rezepten und den entsprechenden Angaben habe ich es nicht extra erwähnt, doch ich gehe immer von Lebensmitteln in Bioqualität aus. Diese sind am zuträglichsten. Sie sind für mich »normal« und selbstverständlich. Und wenn es diese ohne Gütezeichen gibt – auch gut. Dein Vertrauen in den ehrlichen Anbau und die faire Aufzucht von regionalen Lebensmitteln soll genügen.

Was gibt es gegen die krummen Karotten, die bunten Eier von freilaufenden Hühnern und andere Produkte aus dem eigenen Garten, dem des Nachbarn oder eines regionalen Kleinbetriebs zu entgegnen. Nichts, wie ich finde. Ehrlichkeit, Vertrauen und Regionalität gehen vor. Saisonalität und Lagermöglichkeit ebenso.

Einige Lebensmittel will ich in der Folge gesondert beschreiben und dir näherbringen. Ich will Gusto machen und dir vermitteln, welche Wirkung sie auf den Körper haben.

Du hast in den ersten Kapiteln viel über die Körpersäfte und bildlichen Zusammenhänge der Körperfunktionen gelesen. Die Lebensmittel sind wesentlich daran beteiligt. Wie die Körpersäfte befinden sich auch die Lebensmittel im Achsenkreuz der Qualitäten – feucht, warm, trocken und kalt – und haben dadurch ebenfalls unterschiedliche Temperamente und Wirkungen, die in der vierstufigen Gradeinteilung festgemacht sind. Diese Einteilung ist das Hilfsmittel des Temperierens (siehe Kapitel »Temperieren – mehr als würzen«).

Die passende Zubereitungsart ist das Tüpfelchen auf dem i. Viele Lebensmittel sind wie geschaffen, um sie einzeln auszuprobieren, sie auszutesten – ähnlich wie dies weiter vorn bei der Schokoladenmeditation (siehe Kapitel »Einstimmung«) und der Karottenparty beschrieben ist. Nur zu!

Die Lebensmittel und die Elemente

Bei jedem Lebensmittel, das ich auf den folgenden Seiten beschreibe, findest du eine Kurzübersicht (»Steckbrief«) mit der Angabe des zugeordneten Elements, der Qualitäten-Mischung, des Geschmacks und der Wirkungsweise aus Sicht der TEM. Bei einigen Lebensmitteln findest du Hinweise auf eine besondere Achtsamkeit. Diese Tabellen erheben keinen Anspruch auf Vollständigkeit. Sie sollen dir in komprimierter Weise einen Überblick über die Lebensmittel geben. Auch Lebensmittel wandeln sich – durch neue Züchtungen, Kreuzungen, wetterbedingte und viele andere Einflüsse. Diese Betrachtung ist immer einzubeziehen.

Die folgende Tabelle bietet einen Überblick der Zuordnung der Lebensmittel zu den Elementen Luft, Feuer, Erde und Wasser und ihren Qualitäten.

In den »Steckbriefen« der Lebensmittel findest du unter dem Stichwort »Qualitäten-Mischung« auch immer eine Zahl. Die Zahl 1 bedeutet im 1. Grad und weist auf die mildeste Einstufung hin, die Zahl 4 bezeichnet die stärkste Ausprägung. Einige Lebensmittel werden neutral betrachtet, sie sind ausgeglichen temperiert.

Element	**Luft**	**Feuer**	**Erde**	**Wasser**
Wirkung	Befeuchtend & erwärmend	Erhitzend & trocknend	Trocknend & kühlend	Kühlend & befeuchtend
Obst & Gemüse	Süßer Apfel, Bananen, Himbeeren, Karotten, Kartoffeln, Kichererbsen, Pastinaken, Rote Rüben, Schwarzwurzeln, Spargel, Weintrauben	Paprika, Radieschen, Sellerie, Zwiebeln	Saurer Apfel, harte Birnensorte, Bittersalate, getrocknete Linsen und Bohnen, Quitte	Weiche Birnensorte, frische Bohnen, Endiviensalat, Erdbeeren, Gartensalat, Gurke, Kohl- und Krautgemüse, Kürbis, Marillen, Tomaten, Zucchini

Element	Luft	Feuer	Erde	Wasser
Fett & Nüsse	Butter, Mandeln, Obers, Oliven, Lein-, Sonnenblumen-, Distel-, Raps-, Hanf-, Haselnuss-, Sesam-, Mandelöl, Schmalz	Edelkastanie, Haselnüsse	Walnussöl, Walnüsse	Kürbiskernöl
Getreide	Amarant, Reis	Dinkel, Hafer, Mais, Roggen, Weizen	Buchweizen, Gerste, Hirse	
Tierische Produkte	Ganzes Ei, Eidotter, Huhn, Schafjoghurt, Milch, Lammfleisch, Schweinefleisch, Ziegenfleisch	Hartkäse, Schaffleisch	Hase, Rindfleisch, Topfen, Wildfleisch	Eiklar, Fisch, Kuhjoghurt
Kräuter und Würzmittel	Basilikum, frischer Ingwer, Honig (bei älteren Menschen), Kakao, Rohrzucker	Anis, Bärlauch, Brennnesseln, Fenchelsamen, Honig, Holunder, Ingwer, Kaffee, Kapern, Kardamom, Knoblauch, Kren, Kümmel, Kurkuma, Lorbeer, Löwenzahn, Majoran, Muskat, Petersilie, Pfeffer, Pfefferminze, Rosmarin, Safran, Salz, Schafgarbe, Senf, Thymian, Vanille, Wacholder, Zimt, Zitronenschale, Zitronenmelisse, Rübenzucker	Essig, Rose, Verjus bzw. Agrest (Saft aus unreifen Weintrauben)	Pilze, Zitronenfruchtfleisch
Getränke		Met, Wein	Sauermolke	Süßmolke, Wasser

Luft – als Nahrung

Luftnahrung gilt neben flüssiger und fester Nahrung sowie Bewegung als eine der vier Energiequellen der TEM-Diätetik. Genau deswegen möchte ich der Luft in diesem Kapitel auch einen Raum überlassen. Luft wird meist erst wahrgenommen, wenn sie von schlechter Qualität ist. Und dann oft viel zu spät.

Sauerstoff ist ein Indikator für Leben. Der Mensch kann eine gewisse Zeit ohne flüssige und feste Nahrung und ohne Bewegung auskommen. Doch ohne Sauerstoff, ohne Luft zum Atmen, streikt das Gehirn bereits nach kurzer Zeit und trägt Schäden davon.

Frische, sauerstoffreiche Luft nährt unseren Geist, unsere Lebensgeister. Die Lebenskraft, die wesentlich durch die Atmung beeinflusst wird, steuert den Stoffwechsel. Luft, die klar und sauber ist, ist ein bestimmendes Nahrungsmittel.

Ein Erwachsener atmet pro Tag mindestens 10.000 Liter Luft ein und aus.

Unser Alltag sieht meist vor, dass wir uns in geschlossenen Räumen aufhalten. Die Bedeutung der Raumluft bekommt dadurch einen hohen Stellenwert. Sie ist unsere Luftnahrung, die wir ganz unbewusst zu uns nehmen. Ihre Qualität können wir beeinflussen. Das Fenster zu öffnen und frische Luft zu tanken, erhöht den Sauerstoff und die Lebensqualität, ist Erfrischung. Doch das ist nicht immer möglich. Aufgrund moderner Baustile werden anstelle von öffenbaren Fenstern Lüftungsanlagen eingebaut. Diese müssen gewartet werden, regelmäßig und in kurzen Abständen. Vergiss das nicht! Auch die Einrichtung hat Einfluss auf die Luftqualität. Achte auf natürliche Materialien – frei von Giftstoffen – in deinen Räumen.

Mein Tipp für dich: Gehe so oft wie möglich ins Freie. Atemluft und Sonnenlicht sind eine unschlagbare Kombination für deine Seele. Diese Mischung entzündet deinen Lebensfunken und bestimmt deinen Stoffwechsel.

Atemübungen sind gute Rezepte der Luftnahrung. Baue sie regelmäßig in den Alltag ein. Hier gleich eine empfehlenswerte Übung:

Bauchatmung … ganz bewusst

Achte auf einen guten Stand oder eine gerade Sitzposition. Beide Füße stehen gerade am Boden. Dein Oberkörper ist aufrecht. Zwick deine Pobacken ganz leicht zusammen. Dein Blick ist gerade und nach vorn ausgerichtet. Deine Augen schauen in die Natur –

oder sind geschlossen und deine Gedanken lassen die Natur vor dem inneren Auge erscheinen. Deine Schultern sind locker.

Atme ganz tief ein und senke die Atmung in den Bauchraum. Die Atmung ist lange und intensiv. Sie wandert über den Brustraum in den Bauch. Halte die Luft im Bauchraum, so lange du kannst. So lange, dass deine Ausatmung wesentlich länger dauert als deine Einatmung – bestenfalls doppelt so lange. Atme in deinem Rhythmus und wiederhole die Übung mehrere Male.

Obst & Gemüse: Früchte des Feldes und des Gartens

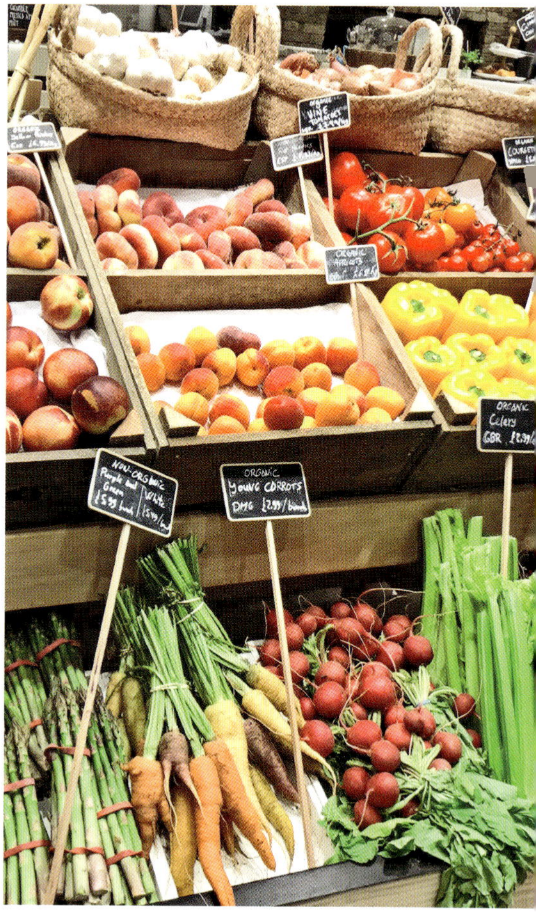

Die Vielfalt und der Variantenreichtum von Obst und Gemüse bescheren uns das ganze Jahr über Genuss und Energie. Vom Frühling bis zum Winter können wir uns daran laben. Voller Freude erwarten wir im Frühjahr die ersten zarten Pflänzchen. Im Sommer erreicht der Warenkorb ein schier unermessliches Ausmaß, und auch der Herbst wartet mit einem eindrucksvollen Angebot auf. Im eher kargen Winter greifen wir auf Lagergemüse und besonders robuste Pflanzen zurück.

Die Artenvielfalt macht es wahrlich nicht einfach, Gemüse einzuteilen. Es wächst am Feld, im Garten, unter Glas, in Beeten – horizontal und vertikal. Die Struktur ist mal fein und zart, dann wieder grob und stark faserig. Es wird kultiviert oder ist in seiner Wildform zu finden.

Gemüse ist ein Sammelbegriff. Es handelt sich um essbare Pflanzenteile – Blätter, Knollen, Stängel oder Wurzeln von ein- oder zweijährigen krautigen Pflanzen, die roh, gekocht oder konserviert gegessen werden. Pflanzen bilden seit Urzeiten die Grundlage unserer Ernährung, denn es war in Vorzeiten definitiv einfacher, nach genießbaren Pflanzen Ausschau zu halten, als Tiere zu jagen und zu fangen.

Temperamentgerecht zubereitet ist Gemüse nährend und wohltuend. Es bietet dank seiner Ballaststoffe eine wertvolle Basis für unsere Verdauung. Mit pflanzlicher Nahrung können wir, wie schon unsere Vorfahren, unseren täglichen Energie- und Nährstoffbedarf wunderbar abdecken. Seien es Kohlenhydrate, Eiweiß und Fette, Vitamine, Mineralstoffe und sekundäre Pflanzenstoffe.

Nach der Etymologie bedeutet das Wort Gemüse »Mus«. Gemüse wurde zu Brei, zu Mus verkocht. Rohes Gemüse betrachtete man früher als ungenießbar. Heute weiß man, dass manche Gemüse sogenannte Pflanzengifte enthalten – Oxalsäure, Nitrate, Blausäure, Nikotin, Solanin, Cumarine und einige mehr –, die für unseren Organismus gravierende Probleme darstellen können. Rohes Gemüse muss nicht zwangsläufig ungenießbar sein, doch wenn man es richtig verwerten möchte und auf seine Verdauung achtet, ist gut gegart sicher der bessere Weg.

Gemüse hat sich über die Jahrhunderte massiv verändert und verbreitet. Was es im Mittelalter in Europa noch nicht gab, erfreut sich heute großer Beliebtheit. Nicht nur Sorten haben sich örtlich verändert, sondern auch deren Größe, Form und Geschmack. Spontankreuzungen und die Experimentierfreudigkeit von Botanikern bescheren uns weitere pflanzliche Ernährungsmöglichkeiten.

Ob nun Obst oder Gemüse, oft verschwimmen die Grenzen, die Definition ist nicht immer eindeutig. Der Unterschied ist kulturell bedingt und auch davon abhängig, ob man sie als Lebensmittel oder rein botanisch betrachtet. Um es einfacher zu machen, habe ich die nachfolgende Beschreibung der Obst- und Gemüsearten kurzerhand alphabetisch geordnet.

Apfel … paradiesisch gut *(Pyrus malus)*

TEM-Steckbrief	Süße Sorten	Saure Sorten
Element	Luft	Erde
Qualitäten-Mischung	warm 1 & feucht 1–2	trocken 1–2 & kühl 1–2
Geschmack	je nach Sorte: süßlich, säuerlich, leicht zusammenziehend	
Wirkung	je nach Geschmack: stärkend, tonisierend, blutbildend, entsäuernd, den Darm regulierend	
Besondere Achtsamkeit	Allergiepotenzial	

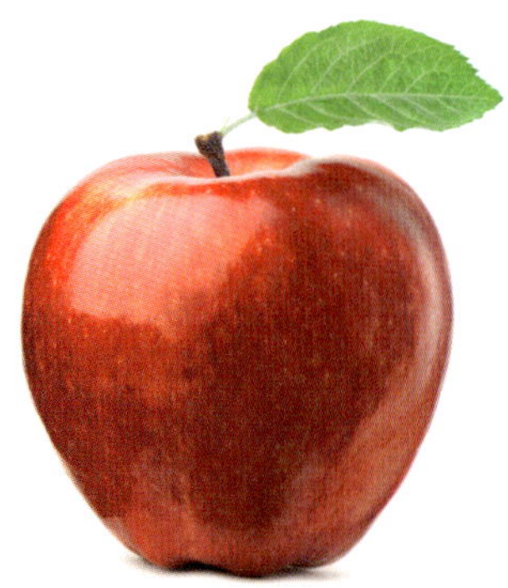

Der Apfel ist das großartigste heimische Obst. Nummer eins! So wunderbar. Wenn Mitte September bis Mitte Oktober die Apfelbäume rot leuchten und sich die Äste biegen, ist es Zeit für die Ernte. Frische, heimische Äpfel. Herrlich! Zum Hineinbeißen. Knackig und saftig sind sie nun. Wir kennen und lieben sie in vielen Sorten, Formen und Farben. Rezepte für und mit Äpfeln sprengen ganze Bibliotheken. Die Vielfalt und Beliebtheit von Äpfeln ist überwältigend.

Der Apfel ist ein Nährstoffschatz, das weiß man längst. Am besten Tag für Tag essen, sofern nicht eine Allergie besteht. Bei einer allergischen Reaktion auf Äpfel steckt oft eine Kreuzallergie dahinter: Äpfel in Kombination mit Birkenpollen. Dies passiert oft bei neuen Apfelzüchtungen. Bei älteren Sorten zeigt sich meist keine oder nur eine abgemilderte Reaktion. Auch Erhitzen kann helfen. Apfelkompott aus alten, rotbackigen Apfelsorten ist gut verträglich. Dies gilt auch, wenn du nicht allergisch bist. Alte Sorten sind grundsätzlich weniger süß, nährstoffreicher und besser verträglich.

Äpfel haben eine große Wirkungsbandbreite auf unseren Körper:

- Der Vitamin-C-Gehalt ist bedeutend. Auch hier auf alte Sorten achten. Je älter eine Sorte ist, umso höher der Vitamingehalt.
- Äpfel enthalten viel Pektin. Das tut unserem Darm, der Verdauung gut. Darmflora und Darmperistaltik profitieren davon.
- Die Gerbstoffe wirken entzündungshemmend.
- Die Apfelsäure, speziell bei alten Sorten, optimiert die Kalziumaufnahme.

- Sekundäre Pflanzenstoffe, wie die Flavonoide, wirken positiv auf Herz-Kreislauf-System, Immunsystem und Blutgerinnung.

Äpfel sollten, sofern du sie verträgst, entweder pur, als Kompott oder auch als Apfelessig im täglichen Speiseplan integriert sein. Der tägliche Apfelgenuss darf eine Selbstverständlichkeit sein. Greife bewusst zu alten Sorten: Reinette, Cox Orange, Gravensteiner, Boskop, Jonathan. Und wenn sie noch dazu rotbackig sind – genial.

Äpfel frisch vom Baum? Ja klar, wenn es dir Spaß macht. Besser geht es nicht. Doch bitte nie aus dem Kühlschrank bzw. kalt essen. Und schon gar nicht hastig. Du überforderst damit Leber und Magen. Und, wie gesagt, bei Unverträglichkeiten oder wenn deine Konstitution allgemein etwas schwächer ist, verzichte auf rohe, ungeschälte Äpfel. Apfelkompott oder -mus ist dann die bevorzugte Zubereitungsmethode.

Um den Apfel ranken sich viele Mythen, Geschichten, Fabeln, und selbst die Bibel verzichtet nicht darauf. Der Apfel ist hochgelobt, auf viele Arten. Der sündige, verführerische Apfel ist ein Fruchtbarkeitssymbol. Ein Symbol für Leben, für die Liebe, für die Welt. Ja, und irgendwie auch ein Symbol für Vollkommenheit.

Apfelkompott … geht immer

1 bis 2 rotbackige Äpfel schälen, entkernen, in Stücke schneiden und mit etwas Zitronensaft vermischen – so vermeidest du, dass das Fruchtfleisch braun wird. Dann gibst du etwas Wasser in einen Topf und die Apfelstücke, 1 bis 2 Gewürznelken, ½ Stange Ceylon-Zimt und je nach Geschmack auch etwas echtes Vanillepulver und 1 bis 2 Kardamomkapseln dazu. Dann lässt du alles bei geringer Temperatur mehr simmern als kochen. Der Apfel soll Zeit haben, um weich zu werden. Gegen Ende der Garzeit fügst du noch etwas Rohrohrzucker hinzu – je nach Süße des Apfels. Dann lässt du das Kompott etwas abkühlen und nimmst die Zimtstange, Gewürznelken und Kardamomkapseln heraus. Lauwarm schmeckt es am besten. Es passt wunderbar zu jeder Tageszeit – zum Frühstück, als Dessert oder Nachmittagsjause.

Apfelschalentee … wärmt oder kühlt

Da dir bei der Apfelkompott-Zubereitung Schale übrig bleibt, kannst du diese gleich weiterverwenden für Tee. Natürlich sollte sie Bioqualität haben, eh klar, so wie alle Lebensmittel. Überlege bereits vorher: Wenn du die Schale verwenden möchtest, schäle die Äpfel etwas großzügiger, sodass noch Fruchtfleisch dran bleibt. Pro Apfel benötigst du in etwa einen halben Liter heißes Wasser. Gieße es über die Apfelschale und lasse es zugedeckt 30 bis 60 Minuten ziehen. Dieser Apfelschalentee schmeckt fein, und

je nach gewünschter Wirkung gibst du Essig oder Zimt dazu. Mit Essig ist der Tee wunderbar für den Sommer und das cholerische Gemüt. Mit Zimt passt der Tee in den Herbst und Winter sowie für das phlegmatische und melancholische Temperament.

Banane … beruhigend und nährend *(Musa)*

TEM-Steckbrief	
Element	**Luft**
Qualitäten-Mischung	warm 1 & feucht 1
Geschmack	süßlich
Wirkung	auf das Nervensystem und damit direkt auf den Spiritus animalis, auch auf Schleimhäute und Nieren

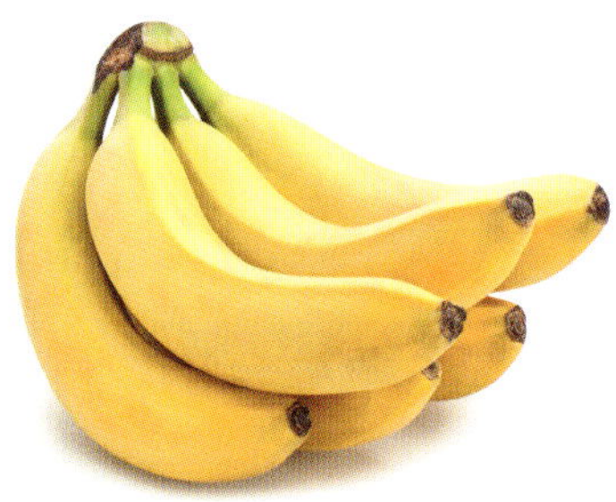

Dich wundert bestimmt, was die Banane in der TEM zu suchen hat. Nun, klar, sie gehört definitiv nicht zum heimischen, alteingesessenen (autochthonen) Obst. Doch das sind Tomaten und Kartoffeln im Grund auch nicht. Bananen sind beliebt und überall verfügbar. Die TEM schließt sie nicht aus.

Bananen sind wahre Stresskiller und wirken wunderbar gegen gedrückte Stimmung. Die Nerven werden gestärkt und beruhigt. Die Pektine regulieren die Verdauung. Und erhöhten Blutdruck, bedingt durch salzreiche Kost, kann die Banane sogar senken. Ja, und nach einer durchzechten Nacht beruhigt sie die Magenschleimhaut und sorgt für die Entgiftung des Stoffwechsels. Die rohe Banane kann den Organismus aber auch belasten. In Gebieten, aus denen sie stammt, wird sie nur gekocht gegessen. Und das hat seinen guten Grund.

Gebratene Banane

Banane schälen, in dicke Scheiben schneiden und bei geringer Hitze in etwas Butter braten. Mit Honig und Orangensaft abschmecken. Besonders gut schmeckt es, wenn du zuvor noch einige Rosinen im Orangensaft eingeweicht hast. Ein wunderbares Winteressen, wenn die Tage kurz und dunkel sind. Die Stimmung steigt. Versprochen!

Birne … befeuchtend und magenstärkend *(Pyrus communis)* 🜃 🜄

TEM-Steckbrief	Harte Sorten	Weiche Sorten
Element	**Erde**	**Wasser**
Qualitäten-Mischung	trocken 1 & kalt 1	kalt 1 & feucht 1–2
Geschmack	säuerlich-herb	süßlich-wässrig
Wirkung	darmreinigend, magenstärkend	befeuchtend und kühlend

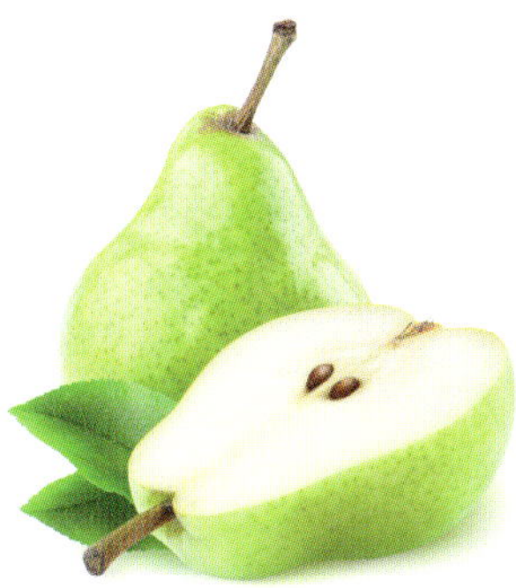

Birne und Apfel sind wohl die beliebtesten Obstsorten in Mitteleuropa. Sie gedeihen in kleinen und großen Gärten. Auch wenn sie sich optisch ähneln, sind sie dennoch grundverschieden. Eines gilt für die Birne unbedingt: nie ungeschält essen. Die Schale reichert Arbutin an, das von den Darmbakterien in Hydrochinon umgewandelt wird und krebserregend sein soll. Daher besser Hände weg von der Birnenschale.

Roh genossen ist die Birne für die Verdauung schwierig. Sie hat viele großartige Eigenschaften und Nährstoffe, die man sich durch den Biss in eine rohe Birne verwehrt, die jedoch in gekochter Form gut verfügbar sind. Für den darmreinigenden Effekt wähle eher festfleischige reife Sorten. Sie regen die Magen- und Darmfunktion durch Ausscheidung über Schwarzgalle an. Die Magenaktivität wird gesteigert und auch der Appetit.

Birnen sind also in gekochter Form besonders gut verdaulich. Zimt, Zucker, Honig, Obers (Sahne) und Butter verstärken die direkte Funktionsebene zu Magen, Darm und Blut. Auch die bekannte Rotweinbirne ist dem Organismus sehr gut zuträglich.

Birnenmus … fürs Frühstück

1 bis 2 Birnen schälen, entkernen und in Stücke schneiden. In ganz wenig Wasser mit etwas Zimt, Anis und Rohrohrzucker langsam weich kochen. Pürieren. Wenig Butter untermischen und mit frischem Zitronensaft und geriebener Zitronenschale abschmecken. Dieses Birnenmus ist eine wunderbare Ergänzung zu deinem Getreidefrühstück.

Tipp: Birnenmus kannst du ganz leicht auf Vorrat zubereiten. Lass die Butter weg und gib kräftig Zitronensaft dazu. Koche das

Mus nach dem Abschmecken nochmals auf und fülle es heiß in saubere Einmachgläser – lass etwas Luft nach oben. Sofort verschließen. Die verschlossenen Gläser kochst du ein zweites Mal – im Einkochautomaten oder Dampfgarer – ein. So hast du bis zur nächsten Birnensaison dein tägliches Birnenmus.

Bittersalate … mal öfters auf den Speiseplan setzen

TEM-Steckbrief	
Element	**Erde**
Qualitäten-Mischung	kalt 1–2 & trocken 1–2
Geschmack	bitter, herb, manchmal etwas scharf
Wirkung	magen- und leberstärkend, kühlend

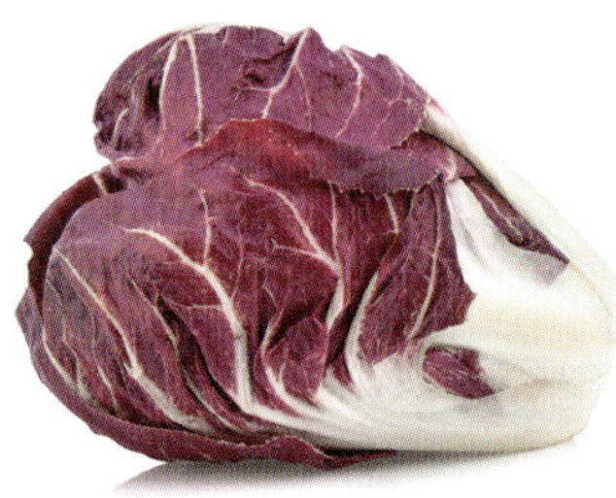

Zur Gattung Cichorium zählen die als Bittersalate geschätzten Sorten Wegwarte, Endivie, Zuckerhut, Radicchio und Chicorée. Doch nicht nur die Blätter, auch die Wurzeln, speziell jene der Wegwarte, finden Verwendung. Deren Wurzel wird als magenfreundlicher, koffeinfreier Kaffee-Ersatz – Zichorienkaffee – angeboten.

Bittersalate sollten regelmäßig auf dem Speiseplan stehen. Ihr bitterer Geschmack bringt Leber und Verdauung wieder ins Gleichgewicht. Er fördert die Schleimhautsekretion und dadurch auch den Speichelfluss. Auch die Produktion von Magensaft wird angekurbelt, dies fördert die Verdauung. Bittersalate regen den Stoffwechsel und Appetit an und mindern die Lust auf Süßes.

Um durch den sekundär befeuchtenden Effekt nicht auszukühlen, ist es besonders für kalte und schwache Mägen wichtig, die Bittersalate zu erhitzen und kräftig mit Essig, Knoblauch und Olivenöl zu temperieren.

Das oftmals empfohlene Wässern von Bittersalaten ist nicht notwendig. In den modernen Salatzüchtungen wurden bereits viele Bitterstoffe eliminiert. Es reicht, den Salat gründlich zu waschen und trocken zu schleudern. Den Strunk und die derben Blattrippen kann man, muss man aber nicht entfernen.

TEM-Tipp: Endiviensalat schlägt etwas aus der globalen Zuordnung der Bittersalate. Seine Qualitäten-Mischung ist kalt & feucht und hat auch einen leicht schleimigen Geschmack. Dieser kräftige Wintersalat kann, wenn er mit Essig, Salz, Zucker, Pfeffer und Olivenöl kräftig mariniert wurde und Zeit bekommen hat, um sich mit der Marinade zu verbinden, meist unproblematisch roh genossen werden.

Gebratener Bittersalat

Den Salat in Streifen schneiden und in etwas Olivenöl mit klein gehacktem Knoblauch sanft braten, mit Essig, Salz und Zucker abschmecken. Auf diese Art passt zum Beispiel Radicchio wunderbar zu gekochten Kartoffeln. Auch Obst und Nüsse schmecken sehr gut zu gebratenen Bittersalaten: Walnüsse oder Haselnüsse in Kombination mit Orangen, Marillen, Pfirsichen, Weintrauben, Zwetschken oder Äpfeln und etwas Ziegenkäse ergeben einen bunt gemischten Salat.

Bohnen und Linsen … die bunte Welt der Hülsenfrüchte ▽ 🜃

TEM-Steckbrief	Frisch	Getrocknet
Element	**Wasser**	**Erde**
Qualitäten-Mischung	kühl & feucht	trocken & kühl
Geschmack	neutral, wässrig, schleimig	
Wirkung	nährend, schwer verdaulich, muskelaufbauend	

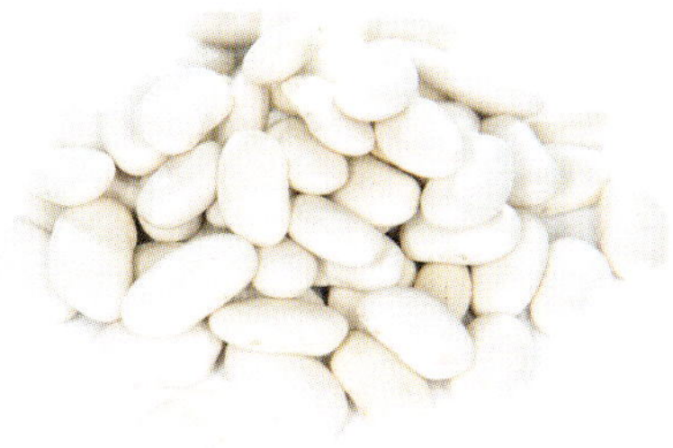

Die Welt der Hülsenfrüchte ist sortenreich und vielfältig: Es gibt die winzig kleinen gelben Linsen, die etwas größeren bräunlichen Berglinsen, die kleinen und großen weißen Bohnen, die einäugigen Schwarzaugenbohnen, die gefleckten Wachtelbohnen, die langen dünnen grünen oder gelben Bohnen (Fisolen oder Wachsbohnen), die grünen kleinen Mungobohnen, die roten, gefleckten Feuerbohnen (Käferbohnen), die roten Adzukibohnen, die rötlichen Kidneybohnen, die innerlich hellen schwarzen Bohnen und viele tausend Sorten mehr. Auch Erdnüsse, Sojabohnen, Erbsen und Kichererbsen zählen botanisch zu den Hülsenfrüchten.

Bohnen und Linsen werden in der heutigen Ernährung oft vernachlässigt. Schade! Früher, vor allem in schlechten Zeiten, dienten sie als wichtige Nahrungs- und Nährstoffquelle, die ältere Generation erinnert sich sicher noch. Heute sind diese Hülsenfrüchte meist lediglich als Linsen mit Semmelknödel, Chili con/sin carne, serbische Bohnensuppe, Bohnensalat oder als steirisch-kärntnerisches

Ritschert (Eintopf mit Rollgerste) in der klassischen Hausmannskost vertreten. Dieses Schattendasein haben sie wahrlich nicht verdient.

Bereits in der Steinzeit wurden Hülsenfrüchte angebaut. Sie waren frostempfindlich, man hat sie zwischen Hafer und Gerste gesät. Diese Anbaumethode wurde aufgrund der aufwendigen Ernte verworfen, lediglich in Teilen Frankreichs wird sie noch praktiziert. Diese alte Methode zeigt auf, wie wichtig die Kombination von Hülsenfrüchten und Getreide ist – nicht nur die Symbiose in der Wachstumsphase, sondern auch der gemeinsame Verzehr.

Man spricht von einer besonderen biologischen Wertigkeit: Kombinieren wir Hülsenfrüchte mit Getreideprodukten (Brot usw.), kann unser Körper die Proteine aus diesen Lebensmitteln besonders gut in körpereigenes Eiweiß umbauen, alle essenziellen Aminosäuren sind vorhanden. Der Verzehr von Bohnen mit Getreide hat dadurch wohl ganze Völker vor dem Hungertod gerettet.

Hülsenfrüchte sind, ob groß oder klein, wunderbare nährstoffreiche pflanzliche Proteinquellen und in der Küche besonders wandelbar. Generell zählen sie zu den besonders schwer verdaulichen und blähenden Lebensmitteln. Auch wenn deine Verdauung weder träge noch schwach ist, können sie dir Töne entlocken ... Wenig und in Maßen ist dann angesagt. Spüre selbst, welche Sorten dir guttun und wie du sie zubereitest. Ungeschälte Linsen sind weich gekocht meist besser verträglich als große Bohnen mit einer groben Außenhaut.

Gewürze und Kräuter sind das A und O in der Hülsenfrüchteküche. Blähungswidrige Gewürze dürfen niemals fehlen: Bohnenkraut – hier steckt die Verwendung bereits im Namen –, aber auch Ysop, Thymian, Kümmel, Anis, Schwarzkümmel, Koriander, Fenchel, Dillsamen, Ingwer und Chili bringen Bewegung. Sei nicht sparsam mit den Gewürzen und gib Salz und Essig oder Zitronensaft immer gegen Ende der Garzeit hinzu.

Tipps für den Einkauf: Bohnen und Linsen werden meist getrocknet gekauft. Achte auf eine saubere, glatte und glänzende Haut und einen frischen, würzigen Geruch. Haben sie kreisrunde oder halbmondförmige Löcher, dann haben Käfer oder Würmer bereits daran genascht. Lagere Hülsenfrüchte dunkel, trocken und gut verschlossen.

Vorsicht! Rohe, ungekochte Hülsenfrüchte enthalten das zu den Lektinen gehörende giftige Phasin. Sie müssen ausreichend gekocht werden, um es zu zerstören.

Getrocknete Bohnen kochen … braucht Zeit

Plane für die Zubereitung von getrockneten Bohnen eine entsprechende Vorbereitungszeit ein. Bohnen benötigen Zeit. Zuerst werden sie verlesen und in einen Topf mit Wasser gegeben. Jene, die an die Oberfläche schwimmen, werden abgefischt und entsorgt. Danach die Bohnen in reichlich frischem Wasser zwölf Stunden, am besten über Nacht, einweichen. Dann abseihen und wiederum mit frischem Wasser kochen. Sobald sie weich sind, wird das Kochwasser abgegossen. Die Bohnen nach Lust und Laune weiterverwenden.

Tipp: Es mag sein, dass du in anderen Lektüren den Hinweis findest, das Einweichwasser der Bohnen auch gleich zum Kochen zu verwenden. Wenn deine Verdauung geübt ist, mag das kein Problem sein. Bläht es dich allerdings stark, lohnt es sich, frisches Kochwasser zu nehmen.

Erbse … süß, grün und kugelrund *(Pisum sativum)* 🜄 🜃

TEM-Steckbrief	Frisch	Getrocknet
Element	**Wasser**	**Erde**
Qualitäten-Mischung	kühl & feucht	trocken & kühl
Geschmack	süßlich	
Wirkung	nährend, nerven- und bindegewebsstärkend, stützt die Darmflora	

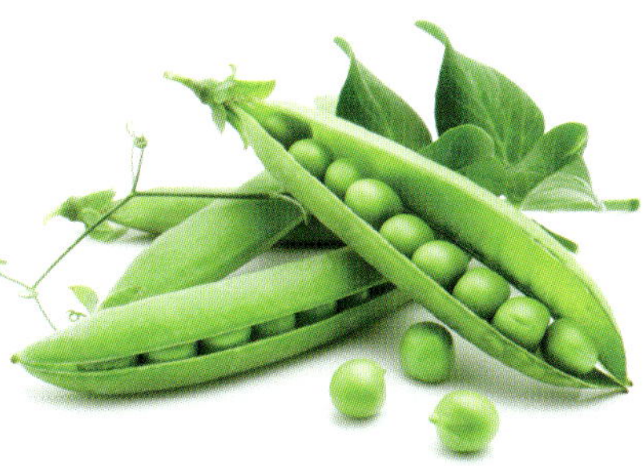

Die kugelrunden, grünen frischen Erbsen zählen zu den Hülsenfrüchten. Sie liegen eingebettet und geschützt in grünen Schoten, um zu reifen.

Im Mittelalter wurden Erbsen besonders geschätzt, sowohl innerlich als auch äußerlich: Warmer Erbsenbrei wurde etwa bei entzündeten Wunden und gekühlte Erbsen wurden bei Verbrennungen und Insektenstichen aufgelegt. Die Erbse wird auch in vielen Märchen gewürdigt: Aschenputtel verlas die guten ins Töpfchen und die schlechten ins Kröpfchen, und wer kennt nicht das Märchen von der Prinzessin auf der Erbse.

Heutzutage gehören tiefgekühlte Erbsen im Einkaufswagen zum Standard, kaum jemand macht sich noch die Mühe, selbst die Erbsen aus den Hülsen zu schälen. Wobei dies eine höchst meditative Arbeit wäre, und man schätzt dann jedes einzelne Kügelchen umso mehr.

Wer die Gelegenheit hat, frische Erbsen zu ergattern oder Erbsen selbst anzubauen, sollte sie beim Schopf packen. Denn frisch schmecken sie am besten. Ab Mai/Juni beginnt die Erntezeit.

Frische Erbsen sind eine perfekte pflanzliche Eiweißquelle – und besonders dem Choleriker und jungen Menschen zuträglich. Hitzige Temperamente haben meist eine gute Verdauungsleistung und kommen mit den eher schwer verdaulichen Erbsen gut zurecht.

Erbsenstampf … mit Minze temperiert

Dieses Gericht darf in England beim sogenannten Nationalgericht »Fish & Chips« niemals fehlen. Die Schärfe der Minze erwärmt in diesem Fall die kühlenden Erbsen. Weiters passt Erbsenstampf, wie ich finde, auch wunderbar zu geschmortem Wurzelgemüse.

Eine gehackte Zwiebel mit etwas Zucker und Knoblauch in Öl dünsten. Erbsen, ganz wenig Gemüsesuppe und Salz zugeben und so lange zugedeckt bei mittlerer Hitze kochen, bis die Erbsen schön weich sind. Etwas Butter beifügen und stampfen. Mit Zitronenabrieb und -saft abschmecken und fein gehackte Minze untermischen. Vor dem Servieren mit frisch gemahlenem Pfeffer und Muskatnuss bestreuen.

Erdbeere …
süßes Früchtchen *(Fragaria ananassa)* ▽

TEM-Steckbrief	
Element	**Wasser**
Qualitäten-Mischung	kalt 1 & feucht 1–2
Geschmack	süßlich, herb
Wirkung	Erdbeeren sind nährend, kräftig befeuchtend und stärken den Magen. Die erfrischend, kühlende Wirkung kühlt speziell eine hitzige Leber und einen hitzigen Magen
Besondere Achtsamkeit	Allergiepotenzial

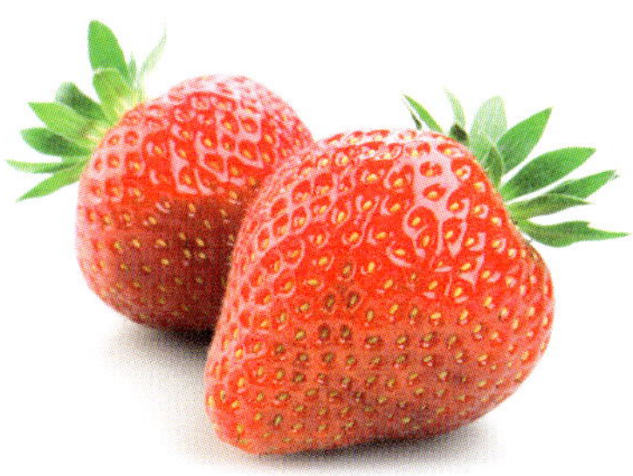

Grandios! Ab Mai sind unsere heimischen Erdbeeren, je nach Sorte, reif. So süß und so fruchtig. Ganz anders als jene aus fernen Ländern, die es im Supermarkt fast das ganze Jahr über gibt. Die eigenen Erdbeeren sind die besten. Klar. Doch was hat es mit der Erdbeere auf sich? Warum ist jeder davon begeistert? Wirklich jeder? Nein, es gibt auch Allergiker, denen tut die Frucht gar nicht gut.

Apropos Frucht, da ist schon der Haken. Frucht ja, aber definitiv kein Obst, keine Beere. Die rote Erdbeere ist eine Scheinfrucht und zählt aus botanischer Sicht zu den Sammelnussfrüchten! Die Samen sind die kleinen »Nüsschen«, die auf der Oberfläche aufliegen.

Wenn der Konsum von Erdbeeren Ausschlag, Niesattacken oder ein Anschwellen der Zunge verursacht, betrifft das oft Menschen, die auch an einer Nussallergie leiden. Sie reagieren dann auf die kleinen winzigen, außenliegenden Samen der Erdbeere. Eine Erdbeerallergie wird meist auch durch eine Kreuzallergie ausgelöst. Speziell Birkenpollenallergiker können auf Erdbeeren reagieren. Auch eine Reaktion auf Schimmel ist möglich. Empfindliche Personen reagieren sofort oder auch zeitversetzt. Die bodennah wachsenden Erdbeeren tragen oft Schimmelsporen – daher gut waschen und ganz frisch genießen.

Meine Oma liebte »Ananas«. Das irritiert nun vielleicht, doch sie meinte damit die roten, süßen Gartenerdbeeren. Kluge Frau! Scheinbar kannte sie den lateinischen Namen der Erdbeere (Fragaria ananassa). Im Osten Österreichs, wo ich zu Hause bin, wird landläufig zur Gartenerdbeere immer noch »Ananas« gesagt.

Die Frucht, die wir heute als Gartenerdbeere schätzen, entstand im 18. Jahrhundert aus der Kreuzung einer chilenischen und amerikanischen Sorte. Wirklich heimisch bei uns ist nur die Walderdbeere (Fragaria vesca).

Ob so oder so: Die roten Früchte sind wahre Vitamin- und Nährstoffbomben. Sie enthalten sehr viel Vitamin C, Folat (Folsäure), Mangan, Eisen und Kalium.

Die TEM schätzt die Erdbeere als erste frische Frühlingsfrucht. Die Früchte wirken kalt im 1. Grad und trocken im 1. bis 2. Grad. Durch die erfrischende, kühlende Eigenschaft sind Erdbeeren, pur genossen, perfekt für Sanguiniker und Choleriker geeignet. Und genial im späten Frühling, im Wechsel zum heißen Sommer. Sie wirken herzstärkend und dämpfen Überreizungen. Aufpassen sollte hingegen der Phlegmatiker oder wer sich in einem phlegmatischen Überschuss befindet. Erdbeeren mehren durch ihre kühlende Wirkung das Phlegma.

Doch nicht nur die Früchte werden genossen, das ist eher eine Erscheinung der »Neuen Welt«. In der Volksmedizin – und in der TEM – schätzt man vor allem die Blätter der Walderdbeere. Ein Tee aus getrockneten Erdbeerblättern unterstützt im Frühjahr die Blut- und Gewebereinigung. Er wirkt harntreibend, und durch die adstringierende Wirkung hilft der Tee auch bei Durchfallerkrankungen – speziell eine Mischung aus Himbeer- und Erdbeerblättern.

Die naturheilkundige deutsche Äbtissin Hildegard von Bingen kategorisierte die Erdbeere unter die sogenannten Küchengifte: »Die Erdbeeren verursachen gleichsam einen Schleim im Menschen, der sie isst, und sie taugen weder dem gesunden noch dem kranken Menschen zum Essen, weil sie nahe an der Erde wachsen und weil sie sogar in fauliger Luft wachsen.«

Anmerken möchte ich, dass Hildegard von Bingen 1098 bis 1179 lebte und die süß-säuerlichen Gartenerdbeeren, wie wir sie heute naschen, nicht kannte. Sie beschrieb die Walderdbeeren, und in der Volksheilkunde wurden vorwiegend die Blätter genutzt. Ein weiterer Aspekt: Erdbeeren wird eine aphrodisierende Wirkung nachgesagt. Und das ist für eine Ordensfrau im Mittelalter sicher nicht schicklich gewesen. Im Hinblick auf Allergien und die phlegmafördernde Wirkung der Erdbeere könnte man also meinen: »Hatte ja nicht unrecht, die Hildegard.«

Doch das sollte uns dennoch nicht davon abhalten, die süßen roten Früchte zu naschen: Jeder, wie es seiner Konstitution zuträglich ist, und eben nur im Frühling oder Sommer, wenn sie am besten schmecken. Heimisch, sonnengereift und aromatisch!

Und, hast du nun Lust bekommen? Fein, dann nichts wie raus – aufs Erdbeerfeld.

Gartensalat ... mit dem beruhigenden Milchsaft *(Lactuca sativa)* ▽

TEM-Steckbrief	
Element	**Wasser**
Qualitäten-Mischung	kalt 1–2 & feucht 2
Geschmack	wässrig, leicht bitter
Wirkung	befeuchtend, durststillend, beruhigend, kühlend

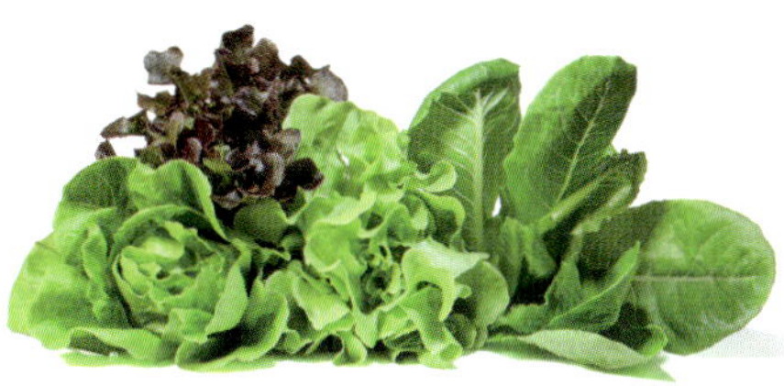

Eine Schüssel frischer, knackiger, grüner Salat, mit Joghurt- oder italienischem Dressing, ist eine typische moderne Speise. Findet man Gartensalat bzw. Kopfsalat in alten Kochbüchern, so wurde dieser gekocht, gebraten oder gedünstet – und niemals roh verzehrt. Der Wiener Kochsalat, ein traditionelles Gericht, das gern zu Tafelspitz – oder als rein vegegatrisches Gericht zu gekochten Eiern – serviert wird, erinnert an diese Salattradition. Auch Hildegard von Bingen fand schon, dass »unzubereiteter Salat zu nichts tauglich war und das Gehirn leer macht und den Verdauungstrakt mit Krankheitsmaterie füllt.«

Tatsächlich soll die rohe Salatzubereitung, wie wir sie heute lieben, auf einen besonders kreativen Leibarzt eines Papstes zurückgehen.

Nun ist frischer Salat an einem sonnigen, warmen Tag absolut nichts Verwerfliches. Salat ist sehr gut als sommerliche Vorspeise geeignet, um erst mal zu befeuchten und den Durst zu stillen. Sofern deine Verdauung damit gut zurechtkommt, ist das herrlich erfrischend. Doch abends und wenn wir älter sind – wenn das Verdauungssystem in den Ruhemodus zurückschaltet –, ist roher Salat keine so gute Wahl. Da ist er als Suppe oder Kochsalat wesentlich wohltuender.

Für welche Zubereitungsvariante du dich auch entscheidest, verwende nur frisch geernteten Freilandsalat, der im natürlichen Sonnenlicht gewachsen ist und bei dem beim Anschnitt ein weißlich-milchiger Saft austritt. So kann der fragile Salat seine Wirkung entfalten, nämlich den Stoffwechselprozess bei der Reinigung unterstützen, kühlen, befeuchten und die Nerven beruhigen.

Diese nervenberuhigende Wirkung kann man bei Schlafstörungen und Gedächtnisschwäche nutzen – am besten als beruhigende Suppe zum Abendessen. Sie stellt auch kaum eine Belastung für das Verdauungssystem dar. Temperiere die Suppe je nach Jahreszeit und Konstitution mit Essig, Senf, Pfeffer, Minze, Thymian, Rosmarin, Rucola, Estragon, Kresse, Basilikum und stets einer Prise Zucker. Wie du siehst, kannst du diese bekömmliche Suppe variantenreich abschmecken.

Kopfsalatsuppe … für einen guten Schlaf

Kopfsalat waschen, schleudern und in feine Streifen schneiden. Schalotten in Butter anschwitzen, mit etwas Mehl stauben, mit klarer Gemüsesuppe aufgießen und kurz aufkochen, dann zehn Minuten simmern lassen und mit Zitronenabrieb, -saft, Salz, Pfeffer, Kurkuma, Galgant, Thymian und einer Prise Zucker würzen. Salatstreifen in die Suppe geben, pürieren, abschmecken und sofort servieren.

Gurke … kühlend und erfrischend *(Cucumis sativus)* ▽

TEM-Steckbrief	
Element	**Wasser**
Qualitäten-Mischung	kalt 2 & feucht 2
Geschmack	wässrig
Wirkung	stark kühlend, befeuchtend, dämpft überreizte Stoffwechsel
Besondere Achtsamkeit	bei schwachem Magen und in einer Phlegma-Hochphase darauf verzichten bzw. auf ausreichendes Temperieren achten

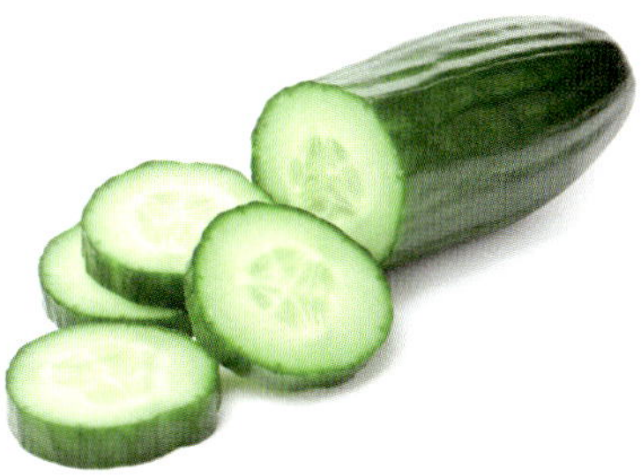

Halt! Eines vorweg: Im Winter benötigst du keine Gurke. Sie schadet dann mehr, als sie nutzt. Im Sommer hingegen ist sie optimal, dank ihrer kühlenden Eigenschaften. Das Wetter ist heiß, warm und trocken? Wunderbar, nun ist die beste Zeit für Gurkensalat. Knackig, frisch und saftig. Dem Choleriker tut die Gurke besonders gut, sie dämpft die übersteigerte Chole.

Doch die Gurke stellt viele auf die Probe, denn sie ist sehr schwer verdaulich – wegen ihrer stark kühlenden Wirkung und ihres Wassers. Einfacher wird es, wenn du die Gurken raspelst, salzt und ziehen lässt. Presse sie kräftig aus und verarbeite sie dann zu Salat. Würze mit Knoblauch, Zwiebel, Dille, Pfeffer und Borretsch.

Tsatsiki – geraspelte Gurken mit etwas Knoblauch, Rahm, Pfeffer und Salz, so wie es die Griechen lieben – ist ein Paradebeispiel der richtigen Gurkenzubereitung. Eine weitere feine Möglichkeit ist es, Gurken gegart zu essen. Niemand behauptet, dass du die Gurke roh essen musst. Es gibt viele Zubereitungsmethoden, auch Salzgurken oder Essiggurkerl, zwei kalt gekochte Varianten. Oder gedämpfte Gurken mit Dille, Schmorgurken und vieles mehr.

Schmorgurken … ein Revival lohnt sich

Gurke waschen, schälen und der Länge nach halbieren. Die Kerne mit einem Löffel herausschaben. Gurke in Stücke schneiden. Etwas geräucherten Speck würfeln und mit gehackten Zwiebeln braten. Gurkenstücke, Salz und eine Prise Zucker zugeben und zugedeckt bei schwacher Hitze gut fünf Minuten schmoren. Dille fein hacken und mit einem Esslöffel Obers unter die Gurken

mischen. Mit frisch gemahlenem Pfeffer bestreuen und mit 1 bis 2 Borretschblüten dekorieren.

Den Speck kannst du natürlich auch weglassen. Dünste etwas mehr Zwiebeln und gib noch etwas Knoblauch dazu. Im Sommer passen die Schmorgurken wunderbar als Beilage zu Fisch und Aufläufen. Streue ein paar geröstete Mandeln darüber und du hast, mit einer Handvoll gekochter Hirse oder einer getoasteten Schwarzbrotscheibe, eine feine, einfache Hauptspeise.

Übrigens: Die Borretschblüten sind nicht nur wunderbar fürs Auge. Sowohl Blätter als auch Blüten temperieren die kalte Gurke. Nicht umsonst wird Borretsch umgangssprachlich »Gurkenkraut« genannt. Doch immer mit Bedacht verwenden, Borretsch hat auch toxische Inhaltsstoffe. Die Blüten sind auch bei Bienen beliebt – also lass immer ein paar übrig.

Himbeere … die gemäßigte Beere *(Rubus idaeus)* 🜁

TEM-Steckbrief	
Element	**Luft**
Qualitäten-Mischung	Gemäßigt feucht & warm
Geschmack	süßlich, etwas sauer, leicht zusammenziehend
Wirkung	befeuchtend, beruhigend, erfrischend, herzstärkend, phlegmastützend

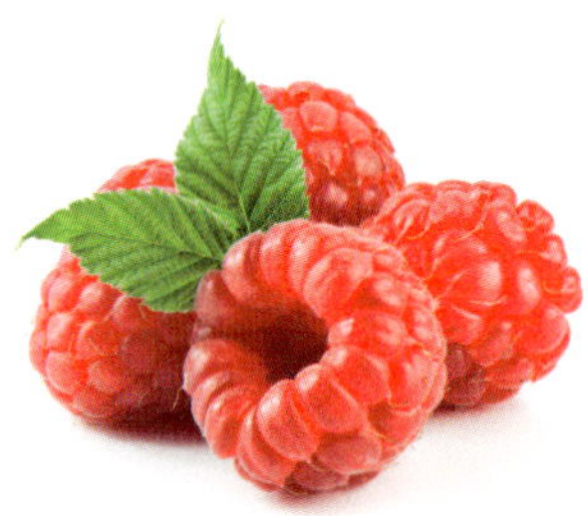

Leuchtend rote Himbeeren am Wegesrand, ausladende, fast zierliche Dornenbüsche im Garten. Umschwärmt von Tier und Mensch. Himbeeren haben eine ganz besondere Anziehungskraft. Sie sind so wunderbar ausgeglichen. Die TEM vermag die süßlichen und dennoch leicht säuerlichen Beeren nicht eindeutig zuzuordnen. Sie sind gemäßigt in Wärme und Kälte, wohl etwas feucht, aber auch nicht zu sehr. Sie befinden sich sehr, sehr nahe am Kreuzungspunkt der Achsen von Ur-Feuer und Ur-Materie. Deshalb sind Himbeeren auch so vielseitig und für alle Temperamente gleichermaßen gut geeignet.

Ältere Menschen und jene, die unter großer Hitze leiden, profitieren am meisten von den stärkenden Eigenschaften. Das Herz wird vor großer Hitze und Trockenheit geschützt. Auch die Sommerhitze und fiebrige Zustände lindert man mit den erfrischenden Himbeeren. Ein Himbeershrub (essiggesäuerter Fruchtsirup) bietet sich hier besonders an.

Himbeershrub … was Altes für Junge

Himbeeren werden mit Zucker aufgekocht, mit Apfelessig verrührt, püriert und durch ein Sieb gestrichen. Verwende 2 Teile Himbeeren, 1 Teil Zucker und 3 Teile Essig. 2 bis 3 Esslöffel dieses säuerlichen Sirups verdünne mit Wasser und trinke schluckweise. Ein herrlich erfrischendes Getränk, das deinen Kreislauf bei großer Hitze stützt, deinen Magen kräftigt, dich befeuchtet und die Lunge stärkt. Himbeershrub verfeinert als Salatdressing auch wunderbar Bittersalate.

Karotte … von weiß auf orange *(Daucus carota)* 🜁

TEM-Steckbrief	
Element	**Luft**
Qualitäten-Mischung	feucht 1–2 & warm 1–2
Geschmack	süß, etwas bitter, leicht scharf, aromatisch
Wirkung	nähren und stärken das Phlegma, erwärmen die Schleimhäute
Besondere Achtsamkeit	Vorsicht bei Kreuzreaktionen mit Birkenpollen

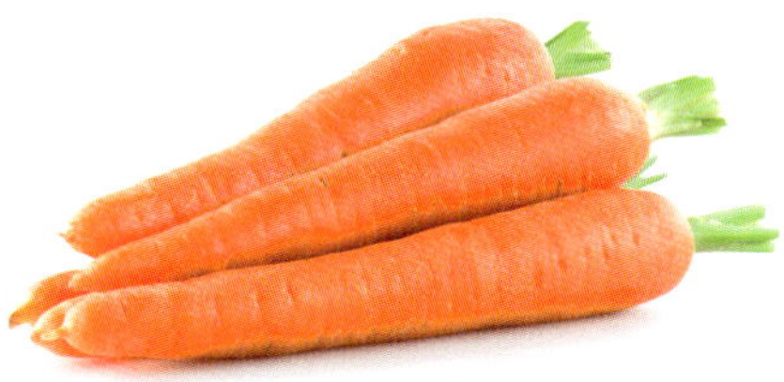

Die wilde Möhre, von der die heutige Karotte abstammt, war ursprünglich mal weiß – bzw. sie ist es immer noch. Ihr Markenzeichen ist ein dunkler Fleck auf der Blüte, mit dem sie von sich ablenken und sich vor Fressfeinden schützen will … Vorsicht, hier sitzt schon jemand, eine Fliege, ein Insekt, was auch immer …

Die Karotte hat sich im Lauf der Zeit stark verändert. Ja, sie war einmal weiß. Nun hat sie ein kräftiges, sattes Orange. Warum? Nun, die Karotte wurde in China, im heutigen Afghanistan, im römischen Reich und im arabischen Raum ständig weiterentwickelt. Die weiße wilde Möhre war nahezu ungenießbar, lediglich ihre Samen wurden für medizinische Zwecke verwendet. Doch man war sich des Potenzials der Pflanze bewusst und forschte immer weiter und manipulierte sie. Wir kennen heute weiße, gelbe, rote und violette Karotten. Wunderbar bunt. Köstlich.

Bei aller Buntheit hat sich aber auch in diesen Karotten ein Fraßschutz entwickelt. Er befindet sich außen in der Schale. Bei der »großen Karottenverkostung« (siehe Kapitel »Vier-Temperamente-Küche/Zubereitungsarten«) hast du es bestimmt bemerkt: Die geschälte Karotte schmeckt wesentlich angenehmer und süßer als die ungeschälte.

Je weicher sie gekocht wird, umso süßer schmeckt die Karotte. Und umso besser verdaulich wird sie. So sind die Nährstoffe bereits gut aufgespalten und können vom Organismus gut umgesetzt werden. Öl, Butter, Thymian, Zucker, Senf und Ingwer passen hervorragend, um Karotten zu temperieren. Diese Gewürze benötigt es auch speziell bei Leuten ab 60 Jahren und wenn das melancholische Temperament dominiert.

Bei einer Dominanz des phlegmatischen Temperaments sind Karotten weniger ideal, sie nähren und stärken das Phlegma.

In der kühlen und kalten Jahreszeit labe dich an Karottensuppe und -püree. Sie machen die Gewebe durchgängig und erwärmen sie. Die Schleimhäute in Darm, Niere, Atemwege und im Gehirn profitieren ebenso davon.

Du liebst die sommerliche Frische? Rohkost findest du angenehm? Dann ist geraspelter Karottensalat ganz besonders fein. Er braucht etwas Zeit – er wird kalt gekocht: Karotten fein raspeln, mit Salz, Zitronensaft, Zucker oder Honig und Ingwer marinieren und mindestens zwei Stunden oder gern auch länger ziehen lassen und dann genießen.

Karottensuppe nach Moro … bringt die Verdauung wieder in Balance

Diese Suppe ist ideal, um die Darmflora zu regulieren. Sie wird auch von Apotheken empfohlen – für Mensch und Tier. Besonders bei Durchfall steht sie hoch im Kurs.

Ein halbes Kilogramm Karotten wird 90 Minuten lang in einem Liter Wasser gekocht. Dabei zugedeckt lassen, damit kaum Wasser verdampfen kann. Danach pürieren, mit maximal zwei bis drei Gramm Salz würzen und über den Tag verteilt trinken.

Kartoffel … Erdapfel im Schatten der Nacht *(Solanum tuberosa)* 🜁

TEM-Steckbrief	
Element	**Luft**
Qualitäten-Mischung	feucht 1–2 & ausgeglichen warm
Geschmack	mehlig, schleimig
Wirkung	nährend, entsäuernd, diuretisch (harntreibend)

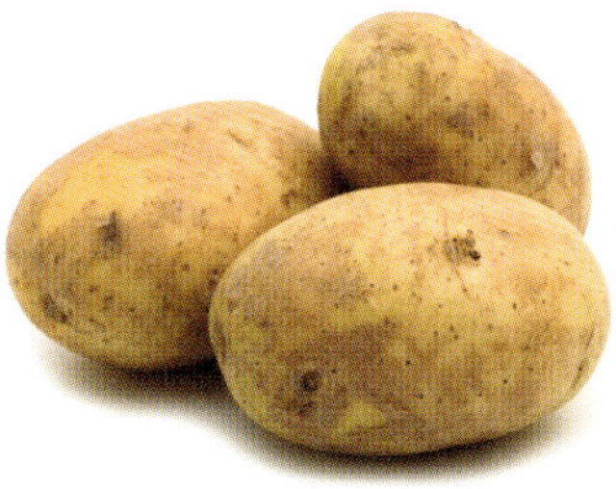

Die Kartoffel ist ein Nachtschattengewächs, dessen hübsche Blüten und Blätter giftig sind. Auch die Knolle selbst ist ungekocht ungenießbar. Die Pflanze war bis in das 16. Jahrhundert in Europa unbekannt. Von Südamerika über Spanien erreichte sie Europa. Es soll eine findige List gewesen sein, die der Kartoffel den Weg in die Küchen Europas ebnete. Sie löste Rüben, Zwiebeln und Pastinaken als Hauptnahrungsmittel ab.

Heute sind Kartoffeln bzw. Erdäpfel in unseren Breiten in der Küche fest verankert. Die Zubereitungsmethoden der feinen Knolle sind ebenso vielfältig wie die Sorten (mehlig, festkochend, speckig, länglich, rund, braun, blau usw.). Erdäpfel werden gesotten, gestampft, gebraten, gratiniert und frittiert. Sie sind der Liebling von Groß und Klein. Sie bringen ein gewisses angenehmes Wohlgefühl mit sich. Sie nähren, befeuchten und tun gut. Vor allem sind sie eine gute Mineralstoffquelle (Kalium, Kalzium, Phosphor und Magnesium) und von Natur aus frei von Gluten, Cholesterin und von gichtfördernden Purinen.

In der basischen Ernährung stellen Kartoffeln durch ihre entsäuernde Wirkung ein wichtiges Lebensmittel dar. Doch Vorsicht bei einem phlegmatischen Ungleichgewicht. Der Geschmack verrät es bereits: Kartoffeln bilden zähe und schleimige Feuchtigkeiten und sind eher für junge, hitzige Temperamente geeignet.

Beliebte Kartoffelgerichte wie Püree, Stampf, Knödel oder Gnocchi sollten daher nie ohne Muskatnuss und weitere unterstützende Kräuter wie Majoran und Salbei zubereitet werden. Auch Zwiebeln und Kümmel unterstützen das Temperieren – daher war in Omas Küche immer Kümmel im Kochwasser.

Kartoffeln aus dem Backofen mit Butter: ein einfaches Gericht meiner Kindheit. Auch heute ist es noch beliebt und wird gern gegessen, bevorzugt mit Kräuterbutter, in der sowohl Muskatnuss als auch Majoran nicht fehlen dürfen.

Kichererbse … das Huhn im Reich der Gemüse *(Cicer arietinum)*

TEM-Steckbrief	
Element	**Luft**
Qualitäten-Mischung	feucht 1 & warm 1
Geschmack	schleimig, süßlich, herb
Wirkung	nährend, milchbildend, regenerierend, reinigend, harntreibend

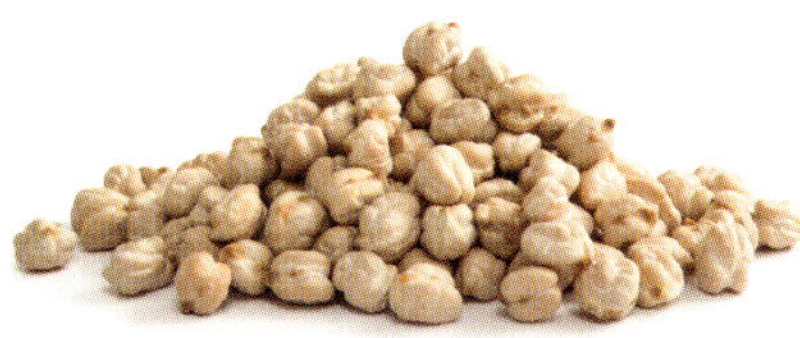

Die rundlichen Kichererbsen gehören wie die grünen Erbsen zu den Hülsenfrüchten, sind aber weiter nicht miteinander verwandt. Was die Kichererbse so besonders macht, ist, dass man meinen möchte, sie sei vor allem in orientalischen Küchen beheimatet. Doch das trügt. Die Kichererbsen sind heimischer als manche Bohnensorten und wurden nachweislich bereits zu Zeiten der Römer eifrig konsumiert. Auch in den späteren Klöstern schätzte man die »lustige« Bohne. Wobei der Name ein reines Wortspiel ist: Das lateinische Wort »cicer« bedeutet zwar Erbse – der deutschen Aussprache ist es aber geschuldet, dass daraus die »Kicher«-Erbse wurde.

Die Kichererbsen zeichnen sich aufgrund ihres hohen Gehalts an Proteinen und essenziellen Aminosäuren aus. Eisen, Magnesium und Zink sind weitere wertvolle Inhaltsstoffe, die neben der Qualitäten-Mischung feucht & warm den Vergleich mit Hühnerfleisch bestärken.

Die Zubereitung der Kichererbsen ist ähnlich wie die der Bohnen. Zuerst die getrockneten Kichererbsen säubern, dann einweichen und kochen. Kichererbsen nie roh essen, denn sie enthalten den Giftstoff Phasin. Er wird durch Hitzeeinwirkung zersetzt. Oder aber du kaufst vorgekochte Kichererbsen, die du gründlich wäschst und nochmals kochst.

Kichererbsen sind wie alle Hülsenfrüchte schwer verdaulich. Daher ebenso kräftig würzen: Thymian, Rosmarin, Kümmel, Kreuzkümmel, Minze, Bohnenkraut, Salbei und Essig fördern die Verdaulichkeit.

Paprikagemüse mit Kichererbsen … nimm es ins Büro mit

Rote und gelbe Paprika in Streifen schneiden. Zwiebeln, Knoblauch und Ingwer fein hacken. Alles mit etwas Olivenöl und Tomatenmark circa 5 Minuten dünsten. Paprikapulver, Tomaten, vorgekochte Kichererbsen, Salz, Oregano, Kümmel und Bohnenkraut zugeben und 20 bis 25 Minuten kochen. Gehackte Petersilie untermischen und mit Essig und frisch gemahlenem Pfeffer abschmecken. Besonders fein schmeckt dieses Gemüse, wenn du die Paprika vorher grillst und enthäutest.

Kohl- und Krautgemüse … die grüne Wunderwaffe *(Brassica oleracea)* ▽

TEM-Steckbrief	
Element	**Wasser**
Qualitäten-Mischung	ziemlich ausgeglichen bis kalt & feucht
Geschmack	süßlich, etwas bitter, aromatisch
Wirkung	öffnend, reinigend, entgiftend, belebend, entspannend

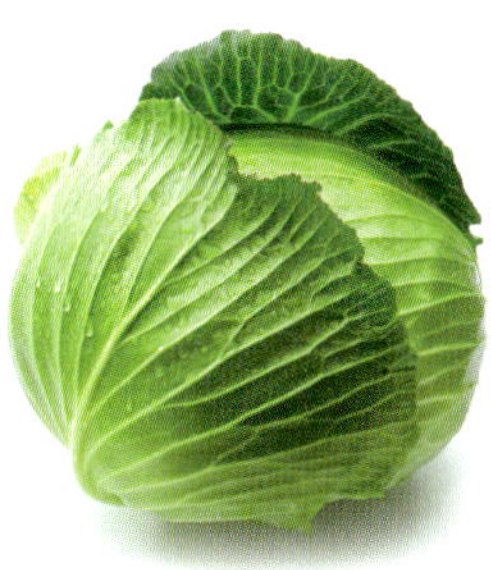

Gemüsekohl – die einen lieben ihn, die anderen hassen ihn. Gehörst du zu der Gruppe, die sagt: »Herr, lass diesen Kelch an mir vorübergehen«? Ja, dann versäumst du einiges. Dieser »Kelch« stärkt deine Immunkraft, deine Nerven, aktiviert den Stoffwechsel, wirkt stimmungsaufhellend, stützt Herz, Lunge und Leber und unterstützt auch die Augen. Kohl- und Krautgemüse bergen einen wahren Schatz an gesundheitsfördernden Wirkstoffen.

Genauso umfangreich ist die Sortenvielfalt. Die vielen Zuchtformen des Gemüsekohls werden als Varianten geführt: Grün- bzw. Krauskohl, Markstammkohl, Kohlrabi, italienischer Kohl, Palmkohl, Kuhkohl, Blattkohl, Staudenkohl, Kopfkohl, Weißkohl bzw.

Weißkraut, Spitzkohl bzw. Spitzkraut, Rotkohl bzw. Rot- oder Blaukraut, Wirsing, Rippenkohl, Blumenkohl bzw. Karfiol, Romanesco, Broccoli, Rosenkohl bzw. Kohlsprossen und Strauchkohl sind nur einige Vertreter. Im Spätsommer beginnt die Haupterntezeit, und aufgrund der guten Lagerfähigkeit hat Kohlgemüse im Winter Hochsaison.

Um an die wertvollen Inhaltsstoffe so gut wie möglich heranzukommen, ist es notwendig, Kohl zu garen – möglichst weich, keinesfalls knackig. Während des Kochens entwickelt der Kohl jedoch meist einen starken Geruch, da er Schwefel enthält. Lüften hilft am besten. Für eine gute Verdaulichkeit von Kohlgemüse sind blähungswidrige Gewürze ratsam. Dazu gehören vor allem Anis, Fenchel und Kümmel, die ohnehin hervorragend mit dem Gemüse harmonieren.

Kürbis … ölig und fruchtig *(Cucurbita pepo)* ▽

TEM-Steckbrief	
Element	Wasser
Qualitäten-Mischung	kalt 2 & feucht 2
Geschmack	mild, süßlich, schleimig
Wirkung	befeuchtend, kühlend, einhüllend, dämpfend, darmentgiftend
Besondere Achtsamkeit	Meide Kürbis bei schwachem Magen und geringem Verdauungsfeuer. Auch die Verdauung des Phlegmatikers und die des Melancholikers kann Probleme mit dem kühl-feuchten Kürbis haben.

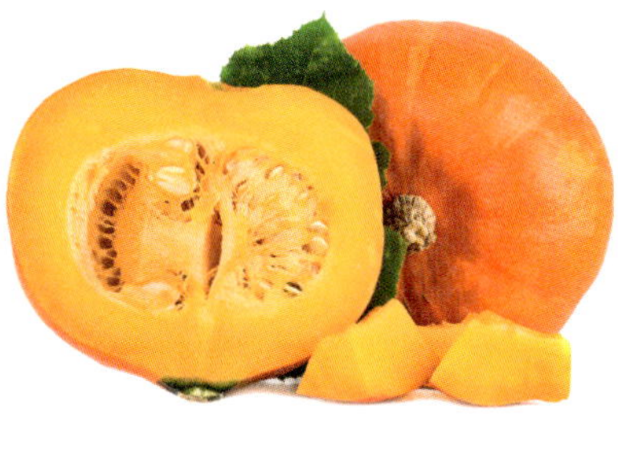

Auch der Kürbis wurde wie die Tomate, die Kartoffel und andere Nachtschattengewächse erst von Christoph Kolumbus bzw. seinen Schiffen aus Amerika nach Europa gebracht. Die Frucht hat sich hier gut etabliert. Sie wächst und gedeiht sowohl am Feld als auch im Garten. Vom Sommer bis in den Herbst begleitet uns der Kürbis in der Küche. Das Fruchtfleisch ist beliebt, süße wie pikante Speisen werden daraus gezaubert. Die Kerne sind wunderbar zum Knabbern und Pressen. Das daraus gewonnene Kürbiskernöl ist voller wertvoller Inhaltsstoffe (siehe Kapitel »Fette und Nüsse«).

Kürbisfleisch ist wegen seiner kühlen und doch schleimigen Wirkung schwer verdaulich. Gut gewürzt ist es für cholerische und sanguinische Temperamente ein passendes Lebensmittel – am besten weich gekocht, gebraten, in Suppen & Co. Selbst im Sommer, bei warmem, trockenem Wetter passt der Kürbis, und bewegende Gewürze wie Ingwer, Chili, Salz, Schabzigerklee und Zimt machen ihn leichter verdaulich.

Entgegen gut gemeinten Ratschlägen macht es Sinn, jeden Kürbis zu schälen, selbst Hokkaido. Dessen Schale wird als essbar empfohlen, doch auch sie ist schwer verdaulich und trübt meist das Mundgefühl. Kürbis, in einem Eintopf oder Gulasch verkocht, schmeckt einfach angenehmer ohne Schale. Überzeuge dich selbst davon.

Marille (Aprikose) ... sorgt für ein Naturschauspiel *(Prunus armeniaca)* ▽

TEM-Steckbrief	
Element	**Wasser**
Qualitäten-Mischung	kalt 2 & feucht 2
Geschmack	süßlich, säuerlich
Wirkung	nährend, mehrt das Phlegma

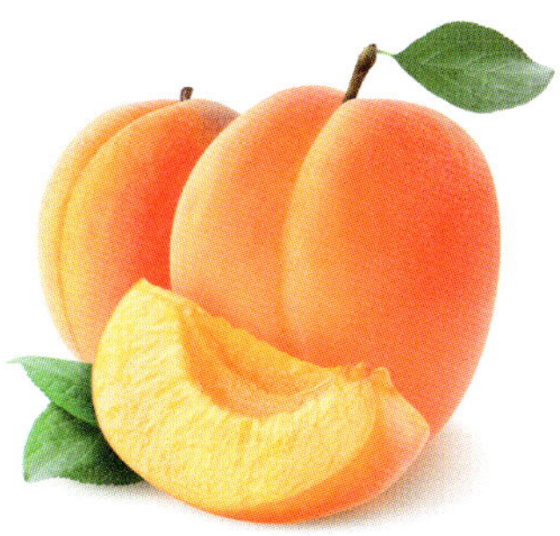

Die Marillenblüte ist in Ostösterreich – speziell in der Wachau und im burgenländischen Kittsee – ein begeistert erwartetes Naturschauspiel. Die Wochenenden werden von Jung und Alt genutzt, um die ausladenden Bäume in ihrer vollen Pracht zu bestaunen.

Die Frühlingstemperaturen sind entscheidend für den Blütenreichtum. Je nachdem wie schnell die Temperaturen steigen, öffnen sich die Blüten im März oder April. In der Wachau sind es mehr als 100.000 Bäume, die das Donautal in Weiß und Rosarot erstrahlen lassen. Dann beginnt das Hoffen, dass nicht der Frost die fragilen Blüten erwischt und die Ernte schmälert. Das Ernten wird zelebriert.

Marillen werden zu Knödeln, Kuchen, Säften, Likören, Schnäpsen und vielem mehr verarbeitet. Auch zu Marmeladen – ja, die

Aprikosenkonfitüre darf in Österreich weiterhin »Marillenmarmelade« genannt werden.

Die süß-säuerliche Marille ist rundum begehrt. Ein wunderbar saftiges Obst. Saftig und kühl ist die Marille auch in ihrer Wirkung, und sie passt wunderbar in den Sommer. Besonders Choleriker und das überschießende sanguinische Temperament profitieren von der kalt-feuchten Temperamentewirkung.

Auch als kühles Temperament muss man keineswegs auf Marillen verzichten. Phlegmatiker und Melancholiker sollten sie allerdings nur im Sommer, und dann temperiert, genießen.

Hier ein Rezept-Tipp – Marille kann auch wunderbar für pikante Gerichte verwendet werden: Festfleischige Marillen entkernen, in Spalten schneiden und in einer Pfanne in wenig heißem Butterschmalz mit Ingwer, Zimt, Pfeffer, Thymian oder Chili schwenken. Diese temperierten Marillenspalten passen als Beigabe zu Salaten, als Einlage in Cremesuppen (zum Beispiel Karfiolcremesuppe) oder als Beilage zu gebratenem Huhn.

Der Marillenknödel – so schmeckt die Marille dem Phlegmatiker meist besonders – sollte nicht in einer überschießenden kühlen und feuchten Phase genossen werden. Ansonsten nicht auf kräftig geröstete Semmelbrösel mit ausreichend Zimt oder andere wärmende Gewürze vergessen – und einen Knödel genießen.

Marillen-Karotten-Drink … sommerlich erfrischend

Gut gekühlten Karottensaft mit reifen, saftigen Marillen und 1 bis 2 EL Naturjoghurt mixen. Mit etwas Salz, gemahlenem Pfeffer, Kardamom und Zimt abschmecken. An einem heißen Sommertag genießen.

Paprika … die Früchte in Rot, Gelb und Grün *(Capsicum)* △

TEM-Steckbrief	
Element	**Feuer**
Qualitäten-Mischung	warm 2–4 & trocken 2–4
Geschmack	scharf, süßlich
Wirkung	erwärmend, verdauungsfördernd

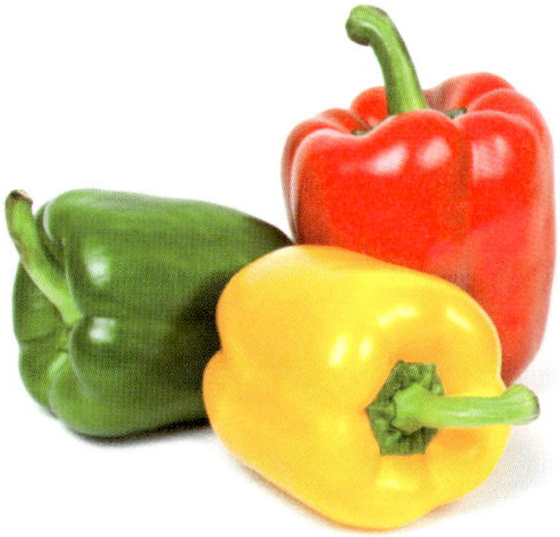

Gemüsepaprika, wie wir sie im Supermarkt als Tricolore – rot, gelb, grün – angeboten bekommen, werden fast überall auf der Welt zum Kochen verwendet. An Formen und Farbvielfalt gibt es eine große Menge, und Paprika wird auch als Gewürz verwendet.

Die Geschmackspalette bei Paprika reicht von süß bis scharf, ebenso beim Paprikapulver. Dafür werden die Paprikafrüchte zunächst getrocknet und anschließend gemahlen.

Der englische Name »pepper« für Paprika (sowie für Pfeffer …) zeigt, dass die Früchte zur Schärfe neigen. Dies spiegelt auch die warme & trockene Qualitäten-Mischung wider. Nicht zu vergessen: auch Chilis und Pfefferoni gehören zur Pflanzengattung Paprika, die wiederum zur Familie der Nachtschattengewächse zählt.

Beliebte Würz- und Gemüsesoßen aus Paprika sind Sambal Oelek, Tabasco und Ajvar. Sie sind ideal für die familiäre Vier-Temperamente-Küche, denn sie können wunderbar zum individuellen Temperieren verwendet werden.

Als Gemüse sind Paprika in der Sommerküche sowohl roh als auch gekocht beliebt, etwa mit Faschiertem (Hackfleisch) gefüllt, gedünstet oder gebraten. Kochst du eine Paprikaschote in Tomatensoße mit, so gibt das ein wunderbares Aroma.

Paprika grillen … die Mühe lohnt sich

Um Paprika noch schmackhafter und besser verdaulich zu machen, lohnt sich dieser etwas aufwendige Zubereitungsschritt des Enthäutens: Paprika entweder im Ganzen über offenem Feuer (auf dem Grill) schwarz backen oder halbieren und unter Beobachtung im Backofen auf Grillstufe schwarz grillen. Danach mit einem feuchten Geschirrtuch zudecken und etwa 15 Minuten

abkühlen lassen. Nun lässt sich die Haut relativ leicht ablösen. Das süße und aromatische Fruchtfleisch kannst du nach Wunsch weiterverarbeiten, sei es zu Suppe oder Antipasti. Probiere und überzeuge dich selbst. Ohne diese Zubereitung wirst du Paprika nie wieder anders essen wollen.

Pastinakenwurzel … süßlich & nährend *(Pastinaca sativa)*

TEM-Steckbrief	
Element	**Luft**
Qualitäten-Mischung	feucht 2–3 & warm 2–3
Geschmack	süßlich und würzig, bei zu langer Lagerung auch etwas bitter
Wirkung	stärkt die Darmflora, stützt Phlegma, Leber, Immunsystem, entzündungshemmend, appetitanregend, nährend

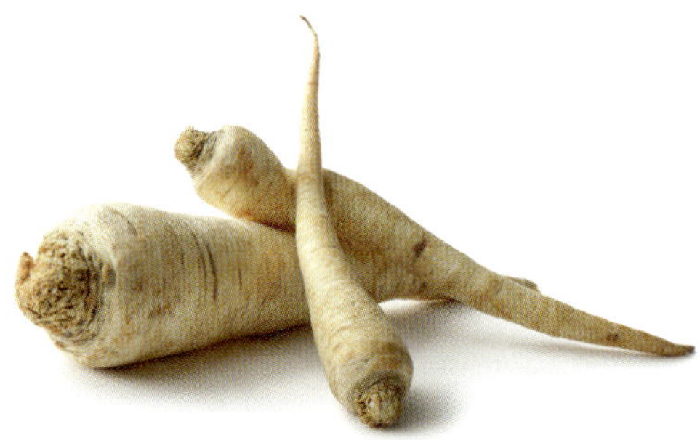

Wusstest du, dass die Pastinake – auch Germanenwurzel genannt – in Europa über einen langen Zeitraum ein sehr häufig verwendetes Gemüse war und erst im 17./18. Jahrhundert von der Kartoffel verdrängt wurde? Die kultivierte Pastinake ist eine Abstammung der wilden Pastinake mit einer trockenen, warmen Qualitäten-Mischung, die bereits in der Steinzeit als Nahrung diente. Sie ist ein wunderbares Wurzelgemüse, das in den letzten Jahrzehnten nur selten den Weg in die Küchen fand. Leider. Sie wurde wiederentdeckt und landet nun wieder häufiger auf den Tellern. Und das ist gut so.

Dieses alte Wurzelgemüse hat eine breite Wirkung und einen direkten Bezug zum Darm. Die Pastinake wirkt besonders stärkend auf die Darmflora und fördert die Verdauung. Sie stützt das Phlegma und die Leber. Sie unterstützt das Immunsystem, wirkt leicht entzündungshemmend und fördert die Wundheilung. Sie wirkt appetitanregend und nährend.

Pastinaken sind, wie alle Wurzelgemüse, schwer verdaulich. Doch weich gekocht und mit Essig, Öl, Senf, Thymian, Zitrone, Ingwer und blähungshemmenden Gewürzen temperiert, sind sie für alle Altersgruppen und alle Temperamente – mit Ausnahme

Tipp: Wie unterscheidest du die Pastinake von der Peterwurzel? Nun, die Wurzel der Petersilie hat einen anderen Blattansatz. Merk dir diese Eselsbrücke: Du ziiiiiiiehst an der Petersiiiiiilie. Der Blattansatz ist aus der Petersilienwurzel herausgezogen. Bei der Pastinake sitzen die Blätter hingegen in einer kleinen Mulde.

des geschwächten Phlegmatikers – gut geeignet. Die positive Zusammensetzung von Kohlenhydraten und Aminosäuren macht die Pflanze auch besonders wertvoll für die Kinderernährung.

Die Pastinake ist mit ihrem süßlich-würzigen Geschmack besonders für Pürees geeignet – sowohl pur als auch in Kombination mit Kartoffeln. In Eintöpfen und Gulasch, mit oder ohne Fleisch, besticht sie durch die Süße. Auch gebraten schmeckt sie wunderbar.

Pastinakengröstl ... darmstärkend

Pastinaken schälen, in Scheiben schneiden oder hobeln und in Öl sanft, bei mittlerer Hitze, braten. Dabei immer wieder umrühren. Sobald die Pastinaken leicht angeröstet sind, Lauchringe, frischen Thymian, Muskat und gemahlenen Kümmel zugeben. Wenig Gemüsesuppe angießen und zugedeckt weich dünsten. Mit Salz, frisch gemahlenem Pfeffer und etwas Zitronensaft abschmecken und servieren.

Quitte ... herb und erquickend *(Cydonia)* 🜃

TEM-Steckbrief	
Element	**Erde**
Qualitäten-Mischung	trocken 2 & kalt 1–2
Geschmack	bitter, adstringierend, sauer
Wirkung	kühlend, erfrischend, herz- und magenstärkend, wirkt korrigierend auf Chole und Phlegma

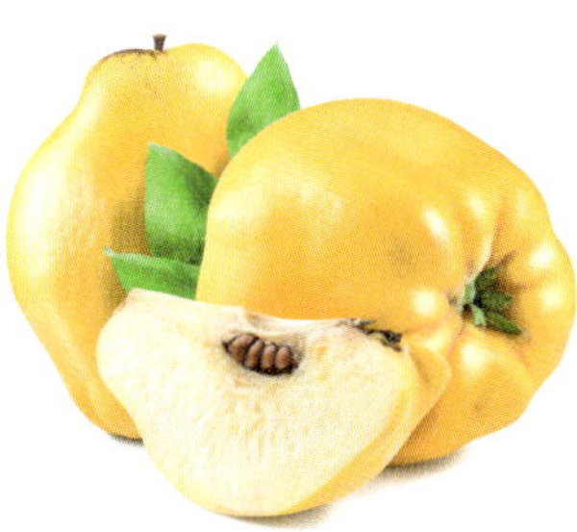

Die Quitte hat es definitiv in sich. Für alle Rohkostbegeisterten: Zähne weg von der rohen Quitte. Der herbe, adstringierende Geschmack ist derart intensiv, dass man das Gefühl hat, die Zähne bleiben in der Quitte stecken und lösen sich vom Zahnfleisch. Wer dennoch standhaft weiterknabbert, riskiert massive Verdauungsstörungen bis hin zu Koliken.

Bereits die alten Griechen verehrten die Quitte. Als Frucht der Aphrodite galt sie als Symbol für Liebe, Glück und Fruchtbarkeit.

Welch schöner Grund, um öfter von gekochten Quitten zu kosten! Die Quitte – es gibt sowohl Apfel- als auch Birnenquitte – vereint die herrlichen Eigenschaften von Apfel und Birne. Sie wurde auch von Hildegard von Bingen sehr geschätzt. Sie empfiehlt Quittenkompott und -mus besonders nach dem Aderlass – eine mittelalterliche Art, sich von überschwänglichen Säften zu befreien. Die Methode des Aderlasses nach Hildegard von Bingen praktizieren heute nur noch wenige Ärzte – schade, denn ein Aderlass trägt wesentlich zur Stärkung des Organismus bei, wie ich finde. Und die Quitte stärkt danach das Herz ganz besonders.

Quittenmus … ein herber Kick

Quitten sind aus den Obstgärten und vom Speiseplan nahezu verschwunden. Liegt das an der aufwendigen Zubereitung? Man benötigt tatsächlich etwas mehr Zeit als bei Äpfeln und Birnen. Zuerst gilt es die feinen Härchen der Quitte abzuwischen, sie zu schälen und zu entkernen. Die Quitte selbst hat sogenannte Steinzellen, die besonders unangenehm beim Essen sind. Daher empfiehlt es sich, die Quittenstücke in etwas Zitronenwasser weich zu kochen. Streiche die gekochten Quitten dann durch ein Sieb. So bleiben die Steinzellen draußen und du läufst nicht Gefahr, deine Zähne beim Essen zu verletzen. Sei kreativ beim Würzen. Gut passen: der raue Kümmel, die sanfte Vanille, die bittere Orangenschale oder die herbe Muskatnuss.

Quittenkäse … oder doch Quittenbrot?

Quitten haben einen besonders hohen Anteil an Pektin, das der Verdauung guttut. Die Darmbakterien lieben Pektin aus Quitten. Übrigens: Der portugiesische Name für Quitte – Marmelo – ist namensgebend für die Marmelade.

Eine feine Art der Haltbarmachung ist es, das Quittenmus (siehe oben) sehr lange einzukochen, bis es ganz dick und fest ist. Dann streichst du es auf Backpapier und lässt es trocknen. Zuletzt schneidet man es in beliebige Stücke. Portionsweise als kleine, gesunde »Nascherei für den Darm« genießen.

Radieschen … knackig frisch *(Raphanus sativus)* △

TEM-Steckbrief	
Element	**Feuer**
Qualitäten-Mischung	warm 3 & trocken 2
Geschmack	scharf, wässrig
Wirkung	reinigend auf Nieren, Schleimhäute, Milz und Leber, phlegmazerteilend, öffnend

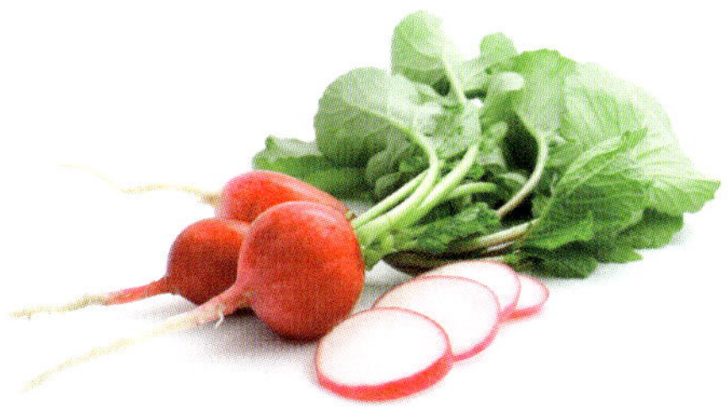

Radieschen sind knackige Frühlingsboten. Im Garten oder im Blumenkisterl sind sie unproblematisch zu pflanzen. Wer schon mal eigene Radieschen geerntet hat, kann meine Freude bestimmt teilen. Der knackig-frische Biss in ein Radieschen weckt die Sinne. Die intensive, aber angenehme Schärfe bereichert den Speiseplan.

Radieschen – eine Sorte des Garten-Rettichs – mobilisieren auf diffizile Weise den winterlichen Schleim und unterstützen das phlegmatische Temperament. Verwende nicht nur die kleinen runden roten Knollen, auch die Blätter sind wertvoll. Viele denken gar nicht daran, doch wer auf biologische Radieschen setzt, schätzt auch den Genuss der frischen, grünen, vitaminreichen Radieschenblätter. Du kannst damit wunderbares Pesto zubereiten oder deinen Salat aufpeppen.

Rohe Radieschen sind mitunter schwer verdaulich. Die harten Fasern und die Blähstoffe machen manchen von uns zu schaffen. Ein Wundermittel dagegen gibt es nicht – doch das Zauberwort heißt, wie in der TEM-Küche so oft: temperieren. Zu diesem Zweck schneide die Radieschen in feine Scheiben oder rasple sie fein. Würze mit Salz, Zucker und Honig und lass sie einige Zeit ziehen. So kommst auch du in den Genuss dieses frischen Frühlingsgemüses.

Rote Rübe …
rot wie Blut *(Beta vulgaris rubra)*

TEM-Steckbrief	
Element	**Luft**
Qualitäten-Mischung	feucht 1–2 & warm 1–2
Geschmack	wässrig, süßlich, etwas bitter
Wirkung	blutstärkend, harntreibend, schwach nährend

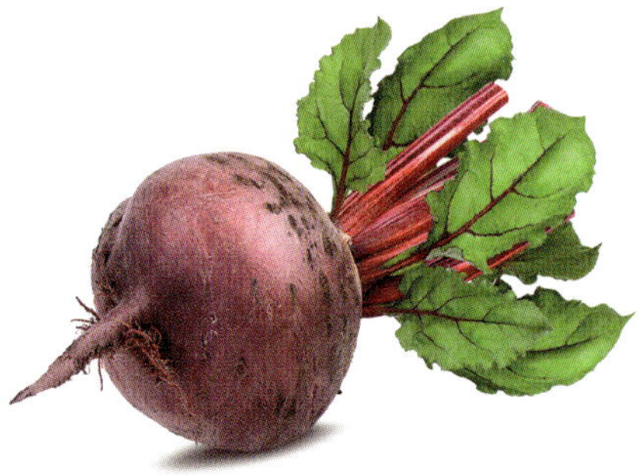

Rote Rübe, Rote Beete, Rauna, Rana, Rahne, Rohne, Ronen, Randig, Rohna. Die rote Knolle hat landauf, landab viele Namen und ist recht beliebt. Auch wenn sie ob ihrer intensiven roten Färbung gern Spuren hinterlässt. Spuren, die man an den Händen mit frischem Zitronensaft gut wieder wegbekommt.

Die Rote Rübe zählt zum klassischen Wintergemüse, obwohl sie bereits im Juli und August geerntet wird. Sie lässt sich wunderbar lagern und einlegen. Generell ist sie schwer verdaulich. Gekocht und in einem würzigen Essigsud eingelegt, ist sie gewissermaßen bereits vorverdaut – und dadurch für uns gut verdaulich. Sie wirkt speziell an grauen Herbst- und Wintertagen stimmungsaufhellend, denn sie unterstützt sowohl den Sauerstoffumsatz als auch die Blutbildung.

Ihre Inhaltsstoffe sind bemerkenswert. Aufgrund des hohen Gehalts an Vitamin B, Kalium, Eisen und vor allem Folsäure ist die Rote Rübe ein besonders vitales Gemüse. Um diese Nährstoffe aufnehmen zu können und davon zu profitieren, ist es für uns essenziell, sie durch und durch weich zu garen. Von Rohkostsalat aus Roten Rüben ist gänzlich abzuraten. Bei einer besonders schwachen Verdauung ist Rote-Rüben-Saft empfehlenswert.

Rote-Rüben-Bohnen-Aufstrich … mit den vier »S«

300 g oder etwas mehr Rote Rüben, 300 g gekochte weiße Bohnen, 30 g Wasser, 30 g Olivenöl, 3 gehäufte EL frisch gerissener Kren, 1 TL gemahlener Kümmel und Koriandersamen, 2 TL Bohnenkraut, ½ TL Salz, ¼ TL Pfeffer, frisch gemahlen, Saft einer halben Zitrone, Lavendelblüten.

Rote Rüben weich kochen, Bohnen abseihen und gründlich abschwemmen. Mit etwas Wasser, Öl und den Gewürzen zu einem

homogenen Aufstrich pürieren. Mit Lavendelblüten und einigen Rote-Rüben-Stückchen dekorieren. Fällt dir etwas auf? Ganz easy sind alle vier »S« vertreten: süß = Rote Rüben, scharf = Kren und Pfeffer, sauer = Zitronensaft, salzig = Salz und Bohnenkraut.

Schwarzwurzel … weiß & wertvoll *(Scorzonera)* △

TEM-Steckbrief	
Element	**Luft**
Qualitäten-Mischung	feucht 1 & warm 1
Geschmack	süßlich, mild, leichte Säure
Wirkung	öffnet Darm, Milz und Leber, herzstärkend, blutbildend, regt das Gehirn an, nährend

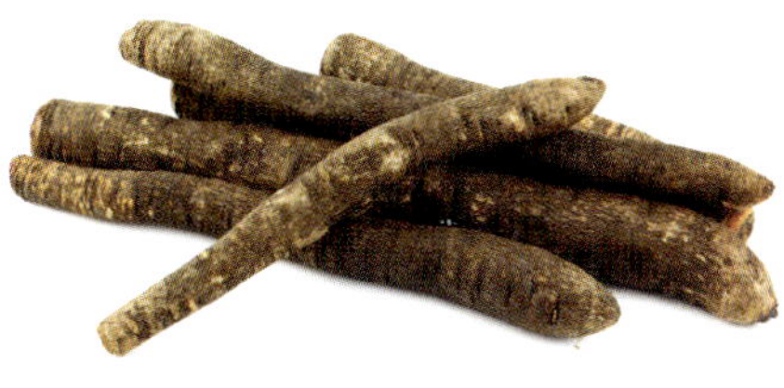

Das Verarbeiten dieser knorrigen, erdigen Wurzeln ist tricky. Der Zellsaft färbt. Die Hände werden braun, wenn man sie nicht schützt – Handschuhe bilden eine sichere Barriere zwischen dem stark färbenden Milchsaft und der Haut. Auch die weißen, geschälten Wurzeln verfärben sich. Um dies zu verhindern, werden sie in Zitronen- oder Essigwasser gelegt. Das war's. Dann geht es relativ einfach weiter: Schwarzwurzeln können ähnlich wie Spargel verarbeitet werden. Ihr Spitzname »Spargel des armen Mannes« deutet auf die Ähnlichkeit hin.

Schwarzwurzeln sind schwer zu bekommen, weil sie kaum jemand verarbeiten will bzw. sich nicht darüber traut. Sie sind regelrecht ein vergessenes Gemüse. Eingelegt gibt es sie – fix und fertig – das ganze Jahr über. Doch glücklich, wer frische Schwarzwurzeln ergattert.

Ähnlich wie die Sellerieknolle wirken auch die Schwarzwurzeln öffnend auf Darm, Milz und Leber. Sie stärken das Herz, regen die Blutbildung und die Hirnfunktionen an. Sie haben ein enormes Nährstoffpotenzial, aber nähren nicht im Übermaß. Sie sind einfach perfekt für alle Temperamente und zu jeder Jahreszeit. Also bitte zugreifen, wenn du sie bekommst – und verfeinere sie mit blähungswidrigen Kräutern und Gewürzen.

Schwarzwurzeln mit Zitronensoße

400 bis 500 g Schwarzwurzeln schälen (mit Handschuhen!), in Stücke schneiden, in Zitronenwasser einlegen und in einem Dämpfeinsatz dämpfen. Koche einstweilen die Zitronensoße: Eine kleine Kartoffel schälen, in kleine Stücke schneiden und in ¼ Liter Gemüsesuppe weich kochen. Einen Schuss Obers (Sahne) zugeben und pürieren. Kapern und frisch gepressten Zitronensaft untermischen und mit Salz, Pfeffer und Kümmel abschmecken. Gedämpfte Schwarzwurzeln in die Soße einlegen und kurz vor dem Servieren Zitronenschale frisch darüber reiben.

Tipp: Bereite im Frühling frischen weißen Spargel auf die gleiche Art zu.

Sellerie … erdig & öffnend *(Apium graveolens)* △

TEM-Steckbrief	
Element	Feuer
Qualitäten-Mischung	warm 3 & trocken 2
Geschmack	scharf, wässrig
Wirkung	reinigend auf Nieren, Schleimhäute, Milz und Leber, phlegmazerteilend, öffnend

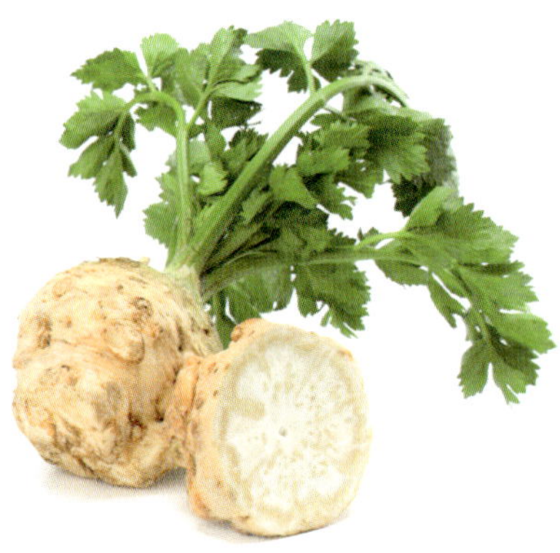

Knollensellerie hat eine wunderbare Wirkung. Doch Vorsicht, als Doldenblütler besteht auch ein enormes Allergiepotenzial. Die Schärfe reizt das Immunsystem. Die öffnende Wirkung kann auch bei Schwangerschaften schaden.

Abgesehen davon ist Sellerie ein herrliches erdiges Knollengemüse. Die Sellerieknolle wird oft vernachlässigt – meist ist nur eine Scheibe beim Suppengemüse dabei. Hast du schon mal eine ganze Knolle verarbeitet? Nein? Nun, da bist du nicht allein. Selten, dass sich jemand des Selleries annimmt. Ist es die Optik? Der Geruch? Erdig, meist schmutzig kommt die Knolle daher. Das törnt ab. Der Geruch ist stark und intensiv, das sagt schon der lateinische Name: graveolens bedeutet stark riechend.

Umso feiner und breiter ist ihre Wirkung, umso intensiver der Geschmack. Gib der tollen Knolle eine Chance! Sie stärkt Magen und Herz. Darm, Leber, Milz, Nieren und Poren werden geöffnet. Die Säfte kommen ins Fließen, die Humores werden bewegt.

Gut gekocht ist die Sellerieknolle sehr gut verdaulich, roh allerdings sehr schwer. Als Rohkost verzehrt, verbraucht sie mehr Energie, als sie bringt, sie belastet.

Eine einfache Selleriepüree-Suppe, ähnlich der Karottensuppe nach Moro, stärkt zum Beispiel nach einer Darmgrippe. Auch bei einer verschleimten, geschwächten Verdauung ist die Knolle als Püree, als Suppe, gedämpft und gebraten hilfreich. Sie regt den Stoffwechsel an – und die Verdauung fließt.

Gemischtes Selleriepüree … handgestampft

Zwei Drittel Sellerie und ein Drittel Pastinaken schälen, in kleine Stücke schneiden und in wenig Gemüse- oder Rindsuppe weich kochen. Mandeldrink angießen und stampfen. Mit einem kleinen Stück Butter, 2 bis 3 Prisen frische Muskatnuss oder 1 Messerspitze Macis vermischen und mit Salz und Pfeffer abschmecken. Mit frischem Majoran bestreuen. Köstlich!

Spargel … das frühlingshafte Stangengemüse *(Asparagus officinalis)*

TEM-Steckbrief	
Element	**Luft**
Qualitäten-Mischung	feucht & temperiert warm/kalt
Geschmack	salzig, süßlich, herb
Wirkung	nierenreinigend, öffnend

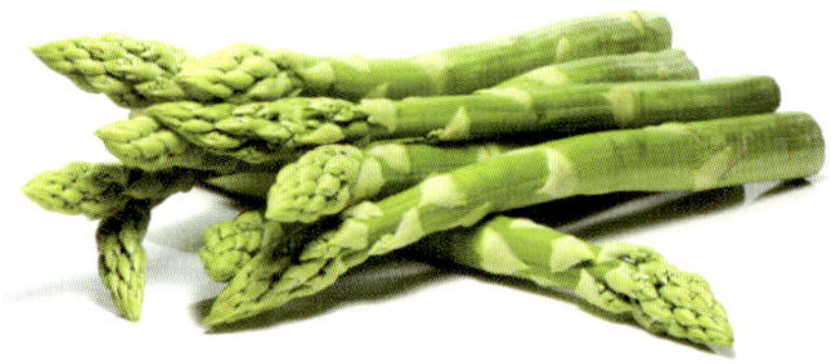

Der Gemüsespargel, ob weiß oder grün, ist eindeutig dem Frühling zuzuordnen. Ganze Landstriche widmen sich mittlerweile der Spargelzucht. Aufwendig und arbeitsintensiv ist die Kultivierung, beim weißen Spargel mehr als beim grünen: Der weiße Spargel muss vor Sonnenlicht geschützt werden. Sobald er aus der Erde trieb, wurde er immer wieder mit Erde angehäuft – so erzählte es mir meine Oma, die bereits als Kind in der Spargelzucht am elterlichen Bauernhof mitarbeitete. Heute wird Spargel meist mit Folie abgedeckt. Das Spargelstechen, wie das Ernten genannt wird, ist Handarbeit. Auch heute noch.

Die Spargelernte ist allerspätestens am 24. Juni zu Ende, dem Johannistag. Alte Bauernregeln besagen: »Stich den Spargel nie nach Johanni« oder »Kirschen rot, Spargel tot«. Hintergrund dafür ist die Einhaltung einer ausreichenden Regenerationszeit der Pflanze für eine ertragreiche Ernte im nächsten Jahr.

Spargel ist sehr empfindlich und sollte möglichst frisch zubereitet werden. Frisch geernteten Spargel erkennst du an geschlossenen Köpfen, gleichmäßigem Wuchs, einem noch feuchten Anschnitt und am quietschenden Geräusch, wenn du zwei Spargelstangen aneinander reibst. Grüner Spargel ist etwas dünner als weißer Spargel und die Köpfe sind leicht geöffnet.

Wenn du Spargel kaufst und nicht sofort verwendest, schlage ihn in ein feuchtes Geschirrtuch ein. Lagere ihn höchstens zwei oder drei Tage im Kühlschrank. Weißen Spargel musst du schälen. Sei dabei nicht zögerlich, denn schälst du zu sparsam, rächt sich das mit einem faserigen Mundgefühl. Grünen Spargel muss man nicht unbedingt schälen. Sind die Stangen allerdings dicker und bereits faseriger, dann schäle zumindest das untere Drittel.

Spargel ist besonders fein für kühle Temperamente – Melancholiker und Phlegmatiker profitieren vom Spargel durch die verdauungsfördernde und auflösende Wirkung.

Für Choleriker passt Spargel mit Soße Hollandaise – die Buttersoße schützt das hitzige Temperament vor einer eventuellen Magen- oder Nervenreizung.

Wundere dich nicht, wenn nach dem Spargelgenuss dein Urin eigenartig streng riecht. Das ist ganz normal. Ein im Spargel enthaltener Aromastoff wird durch Enzyme in schwefelhaltige Stoffe gespalten und über den Urin ausgeschieden. Wenn du diesen Geruch nicht wahrnimmst, hast du Glück, denn nicht alle Menschen können ihn riechen.

Tomate … eingewanderter Paradiesapfel *(Solanum lycopersicum)* ▽

TEM-Steckbrief	
Element	**Wasser**
Qualitäten-Mischung	kalt 2–3 & feucht 3
Geschmack	wässrig, säuerlich, leicht aromatisch
Wirkung	kühlend, harntreibend, entgiftend, appetitanregend

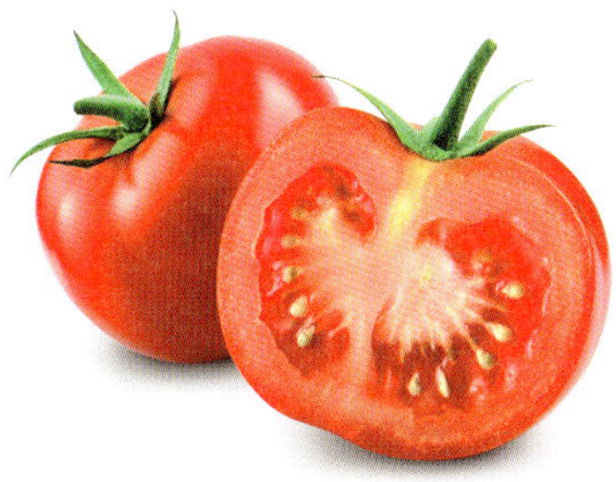

Die Tomate hat so viele klingende Namen: Paradeiser, Liebesapfel, Paradiesapfel, Paradeisapfel, Goldapfel (ital. pomodoro). Mit einem Apfel hat die saftige Frucht aber so gar nichts gemein. Als die Tomate im 15./16. Jahrhundert nach Europa kam, konnte man sie den heimischen Früchten nicht recht zuordnen. Der Apfel war wohl am naheliegendsten. Ihre Form ähnelt tatsächlich einem Apfel.

Heute ist die Tomate aus unseren Gärten und auch vom kleinsten Balkon nicht mehr wegzudenken. Auf Märkten ist sie sogar ganzjährig verfügbar. Sie wird in den unterschiedlichsten Formen und Farben kultiviert, von dunkellila, knallrot bis blassgelb und grün, kugelrund, länglich und birnenförmig. Weit über 3000 Sorten sollen es sein.

Alle Sorten haben eines gemeinsam: Sie sind wässrig, mal mehr und mal weniger. Dies bezeichnet auch der ursprüngliche Name. In ihrem Ursprungskontinent Südamerika, wo die Tomate auch wild wächst, wurde sie von den Azteken »xītomatl« genannt, was so viel wie dickes Wasser bzw. angeschwollen bedeutet.

Eigentlich ist es absurd, dass die Tomate ganzjährig verfügbar ist. Sie zählt zu den kühlendsten Lebensmitteln. Im Sommer, im Hochsommer, wenn sie im Garten reif ist, dann, nur dann sollte sie roh auf dem Speiseplan stehen.

Das cholerisch überschießende Temperament weiß die kühlenden Vorteile der Tomate zu schätzen. Gekocht – als wunderbare Soße mit Zwiebeln, Knoblauch und mediterranen Gewürzkräutern wie Rosmarin und Basilikum – ist sie auch an weniger heißen Tagen ein Genuss. Doch an kalten Tagen bzw. im Winter sollte man tunlichst einen großen Bogen um Tomaten machen.

Weintraube … süß und voller Kraft *(Vitis vinifera)*

TEM-Steckbrief	
Element	**Luft**
Qualitäten-Mischung	feucht 1 & warm 1
Geschmack	süß, herb
Wirkung	stark nährend, appetitanregend, reinigend, erweichend

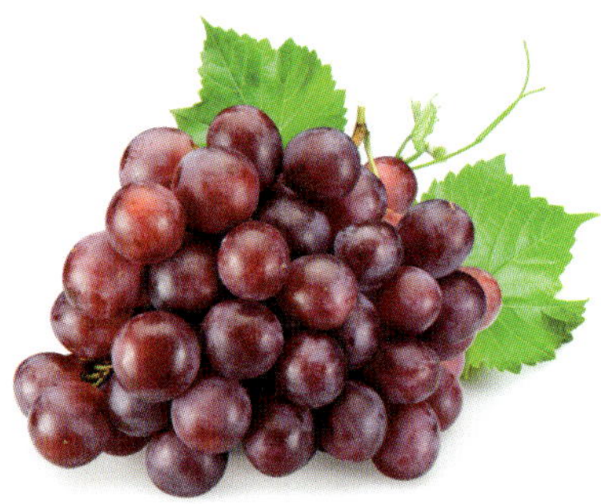

Der Spätsommer zeigt sich, wenn die Weintrauben reif sind. Da ich in einer Weingegend zu Hause bin, ist diese Zeit für mich speziell wundervoll. Ich liebe Spaziergänge durch die Weingärten.

Als mein Opa noch selbst für den Eigenbedarf Wein kelterte, war es immer eine ganz besondere Zeit, wenn Weinlese war. Weinlese bedeutete, dass wir Kinder an den Trauben naschen durften – ein Privileg, denn die Erwachsenen durften das nicht. Jede Traube war kostbar und wurde zu Wein gekeltert. Voll Freude denke ich an den süßen Most, der frisch vom Stein – von der Weinpresse – floss. So wunderbar frisch, grasig, saftig und süß. Wenn man zu viel davon trank, rächte sich das spontan – die TEM spricht vom Erweichen der Fasern im Verdauungstrakt. Nun ja, davon ahnten wir damals nichts – auch wenn wir oft sofort losrennen mussten, um das stille Örtchen aufzusuchen. Die süßen Trauben wirken wunderbar auf die Nerven, sie sind schärfenwidrig und helfen gegen Nervosität und Müdigkeit. Ganz wunderbar sind auch Rosinen, die getrockneten Weinbeeren. Sie gelten als phlegmaverbessernd, befeuchtend und erwärmend – aber nur ganz leicht.

Rosinen ... selbst herstellen

Rosinen – für das Phlegma – kann man ganz einfach selbst herstellen, sofern man einen Dörrapparat hat. Ansonsten kann man die Weintrauben auch im Backofen trocknen. Dafür einen Holzkochlöffel in der Backofentür einklemmen und die frischen Weintrauben bei 70 bis 80 °C trocknen lassen, doch das kann Stunden dauern.

Zucchini ... eigentlich ein Kürbis *(Cucurbita pepo subsp. pepo)* ▽

TEM-Steckbrief	
Element	**Wasser**
Qualitäten-Mischung	kalt & feucht
Geschmack	mild, schleimig
Wirkung	befeuchtend, kühlend, einhüllend, dämpfend, darmentgiftend, blutstärkend

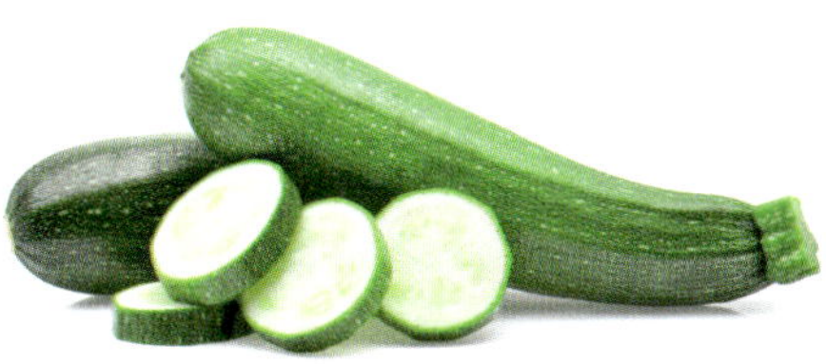

Die Zucchini ist eine Unterart des Gartenkürbisses. Daher ist ihre Wirkung sehr ähnlich, doch ist sie besser verdaulich als der Kürbis. Sie wirkt ob ihrer Form bereits wesentlich zierlicher und fragiler als der Kürbis. Rechtzeitig geerntet sind die länglichen, runden, weißen, gelben, cremegrünen, dunkelgrünen sowie gestreiften Zucchini ein zartes, feines Gemüse. Erntet man zu spät – und die Gärtner unter den Lesern wissen, dass das schnell gehen kann –, erreichen Zucchini rasch die Größe von Kürbissen und lassen sich wie diese bis weit in den Winter hinein lagern.

Zucchini sind ein besonders dankbares Fruchtgemüse und sehr vielfältig zu verwenden. Beliebte Zubereitungsarten sind Suppen, gefüllte und gegrillte Zucchini sowie geraspelte Zucchini im süßen Schokoladekuchen.

Die wunderschöne gelbe Blüte der Zucchini gilt als Delikatesse, sie wird gern gefüllt verwendet. Ernten sollte man allerdings nur die männliche Blüte, um den Ertrag nicht zu schmälern. (Die männlichen Blüten haben einen dünnen, langen Stiel. Die weiblichen sitzen auf einem Fruchtknoten, der bereits wie ein kleiner Zucchino aussieht.)

Werden Zucchini und Kürbisse gleichzeitig mit Zierkürbissen gepflanzt, gilt besondere Vorsicht – unerwünschte Kreuzungen können entstehen. Bitte beim Pflanzen unbedingt Abstand halten! Auch beim Einkauf kann man ein ungenießbares Exemplar erwischen. Wenn zu viele spezielle Bitterstoffe, sogenannte Cucurbitacine, gebildet werden, können diese zu Reizungen der Schleimhäute, Übelkeit, Bauchkrämpfen, Durchfall und Erbrechen führen. Und das kann bei empfindlichen Personen fatal enden.

Tipp: Vor der Zubereitung immer ein kleines Stück probieren! Schmeckt es sehr bitter, dann gleich die ganze Zucchini bzw. den ganzen Kürbis wegwerfen.

Zucchini sind ein Sommergemüse, auch wenn sie mittlerweile ganzjährig verfügbar sind.

Zwiebel … Allroundtalent in der Küche *(Allium cepa)* △

TEM-Steckbrief	
Element	**Feuer**
Qualitäten-Mischung	warm 3–4 & trocken 2–4
Geschmack	aromatisch, scharf-süßlich
Wirkung	Nieren, Haut, Schleimhäute, Atemwege, Verdauung
Besondere Empfehlung	wenn die Qualität »kalt« überwiegt

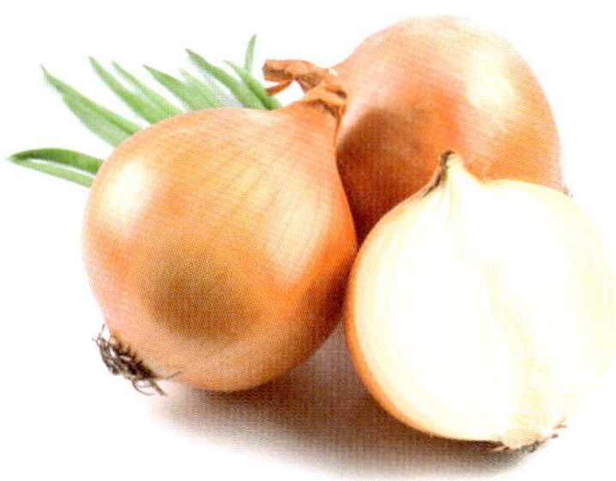

Zwiebeln begeistern mich immer wieder aufs Neue, sowohl als Nahrungs- als auch als Heilmittel in der Erkältungszeit. Diese Begeisterung zeigte sich auch bereits bei den alten Ägyptern. Zwiebeln hatte man den Göttern als Opfergaben gereicht, und Arbeiter wurden damit beim Pyramidenbau entlohnt. Selbst den Toten wurden Zwiebeln als eine Art Wegzehrung für die Reise ins Jenseits ins Grab gelegt – bei Tutanchamuns Mumie wurden Zwiebelreste gefunden.

Auch die Sumerer hinterließen vor 4000 Jahren Keilschriften, die von Zwiebelfeldern zeugen, und im Mittelalter wurde die Zwiebel als Amulett gegen die Pest eingesetzt. Die Küchenzwiebel zählt somit zu den ältesten Kulturpflanzen – sie begleitet uns seit mehr als 5000 Jahren und wird nach wie vor als Heil-, Gewürz- und Gemüsepflanze kultiviert.

Dabei mag die Zwiebel gar nicht gegessen werden … Wer kennt sie nicht, die Tränen, die beim Zwiebelschneiden fließen? Ausgelöst durch eine chemische Reaktion, mit der sich die schlaue Zwiebel vor Fressfeinden schützt.

Liegt die Zwiebel unangetastet auf dem Küchenbrett, gibt es keine Tränen, doch sobald sie angeschnitten wird, entweichen aus ihren Zellen zwei Stoffe, die unsere Augen in Kombination reizen. In der äußeren Zellschicht der Zwiebel befindet sich eine schwefelhaltige Aminosäure, das sogenannte Isoalliin, und im Inneren der Zelle das Enzym Alliinase. Wenn man die Zwiebel schneidet, kommen diese beiden Stoffe in Kontakt. Bei diesem chemischen Prozess entsteht das tränenauslösende Propanthialoxid. Wenn es in die Augen gelangt, wird sofort der Tränenfluss angeregt, um den reizenden Stoff wieder aus den Augen zu schwemmen.

Tränen vermeiden beim Zwiebelschneiden: Ein scharfes Messer schneidet die Zwiebel durch, statt sie zu zerdrücken. Es werden weniger Enzyme freigesetzt, und man ist um vieles schneller. Das richtige Zwiebelschneiden beginnt schon beim Schälen: Schneide die Wurzel nicht weg, so kannst du die Zwiebel besser halten.

Trotz allem oder gerade deswegen? Zwiebeln sind die alltäglichste Zutat in der Küche. Sie sind die Basis für vieles. Egal ob Suppe, Eintopf, Gulasch, Semmelknödel und Eierspeise, unzählige Rezepte beginnen mit: »Zwiebeln in etwas Butter oder Öl dünsten«.

Bei den Römern zählte die Zwiebel zu den Grundnahrungsmitteln. Das lateinische Wort »cepula« wurde über das mittelhochdeutsche Wort »zwibolle« ins Deutsche zu »Zwiebel« übertragen. Die Kultivierung begann im 15. Jahrhundert in Holland. Mittlerweile gibt es unzählige Formen, Farben und Geschmäcker unter den Küchenzwiebeln.

Leider wird die Zwiebel in der heutigen Küche nicht mehr als eigenständiges Gericht oder zumindest als Beilage zubereitet – eigentlich eine kulinarische Bildungslücke. Die Zwiebel hat eine Fülle von positiven Eigenschaften, und gut zubereitet ist sie auch für die meisten gut verträglich.

In der Volksheilkunde zählt sie zu den ältesten Heilpflanzen. Bereits als Keilschrift in Stein gemeißelt wurde überliefert: »Verzehre ich zur Jahreszeit des Windes (Herbst) die Zwiebel, so leide ich zur Jahreszeit des Regens (Winter) keine Leibschmerzen.« Tatsächlich wirkt die Zwiebel aufgrund ihrer Senfölglykoside überaus positiv auf die Durchblutung der Schleimhäute. Sie kann daher vor allem in der Erkältungszeit durchaus hilfreich auf die Atemwege wirken.

Zwiebeln passen zu allem, was salzig und pikant schmecken soll. Für feine, helle Soßen und zarte Salate eignen sich besonders gut diese etwas vornehmeren Zwiebel-Verwandten: Frühlingszwiebeln und Schnittlauch.

Zwiebeln sind mehr als eine würzende Zutat. Sie beweisen auch als Hauptgericht viel Geschmack. Am bekanntesten ist die französische Zwiebelsuppe mit Weißwein und einer gratinierten Weißbrotscheibe.

Zwiebeln sind reich an Vitamin C, Kalium, Zink und Mangan. Den charakteristischen Geruch und scharfen Geschmack verdanken sie den Sulfiden (schwefelhaltige Stoffe), die auch für die cholesterinsenkende und antithrombotische Wirkung verantwortlich sind. Sie enthalten aber auch andere typische Inhaltsstoffe wie den Zucker Rhamnose und die bereits erwähnte Aminosäure Isoalliin.

Zwiebeln wirken antibakteriell. Sie helfen bei Entzündungen, gegen Viren und Pilze. Sie steigern die Sekretion und wirken schweiß-, harn- und schleimtreibend. Sie verbessern den Bluthochdruck, fördern die Durchblutung, wirken appetitanregend, verdauungsfördernd und stimulieren die Nieren. Darüber hinaus machen

TEM-Tipp: Gib beim Zwiebeldünsten eine Prise Zucker oder etwas Honig dazu, du kommst so besser an die wertvollen Inhaltsstoffe heran.

sie Nasennebenhöhlen, Bronchien und Lungen frei. Sie erwärmen und zerteilen kaltes und zähes Phlegma, besonders in Brust- und Bauchraum.

Das medizinische Potenzial der Zwiebel ist so hoch, dass selbst die WHO (World Health Organization) sie als »Appetitanreger, Arteriosklerosehemmer und Schleimlöser bei Erkältungskrankheiten« empfiehlt. Sie ist damit auf einer Linie mit Paracelsus, der bereits davon ausging, dass Zwiebeln so viel wert sind wie eine ganze Apotheke.

Empfindliche Personen können beim Verzehr von rohen Zwiebeln Sodbrennen oder Magenbeschwerden bekommen. Daher ist es ratsam, Zwiebeln gegart oder gut gesalzen zu essen. Zwiebeln können auch Auslöser für Blähungen sein. Gewürze wie Fenchel, Kümmel und Koriander wirken dagegen. Durch diese Gewürze hilfst du deiner Verdauung bei Gerichten, in denen Zwiebeln dominieren. Auch langsames und gründliches Kauen erleichtert dem Darm die Arbeit – übrigens nicht nur bei Zwiebeln.

Zwiebeln sind auch äußerlich eine Wohltat und rasche Hilfe bei Insektenstichen: Lege eine frisch aufgeschnittene Zwiebel auf den Stich! Der Schwefel im Zwiebelsaft wirkt antibakteriell, desinfiziert, lindert den Juckreiz und kann Schwellungen lindern.

Zwiebeln sind die Nummer eins des heimischen Superfoods und, wie ich meine, jede einzelne Träne wert!

Ein Tipp bei Erkältungen: Eine rohe Zwiebel aufschneiden und die Dämpfe inhalieren. Zum Beispiel auch die Zwiebel während des Schlafens auf den Nachttisch stellen.

Balsamico-Zwiebeln ... süßlich-sauer

250 g kleine Zwiebeln, 1 EL Honig, 20 g Butter, 4 EL dunkler Balsamico, Salz, Pfeffer, 2 Zweige frischer Thymian, ½ TL gemahlener Kümmel.

Die Zwiebeln schälen und vierteln. In einem Topf Honig und Butter erhitzen, die Zwiebeln zufügen, mit Salz, Pfeffer, Thymian und Kümmel würzen und bei mittlerer Temperatur kurz anbraten. Mit Balsamico ablöschen und auf niedrigster Stufe unter gelegentlichem Rühren weich garen. Die Balsamico-Zwiebeln passen kalt oder warm zu Gegrilltem, Eiergerichten, Reis oder als Einlage zu Cremesuppen.

Fette und Nüsse, nährstoffreich und essenziell

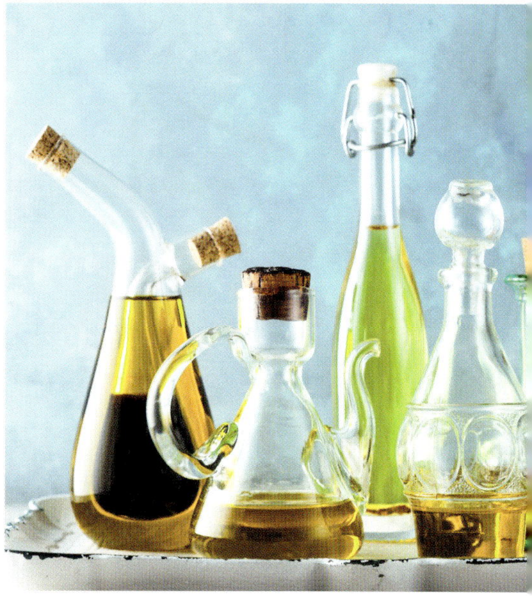

Fette wurden und werden immer wieder als Dickmacher verdammt. Sie sind wohl hoch kalorisch und besonders gut nährend, doch nicht generell verwerflich. Im Gegenteil, der menschliche Organismus benötigt Fett in der passenden Menge, vor allem gesunde und hochwertige Fette:

- für die Aufnahme der fettlöslichen Vitamine A, D, E und K
- für ein natürliches Sättigungsgefühl
- als Energiespeicher
- für eine reibungslose Funktion von Hormonen und Enzymen
- als Stütze und Polster, auch für unsere Organe
- als Kälteschutz, Fette halten uns warm
- für die Hautelastizität
- für die Nerven
- als Lieferant für essenzielle Fettsäuren (Omega 3 und Omega 6)
- um den Blutzuckerspiegel konstant zu halten
- für das Gehirn

Diese Liste zeigt deutlich: Es lohnt sich, für die Gesundheit nicht auf Fett zu verzichten. Ein gutes Maß sowie die passende Mischung aus hochwertigen Pflanzenölen und tierischen Fetten sind in der TEM ein wesentlicher Beitrag zur Gesunderhaltung.

Neben den verschiedenen Ölen zählen Butter, Butterschmalz und Schmalz zu den häufig verwendeten Fetten. Eine Durchmischung aller Fette ist wichtig, um aus dem vollen Angebot aller Fettsäuren zu schöpfen. Abwechslung in der Fettküche ist das Zauberwort.

Wie erkennst du hochwertige Öle? Die Nase zeigt es dir zuallererst an. Sonnenblumenöl riecht nach Sonnenblumenkernen, Kürbiskernöl nach Kürbiskernen, Nussöl nach Nüssen und Olivenöl nach Oliven. Nur hochwertige Öle, mild duftend und nicht erhitzt, unterstützen unseren Körper optimal und sorgen für Vitalität.

Hochwertige Fette werden bei der Herstellung besonders schonend behandelt. Bei der Pressung werden die Kerne keinen übermäßigen Temperaturen ausgesetzt, die den empfindlichen Inhaltsstoffen schaden. So bleiben alle Nährstoffe weitestgehend erhalten. Industriell hergestellte Fette werden hingegen meist unter hohem

Druck bearbeitet, damit sie möglichst billig sind und ein langes Haltbarkeitsdatum aufweisen können. Ich meide daher so gut wie möglich alle raffinierten Öle, geruchlosen Öle und Fette sowie alle Öle in Plastikflaschen.

Doch hochwertige Öle kosten auch Geld – und benötigen etwas Aufmerksamkeit. Die Haltbarkeit ist wesentlich von der Lagerung abhängig. Dunkel und kühl sollten sie gelagert werden und immer gut verschlossen sein. So erhöhst du die Haltbarkeit und vermeidest, dass deine teuren Öle ranzig werden.

Nicht vergessen sollte man auf die Grundprodukte der Öle. Wie die Pflanzenfette selbst, zählen auch die puren Nüsse und Samen zu den wichtigen Fettlieferanten. Sie liefern Fett, Eiweiß und wertvolle Mineralstoffe. Ein paar Nüsse am Tag sind besondere Energiequellen für das Gehirn, die Nerven, die Organe und den Hormonhaushalt. Dein Organismus dankt es dir mit Vitalität und Lebenskraft.

Butter … wohlig angenehm 🜁

TEM-Steckbrief	
Element	**Luft**
Qualitäten-Mischung	feucht 1–2 & warm 1–2
Geschmack	fettig, süßlich, leicht würzig
Wirkung	nährend, reinigend, stärkt die Lunge

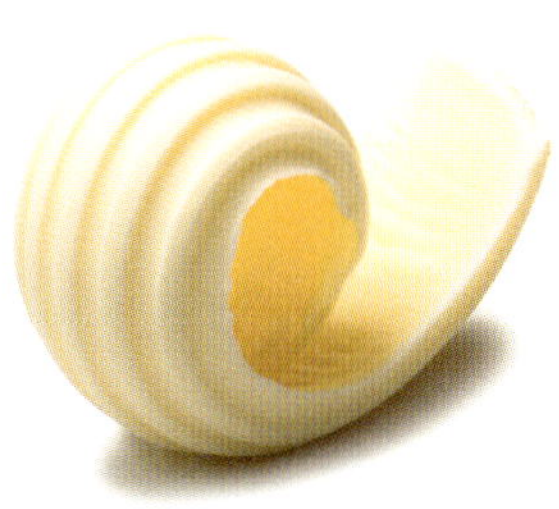

Butter zählt zu den beliebtesten Fetten. Sei es als Streichfett aufs Brot oder als Kochzutat. Butter zu Kartoffeln, zu Karotten, zu Erbsen und vielen anderen Gemüsesorten. Aber auch ein paar Butterflöckchen beim Gratinieren von Aufläufen sorgen für ein Wohlgefühl.

Die Basiszutat von Butter ist Milch. Meist ist es Kuhmilch, aber auch Ziegen- und Schafmilch eignen sich. Die Milch wird entrahmt und der Rahm so lange geschlagen, bis Butter entsteht. Dabei trennt sich das Fett von der Buttermilch. Früher wurde dies im Butterfass gemacht, heute passiert das meist industriell.

Doch es gibt sie noch, die kleinen Betriebe, die exzellente Butter in liebevoller Handarbeit herstellen. Und hier sind wir wieder – beim Preis. Ja, diese in Kleinmengen aus hochwertiger Milch hergestellte Butter ist teurer als die konventionelle – doch der Geschmack macht den Unterschied.

Die Vier-Temperamente-Küche verwendet sowohl Butter als auch Butterschmalz – vor allem in den kalten Jahreszeiten. Oft in Kombination mit Honig oder Zucker, denn durch diese Zugabe verstärkt sich die reinigende, auflösende Wirkung. Zäher und dicker Schleim kann reifen und besser abtransportiert werden. So können durch Kälte verschleimte Bronchien und auch das Gehirn, das Haupt, besser »gereinigt« werden.

Doch Vorsicht! Butter vermindert den Tonus und wirkt erschlaffend – bei schwachem Magen verstärkt sich diese Eigenschaft. Auch bei großer Hitze, sowohl innerlich als auch äußerlich, sollte man den Butterkonsum gezielt einschränken, denn Butter als tierisches Brennmaterial wird sehr rasch in Chole verwandelt und kann entzündliche Reaktionen fördern.

Butter ist ob ihrer Qualitäten-Mischung dem Sanguis zugeordnet, und das mögen wir, ganz intuitiv.

Butter, selbst gemacht

Die Zubereitung von selbst gemachter Butter ist einfacher, als man denkt: Kaltes Schlagobers (Sahne) möglichst lange im Mixer oder mit dem Pürierstab mixen. Die entstehenden Fettklümpchen abseihen und die Buttermilch auffangen – diese kannst du pur oder mit Früchten gemixt weiterverwenden. Die Fettklümpchen mixe nochmals mit eiskaltem Wasser kräftig auf und seihe sie wieder ab. Diesen Vorgang wiederhole einige Male, bis das Wasser ganz klar ist. Den letzten Rest der Buttermilch kannst du unter fließendem eiskaltem Wasser auswaschen, indem du das Fett mit den Händen knetest. Dann ist deine Butter fertig. Gutes Gelingen!

Butterschmalz … geklärte Butter

Butterschmalz stellt man aus erhitzter Butter her, die Produktion ist etwas aufwendig. Man erhitzt die Butter so lange, bis sich Schaum bildet. Diesen schöpft man immer wieder ab. Ist die Butter ganz klar und hat sich das ausgeflockte Eiweiß am Topfboden abgesetzt, seiht man die Butter durch ein Passiertuch ab.

Das Erhitzen der Butter muss mit Fingerspitzengefühl erfolgen. Sie darf nicht braun werden, gleichzeitig muss die enthaltene Feuchtigkeit durch leichtes Köcheln verdampfen können. So kann die Zubereitung von geklärter Butter schon ein bis zwei Stunden dauern. Bewahre das fertige Butterschmalz – das in anderen Kulturen auch Ghee genannt wird – in einem luftdicht verschlossenen

dunklen Glas auf. So hält sich dein Butterschmalz einige Monate. Stell es jedoch nicht in den Kühlschrank, da sich Kondenswasser bilden könnte und sich dadurch die Qualität verschlechtert.

Tipp: Butterschmalz kannst du bereits bei der Zubereitung aromatisieren. Gib verschiedene Kräuter und Gewürze dazu und koche diese mit.

Edelkastanie ... kein Herbst ohne Maroni *(Castanea sativa)* △

TEM-Steckbrief	
Element	Feuer
Qualitäten-Mischung	warm 1 & trocken 1
Geschmack	süßlich, nussig, schleimig
Wirkung	nährend, schwer verdaulich

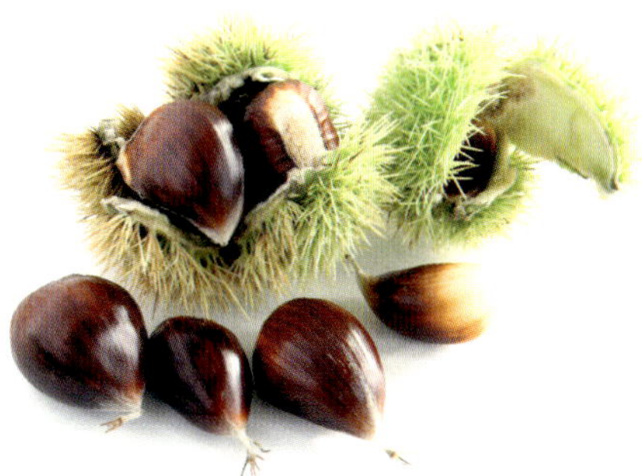

Die Edelkastanie, auch Maroni, Marroni, Marone, Esskastanie oder Kästn genannt, ist der Klassiker im Herbst. Quer eingeritzt und über offenem Feuer gebraten sind die Früchte ein gesunder Snack. Sobald die Maronibrater ihre Öfen aufstellen, weiß man, dass die kalte Jahreszeit kommt. Wunderbar wärmend und nahrhaft sind sie.

Doch wusstest du, dass Maroni einst sogar eine Hauptnährquelle waren? Als Getreide noch teuer und Mangelware war, griff man zu Kastanien. Das aromatische Kastanienmehl ist glutenfrei und heute meist nur noch in Italien und Frankreich erhältlich. Diese beiden Länder nutzen die Edelkastanie auch vermehrt in der Küche. So sind sie mal eine feine Beilage und dann wiederum finden sie sich in Eintöpfen, Suppen oder in Desserts als süße Creme wieder.

Maronicremesuppe ... wunderbar sämig

Vorgegarte Maroni, Butter, fein gehackte Zwiebel und eine Knoblauchzehe sowie eine Prise Zucker dünsten. Mit etwas Weißwein ablöschen und mit Gemüsesuppe aufgießen. Klein geschnittene Kartoffelstückchen dazugeben und weich kochen. Die Suppe pürieren und mit Mandel- oder Haferdrink auf die gewünschte Kon-

sistenz bringen. Nochmals erhitzen und mit Salz, Pfeffer, frisch geriebenem Muskat und zerstoßenen Fenchelsamen abschmecken und servieren.

Haselnuss … besonders fein im Winter *(Corylus avellana)* △

TEM-Steckbrief	
Element	**Feuer**
Qualitäten-Mischung	warm 1–2 & trocken 1–2
Geschmack	fettig, würzig, herb
Wirkung	nährend, leberstärkend, reinigend, straffend
Besondere Achtsamkeit	Der Haselnussstrauch gehört zu den Birkengewächsen, daher Achtung bei Allergikern, es kann zu Kreuzreaktionen kommen.

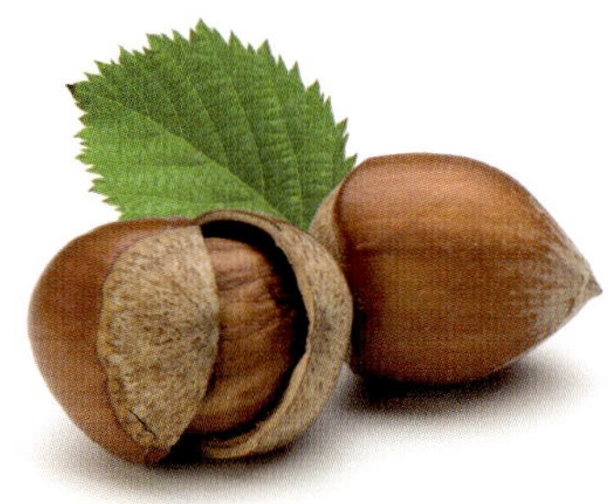

Haselnüsse sind eine wahre Wunderwaffe, sie enthalten eine Vielzahl an Nährstoffen. Die Gerbstoffe regen die Gallentätigkeit an. Der hohe Anteil an Vitamin E dient zur Jungerhaltung aller Zellen, und Haselnussöl wirkt sogar bei Entzündungen im Darm. Haselnüsse sind eine feine Knabberei, besonders wenn man bei geistiger Arbeit einen Energiekick benötigt – sie stärken das Gehirn. Sie sind allerdings schwer verdaulich und daher ungünstig bei einem schwachen Magen.

Mach es wie die Eichhörnchen, sie sammeln Haselnüsse für den Winter. Sehr schlau, denn genau für den Winter sind sie perfekt.

Haselnüsse rösten … so wunderbar aromatisch

Ich bin ein absoluter Fan von gerösteten Haselnüssen. Das nussige Aroma bekommt dadurch noch einen extra Kick. Das Rösten geht ganz einfach von der Hand, nur sollte man aufpassen – die Nüsse verbrennen sehr schnell und man müsste sie dann wegwerfen.

- **Variante 1: Ganze Haselnüsse in einer Pfanne ohne zusätzliches Fett bei mittlerer Temperatur rösten, dabei ständig rühren.**
- **Variante 2: Haselnüsse auf einem Backblech bei 140 bis 160 °C im Backofen unter Beobachtung rösten.**

Durch das Rösten lässt sich auch das dünne Häutchen, das den Nusskern umhüllt, leicht ablösen – sofern es dich stört. Dazu die Nüsse in ein Geschirrtuch geben und abrubbeln.

Mandel … mehr als Nervennahrung *(Prunus dulcis)* 🜁

TEM-Steckbrief	
Element	**Luft**
Qualitäten-Mischung	ausgeglichen feucht & warm 1
Geschmack	süß, mild, fettig
Wirkung	nährend, einhüllend, stimmungsaufhellend

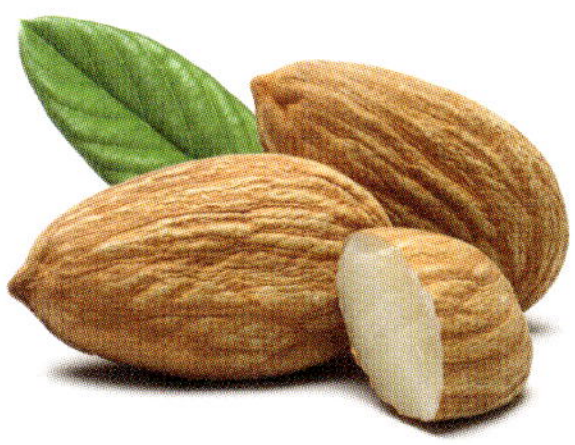

Der Duft von gebrannten Mandeln ist unwiderstehlich. Süß und sanft. Gebrannte Mandeln zählen zu den beliebtesten Weihnachtsgeschenken, die man selbst machen kann. Aber auch Salzmandeln und Marzipan sind gern gesehene kulinarische Präsente. Woher das kommt? Nun, Mandeln haben viele gute Eigenschaften. Sie stärken unsere Nerven auf ganz besondere Weise. Sie dämpfen und hüllen ein. Schärfen werden eliminiert und ausgeschieden. Ja, die Mandeln helfen auch bei Verstopfung und Verschleimung. Stoffwechsel, Zellaufbau und die Nervenkraft werden durch die essenziellen Aminosäuren verbessert. Die Schwermetallausleitung wird gefördert und die Fetteinlagerung in den Zellen behindert – Mandeln unterstützen Entschlackungsdiäten ganz wunderbar. Zusätzlich verbessern sie die Sauerstoffversorgung, vor allem der Herzmuskulatur, die Organe werden erwärmt und weiten sich.

Die enthaltenen Phytoöstrogene unterstützen in der Schwangerschaft und regen danach den Muttermilchfluss an. In den Wechseljahren lindern sie Hitzewallungen, Schlaflosigkeit und heben die Stimmung.

Der basische Effekt der Mandeln hilft auch bei Sodbrennen – einfach Mandeln kauen. Aber Achtung: Bei häufigem Sodbrennen sind ein Arztbesuch und vermutlich eine Ernährungsumstellung unbedingt angezeigt.

Nun? Alles klar, warum die Mandel so beliebt ist? Sie ist einfach wunderbar – und hübsch fürs Auge ist sie obendrein.

Mandeldrink … passt sehr oft

200 g Mandeln in einen Topf geben, mit Wasser bedecken und aufkochen. Mit kaltem Wasser abspülen und schälen. Das geht nun ganz schnell – einfach aus der Schale herausdrücken. Die geschälten Mandeln über Nacht nochmals in Wasser einweichen. Am nächsten Tag abgießen und die Mandeln mit 1 Liter frischem Wasser in einem Hochleistungsmixer 1 bis 2 Minuten mixen. Den Mandeldrink durch einen Nussmilchbeutel oder ein Passiertuch abseihen, das Tuch fest auspressen. Streiche die Mandelrückstände auf ein Backpapier, trockne sie im Backofen bei 120 °C und streue sie bei Bedarf über Suppen oder Salate. Den fertigen Mandeldrink bewahre im Kühlschrank auf.

Du kannst Mandeldrink auch mit gekauftem Mandelmus herstellen. Je nach Wunsch 2 bis 4 EL Mandelmus mit Wasser mixen. Das geht natürlich viel schneller. Aber: In fertigem Mandelmus können verschiedene Zusatzstoffe enthalten sein, meist besteht es nicht nur aus reinen Mandeln.

Obers … Sahne und auch Rahm

TEM-Steckbrief	
Element	**Luft**
Qualitäten-Mischung	feucht 1 & warm 1
Geschmack	fettig, süßlich
Wirkung	nährend, befeuchtend

Obers, auch Sahne oder Rahm genannt, ist der Fettanteil der Milch. Es ist dir sicherlich als Schlagobers bzw. Schlagsahne – luftig aufgeschlagen – zu Kuchen bekannt. Doch Obers verwendet man auch gern in der pikanten Küche. Viele Gerichte werden mit einem Schuss Obers vollendet: Kurz vor der Fertigstellung gibt man etwas Obers hinzu und rundet dadurch den Geschmack ab. Scharfe Speisen werden auf diese Weise etwas abgemildert.

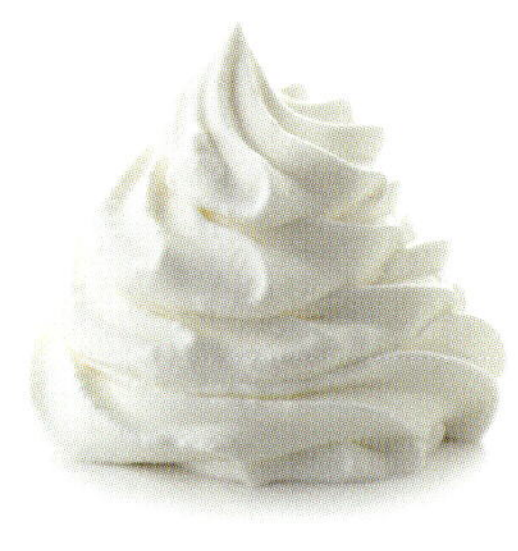

Den gleichen Effekt hat Obers auch auf die Schleimhäute. Raue und trockene Schleimhäute werden befeuchtet.

Öle … die pflanzlich-fettigen Nährstoffe △

TEM-Steckbrief	Oliven-, Lein-, Sonnenblumen-, Distel-, Raps-, Hanf-, Haselnuss-, Sesam-, Mandelöl	Kürbiskernöl	Walnussöl
Element	Luft	Wasser	Feuer
Qualitäten-Mischung	warm & feucht	kalt & feucht	warm & trocken
Geschmack	fettig, würzig, säuerlich		
Wirkung	nährend, einhüllend		

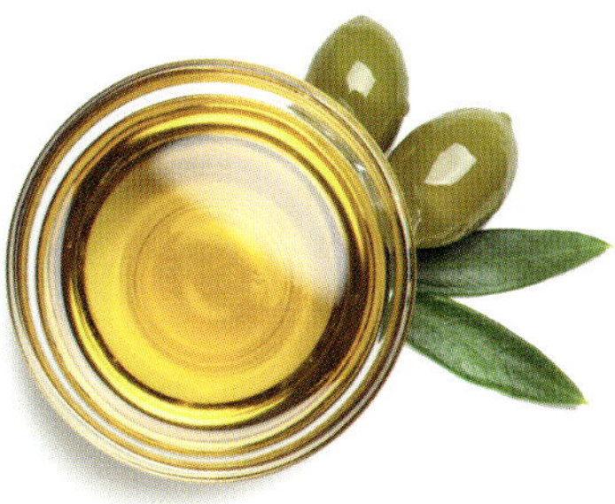

Fette und Öle sind ein fixer Bestandteil in der Gesundheitsküche und somit auch in der Vier-Temperamente-Küche. Sei es zum Dünsten, Braten oder Marinieren. Doch welches Öl nimmt man wofür und wann?

Generell empfiehlt es sich, nur besonders hochwertige Öle und Fette zu verwenden und diese so oft wie möglich zu variieren. Je vielfältiger man sie einsetzt, umso variantenreicher ist die Ernährung – sowohl im Geschmack als auch in Form der Nährstoffe.

Wie ihre Ursprungspflanzen haben auch die Öle unterschiedliche Wirkungen und Anwendungsgebiete. Ich lobe mir folgende Öle: Olivenöl, Leinöl, Sonnenblumenöl, Distelöl, Hanföl, Haselnussöl, Sesamöl, Mandelöl, Traubenkernöl, Weizenkeimöl, Kürbiskernöl und Walnussöl.

Im Wesentlichen unterscheiden sich nur Kürbiskern- und Walnussöl von den anderen Pflanzenölen. Kürbiskernöl ist eher phlegmatisch und eignet sich besonders für die sommerliche Küche. Walnussöl, das durch seine Qualitäten-Mischung eher hitzig ist, passt besser für den Herbst und Winter.

Rapsöl findet man in der TEM-Küche selten. Es zählt zu den sogenannten modernen Lebensmitteln und hat seinen Weg als ursprünglich technisches Öl in die Küche gefunden. Wurde es früher als Schmiermittel für die Kreissäge oder als Öl für die Öllampe genutzt, findet man es jetzt als Speiseöl in der Küche. Damit es genießbar wurde, begann man ab 1960 mit der Züchtung von verändertem Raps. So wurden etwa spezielle Inhaltsstoffe reduziert. Dies soll das Lebensmittel Rapsöl als solches nicht abwerten, dennoch begegnet man diesem Öl in der TEM mit einer gewissen Skepsis. Die TEM verweist auf die Vielfalt anderer wunderbarer Speiseöle, die aus Samen, Nüssen und Pflanzen hergestellt werden.

Schmalz … vom Schwein 🜂

TEM-Steckbrief	
Element	**Luft**
Qualitäten-Mischung	warm & feucht
Geschmack	süßlich
Wirkung	erweichend, einhüllend, befeuchtend, schmierend

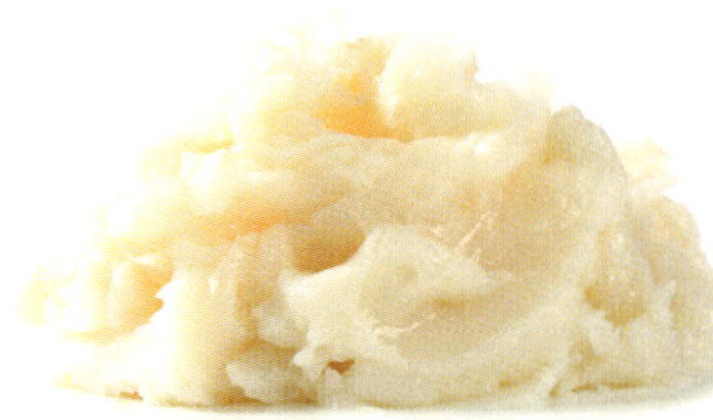

Einen Topf mit Schweineschmalz hatten wir früher immer zu Hause. Als ich Kind war, wurde meist einmal im Jahr ein Schwein geschlachtet, und da das reine Schweineschmalz lange haltbar war, wurde es auch gern verwendet – sowohl zum Kochen als auch als Brotaufstrich mit Zwiebeln. Mmh, das war eine Delikatesse. Dieses beliebte »Schmalzbrot« benötigte sozusagen die Zwiebel, Salz, Pfeffer und Paprikapulver, denn diese Gewürze gaben dem schwer verdaulichen Fett die notwendige Energie. Auch wenn uns damals der Begriff des Temperierens keineswegs gebräuchlich war, wussten wir doch instinktiv, wie man das Fett am besten isst, damit es verträglich ist.

Das Schmalz fand aber nicht nur in der Küche Verwendung. Sobald sich Husten einstellte, war der »Schmalzfleck« obligat. Die schärfenmindernde, einhüllende Wirkung des Schmalzes wurde dafür genutzt. Und so ging's: Ein Leinentuch wurde mit erwärmtem Schweineschmalz bestrichen und eng um die Brust gewickelt. Darüber legte man ein weiteres warmes Tuch und eine Wärmeflasche, dann waren Hinlegen und Ruhen angesagt, am besten einige Stunden Schlaf. Beim Aufstehen war der Husten deutlich gemildert.

Walnuss ... Gehirnnahrung pur *(Juglans regia)* △

TEM-Steckbrief	
Element	**Feuer**
Qualitäten-Mischung	warm 1–3 & trocken 1–2
Geschmack	zusammenziehend, bitter, fettig
Wirkung	nährend, magen- und nervenstärkend, fördert die Gehirnleistung

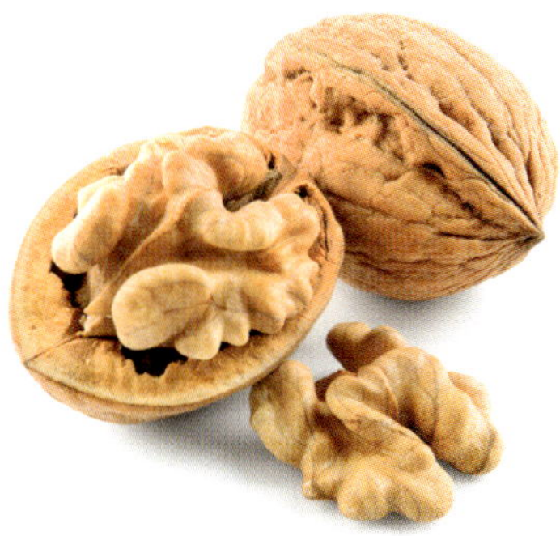

Welche Nüsse zeigen uns am besten, wofür sie bestimmt sind? Ganz klar, die Walnüsse. Die Walnusshälften deuten allein aufgrund der äußeren Form auf ihre Wirkung hin: Wie zwei Gehirnhälften liegen sie eingebettet in der festen Schale. Und sie halten, was sie optisch versprechen. Walnüsse sind wahre Nährstoffbomben.

Doch Walnüsse sind nicht nur ob ihrer guten Wirkung auf die Gehirnleistung phänomenal. Sie erwärmen den Magen und passen daher optimal sowohl für das phlegmatische als auch das melancholische Temperament. Walnüsse sollten immer wieder mal in kleinen Mengen gegessen werden.

Die Nüsse eignen sich wunderbar für Süßspeisen, aber auch für pikante Gerichte. Ob Nussstrudel oder Waldorfsalat. Mit Walnussöl lässt sich Gemüse herrlich verfeinern.

Auch die halbreifen grünen Walnüsse – sie hängen im Juni am Baum – sind eine Delikatesse. Man kennt sie als »eingelegte schwarze Nüsse«. Sie werden geerntet, noch ehe sie den inneren harten Kern bilden. Bevor man sie jedoch genießen kann, muss man sie über einen längeren Zeitraum behandeln – ein Aufwand, der sich lohnt.

Nusslikör ... ein »Verdauerli«

Mit den unreifen Nüssen setzt man auch den beliebten Nussschnaps bzw. Nusslikör an, der gern als Digestif (Verdauungsschnaps) serviert wird. Und so geht's:

Die grünen Nüsse werden geviertelt und in ein großes Einmachglas geschichtet. Dazu kommen Gewürze: Zimtrinde, Gewürznelken, Zitronen- und Orangenschale sowie etwas frisch geriebene Muskatnuss und Sternanis. Dann wird mit Korn oder Wodka aufgefüllt und das Glas verschlossen.

Nun braucht man Zeit. Sechs bis acht Wochen darf das Glas nun in der Sonne bzw. Wärme (Fensterbank oder Herdnähe) stehen. Dann erst wird der Ansatz durch ein feines Sieb abgegossen und in einem Topf aufgefangen. Mit einer abgekühlten Zuckerlösung – Zucker in Wasser 1:1 aufkochen – wird der Ansatz abgeschmeckt und darf nochmals ein bis zwei Wochen in der Sonne ruhen.

Wenn die zweite Ruhezeit vorbei ist, den Nussschnaps in Flaschen abfüllen und zur Verdauungsförderung servieren. Wer noch Zeit hat, gibt dem Schnaps weitere Wochen, da er auch noch in der Flasche nachreift und sein Aroma von Tag zu Tag verbessert.

Getreide, echt und pseudo

Die Etymologie eines Wortes sagt oft viel aus. Ein Wort wie »Getreide« ist so geläufig, dass man nicht groß darüber nachdenkt, woher es stammt, welchem Grundgedanken es unterliegt. Das Wort stammt vom mittelhochdeutschen »getregede« (Bodenertrag) und vom althochdeutschen »gitregidi«, was auch so viel wie Ertrag oder Besitz bedeutet.

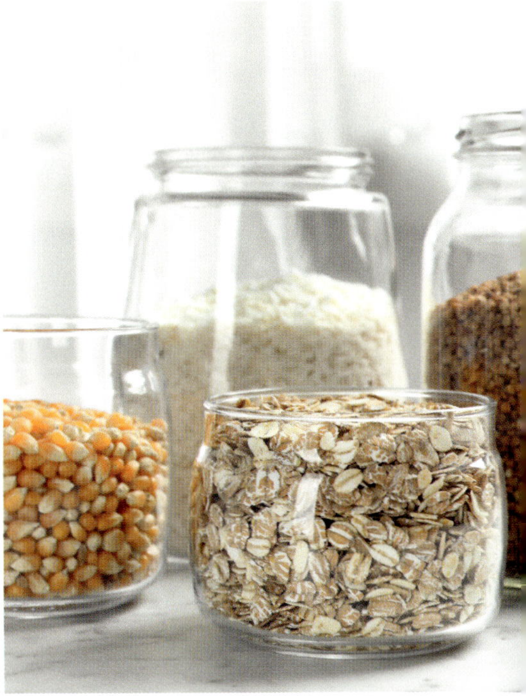

Rein kapitalistisch also wirkt diese historische Bedeutung. Und dennoch entlockt uns kaum ein anderes Lebensmittel ein breiteres Lächeln – sein Duft trägt uns durch den Tag. Der Duft von Brot und Gebäck ist unwiderstehlich. Pures Wohlgefühl. Getreide steht nach wie vor fast täglich am Speiseplan. Weltweit ist es das bedeutendste Grundnahrungsmittel. Das spiegelt sich auch in den Religionen wider. Im Vaterunser ist eine Urbitte verewigt: »Unser tägliches Brot gib uns heute«.

Man unterscheidet zwischen echtem und Pseudogetreide. Unter »echtem« Getreide versteht man sieben Süßgräser, die speziell für die menschliche Nahrung kultiviert werden: Weizen, Roggen, Gerste, Hafer, Mais, Hirse und Reis. Diese sind bereits seit Jahrtausenden keine natürlichen Pflanzen mehr. Sie sind Varianten und auch Mutationen uralter, immer wieder beeinflusster Kulturpflanzen.

TEM-Tipp: Je älter die Getreidesorte, umso besser kann sie verstoffwechselt werden.

Das Ziel ist es seit jeher, möglichst große und viele Körner zu züchten. Und möglichst resistent gegen Klimaschwankungen, Krankheiten und Schädlinge sollen diese sein. Insofern wird das Getreide auf maximalen Ertrag gezüchtet und nicht auf maximale Anpassung an den Organismus. Das heutige Getreide deckt nur ansatzweise die Ansprüche unserer Ernährung ab.

Den Begriff Pseudogetreide hast du sicherlich auch schon häufig gehört. Es handelt sich um Pflanzen, die gattungsmäßig nicht zu den Süßgräsern gehören, aber ähnlich wie Getreide verwendet werden. Die Körner sind ebenso meist reich an Stärke, Eiweiß, Mineralstoffen und Fett. Da ihnen das Klebereiweiß Gluten fehlt, besitzen sie keine Backfähigkeit. Amarant und Buchweizen – die bekanntesten Pseudogetreide – passen wunderbar für dein Getreidefrühstück.

Zwei herausragende Eigenschaften machen Getreide als Grundnahrungsmittel unentbehrlich. Einerseits der hohe Nährwert und andererseits die hervorragende Lagermöglichkeit. Ausreichend getrocknet kann mit Getreide Tag für Tag frisches Frühstück gekocht und Brot gebacken werden.

Getreidekörner bestehen aus dem stärke- und eiweißhaltigen Mehlkörper, dem fetthaltigen Keimling und der miteinander verwachsenen Samenschale und Fruchtwand. Die eiweißhaltige Aleuronschicht trennt den Mehlkörper von der äußeren Schale. Das Eiweiß einiger Getreidegattungen wird auch als Kleber oder Gluten bezeichnet. Mais, Reis und Hirse sind glutenfrei, ebenso die Pseudogetreide Amarant und Buchweizen.

Hier kommen wir zu einem wesentlichen Punkt: Getreide sollte niemals roh gegessen werden. Es enthält spezielle Proteine – Lektine und Gluten –, die über die Darmwand in den Blutkreislauf gelangen und zu Entzündungen führen können.

Da diese »Antinährstoffe« aus dem Getreide in roher Form negativ auf unseren Körper einwirken, solltest du die Sinnhaftigkeit von rohem Müsli – sofern du dieses regelmäßig isst – überdenken. Vor allem am frühen Morgen, wenn unser Verdauungstrakt noch nicht voll einsatzbereit ist, sollte man ihm – im wahrsten Sinn des Wortes – solch schwere Kost nicht zumuten.

Bei Brot und Gebäck greife auf Sauerteigprodukte mit »Langzeitführung« zurück: Dabei werden durch den Gärprozess, bedingt durch die mehrere Stunden dauernde Teigführung, viele für den Darm bedenkliche Inhaltsstoffe abgebaut.

Amarant … auch als Blattgemüse gekocht *(Amaranthus)*

TEM-Steckbrief	
Element	**Luft**
Qualitäten-Mischung	feucht 2 & warm 2 (trocknend durch Gerbstoffe)
Geschmack	schleimig, etwas aromatisch
Wirkung	adstringierend, verdauungsfördernd, immunstärkend

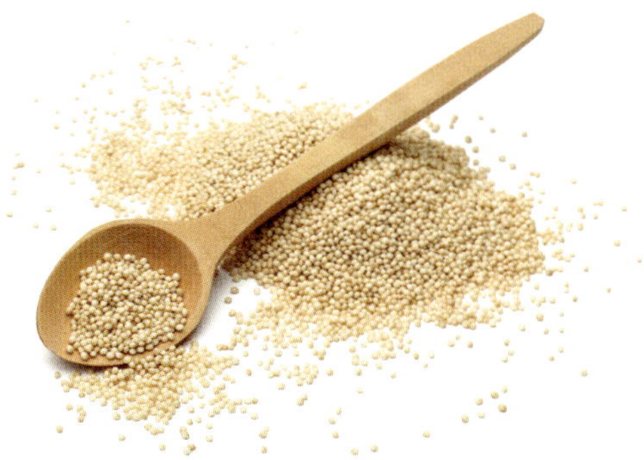

Fuchs, du hast den Amarant gestohlen … Ja, Amarant ist eines der Pseudogetreide, er zählt zu den Fuchsschwanzgewächsen. Der Name sagt schon viel über die Optik aus, die gelblichen Körner bzw. Samen liegen in buschigen roten Schweifen eingebettet.

Die kleinwinzigen, hirseähnlichen Körnchen des Amarants sind voller Lebenskraft. Sie enthalten sehr viel Protein, und das in einer hohen biologischen Wertigkeit. Und sie stecken voller Omega-6-Fettsäuren, Kalzium, Magnesium und Eisen. Die Körner enthalten kein Gluten und sind gut verträglich. Sie stärken die Widerstandskraft, das Bindegewebe und die Knochen. Das macht Amarant nicht nur für ältere Menschen, Kinder und Sportler so wertvoll. Auch für Menschen, denen das Klebereiweiß im Getreide gesundheitliche Probleme bereitet, ist Amarant ein wertvoller Getreideersatz.

Auch das Blattgrün lässt sich verwerten. Sowohl die Blätter als auch die jungen Stängel können als Gemüse wie Spinat zubereitet werden. Im Gegensatz zum Spinat sind die Amarantblätter jedoch oxalat- und nitratarm. Sie haben einen ähnlichen Nährstoffgehalt wie die Körner und noch ein paar Vitamine mehr. Geschmacklich ähneln sie einer Mischung aus Rucola, Mangold und Spinat.

Im eigenen Garten kann man Amarant problemlos anbauen. In puncto Bodenqualität ist die Pflanze recht anspruchslos, auf einen sonnigen Platz mag sie aber nicht verzichten.

Amarant wird selten in reiner Form zubereitet, sondern meist untergemengt. Als Zugabe zu Weizen erhöhst du die biologische Wertigkeit. Amarant passt auch in Tomatensoße, die du zu Gemüse servierst. Vorteilhaft für die Verwertbarkeit ist es, die Körner über Nacht in Wasser einzuweichen. Schütte das Wasser dann weg. Falls du darauf vergessen haben solltest, schwemme die Körnchen vor dem Kochen in einem feinen Teesieb unter fließend heißem Wasser gründlich ab.

Amarantpops ... selbst gemacht

Eine Pfanne mit passendem Deckel ohne Fett stark erhitzen. Von der Platte nehmen, den Pfannenboden knapp mit Amarant bedecken und schnell wieder zudecken. Vom Herd wegstellen, denn die Körnchen verbrennen schnell. Die Hitze der Pfanne reicht aus, um die winzigen Körnchen zu rösten. Kurz schwenken und schon beginnen die Körnchen unter dem Deckel aufzupoppen. Mit einem leicht zischenden oder platzenden Geräusch verlieren die Körner ihre Feuchtigkeit und platzen auf. Unbedingt den Deckel auf der Pfanne lassen, solange du Geräusche hörst, denn die Körnchen springen sehr hoch.

Streue den gepoppten Amarant auf Suppen, Salate, Joghurt oder über Fruchtsalat.

Buchweizen ... definitiv kein Weizen *(Fagopyrum esculentum)* 🜃

TEM-Steckbrief	
Element	**Erde**
Qualitäten-Mischung	trocken 2 & kalt 2
Geschmack	schleimig, etwas aromatisch, leicht bitter
Wirkung	blutzuckerregulierend, leberstärkend, beruhigt die Verdauung

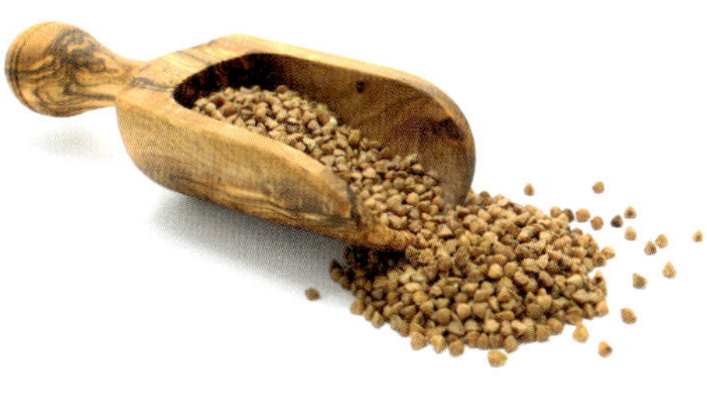

Buchweizen zählt wie Amarant zu den Pseudo- bzw. Scheingetreiden und ist ein Knöterichgewächs, wie auch Sauerampfer. Er hat mit dem Weizen nichts gemeinsam. Optisch ähneln die Körner eher den Bucheckern, die namensgebend waren.

Buchweizen kennt man in Teilen Österreichs auch als Heidenkorn, Brein oder Schwarzplenten. Er hat in der alpenländischen Küche einen traditionell hohen Stellenwert. Meist sind es einfache Gerichte wie der Heidensterz – ein gehaltvolles Frühstück, das Kraft für den Tag gibt.

Buchweizen strotzt nur so vor Kraft, die er an uns weitergibt. Der Gehalt an essenziellen Aminosäuren ist herausragend. Die Ballaststoffe wirken sich positiv auf den Cholesterinspiegel aus. Dank des geringen Fettgehalts ist er weniger stark nährend als echte Getreide und auch leichter verdaulich. Buchweizen ist ein heimisches Superfood, ein Brainfood, er kann die Hirnaktivität steigern.

Buchweizenkörner müssen geschält und von der Schale getrennt sein: Die Schale, vor allem die Fruchtschale, enthält den roten Farbstoff Fagopyrin, der gesundheitsschädlich ist. Die Körner werden im Ganzen oder gemahlen als »Heidenmehl« angeboten.

Im Gegensatz zu echtem Getreide hat das Korn keine unterschiedlichen Bestandteile und Schichten, die man wahlweise weglassen kann. Buchweizenmehl ist daher immer ein »Vollkornmehl«. Obwohl dieses Mehl glutenfrei ist, hat es gute Bindeeigenschaften und kann anstelle von Eiern zum Binden für Knödel oder Spätzle verwendet werden.

Tipp: Bewahre das Mehl im Kühlschrank auf, so ist es länger haltbar.

Die hohe Quellfähigkeit von Buchweizen sorgt für eine gute Sättigung. Buchweizen ist weitverbreitet und beliebt, sei es als Galette (Pfannkuchen), Blinis, Nudeln, Laibchen, Grütze und geröstet.

Buchweizenlaibchen … natürlich glutenfrei

Buchweizen im Verhältnis 1:1 oder 1:1,5 mit Wasser aufkochen und rund zehn Minuten quellen lassen. Währenddessen Zwiebeln und Knoblauch fein hacken und in etwas Öl glasig dünsten. Mit etwas Buchweizenmehl stauben, mit Salz, Pfeffer, gemahlenem Koriander, gehackten Walnüssen, Ingwer und Petersilie vermischen. Diese Masse mit dem gekochten Buchweizen verkneten und mit feuchten Händen Laibchen formen. In heißem Butterschmalz von beiden Seiten fünf bis acht Minuten braten. Guten Appetit!

Dinkel … Hildegards Liebling

(Triticum aestivum spelta) △

TEM-Steckbrief	
Element	**Feuer**
Qualitäten-Mischung	ausgeglichen warm bis 1 & trocken 1
Geschmack	schleimig, etwas aromatisch
Wirkung	Nerven, stimmungsaufhellend, vitalisiert die Lebenskraft, stärkt Bindegewebe, Blutbildung und Immunsystem

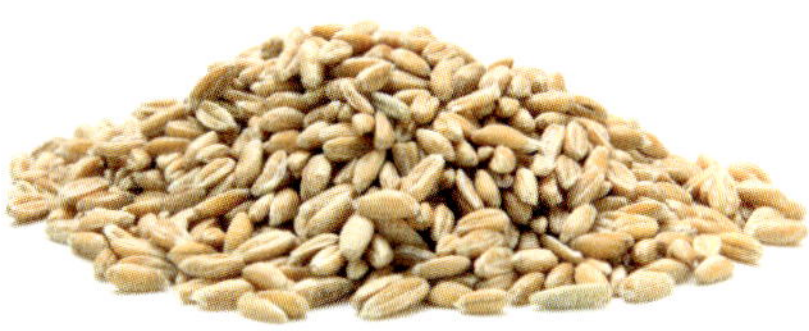

Hildegard von Bingen war überzeugt, dass Dinkel das beste Getreide für die menschliche Ernährung ist. Kaum ein anderes Getreide hat sie so intensiv und genau beschrieben wie Dinkel:

»Dinkel ist das beste Getreide, fettig und kraftvoll und leichter verträglich als alle anderen Körner. Es verschafft dem, der es isst, ein rechtes Fleisch und bereitet ihm gutes Blut. Die Seele des Menschen macht er froh und voll Heiterkeit. Und wie immer zubereitet man ihn isst, sei es als Brot, sei es als andere Speise, ist er gut und lieblich und süß.«

Dinkel wird oft als Urform des Weizens bezeichnet, was so nicht stimmt. Er ist eine Getreideart aus der Gattung des Weizens und ein enger Verwandter des heutigen Weichweizens. Dinkel wird trotz seiner Robustheit nicht so gerne kultiviert, denn das Korn ist fest mit dem Spelz verwachsen und macht einen separaten, kostenintensiven Arbeitsgang notwendig. Wegen der großen Nachfrage hat sich das jedoch geändert, und mittlerweile sind viele Dinkelsorten mit Weizen gekreuzt. Es lohnt sich nachzufragen, um welchen Dinkel es sich handelt.

Echten Dinkel, dem man viele positive Eigenschaften zuschreiben kann, kennt man unter folgenden Namen: Oberkulmer Rotkorn, Altgold Rotkorn, Neuegg Weißkorn, Bauländer Spelz, Roter Tiroler, Ebners Rotkorn, Ostro, Frankenkorn und Schwabenkorn.

Bei Weizenunverträglichkeit ist echter Dinkel meist eine Alternative, da er eine besonders verträgliche Verteilung von Nährstoffen aufweist. Auch die Zusammensetzung essenzieller Aminosäuren ist meist besser als bei Weizen. Generell stellt Dinkel eine gute Proteinquelle dar, stärkt das Bindegewebe und das Immunsystem und fördert die Blutbildung. Nicht zu vergessen: Er fördert den Frohsinn, wie Hildegard von Bingen schrieb. Grünkern ist unreifer Dinkel, der über Holzkohlenfeuer getrocknet wird.

Habermus … ein Hildegard-Frühstück

Ein feines Frühstück, das lange anhält: Frisch gequetschte Dinkelflocken mit Wasser, Rosinen, Feigen und Datteln weich dünsten. Mit Salz, Honig, Macis und Zimt abschmecken. Etwas Joghurt unterheben, ein paar Minuten ziehen lassen und mit frischem Zitronenabrieb servieren.

Gerste … dämpft das Feuer *(Hordeum vulgare)*

TEM-Steckbrief	
Element	**Erde**
Qualitäten-Mischung	kühl 2 & trocken 2
Geschmack	schleimig, süß
Wirkung	nährend, stärkend, stoffwechselregulierend, kühlend, nervenstärkend, befeuchtend, reinigend, kräftigt Lunge und Schleimhäute, gewebestabilisierend
Besondere Empfehlung	bei entzündeten Schleimhäuten

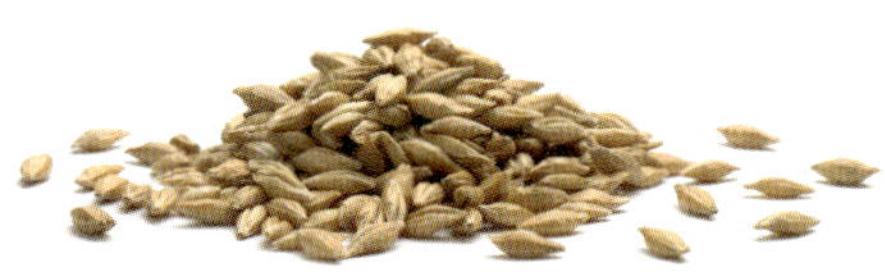

Die Gerste zählt zu den wahrscheinlich ältesten kultivierten Getreiden, man denkt an einen Zeitraum von in etwa 8000 Jahren. Und dennoch führt sie eher ein Schattendasein in der heutigen Ernährung. Sie wird vorwiegend in der Tierernährung eingesetzt.

Dabei ist die Gerste nicht nur sehr sättigend, sondern wird auch als Heilmittel geschätzt. Schon früh hat man das zerstoßene Getreide gekocht und den Absud dank der guten Verdaulichkeit bei akuten Erkrankungen als Nähr- und Heilmittel angewendet. Gerstenwasser, auch als Barley Water bekannt, war bis ins 19. Jahrhundert ein oft verschriebenes Getränk für kranke und schwache Menschen. Der Gerstenschleim lindert sowohl Magen- als auch Darmentzündungen.

Der hohe Mineral- und Vitamingehalt macht Gerste besonders wertvoll in der Kinderernährung und sorgt auch für ein starkes

Bindegewebe. Die alten Griechen schätzten Gerste als Brainfood – sie kurbelt die Gehirntätigkeit an und fördert Wachheit und Aktivität im Denken, da sie den Verdauungsprozess nicht überbeansprucht.

Die Körner gehen beim Kauen im Mund auf, sie schaffen in Suppen und Eintöpfen ein angenehmes Mundgefühl. So findet sich Gerste im klassischen Ritschert und in der Graupensuppe.

Auch wenn Gerste selten als Hauptgetreide für Brot verwendet wird, wird es als Gerstenmalz zum Färben und Würzen verwendet. Auch Malzzuckerl und Malzbier werden aus Gerste hergestellt. Selbst gezogene Gerstensprossen wirken basisch und unterstützen die Entsäuerung.

Gerstenwasser … Barley Water

Gerstenwasser ist ein altes englisches Rezept, ein wohltuendes Getränk, das die Schleimhäute befeuchtet, Lunge und Magen unterstützt. Auch die englische Königsfamilie schwört darauf, wie man hört.

Für das Gerstenwasser 2 bis 3 getrocknete Marillen, 2 getrocknete Feigen und Ingwer (1 cm) fein hacken und mit 60 g Nacktgerste und 1,5 Liter Wasser zwei Stunden auf kleiner Flamme sieden – nicht kochen. Das Gerstenwasser dann durch ein feines Sieb gießen, mit dem Saft einer Zitrone abschmecken und lauwarm trinken.

Dieses Rezept kann individuell angepasst werden. Etwas Thymian oder Rosmarin dazu, auch getrocknete Lavendel- oder Holunderblüten schmecken und tun wohl. Einfach ausprobieren, welche Geschmacksrichtung dir besonders zusagt.

Die gekochte Gerste solltest du nicht wegwerfen, sondern zum Frühstück essen.

Hafer …
nervenstark & wärmend *(Avena sativa)*

TEM-Steckbrief	
Element	**Feuer**
Qualitäten-Mischung	warm 1 & trocken 1
Geschmack	schleimig, etwas süß
Wirkung	nährend, nervenstärkend, stärkt die innere Wärme, nierenstärkend, stützt Phlegma und Sanguis sowie das Bindegewebe

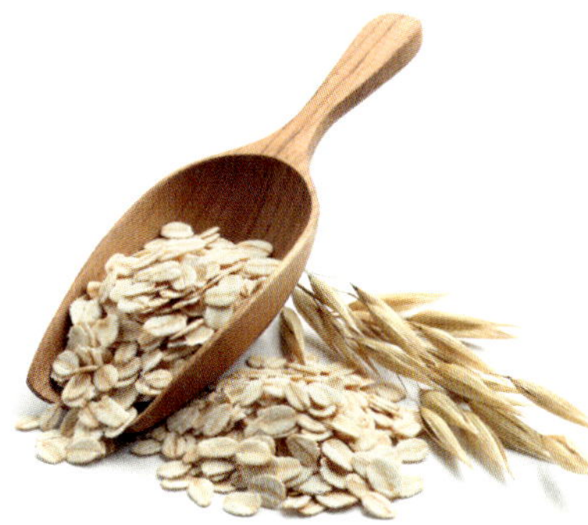

Feurig, dynamisch, vital, kraftvoll – das sind die Schlagworte für den Hafer. Die Redewendung »Mich sticht der Hafer« zeugt von einem energievollen Temperament.

Hafer ist das nahrhafteste Getreide. Nicht nur die leicht verdaulichen Kohlenhydrate, sondern auch die reichlich enthaltenen Fette, Vitamine, Mineralstoffe und Aminosäuren machen aus Haferbrei eine kraftvolle Nahrung.

Um Haferschleim in vollem Umfang nutzen zu können, ist es allerdings notwendig, Hafer immer frisch zuzubereiten. Es geht darum, die Beta-Glucane im Hafer, die löslichen Ballaststoffe, nicht zu gefährden. Haferschleim schützt Herz und Kreislauf, stützt den Verdauungstrakt und verhütet Arteriosklerose. Frisch zubereitet ist er auch für Diabetiker günstig, da die Schleimstoffe die Aufnahme von Fructose verzögern und Hafer die Insulinproduktion anregt.

Aufgrund seines hohen Fettanteils ist Hafer anfällig für Oxidation. Das bedingt, dass industriell hergestellte Haferflocken meist über Dampf und anschließend mit trockener Hitze behandelt werden, um nicht zu schnell zu verderben. Die gute Verdaulichkeit und die stimmungsaufhellende, nervenstärkende Wirkung macht aus Hafer eine Grundkost, die besonders im Herbst und Winter durchaus täglich auf dem Speiseplan stehen darf.

Haferdrink … herrlich im Kaffee und in der Suppe

Pflanzliche Milch ist voll im Trend. Haferdrink ist neben Mandeldrink eine der besseren Alternativen zu Milch. Er ist sehr bekömmlich, cremig und vielseitig verwendbar.

Zubereitung: 50 g Haferflocken und 2 bis 3 entsteinte, getrocknete Datteln mit 1 l Wasser sowie ½ EL Sonnenblumenöl und 1 Prise Salz vermischen. Über Nacht im Kühlschrank ziehen lassen. Am nächsten Tag in einem Hochleistungsmixer kräftig mixen und durch einen Nussmilchbeutel oder ein Passiertuch abseihen und pressen. Die Hafermilch in eine verschließbare Flasche füllen und im Kühlschrank aufbewahren. Die Reste aus dem Passiertuch kannst du zum Frühstück kochen.

Der Haferdrink schmeckt wunderbar cremig im Kaffee, ist aber auch eine gute Basis für Cremesuppen und Eintöpfe.

Hirse … stützt und klart auf *(Panicum miliaceum)* 🜃

TEM-Steckbrief	
Element	**Erde**
Qualitäten-Mischung	kühl 1–2 & trocken 2–3
Geschmack	schleimig, leicht aromatisch, nussig
Wirkung	nährend, entsäuernd, reguliert den Wasserhaushalt, stimmungsaufhellend, stärkt die Sensibilität, stoffwechselunterstützend, stärkt Bindegewebe und Stützapparat

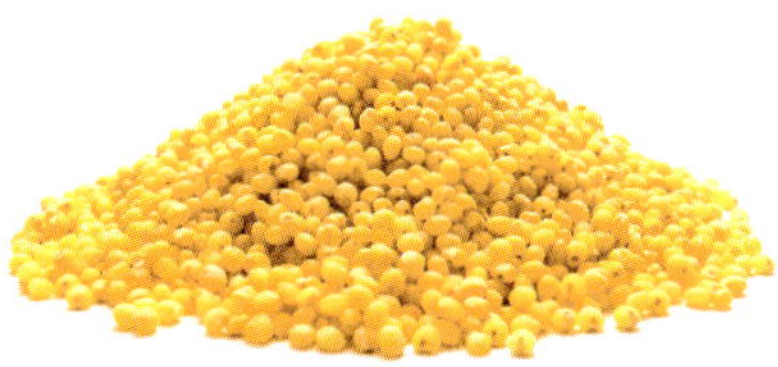

Die goldgelbe Hirse erinnert an Gold und Geld und symbolisierte Reichtum. Noch heute gibt es Gegenden, in denen speziell rund um Neujahr Hirse gegessen wird, damit der Reichtum nicht versiege. Reich ist die Hirse selbst – sie ist das mineralstoffreichste Getreide.

Alle wichtigen Mineralien sind in der Hirse vertreten: Fluor, Schwefel, Phosphor, Magnesium, Kalium, Silizium und Eisen. Besonders hoch ist der Gehalt an Kieselsäure, die Knochengerüst, Knorpel und Bindegewebe stärkt. Sie sorgt für Elastizität, Geschmeidigkeit und Biegsamkeit. Sie stützt das Pankreas (Bauchspeicheldrüse) und festigt Zähne, Nägel und Haare. Hirse hat auch einen hohen Anteil an B-Vitaminen, die das Nervensystem stärken. Hirse schärft die Sinnesorgane und Sinnestätigkeit.

Hirse ist kulinarisch wegen ihres leicht nussigen Geschmacks beliebt. Bevor Hirse jedoch gekocht wird, muss sie mit heißem Wasser abgespült werden. Damit schwemmt man die durch das Entspelzen auf der Außenhaut sitzende ranzige Fettschicht ab.

Hirse quillt stark und benötigt – im Gegensatz zu anderen Getreiden – zum Kochen mehr als zwei Teile Wasser.

Hirseauflauf … noch besser mit Marillen

250 g Hirse, 600 bis 800 ml Mandeldrink, 1 Msp. Vanillemark, 1 Prise Zimt, 1 Prise Salz, 150 g Marillen 100 g zimmerwarme Butter, 80 g Honig, 3 Eidotter, Abrieb einer Zitrone, 3 Eiklar, 10 g Butter, 50 g gehackte Mandeln, Naturjoghurt.

Hirse waschen und abtropfen lassen. Mandel- oder Haferdrink mit Vanillemark, Zimt und Salz zum Kochen bringen. Hirse unter Rühren einstreuen, kurz aufkochen und 15 bis 20 Minuten bei schwacher Hitze ausquellen lassen. Marillen in kleine Würfel schneiden. Butter schaumig rühren, abwechselnd Honig, Eigelb und Zitronenschale hinzufügen, die Marillen und den abgekühlten Hirsebrei nach und nach unterrühren. Das Eiklar steif schlagen, unter die Masse heben und diese in eine gefettete Auflaufform füllen. Mit den gehackten Mandeln bestreuen und im vorgeheizten Ofen bei 180 °C 30 bis 40 Minuten goldgelb backen.

Serviertipp: Joghurt mit etwas Honig und Vanille verrühren und mit dem lauwarmen Hirseauflauf anrichten.

Mais … eingebürgert und weitverbreitet *(Zeya mays)* △

TEM-Steckbrief	
Element	**Feuer**
Qualitäten-Mischung	warm 1 & trocken 1
Geschmack	schleimig, süßlich
Wirkung	nährend, stärkend, magen- und nierenreinigend, beruhigend, blutdruckregulierend, herzkräftigend

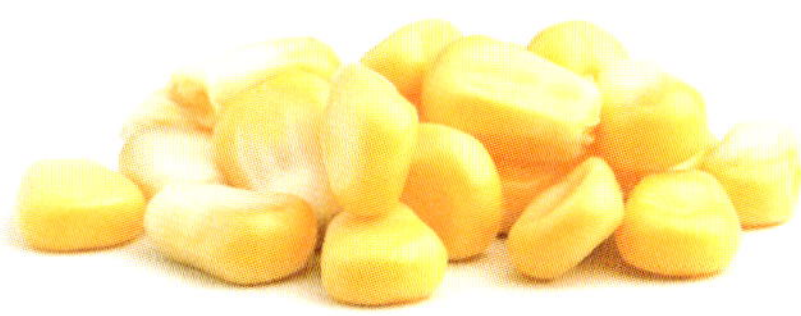

Auch wenn sich hierzulande im Hochsommer die Maisfelder über weite Teile erstrecken und dem Wind trotzen, hat Mais seine Wurzeln eindeutig in Mexiko.

In Südamerika ist Mais in Kombination mit Bohnen nach wie vor ein Grundnahrungsmittel. Die spezielle Kombination ist wichtig. Eine einseitige Ernährung mit Mais fördert Krankheiten, wie zum Beispiel Pellagra (Vitaminmangelkrankheit mit Hautveränderungen, Schwäche etc.), die sich aus einem Mangel an B-Vitaminen und Aminosäuren ergeben. Die Proteinqualität von Mais ist eher mäßig – die Kombination mit Bohnen daher nicht rein zufällig.

Mais oder Kukuruz, wie er in Teilen Österreichs und Bayerns auch genannt wird, wurde erst im Jahr 1525 in Spanien auf einigen Feldern angebaut. Christoph Kolumbus hat die Pflanze in der Karibik entdeckt und nach Europa mitgebracht. Der Siegeszug des Mais begann jedoch im östlichen Mittelmeerraum. Die Türkei und der Orient waren beim Anbau Vorreiter und sorgten für die europaweite Verbreitung. Dies spiegelt sich in einigen Trivialnamen der Pflanze wider: türkischer Weizen, Türken, Türgge.

Die rasche Energieversorgung des Körpers durch Mais ergibt sich aus den Kohlenhydraten, die rasch resorbierbar sind und sehr viel Zucker enthalten. Auch die beliebten Cornflakes (»Maisflocken«) werden aus Mais hergestellt.

Der hohe Zuckergehalt des Mais wird auch für Maissirup genutzt – ein Glucosesirup, der enzymatisch aus der Maisstärke hergestellt wird. Er findet sich vor allem in Softdrinks und Konserven. Da Maissirup vorwiegend aus genmanipuliertem Mais erzeugt wird, ist diese Art des Süßens umstritten.

Mais lässt sich abseits der Frühstückscerealien wunderbar als ganzes Korn und gemahlen als Maisgrieß, auch bekannt als Polenta, in den Küchenalltag integrieren. Ganze Maiskolben mit Butter – wer das als Kind genascht hat, weiß Bescheid. Köstlich! Doch bitte nicht direkt vom Feld stibitzen! Die Maisfelder dienen vorwiegend für Tierfutter. Mais lässt sich wunderbar im Garten pflanzen. Zwischen Bohnen – ah, da sind sie schon wieder – und Tomaten fühlt sich Mais besonders wohl.

Mais ist eine beliebte Zutat in Salaten – gern auch aus der Dose. Spüle den Mais gut ab und koche oder dämpfe ihn noch etwas. Meist ist er zu roh, das bemerkst du dann am WC.

In Cremesuppen oder gegrillt bereichert Mais den Speiseplan. Aus Maisgrieß (Polenta) kann man Herrliches zaubern: einfach in einer Wasser-Milch-Mischung weich kochen, cremig mit Käse aufrühren und sofort servieren. Wenn du die Masse stocken lässt, kannst du daraus Schnitten und Knödel formen.

Aus Maismehl kann man wunderbar weiches Maisbrot backen, wie es gern im slawischen Raum gegessen wird. Aus fermentiertem Mais wird Bourbon Whiskey gebraut.

Polentapizza … ganz hefefrei

Polenta (Maisgrieß) mit Salz und Thymian in Haferdrink weich kochen. Parmesan reiben und einen Teil unter die Polenta mischen. Auf einem Bogen Backpapier glatt streichen. Backofen auf 160 °C vorheizen. Die Polenta mit Tomatenscheiben, Paprika, Champignons und wenn gewünscht mit Speck oder Schinken belegen, mit dem restlichen Parmesan bestreuen und 15 bis 20 Minuten backen. Mit frisch geriebener Muskatnuss bestreuen und servieren.

Reis … sättigend und entwässernd *(Oryza sativa)* △

TEM-Steckbrief	
Element	Luft
Qualitäten-Mischung	ausgeglichen feucht & warm
Geschmack	schleimig, leicht süß
Wirkung	nährend, stärkt und regeneriert die Schleimhäute, harntreibend

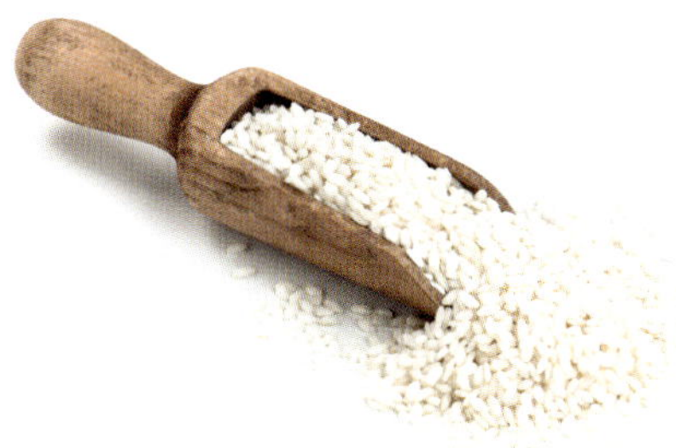

Reis ist das Grundnahrungsmittel der Weltbevölkerung. Vor allem in Asien ist er ein fixer Bestandteil der täglichen Mahlzeiten. Reis zählt heute wie Weizen zu den wichtigsten Getreidearten in der menschlichen Ernährung.

Reis wird nicht nur in Asien gepflanzt. Als ich etwa Mitte der 1990er-Jahre in Südfrankreich auf Urlaub war, staunte ich: Hier wurde Reis angebaut. Zwischen den weißen Pferden der Camargue wuchs roter Reis. Mittlerweile wächst Reis auch in Ostösterreich (im Burgenland und in Niederösterreich).

Ja, Reis erobert Europa. Das finde ich großartig, ist Reis aus Asien doch in den letzten Jahren in Verruf geraten. Speziell die Arsenbelastung ist bedenklich. Reis muss daher unbedingt gut gewaschen, besser noch eingeweicht werden, damit sich das Arsen löst und man es abschwemmen kann. Heimischer Reis, den es noch dazu vorwiegend in Bioqualität gibt, ist da wesentlich besser. Besonders kritisch in puncto Arsen sind parboiled Reis und Reiswaffeln. Beide Produkte haben diesbezüglich bei Tests am schlechtesten abgeschnitten.

Reis hat aber auch viel Gutes zu bieten, so ist er glutenfrei. Beim Kochen bildet sich reichlich Schleim, der sich positiv bei Magen- und Darmreizungen auswirkt. Naturreis hat einen besonders hohen Anteil wertvoller Inhaltsstoffe.

Im Zusammenspiel mit Kalzium und Magnesium hat Reis eine harntreibende, wasserausscheidende Wirkung. Er wird daher auch gern in eine kalorienreduzierte Ernährung eingebaut. Hochwertiger (Vollkorn-)Reis lässt nicht nur die Kilos kurzfristig purzeln – gemeinsam mit einer ausgewogenen Kost ist man lange satt und vermeidet nervige Hungerattacken. Zur Beachtung: Im Gegensatz zum Vollkornreis besitzt geschälter Reis kein Silberhäutchen mehr, in dem viele Mineralstoffe und Vitamine stecken – hier wird man wohl satt, verzichtet aber auf die Nährstoffe.

Die dunklen, fast schwarzen und langen Getreidekörner, sogenannter »Wildreis«, gehören botanisch nicht zur Gattung Reis (Oryza), sondern zur Gattung Wasserreis (Zizania).

Reis-Gemüse-Puffer … alles mit dabei

Hartkäse reiben. Kartoffeln, Zucchini und Karotten raspeln, salzen und in einer Schüssel ziehen lassen. Naturreis kochen und auskühlen lassen. Verschiedene frische Kräuter hacken. Das Gemüse fest ausdrücken und mit dem Reis, Käse, Kräutern und etwas Buchweizenmehl vermischen. Esslöffelweise in heißem Butterschmalz knusprig herausbacken. Guten Appetit!

Roggen … für das Skelett *(Secale cereale)* △

TEM-Steckbrief	
Element	Feuer
Qualitäten-Mischung	warm 1 & trocken 1
Geschmack	schleimig, aromatisch
Wirkung	Blut, Skelett, Verdauung
Besondere Empfehlung	Kinder, Winter

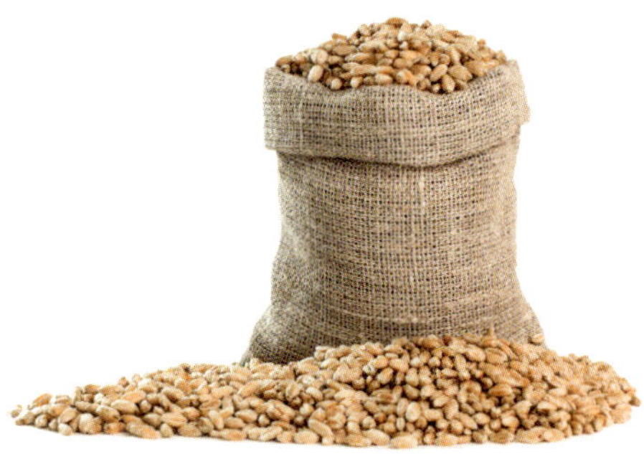

Roggen ist das Getreide des Nordens. Er gedeiht nördlich der Alpen und bis Russland. Blaugrüne Roggenfelder, die in ihrer Höhe die anderen Getreide wie Weizen, Gerste und Hafer überragen, bestimmen ganze Landstriche. Standfest und gut verwurzelt wiegen sich die Ähren im Wind. Roggen, auch das Korn der Barbaren genannt, ist rau, robust und unempfindlich.

Diese Signatur überträgt sich auch auf die Wirkungsweise. Der hohe Mineralstoffgehalt stärkt das Bindegewebe und den Stützapparat sowie die Widerstandskraft, fördert die Blutbildung, unterstützt den Energiestoffwechsel und die Verdauung.

Roggen eignet sich das ganze Jahr, besonders aber im Winter sowie im Herbst und Frühling.

Der hohe Anteil an Schleimstoffen – sie sind als Ballaststoff von Bedeutung – bremst das Hungergefühl. Roggen macht uns länger satt. Durch den niedrigen glykämischen Index, also die geringe blutzuckeransteigende Wirkung, wird dieser Effekt noch verstärkt. Vier bis sechs Stunden nach einem belegten Roggenbrot noch immer angenehm satt und zufrieden zu sein, überrascht daher nicht.

Roggenbrot enthält nur wenig Gluten und wird traditionell mit Sauerteig hergestellt. Dieser sorgt für den Abbau der Phytinsäure, für eine bessere Verdaulichkeit und den typischen Geschmack der Krume, des weichen Inneren. Auch die aromatische und knusprige Kruste ist typisch für Roggenbrot.

Talggen … gedörrtes Getreide

Aus Roggen, wie auch aus anderem Getreide, wird auch Thermogetreide hergestellt. Eine besondere Form der vorgelagerten Aufschließung ist der Talggen, eine in Kärnten traditionelle Art der Zubereitung: Roggen, Weizen und Hafer werden gedämpft, anschließend schonend gedörrt und geschrotet. Für die Zubereitung als Sterz wird der Talggenschrot mit kochend heißem, leicht gesalzenem Wasser angerührt und mit Butter und Zucker oder Honig verfeinert. Ein typisches Getreidefrühstück.

Weizen …
mäßig und mit Bedacht *(Triticum)*

TEM-Steckbrief	
Element	**Feuer**
Qualitäten-Mischung	warm 1 & trocken 1
Geschmack	schleimig
Wirkung	nährend, phlegmaaufbauend, darmöffnend und reinigend, restaurierend

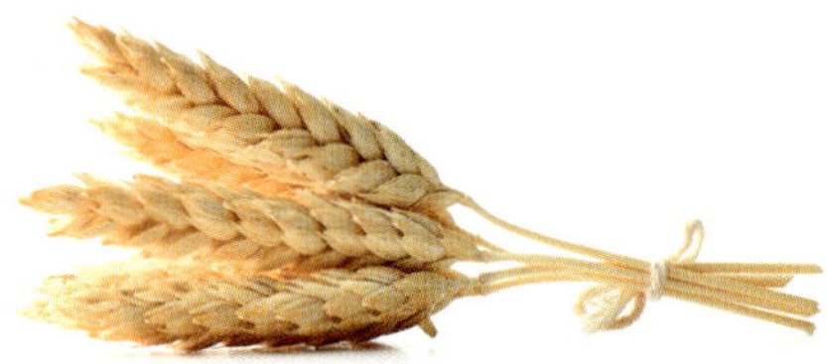

Weizen ist ein allumfassender Sammelbegriff für viele verschiedene Sorten und Arten: Hartweizen, Weichweizen, Nacktweizen, Emmer, Einkorn, Kamut und auch Dinkel gehören dazu. Weizen ist als wichtiges Brotgetreide in vielen Ländern ein Grundnahrungsmittel und hat auch große Bedeutung in der Tiermast.

Dennoch ist Weizen in der heutigen Ernährung oft umstritten, vor allem der vorrangig angebaute Weichweizen. Der schleimige Geschmack in Kombination mit Zucker und vielen Kohlenhydraten in Reinform – meist wird Weizen in einem hohen Ausmahlgrad verwendet – sorgen für eine Überernährung und eine Überbelastung des Organismus. Phlegmatismus entsteht. Besonders schleimiges Phlegma entwickelt sich. Der Organismus wird gedämpft und gebremst, unbeweglich und in weiterer Folge massiv übergewichtig.

An Beliebtheit zugenommen haben in unseren Breiten zwei Weizenprodukte aus der Türkei bzw. Nordafrika: Bulgur und Couscous. Beide sind vorgegart und vorbehandelt, damit sie schneller gar sind. Sie lassen sich vielseitig verwenden.

Die Getreidemenge in der Ernährung sollte generell nicht übertrieben und dem Temperament angepasst werden. Gekochter Weizen ist Brot vorzuziehen. Allerdings in Abstimmung mit der Verdauung – temperamentgerecht, denn oft werden eine Schüssel Grießbrei oder eine Scheibe Weißbrot besser vertragen als eine Schnitte Vollkornbrot.

Weizen lässt sich das ganze Jahr hindurch gut in den Ernährungsalltag integrieren, besonders im Winter sowie im Herbst und Frühling. Anstelle von Weizen werden meist Dinkel oder Roggen empfohlen.

Tierische Produkte, wertschätzend und wertvoll

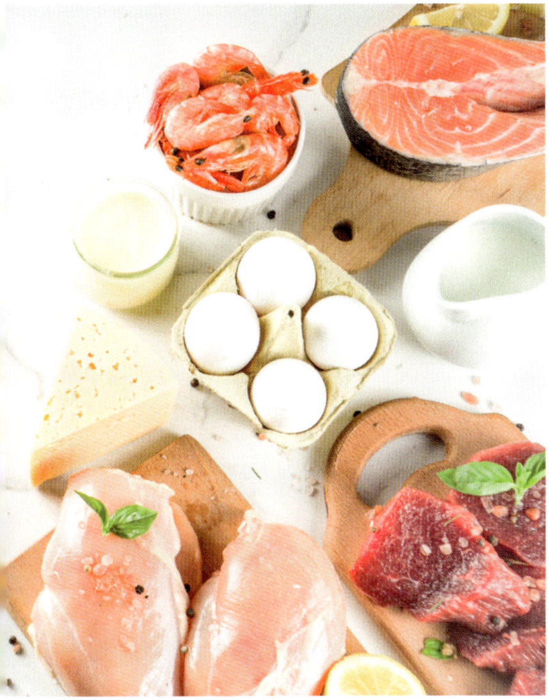

Tierische Lebensmittel sind etwas ganz Besonderes. Man muss immer davon ausgehen – und das ist definitiv ganz unromantisch –, dass speziell bei Fleisch- und Fischprodukten ein Tier sein Leben dafür gegeben hat. Auch bei Milchprodukten und Eiern sind es Lebewesen, denen wir dafür dankbar sein müssen. Tierisches begleitet den Menschen seit Anbeginn. Fleisch hat einen wesentlichen Teil zur Weiterentwicklung der Spezies Mensch beigetragen. Der menschliche Jagdinstinkt hat die Ernährungsgewohnheiten geprägt. Egal ob Eier aus Nestern gestohlen, Bisons erlegt oder Fische gefangen wurden – tierische Produkte standen immer auf dem Speiseplan. Allerdings in einer ganz anderen Dimension als heute.

Wer kennt noch die Zeiten, oder kennt diese von Erzählungen, als es bloß einmal die Woche Fleisch gab? Nun, ich denke, wenige. Sieht man sich den heutigen Fleischkonsum etwa in Österreich an, so sind das laut Statistik 175 Gramm pro Tag und Einwohner. Unglaublich! Das sind mehr als 1,2 Kilogramm pro Woche, und man bedenke, dass nicht jeder Fleisch isst ... Es ist kaum vorstellbar, dass unsere Urahnen – selbst bei größtem Jagdglück, und noch dazu regelmäßig – entsprechend viele Tiere hätten erlegen können.

Ungeachtet dessen kann sich der Mensch auch rein pflanzlich ernähren. Dennoch gibt es Konstitutionen, die nicht gänzlich auf tierische Produkte verzichten sollten. Sowohl Melancholikern als auch Cholerikern ist von einer generell fleischlosen Ernährung abzuraten. Das bedeutet nicht, dass täglich Fleisch gegessen werden sollte. Nein, keineswegs – die pflanzliche Kost steht eindeutig im Vordergrund, doch um das Temperament zu stützen, wird hin und wieder Fleisch empfohlen.

Bei der Ernährung mit Fleisch gilt es zu beachten, dass gerade diese Lebensmittelgruppe eine enorme eigene Lebenskraft hat, die es zu überwinden gilt. Von rohem und unmariniertem Fleisch ist gänzlich abzuraten. Die Zubereitung ist ein wesentlicher Aspekt. Nur mit geeigneter Küchentechnik kann man Fleisch so zubereiten, dass es auch tatsächlich gut in körpereigene Zellen umgewandelt wird.

Bei tierischer Ernährung gilt ein ganz besonderer Respekt vor der Natur, vor den Tieren, vor dem Essen: Wertschätzung vor dem Wertvollsten, das uns die Natur zu bieten hat.

Eier … darin steckt Leben *(Ovum)*

TEM-Steckbrief	Komplett und Eidotter solo	Eiklar
Element	Luft	Wasser
Qualitäten-Mischung	feucht & warm	kalt & feucht
Geschmack	schleimig, fettig	
Wirkung	nährend, stärkend, phlegmaverbessernd	

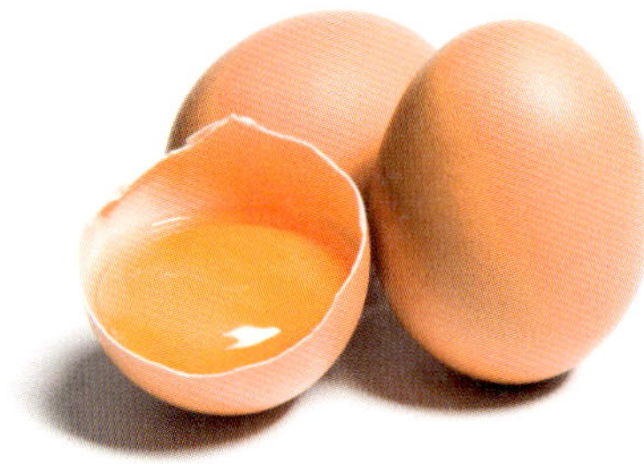

Eier waren bereits in längst vergangenen Zeiten eine relativ einfache Beute. Aus unbewachten Vogelnestern wurden die nährstoffreichen Eier einfach entwendet. Das hat sich prinzipiell nicht geändert – außer dass dies nun auch in großem Stil passiert. Daher bei Eiern, wie bei anderen Lebensmitteln, immer auf die Herkunft achten.

Bunte Eier – weiß, beige, braun, grün – vom Bauern im Ort sind wohl nicht gleichmäßig und nicht genormt, stammen sie doch meist von verschiedenen Rassen ab – und die Hühner leben nicht in Käfigen und haben Bewegungsraum.

Ein Revival erleben private Hühnerställe. Als meine Eltern noch Kinder waren, war das absolut üblich. Als ich selbst noch klein war, hatten auch meine Eltern eigene Hühner. Heutzutage kann man in Baumärkten Hühnerställe kaufen und seine private Hühnerfarm betreiben. Aber Achtung, in manchen Wohngebieten wird das nicht gern geduldet. Zu laut kräht der Hahn ... Eigentlich schade darum, finde ich.

Hühnereier sind ein Frühstückshit! Ein Ei am Morgen macht durchaus Sinn, denn Eier halten lange satt und geben Kraft – für Nerven, Muskeln, Schleimhäute und die Leber. Für alle, die sich erst an ein warmes Frühstück heranwagen oder denen ein warmes Getreidefrühstück nicht vertraut oder lieb ist, ist Ei eine wunderbare Variante. Und so abwechslungsreich zuzubereiten. Ein klassisches weiches Ei, Rührei oder Spiegelei, diese Varianten sind von einem Frühstücksbuffet nicht mehr wegzudenken. Und man kann so viel mehr damit machen: Palatschinken, gestocktes Ei mit Gemüse, Gemüseomelett, Senfeier, Arme Ritter, pochierte Eier, Eierkuchen und anderes.

In Eiern steckt die volle Kraft des Lebens: wertvolle Proteine, die Vitamine A, D und K, Mineralstoffe und Jod. Auch alle essenziellen

Aminosäuren, die der Körper selbst nicht bilden kann, sind enthalten. Bei der Zubereitung achte auf die Verdaulichkeit: Rohe und sehr hart gekochte Eier belasten den Magen. Ansonsten überwiegen die Vorteile. Ein Ei pro Tag soll sehr gesund sein – wobei man sich beim Cholesterin nicht einig ist. Doch Abwechslung ist beim Essen sowieso angesagt – es muss also nicht jeden Tag ein Ei sein, es gibt so viele andere wertvolle Lebensmittel.

Eier in Senfsoße … besser verdaulich

Eier hart kochen. Zwiebeln fein hacken, mit einer Prise Rohrohrzucker und Butter andünsten, mit etwas Mehl stauben, mit klarer Gemüsesuppe aufgießen und aufkochen. Von der Hitze nehmen, Senf, gehackte Dille, Sauerrahm, Salz und Pfeffer einrühren und mit etwas Zitronenabrieb abschmecken. Eier hacken oder in Scheiben schneiden und mit der Senfsoße servieren.

Temperieren: Die Senfsoße sorgt dafür, dass die hart gekochten Eier besser verdaulich sind und auch besser schmecken.

Fisch … aus Meer und Fluss ▽

TEM-Steckbrief	
Element	**Wasser**
Qualitäten-Mischung	kalt 1–2 & feucht 1–2, dabei ist der Lebensraum entscheidend
Geschmack	je nach Fischart verschieden
Wirkung	stärkend, weniger nährend als Fleisch
Besondere Achtsamkeit	kalte und besonders feuchte Konstitutionen sollten Fisch selten essen

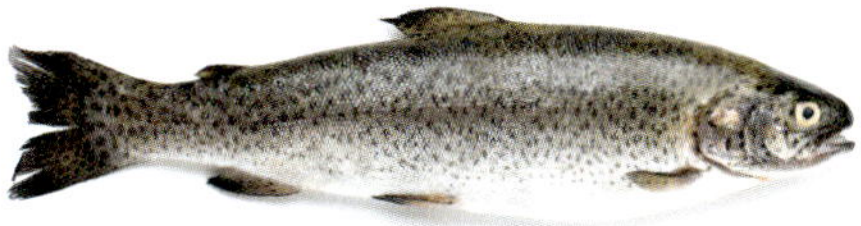

In den vergangenen Jahren hat Fisch einen immer höheren Stellenwert erlangt. Er gilt als eine ernährungsbewusste Alternative zu Fleisch. Zu Recht! Fisch ist eine wunderbare, hochwertige Delikatesse auf dem Teller.

Der Bezug zu Meer und Fluss hat immer etwas ganz Besonderes. Meist sind es die kraftvollen Plätze, an denen man Erholung sucht, die einen Bezug zum Wasser haben. Der Sommerurlaub am Meer mit den rauschenden Wellen, der klare Gebirgsbach, über den man während einer Wanderung hüpft, oder der tiefgrüne See, in den Regentropfen fallen und man einfach nicht aufhören kann zuzusehen. Und in all diesen herrlichen Gewässern gibt es ebenfalls herrliche Fische: Forelle, Hecht, Karpfen, Lachs, Sardine und viele mehr.

Sowohl Meeresfische als auch heimische Süßwasserfische sind eine gute Quelle für hochwertiges Eiweiß, Jod, Selen und Vitamin D. Vor allem fettreiche Fische zeichnen sich durch einen hohen Gehalt an langkettigen, mehrfach ungesättigten Fettsäuren aus. Besonders wichtig dabei sind die Omega-3- und Omega-6-Fettsäuren. Unser Körper kann beide nicht selbst herstellen und ist auf die Zufuhr von außen angewiesen. Entwicklungsgeschichtlich haben diese beiden Fettsäuren eine Gehirnentwicklung ermöglicht, die uns von anderen Lebensformen unterscheidet.

Trotz aller positiven Einflüsse auf unsere Gesundheit durch den Konsum von Fisch sind Überfischung, Raubbau, Umweltverschmutzung und Schwermetalle, aber vor allem der unerwünschte Beifang ein großes ökologisches Problem. Etwa ein Fünftel der Fische wird wieder tot zurück ins Meer geworfen. Meist trifft es dabei auch Vögel, Meeressäugetiere, Pinguine, Schildkröten und Bodentiere, ebenso Korallen, Schwämme und Muscheln. Das ökologische Gleichgewicht wird zerstört.

Da die Fangmengen im natürlichen Bestand die steigende Nachfrage nach Fisch nicht mehr decken, ist Fischzucht ein besonders stark wachsender Wirtschaftszweig. Lachs, Pangasius, Garnelen und Muscheln sind beliebte Zuchtsorten. Doch Aquakulturen sind kein Patentrezept gegen die Überfischung, und sie sind ähnlich der industriellen Tierhaltung mit vielen Problemen behaftet: Die Fische sind krankheitsanfällig, und gegen den vermehrten Algenwuchs werden Chemikalien eingesetzt. Ein spezielles Problem sind fleischfressende Fische wie der Lachs. Sie werden mit Futterpellets aus Fischöl und Fischmehl gefüttert, und rein rechnerisch betrachtet liefern 4 kg Fischfutter lediglich 1 kg Fisch – was also höchst ineffizient ist.

Auch wenn Meeresfische ob ihrer speziellen Fettzusammenstellung etwas hochwertiger erscheinen, sind heimische Süßwasserfische wie Forelle, Saibling, Karpfen, Rotauge, Wels und Hecht eine gute Wahl. Speziell für die Biozucht gibt es strenge Auflagen, die den Genuss und die Wertschätzung von Fisch steigern:

- Biofische werden nur in natürlichen Erdteichen gehalten.
- Sie haben in ihren Teichen viel mehr Platz – so werden Krankheiten vermieden.

Fisch sollte man als Europäer niemals roh essen. In Ländern, in denen roher Fisch Tradition hat, haben die Menschen einen anders aufgebauten Verdauungstrakt. Abgesehen davon kann man sich mit rohem Fisch unerwünschte Darmparasiten einfangen.

- Das pflanzliche Futter stammt aus kontrolliert ökologischem Anbau.
- Der Anteil tierischer Futterbestandteile wird so weit wie möglich reduziert und durch pflanzliche Produkte ersetzt.

Auch wenn Fisch im Vergleich zu Fleisch als geringer nährend angesehen wird – was fälschlicherweise mit der leichten Verdaulichkeit erklärt werden könnte –, haben alle Fische einen Hang zum Phlegmatischen. Ihre Heimat ist das kalt-feuchte Wasser, und diese Affinität spürt man auch in der Assimilation. Fisch bildet vermehrt überschüssige Feuchte, die einem Choleriker wunderbar zuträglich ist, aber von Natur aus kalte Konstitutionen belastet.

In diesem Sinn wird Fisch nie mit Milchprodukten kombiniert, und in Monaten mit einem höheren Phlegmaaufkommen sollte man Fischgerichte eher meiden – oder besonderes Augenmerk auf das Temperieren legen. So schmeckt der kalt-feuchte Lachs mit einer Dill-Senf-Soße wunderbar. Auch Wacholderbeeren, Pfeffer, Zitronensaft und Kren sind perfekte Begleiter.

Hase ... und Kaninchen 🜃

TEM-Steckbrief	
Element	**Erde**
Qualitäten-Mischung	kalt & trocken
Geschmack	süßlich, würzig bzw. mild
Wirkung	magenstärkend, phlegmamindernd, blutstärkend
Besondere Achtsamkeit	in kühlen und trockenen Phasen vermeiden

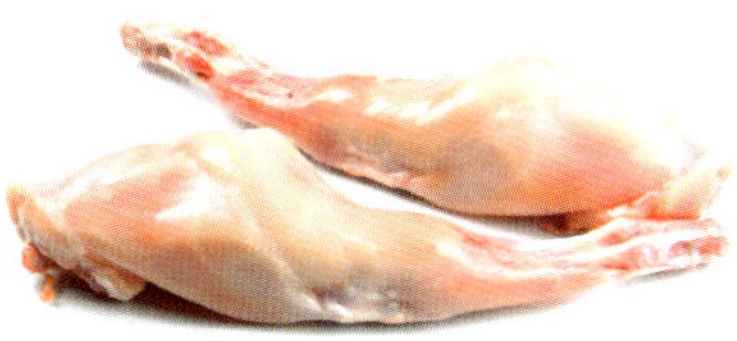

Hase und Kaninchen sehen ziemlich gleich aus, doch der Hase ist um einiges größer und auch im Geschmack und in der Wirkung kräftiger. Speziell dem Fleisch des Wildhasen tut eine Beize wie jene für Reh und Hirsch gut, um deine Verdauung zu unterstützen. Das kleinere, zarte Kaninchen ähnelt in Geschmack und Wirkung dem Hühnerfleisch, es ist mild und gilt als leicht verdaulich.

Das Fleisch von Hase und Kaninchen enthält hochwertige Proteine, stärkt den Magen und mindert das Phlegma. Es ist reich an Mineralstoffen, Spurenelementen und besonders fettarm. Das Fleisch von wild lebenden Hasen weist außerdem Omega-3-Fettsäuren auf.

Aus der Kulinarik ist Kaninchen – ähnlich wie Ziegenfleisch – fast verschwunden. Lediglich in Spanien, Frankreich und Italien findet man es noch öfter auf Märkten und in der Folge auf den Speisekarten. In Österreich und Deutschland entdeckt man es nur vereinzelt auf Bauernmärkten.

Kaninchensuppe … Omas Delikatesse

Meine Großeltern züchteten Kaninchen für den Eigenbedarf. Es gab sie immer wieder mal – und immer waren sie eine Spezialität. Eine ganz besondere Delikatesse war Omas Hasensuppe mit Bröselknöderln. Ein genaues Rezept dafür gibt es leider nicht, Oma kochte vieles aus dem Handgelenk und mit Intuition. Die Hasensuppe ähnelte leicht gebundener Hühnersuppe.

Basis für die Suppe war viel Wurzelgemüse, das sie in kleine Würfel schnitt und mit Wasser und den ausgelösten Knochen der Kaninchen aufsetzte und bei geringer Hitze köchelte. Als Gewürze verwendete sie Pfefferkörner, Lorbeerblatt, Wacholderbeeren und Salz. Das Fleisch wurde von den Knochen gelöst und kam dann in die Suppe, die sie mit einer leichten Einbrenn aus Butter und Mehl band. Zum Schluss gab sie noch frische Kräuter zur Suppe – meist Petersilie und Majoran.

Die Suppe war legendär, alle freuten sich stets darauf, und als Einlage gab es zusätzlich kleine Knöderl. Eine wohlige Hauptspeise.

Huhn … wunderbar ausgeglichen △

TEM-Steckbrief	
Element	**Luft**
Qualitäten-Mischung	ausgeglichen temperiert
Geschmack	süßlich, mild
Wirkung	nährend, befeuchtend, stärkend

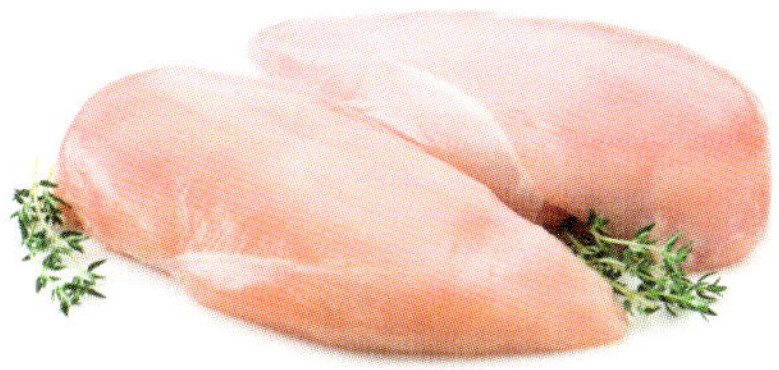

Geflügel – Hühnerfleisch – passt zu jeder Jahreszeit und für jedes Temperament. Für die Verdauung ist es eine Wohltat, es nährt und befeuchtet – doch es erzeugt kein Phlegma. Es bringt weder ein Übermaß an Hitze noch an Kälte. Hühnerfleisch ist ein ausgeglichen temperiertes Lebensmittel, es kommt dem menschlichen Organismus recht ähnlich.

Es ist Gehirnnahrung, schärft die Sinne und ist wunderbar, um sich von Krankheiten zu erholen bzw. kurz bevor diese richtig ausbrechen. Das betrifft speziell die Hühnersuppe. Diese sollte jedoch nicht auf dem Höhepunkt einer Erkrankung gegessen werden – besser kurz davor oder wenn die Krankheit bereits im Abklingen ist. Dann stärkt die Suppe die Körpersubstanz und dämpft bestehende Entzündungen.

Auch wenn vorrangig Hühnerbrust in den Supermärkten angeboten wird – bedenke, dass es weit mehr gibt. Von »Nose to Tail« – das mag beim Huhn seltsam klingen. Doch auch Leber, Herz, Keulen und Flügerl lassen sich vielfältig zubereiten und schmecken besonders fein.

Joghurt … gegorene Milch

TEM-Steckbrief	Kuh	Schaf
Element	Wasser	Luft
Qualitäten-Mischung	kalt & feucht 1–2	feucht 1–2 & warm
Geschmack	säuerlich, herb	
Wirkung	nährend, stärkt Immunsystem, Lunge und Darm, verbessert die Aufnahme von anderen Lebensmitteln	

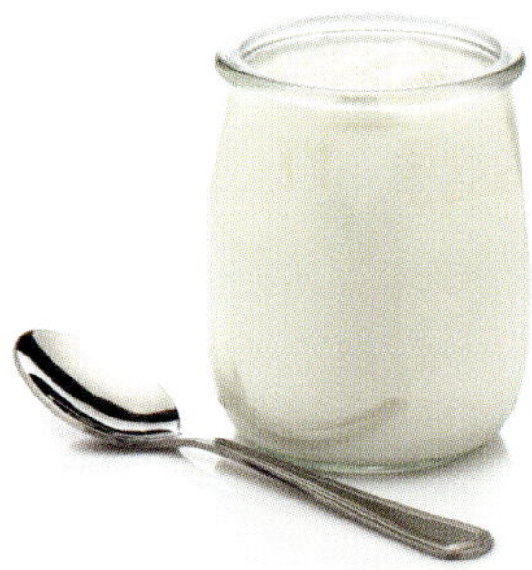

Sauermilchprodukte wie Joghurt gehören zu den ältesten bekannten Milchprodukten. Die Menschen bemerkten sehr bald, dass mit Bakterien versetzte Milchprodukte länger haltbar sind als frische Milch. Wann und von wem Joghurt zuerst hergestellt wurde, ist nicht eindeutig belegt. Sowohl nomadische Völker in Zentralasien als auch die Urbevölkerung der Balkanhalbinsel werden mit der Kunst der Joghurtbereitung in Verbindung gebracht. Das cremige, dickliche Joghurt entsteht durch Milchsäuregärung: Milchsäurebakterien wandeln bei warmen Temperaturen einen Teil des Milchzuckers in Milchsäure um. Laktose wird in Laktat umgewandelt, und das Eiweiß der Milch gerinnt. Auf diesem einfachen Prinzip basiert die Joghurtherstellung.

Genieße dein Joghurt vorwiegend im Sommer. Es erfrischt, befeuchtet und stärkt dein Bindegewebe. Im Winter kühlt es zu sehr – nutze stattdessen die Milchsäurebakterien von anderen fermentierten Lebensmitteln, wie zum Beispiel von Sauerkraut, oder greife zu Joghurt aus Schafmilch, das eine etwas wärmere Qualitäten-Mischung als Kuhmilch-Joghurt aufweist.

Joghurt, selbst gemacht

Selbst gemachtes Joghurt schmeckt einfach noch besser! Milch von Kuh, Ziege oder Schaf eignet sich dafür. Je cremiger und fester das Joghurt sein soll, umso fetter muss das Basisprodukt sein.

Koche die Milch vor der Weiterverarbeitung auf, um mögliche Fremdkeime abzutöten. Die abgekühlte Milch wird dann mit lebenden Bakterienkulturen – hochwertigem Naturjoghurt oder Joghurtkulturen in Pulverform – verrührt, in kleine Gläschen gefüllt und verschlossen. Wenn du stichfestes Joghurt haben möchtest,

Joghurt ist für laktoseintolerante Menschen besser verträglich als Frischmilch, da die Laktose bei der Fermentierung zu einem gewissen Anteil abgebaut wird.

gib mit den Bakterienkulturen zusätzlich zwei bis drei Esslöffel Milchpulver hinzu. Dann gilt es drei Faktoren zu beachten:

- **Zeit:** Die Bakterien benötigen mehrere Stunden, meist sieben bis zehn Stunden, um Milch in Joghurt umzuwandeln.
- **Wärme:** Milchsäurebakterien mögen es warm – eine konstante Temperatur von 43 bis 45 °C ist optimal.
- **Ruhe:** Joghurt benötigt, während die Bakterien arbeiten, Ruhe. Hüte dich also vor deiner Neugierde und bewege dein Joghurt nicht.

Anschließend kommt das frische Joghurt für sechs bis acht Stunden in den Kühlschrank – es wird dadurch fester. Nun ist dein Naturjoghurt fertig und du kannst es temperieren – pur ist das Joghurt bestimmt zu »kalt« für den Magen. Verwende daher, je nachdem, ob du es eher pikant oder süß essen möchtest, eine Gewürzmischung. Wähle aus Salz, Kurkuma, Pfeffer, Knoblauch, Kardamom, Zimt, Zucker und/oder Rosinen.

Käse … gereift und schnittfest △

TEM-Steckbrief	
Element	**Feuer**
Qualitäten-Mischung	warm & trocken
Geschmack	würzig, aromatisch, fettig
Wirkung	schwer verdaulich, verdauungsanregend

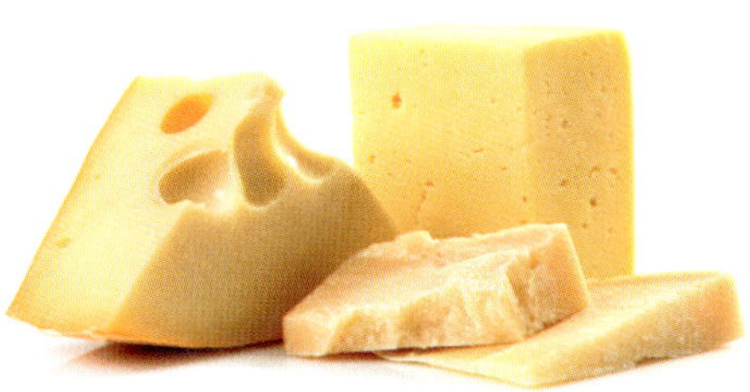

Hast du eben die Wirkung gelesen und dich gewundert? Schwer verdaulich und verdauungsanregend zugleich. Was ist hier mit der TEM los? Was nun – so oder so?

Kennst du den Spruch »Käse schließt den Magen«? Diese Redewendung bezieht sich heutzutage auf die Käseplatte nach Abschluss eines opulenten Mahls. Und tatsächlich »schließt« die Käseplatte den Magen, denn danach ist die Magenleistung fast außer Kraft gesetzt. Die Verdauung ist dann komplett überfordert und träge. Denn Käse ist besonders nährend und im Übermaß genossen sehr schwer verdaulich. Hingegen: Ein kleines Stück Käse nach einer einfachen Mahlzeit regt die Verdauung an und aktiviert den Magen. Wie du erkennst, kommt es immer auf die Menge an – die Dosis macht das Gift.

Käse selbst steckt voller hochwertiger Mineralstoffe und Proteine, und auch die Vitamine A und B3 sind enthalten. Hochwertiger Käse von mit Gras oder Heu gefütterten Kühen enthält auch die essenziellen Omega-3-Fettsäuren. Je länger Käse reift, umso geringer ist der Milchzuckeranteil (Laktose). Während des Reifeprozesses wird er in seine Bestandteile Glukose und Galaktose gespalten und zu Milchsäure umgewandelt. Kräftiger Parmesan oder Bergkäse sind daher nahezu laktosefrei und sehr gut verträglich.

Milch … vom Tier

TEM-Steckbrief	
Element	**Luft**
Qualitäten-Mischung	feucht 2 & warm
Geschmack	süßlich, schleimig, würzig
Wirkung	nährend, befeuchtend, stärkend, vermehrt und fördert Phlegma

Kuh, Ziege, Schaf – die Muttermilch dieser Tiere wird auch für die menschliche Ernährung verwendet. Wobei Kuhmilch am häufigsten verwendet wird. Milch ist oftmals fixer Bestandteil unserer täglichen Mahlzeiten. Sei es im Frühstückskaffee, Getreidefrühstück, Kakao, in Gebäck, Suppen und vielem mehr.

Milch wird oft kontrovers diskutiert. Es gibt viele Pros und Kontras, und es gilt das Übermaß zu vermeiden. Jedes Temperament geht mit der Wirkung von Milch im Organismus anders um: Bist du stark verschleimt oder in einer anderen dominierenden phlegmatischen Lebenslage, heißt es Milch zu meiden. Ansonsten verbessern Honig, Zimt und Ingwer die Verdaulichkeit.

Im Vergleich mit anderen Sorten kann Ziegenmilch vom Organismus etwas besser verwertet werden. Sowohl die Fett- als auch die Eiweißstruktur wird besser aufgespalten. Leider nimmt Ziegenmilch sehr schnell den Stallgeruch auf, wodurch sie weniger gern verwendet wird.

Eines sei dir bewusst: Milch wird nicht den Getränken zugeordnet. Milch ist Nahrung – kein Getränk.

Auch muss man berücksichtigen, dass Ziegenmilch – bei artgerechter Haltung – nicht ganzjährig verfügbar ist. Im Winter, in jener Zeit, in der wir uns alle, ob Sanguiniker, Choleriker, Melancholiker und Phlegmatiker in einer phlegmatischen Phase befinden, gibt es keine Ziegenmilch. Die Natur regelt das ganz selbstverständlich.

Wohltuend ist Milch im Sommer – dann, wenn sie generell verfügbar ist. Bei heißem Wetter kühlt und befeuchtet Milch – auch trockene Schleimhäute schätzen die befeuchtende Wirkung.

Rind ... von Kalb bis Ochs 🜃

TEM-Steckbrief	
Element	**Erde**
Qualitäten-Mischung	trocken 1 & kalt 1
Geschmack	süßlich, würzig
Wirkung	nährend, kräftig blutbildend und blutstärkend, schwer verdaulich

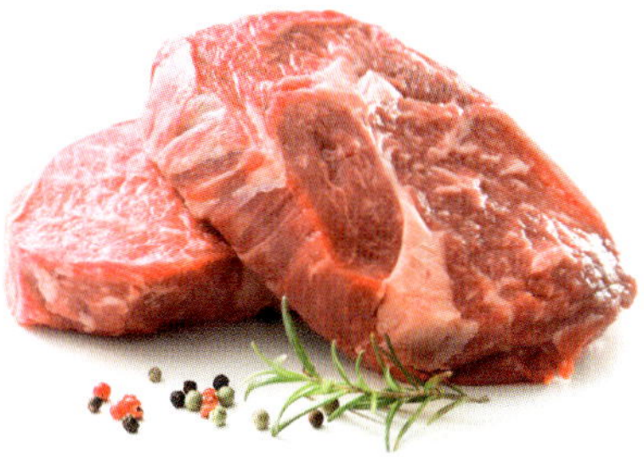

Wenn von Rindfleisch die Rede ist, denkst du möglicherweise in erster Linie an Fleisch von Bulle oder Ochse. Doch auch das Fleisch von Kühen und Färsen, den weiblichen Rindern, die noch nicht gekalbt haben, landet auf dem Teller. Ebenso das Fleisch der Kälber selbst – Rinder, die beim Schlachten höchstens acht Monate alten waren.

Das junge Kalb ist etwas »feuchter« als das ausgewachsene Rind und kann durchaus – je nach Alter – dem Element Wasser zugeordnet werden. Es ist, sofern es gekocht oder gesotten zubereitet wird, etwas besser verdaulich als übliches Rind- oder Ochsenfleisch.

Rindfleisch enthält besonders viele Nährstoffe, die vom Körper gut aufgenommen werden können. Es besteht zu rund 20 Prozent aus Eiweiß, ist reich an Aminosäuren und gehört zu den Proteinlieferanten mit der höchsten biologischen Wertigkeit.

Durch den hohen Eiweißgehalt liefert Rindfleisch allerdings auch jede Menge Purine. Diese Eiweißbegleitstoffe werden im Körper zu Harnsäure abgebaut und – wenn man gesund ist – über den Urin ausgeschieden. Ist die Ausscheidung beeinträchtigt, kann ein erhöhter Fleischverzehr zu Gichtanfällen und anderen Belastungen führen.

Rindfleisch enthält wenig Fett – dafür aber sehr viel Eisen. Um dieses Eisen und die fremde Lebenskraft zu überwinden, bedarf es einer guten Verdauungskraft. Diese ist beim Choleriker oft ausreichend. Melancholiker und ältere Menschen hingegen haben mit einem Steak meist ihre Mühe, es liegt schwer im Magen. Um deiner Verdauung die Arbeit zu erleichtern, genieße dein Steak am besten mit Senf, Zwiebeln, Kren und etwas Zitrone.

Schaffleisch … das erste Hausfleisch

TEM-Steckbrief	Schaf	Lamm
Element	Feuer	Wasser
Qualitäten-Mischung	warm & trocken	feucht 1–2 & warm
Geschmack	würzig	
Wirkung	nährend, leicht verdaulich, stresswidrig, befeuchtend, kühlend	

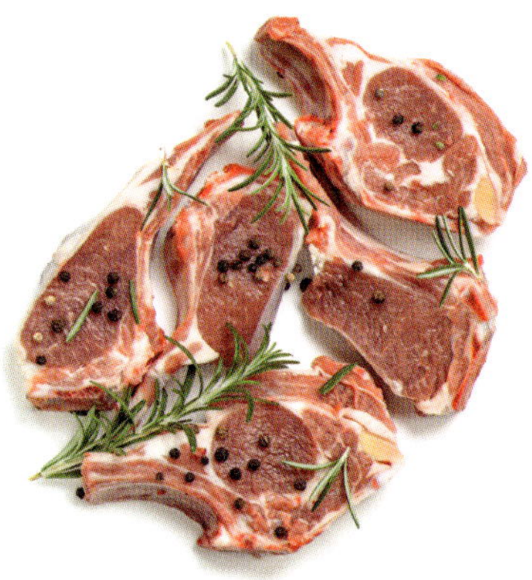

Schafe und Ziegen gehörten zu den ersten Nutztieren, die domestiziert wurden. Die kleinen Tiere waren relativ einfach zu halten. Unproblematisch und widerstandsfähig, sofern sie in der Gruppe von einem Hirten beschützt waren. Schaffleisch war eher in Ost- und Südeuropa und Teilen Norddeutschlands ein fixer Bestandteil der Küche. Nun kehrt die Lamm- und Schafhaltung wieder zurück nach Mitteleuropa und dadurch auch das Fleisch in unsere Küchen. In gebirgigen Gegenden, wie zum Beispiel Tirol, überwiegt mittlerweile die Schafzucht, sie hat die Rinderzucht überholt.

Lammfleisch, das Fleisch eines maximal ein Jahr alten Schafs, ist besonders beliebt, da älteres Schaffleisch oft mit einem zu intensiven Geruch und Geschmack in Verbindung gebracht wird. Das Fleisch des älteren weiblichen Schafs schmeckt allerdings auch würziger und kräftiger als junges Lammfleisch.

Der Unterschied besteht in der Qualitäten-Mischung. Das junge Fleisch ist feucht & warm, je jünger, umso feuchter, das macht das Saug- bzw. Milchlamm auch etwas schwerer verdaulich als das Fleisch älterer Tiere. Die Qualitäten-Mischung der älteren Tiere verändert sich in Richtung warm & trocken, das merkt man sofort am kräftigen Geschmack mit melancholischem Einschlag.

Sowohl Lamm- als auch Schaffleisch – in Westösterreich auch Schöpsernes genannt – ist besonders gut verdaulich, wenn es gesotten wurde. Schmorgerichte vom Lamm eignen sich gut für die warme Jahreszeit, bei heißem Wetter, für das junge melancholische und das cholerische Temperament.

Bei Kälte, übersteigertem Phlegma und für ältere Menschen ist junges, gekochtes Lammfleisch weniger empfehlenswert. Abhilfe schaffen das Braten und kräftige Würzen mit wärmenden Kräutern – Rosmarin, Salbei und Knoblauch – und etwas Räucherspeck.

Lammragout ... mit viel Gemüse

Wurzelgemüse (Karotten, Pastinaken, Knollensellerie etc.) in Scheiben schneiden und mit Zwiebelwürfeln in etwas Butter anschwitzen. Rosinen und gewürfeltes Lammfleisch zugeben und anbraten. Mit Balsamico, Rotwein und Gemüsesuppe aufgießen. Ein Lorbeerblatt dazugeben und bei geringer Hitze langsam weich kochen. Frische Salbeiblätter, Pfeffer, Piment, Koriander, Salz, Knoblauch und Gewürznelke zu einer Paste mörsern und gegen Ende der Garzeit zum Lamm geben. Das Lorbeerblatt herausfischen, die Soße mit etwas Stärke binden und servieren.

Schwein …
dem Menschen recht ähnlich

TEM-Steckbrief	
Element	Luft
Qualitäten-Mischung	warm 1 & feucht 2–3
Geschmack	süßlich
Wirkung	kräftig nährend, erweichend

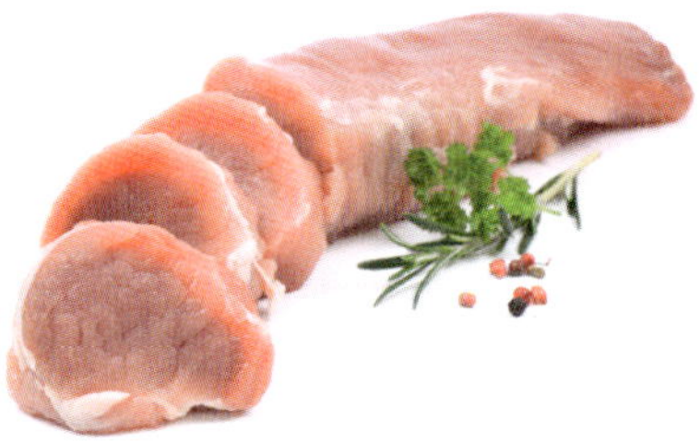

Das Hausschwein, die domestizierte Form des Wildschweins, ist eng mit der menschlichen Zivilisationsgeschichte verbunden. Als Allesfresser diente es lange Zeit, ähnlich wie die Hühner, auch zur Verwertung von Küchenabfällen. Das Hausschwein ist längst nicht mehr Usus. Heutzutage stammt der Großteil des weltweit produzierten Schweinefleisches aus intensiver Tierhaltung. Schweinefleisch ist beliebt – nicht nur in Mitteleuropa, auch in Asien und Amerika.

Das warm-feuchte Schweinefleisch ist nicht für jede Konstitution passend. Es wirkt erweichend auf das menschliche Gewebe, und ein hoher Schweinefleischkonsum wirkt erschlaffend auf den Organismus. Speziell Menschen mit trägem Stoffwechsel und alte Menschen sollten besser darauf verzichten. Und wenn nicht, dann sind die Zubereitung und die Gewürze entscheidend. Durch das Braten verliert Schweinefleisch viel Fett, und auch Senf, Kren, Pfeffer, Fenchel, Rosmarin, Thymian, Beifuß und Knoblauch fördern die »Befeuerung«. Auch das Salzen unterstützt. So sind Schinken und Speck wesentlich besser verdaulich als etwa gesottenes Schweinefleisch, dem durch die Art der Zubereitung noch mehr Feuchte zugeführt wurde.

Wie bei allen Lebensmitteln kommt es auch hier darauf an, wie etwas zubereitet wird. Und nochmals: Die Dosis macht das Gift! Auch wenn diese Weisheit des Paracelsus auf vieles zutrifft – denke speziell bei Schweinefleisch, das gern und oft konsumiert wird, daran und genieße es selten.

Hildegard von Bingen zählte viele Lebensmittel zu den »Küchengiften« – vermutlich auch deshalb, weil diese zu häufig und gern gegessen wurden und dem Körper schadeten. Möglicherweise würde

Hildegard von Bingen heutzutage das Schweinefleisch zu den Küchengiften zählen – weil es viel zu oft auf dem Speiseplan steht.

Topfen … so ein Quark 🜃

TEM-Steckbrief	
Element	**Erde**
Qualitäten-Mischung	trocken 1 & kalt 1
Geschmack	säuerlich, leicht fettig
Wirkung	nährend, kühlend, trocknend

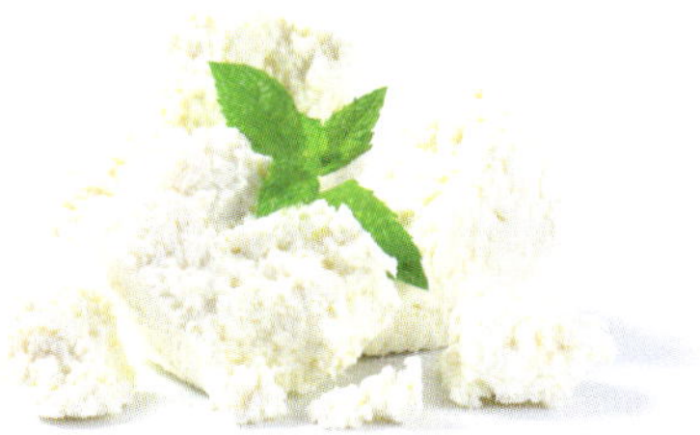

Auch zur »Erfindung« von Topfen gibt es eine kleine Geschichte. So wurde Milch in früheren Zeiten in Tontöpfen gelagert, in denen sie schnell sauer wurde. Ließ man die Töpfe länger stehen, verdampfte die Flüssigkeit und zurückblieb »Twaragau«. In Österreich entwickelte sich daraus das Wort Topfen – feste Milch aus dem Topf.

Topfen bzw. Quark ist dick gelegte Milch. Dafür benötigt es Zeit – die Milch muss erst mal sauer werden. Mit speziellen Bakterien oder Lab geht es rascher, bis das Milcheiweiß eindickt und sich Molke absetzt.

Der Prozess dauert sehr lang, erst nach einigen Stunden bildet sich eine stichfeste, saure Gallerte, der Topfen. Diese Gallerte wird in Stücke geschnitten und darf dann noch einige Stunden ruhen und weiter abtropfen. Dieser Topfenbruch ist auch die Basis für viele andere Käsesorten. Topfen ist in unterschiedlichen Fettstufen erhältlich – das liegt am zugesetzten Rahm, je fetter, desto fettiger und auch cremiger ist der Topfen.

Die kühlende Wirkung von Topfen zeigt sich bei der beliebten Verwendung als Auflage bei Entzündungen oder Verbrennungen. Wunderbar ist Topfen daher für junge, kräftige Menschen und hitzige Gemüter geeignet. Topfen wird oft als leicht verdaulich angepriesen. Die TEM sieht das anders: Topfen belastet den Magen und das Verdauungsfeuer. Er sollte daher immer ausreichend temperiert genossen werden – Kräuter, Salz und Pfeffer sind eine gute Wahl.

Wild … Reh und Hirsch △

TEM-Steckbrief	
Element	Feuer
Qualitäten-Mischung	trocken 2 & warm 1–2
Geschmack	würzig
Wirkung	blutstärkend, phlegmazehrend

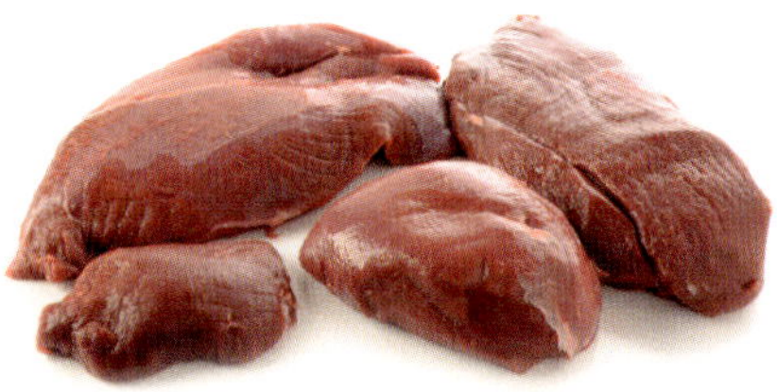

Das dunkle Fleisch von Reh und Hirsch hat im Herbst Hochsaison. Zur Jagdzeit gibt es, sofern man etwas Glück hat, immer bestes Wildbret. Und das ist ganz wunderbar, denn speziell in der kalten Jahreszeit passt Wildfleisch einfach am besten.

Wildfleisch zählt zu den natürlichsten, wertvollsten und gesündesten tierischen Lebensmitteln – sofern das Wild frei lebte und tatsächlich gejagt wurde. So ist das Fleisch aufgrund der natürlichen Ernährung und ständigen Bewegung der Tiere frei von Zusätzen und besonders fettarm.

Das Fleisch enthält wertvolle ungesättigte Fettsäuren, die von den Tieren beim Grasen von Wildkräutern & Co. aufgenommen werden. Auch hochwertiges heimisches Wildbret liefert also Omega-3-Fettsäuren, die man oft nur vom Fisch kennt.

Wegen des hohen Muskelanteils ist das Fleisch oft trocken und faserig. Mit der richtigen Zubereitung wird es weich, mürb und geschmeidig. Hirschfleisch wird daher gerne in einer Marinade aus Rotwein, Rotweinessig, Honig, Lorbeer, Pfeffer, Wacholderbeeren, Zwiebeln und Knoblauch gebeizt. Auch das Spicken mit Speckstreifen ist eine altbewährte Methode.

Soßen, die mit Zimt, Gewürznelken, Rosinen und Preiselbeeren verfeinert und mit viel geschmortem Wurzelgemüse eingedickt werden, passen bestens zu Reh- und Hirschbraten.

Ziege ... störrisch und wohlschmeckend △

TEM-Steckbrief	
Element	Luft
Qualitäten-Mischung	feucht & warm
Geschmack	süßlich, würzig
Wirkung	leicht verdaulich, unterstützt bei Rekonvaleszenz

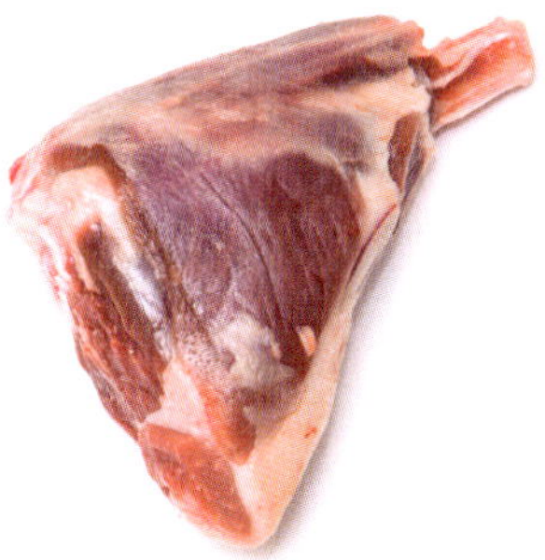

Ziegenfleisch ist aus den mitteleuropäischen Küchen nahezu verschwunden. Schade eigentlich. An das Fleisch der Ziegen sind wir, rein kulturell gesehen, über einen langen Erdenzeitraum gewöhnt, denn Ziegen waren neben Schafen die ersten domestizierten Haustiere.

Ziegenfleisch kann wie Lammfleisch zubereitet werden. Bedenkt man, dass sowohl Ziegenkäse als auch Ziegenmilch auf dem Vormarsch sind, wundert es mich doppelt, dass niemand auch an das Fleisch der Tiere denkt. Junge Zicklein eignen sich vorzüglich zum Braten, Kurzbraten und für feine Schmorgerichte.

Die TEM sieht Ziegenfleisch für alle Konstitutionen und zu allen Zeiten wunderbar verträglich und schätzt auch den hohen Carnitin-Gehalt. Carnitin spielt als Vitalstoff eine essenzielle Rolle im Energie- und Fettstoffwechsel – es hat einen positiven Einfluss auf die Leistungsfähigkeit des Gehirns und auf die Muskulatur, auch auf die des Herzmuskels, und beschleunigt die Regeneration.

Geschmortes Zicklein ... denk mal dran

Ziegenkeule mit Senf einreiben, salzen, pfeffern und in einem großen Bräter mit Deckel in heißem Butterschmalz rundum anbraten. Knoblauchzehen, Wurzelgemüse, Fenchel und Zwiebeln kurz mit anbraten. Mit Rotwein und Gemüsesuppe ablöschen und im vorgeheizten Backrohr bei 180 °C ohne Deckel 30 bis 40 Minuten fertig schmoren. Rohe Erdäpfel zugeben und weitere 40 bis 50 Minuten zugedeckt garen. Wenn das Fleisch weich ist, den Saft mit einem Stückchen Mehlbutter (Mischung aus Mehl und Butter zu gleichen Teilen) binden und mit etwas Muskat abschmecken. Mit frisch gehackten Kräutern servieren.

Kräuter & Würzmittel: Frisch & fröhlich temperieren

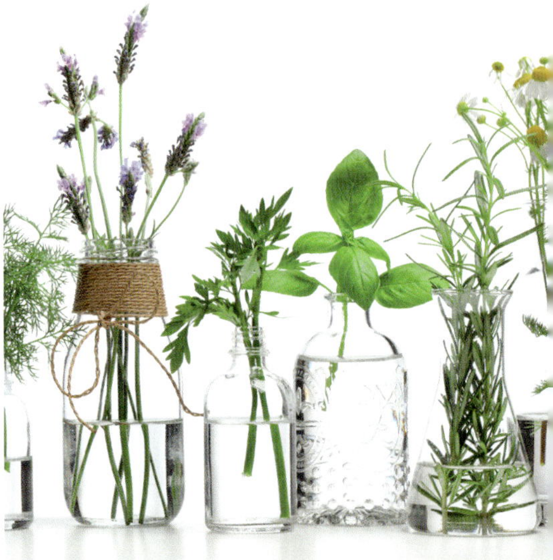

Eine exakte Definition oder Unterscheidung, was Kräuter und was Gewürze sind, ist schwierig. Das Österreichische Lebensmittelbuch, der Codex Alimentarius Austriacus, definiert Gewürze wie folgt: »Gewürze sind Pflanzenteile, aber auch Pilze, die wegen ihres Gehaltes an besonderen Inhaltsstoffen geeignet sind, Geruch und Geschmack von Lebensmitteln zu beeinflussen. Sie kommen meist in getrockneter Form, sowohl ganz als auch mechanisch zerkleinert, in den Handel. Als Kräuter werden üblicherweise die nicht verholzten Teile einer Pflanze bezeichnet. Als Gewürze werden auch getrocknete Gemüse oder getrocknete Blütenblätter in Verkehr gebracht. Geruch und Geschmack von Gewürzen und Kräutern sind für die jeweilige Art charakteristisch und arteigen.«

Sehr häufig besteht bei Gewürzpflanzen auch eine Querverbindung zu den Heilpflanzen, da sie ebenso als Arzneipflanzen verwendet werden. Wenn du diese Pflanzen als reine Arzneipflanzen einsetzt, frage gezielt bei einem Pharmazeuten oder Arzt nach, ob dieses Gewürz für dich als Arznei zuträglich ist.

Kräuter und Gewürze kannst du in der freien Natur sammeln und ebenso im Garten oder im Blumenkisterl anpflanzen und ernten. Eine Trennung von Wild- und Gartenkräutern ist daher schwierig und nicht eindeutig. Achte darauf, dass du (Heil-)Pflanzen dort erntest, wo die Giftstoffbelastung – etwa durch Düngemittel oder Straßenverkehr – so gering wie möglich ist. Meide auch beliebte Plätze von Hunden und Katzen. Wasche die Wildpflanzen (Blätter, Stängel) vor der Zubereitung gründlich. Die Blüten werden nicht gewaschen, da man sonst den wertvollen Blütenstaub entfernt. Man legt sie auf Küchenpapier und befreit sie mit einer Pinzette von Verunreinigungen.

Gewürze werden grundsätzlich dazu verwendet, um Geschmack ins Essen zu bringen. In der TEM nutzen wir eben diesen Geschmack, um die Speisen zu temperieren (würzen). Zu den Würzmitteln reihen sich, neben Kräutern und den klassischen Gewürzen, auch Säuerungsmittel wie Essig und Zitrone sowie Süßungsmittel wie Zucker und Honig.

Die Würzmittel haben ganz charakteristische Eigenschaften, sie verändern die Qualitäten-Mischung deines Essens. Auch wenn die

Abschmecken ist ein ganz wichtiger, persönlicher Aspekt des Kochens. Du gibst dem Gericht deine ganz individuelle Note und temperierst es nach deinen individuellen Bedürfnissen.

Diese Würzmittel sollten in der TEM-Küche nicht fehlen: Pfeffer, Ingwer, Lorbeer, Kümmel, Muskat, Safran, Zimt, Vanille, Salz, Senf, Honig, Essig und frische Kräuter.

meisten dem Element Feuer zugeordnet werden, so haben sie doch sehr diffizile Wirkungsweisen – energetische Wirkungen, die weit subtiler sind als die bloße Zuordnung zum Element Feuer.

Gewürze und Kräuter haben neben Geschmack eine weitere besondere Eigenschaft: Sie bewegen! Daher nutze sie. Täglich. Deine Gewürzlade ist dein größter Schatz!

Gewürze »bewegen« unsere Mahlzeiten so, dass sie für uns gut verdaulich und verträglich sind. Die besten Zutaten helfen nichts ohne die passenden Würzmittel. Viele Gewürze und Kräuter tragen ihre unterstützende Wirkung schon im Namen: Bohnenkraut sorgt dafür, dass Bohnen – und alle anderen Hülsenfrüchte – bekömmlicher werden. Gurkenkraut, auch unter Borretsch bekannt, macht Gurkengerichte leichter verdaulich.

Die Fülle der wärmenden und scharfen Gewürze hilft, um kühlen und feuchten Lebensmitteln die Trägheit zu nehmen. Und auch um deine inneren Säfte – Sanguis, Chole, Melanchole und Phlegma – in Bewegung zu halten.

Anis …
löst die Feuchte auf *(Pimpinella anisum)* △

TEM-Steckbrief	
Element	Feuer
Qualitäten-Mischung	warm 2–3 & trocken 1–2
Geschmack	würzig, süßlich, etwas bitter
Wirkung	zerteilend, erwärmend, stärkend, blähungswidrig, nierenreinigend

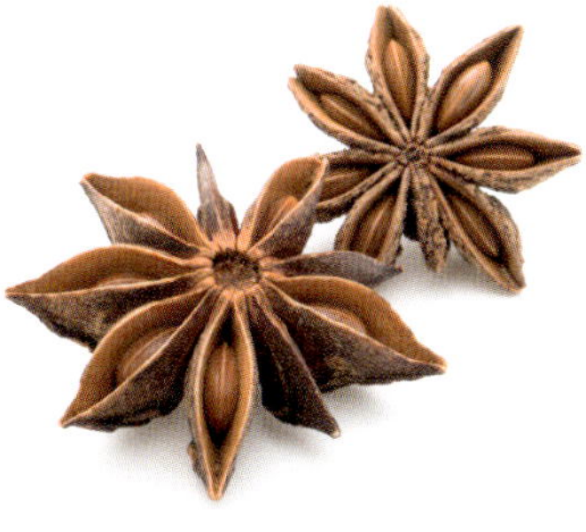

Griechischer Ouzo oder französischer Pastis – was ist dir lieber? Beide sind Anisschnäpse und sorgen für Urlaubsfeeling. Was beide noch gemeinsam haben, ist die positive Wirkung auf die Verdauung. Beide werden nach dem Essen als Digestif serviert, um die Verdauung anzukurbeln.

Und genau hier setzt Anis mit seiner zerteilenden Wirkung an. Er erwärmt und verbessert das Phlegma, den Nahrungsbrei. Besonders fette, schwere und feuchte Speisen sind mit Anis besser verdaulich.

Anis gehört daher auch zu den Brotgewürzen. Die gesamte Verdauung und der Magen werden durch diese Gewürz- und Heilpflanze verbessert. Diese Eigenschaft nützt auch dem von Natur aus schwachen Magen des Melancholikers.

Tipp: Bei »feuchten« Erkrankungen, wie Husten, aber auch dumpfen Kopfschmerzen, ist Anis sowohl für das phlegmatische als auch für das melancholische Temperament gut geeignet.

Bärlauch … der wilde Knoblauch *(Allium ursinum)* △

TEM-Steckbrief	
Element	**Feuer**
Qualitäten-Mischung	warm 4 & trocken 3–4
Geschmack	knoblauchartig, scharf, süßlich
Wirkung	blutreinigend, blutdrucksenkend, herzstärkend, verdauungsfördernd, entgiftend, entschlackend, schleimlösend

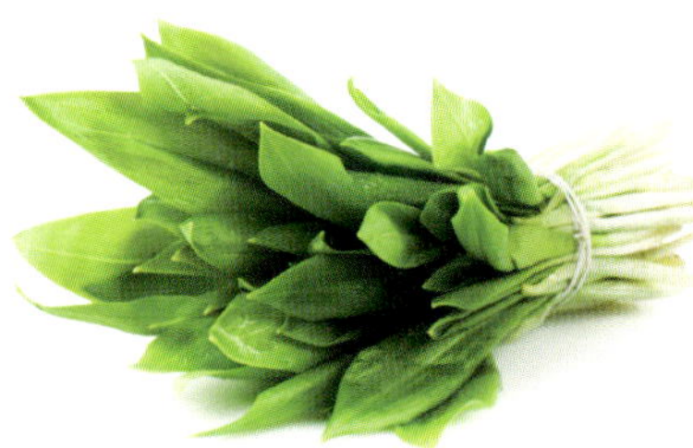

Bärlauch ist ein Lauchgewächs, allerdings etwas milder im Geschmack als die bekannte Knoblauchzehe. Er ist ein wunderbares Frühlingswildkraut und lockt uns bei den ersten frühlingshaften Temperaturen in den Wald. Wenn der Wald nach Knoblauch duftet, ist Sammeln angesagt. Doch Vorsicht ist geboten wegen der Verwechslungsgefahr: Die hochgiftigen Blätter der Maiglöckchen und Herbstzeitlosen haben eine ähnliche Optik.

Ernte Bärlauch so jung und frisch wie möglich. Nur dann, wenn er Saison hat, wirkt er am besten. Bärlauch gehört zu jenen Kräutern, die nur mäßig bis gar nicht erhitzt werden sollen. Durch Hitze geht die Wirkung der Scharfstoffe verloren – die schwefelhaltigen Stoffe, die für den Geschmack und die förderliche Wirkung maßgeblich sind, werden verändert. Daher am besten roh verwenden: als Pesto, in Frischkäse oder in gekochten, pürierten Bohnen als Brotaufstrich. In Suppen. In Kräuterbutter.

Die reichlich enthaltenen schwefeligen Öle machen den Bärlauch zu einem guten Unterstützer, um das Blut zu reinigen, das Phlegma in Schwung zu bringen und es auszuleiten. Die Öle sind auch eine Kampfansage an fäulnisverursachende Bakterien und helfen bei der Darmsanierung. Die grünen Blätter sorgen für Entgiftung und Entschlackung nach dem Winter, der Phlegma-Hochphase. Bärlauch hilft ebenso bei der Ausleitung von Schwermetallen. Er erleichtert die Verdauung von eiweißreichen und fetten Speisen. Die Pflanze wirkt vorbeugend gegen Arteriosklerose und wirkt blutdrucksenkend.

Bärlauchsuppe ... zur Entschlackung des Magen-Darm-Trakts

Zwiebel in etwas Öl dünsten, Knoblauch und klein geschnittene Kartoffelwürfel dazugeben, mit klarer Gemüsesuppe aufgießen und Kartoffeln weich kochen. Bärlauch grob hacken und nach Ende der Garzeit in die Suppe geben, ganz kurz erhitzen, etwas Obers beifügen und pürieren. Die Bärlauchsuppe mit Salz, Pfeffer, Macis und einem Spritzer Zitronensaft abschmecken und sofort servieren.

Wilde Weckerl ... Frühling pur

Du kannst jede Art von Brotteig mit frischem, jungem Bärlauch (geschnitten, gehackt) mischen und daraus Fladenbrote backen. Serviere dazu Frischkäseaufstrich, den du mit verschiedenen Frühlingskräutern und Blüten verfeinerst.

Basilikum …
würzig und sensibel *(Ocimum basilicum)*

TEM-Steckbrief	
Element	**Luft**
Qualitäten-Mischung	feucht 2 & warm 2
Geschmack	würzig-aromatisch, leicht herb, süßlich-pfeffriger Duft
Wirkung	appetit- und verdauungsfördernd, entschlackend, besänftigend auf Nervensystem, herzstärkend, reinigt Lunge und Atemwege, entzündungshemmend, antibakteriell, tonisierend

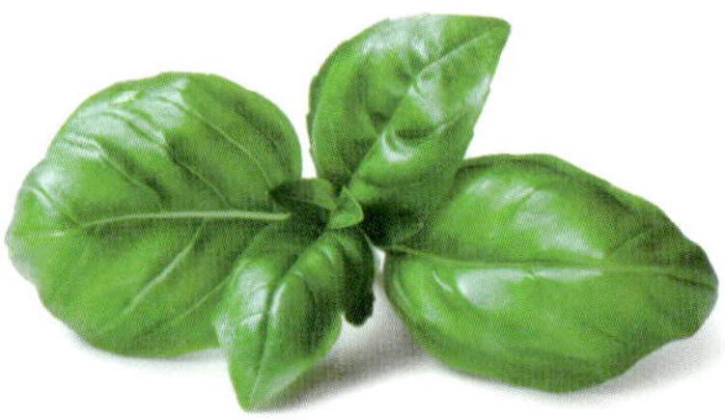

Basilikum ist eines jener Gartenkräuter, das man sofort mit Italien verknüpft. Würzig, sinnlich, mediterran. Es wird auch als Königin der Gewürzkräuter bezeichnet: »Königskraut«.

Basilikum gilt als natürliches Antidepressivum, es hilft bei Kopfschmerzen, Erkältungen, schlechter Verdauung und Blähungen.

Zur Verwendung im täglichen Speiseplan ist Basilikum besonders gut geeignet. Zum »Finale Grande« bei der Vollendung von Salaten, in Kräutersoßen, Gemüsesuppen. Immer frisch und roh. Erhitzt man es, verflüchtigen sich sofort die ätherischen Öle. Die Blätter werden lasch, braun und unansehnlich. Geschmacklos.

Eine besondere Verbindung gibt es mit Tomaten. Die zart-würzige Schärfe des Basilikums steigert das Aroma der Tomaten gewaltig. Daher ist Basilikum wohl auch aus der mediterranen Küche nicht wegzudenken. Doch es geht auch ganz anders: Hast du schon mal Süßspeisen mit Basilikum verfeinert? Es passt ganz vorzüglich zu Erdbeeren mit Vanilleeis!

Pesto Genovese … so klassisch

Pesto, ja klar! Das klassische Pesto Genovese ist nur mit Basilikum original.

2 bis 3 Handvoll Basilikum mit den Fingern abzupfen und mit Zitronensaft sowie Salz und Knoblauch mörsern. Verwende einen Steinmörser. Nach und nach die gerösteten Pinienkerne und dann erst das Olivenöl portionsweise zugeben. So lange mörsern, bis eine homogene Paste entsteht. Zum Schluss mit geriebenem Pecorino (italienischer Käse) und frisch geriebener Zitronenschale

Tipp: Die generelle Verwendung eines Steinmörsers – das ist meine ganz persönliche Meinung – bringt besonders viel Energie und Achtsamkeit in Gewürze, Pestos und Pasten.

vermischen. Mit Pfeffer, Salz und Muskatnuss abschmecken und zu frischer Pasta servieren. Buon appetito!

Pesto Genovese ist vor allem im Sommer eine feine, vielseitige Würzung. Ich verwende es gern als Topping für Salate, für Eintöpfe, Suppen und Aufstriche, aber auch zur Verfeinerung von Soßen, Gemüse und Getreide.

Paste à la Genovese … geht auch vegan

Dies ist die vegane Pesto-Variante, die für alle Temperamente verwendet werden kann. Genauso wie das Pesto Genovese zubereiten, jedoch ohne Nüsse (Pinienkerne) und Käse (Pecorino). Als Würze bei Tisch anbieten.

Eine Kräuter-Gewürz-Paste dieser Art kannst du aus fast allen Wild- und Gartenkräutern zubereiten. Bei den Wildkräutern achte darauf, dass du nur jene verarbeitest, die du auch tatsächlich kennst. Wildkräuter können sehr intensiv schmecken, etwa kann Löwenzahn sehr bitter sein. Hier ist es besser zu mischen: Verwende zusätzlich etwas Petersilie, das mildert die Intensität.

Brennnessel …
das nahrhafte Unkraut *(Urtica dioica)*

TEM-Steckbrief	
Element	**Feuer**
Qualitäten-Mischung	warm 2–3 & trocken 2–3
Geschmack	bitter, herb, leicht scharf
Wirkung	blutbildunterstützend, entwässernd, kühlende Wirkung (kühlt den Körper von innen), zerteilend, entlastet den Stoffwechsel, entgiftend, reinigend, entzündungshemmend, unterstützend bei rheumatischen Beschwerden
Besondere Achtsamkeit	Allergiepotenzial

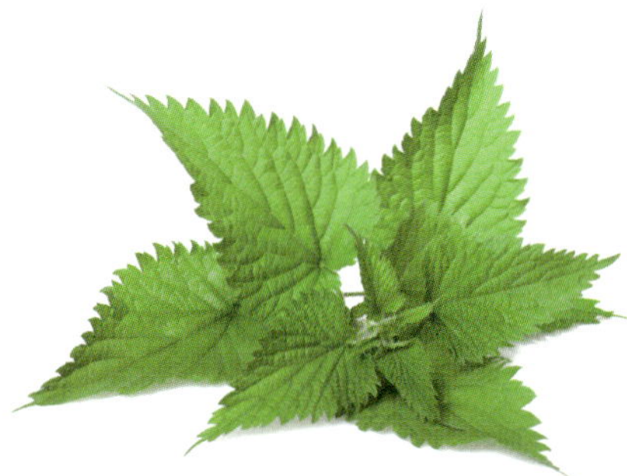

Die Brennnessel, ein Unkraut? Nein, sie ist ein ganz wunderbares Wildkraut! Wo Brennnesseln wachsen, ist ein ganz besonderer Boden – dort wohnen auch gern Menschen. Sie folgt uns quasi. Oder wir ihr?

Wie Bärlauch ist sie eine ideale Pflanze für eine Frühjahrskur. Sie wirkt speziell durch ihre trocknende und dadurch ausleitende Eigenschaft. Die Brennnesselkur ist auch die erste der sechs Frühlingskuren, die der Schweizer Pfarrer Johann Künzle empfohlen hat: »Zieh Handschuhe an und pflücke einen Korb voll junger Brennnesseln. Wasche sie tüchtig und bereite sie zu, genau wie Spinat. Von diesem Brennnesselspinat iss täglich einen Teller voll.«

Pfarrer Johann Künzle (1857–1945) war ein katholischer Pfarrer, Förderer der Alternativmedizin und Pflanzenheilkunde sowie Autor. Er ist neben Sebastian Kneipp wohl der bekannteste Kräuterpfarrer. Die sechs von ihm empfohlenen Kuren sind folgenden Pflanzen gewidmet: Brennnessel, Löwenzahn, Bärlauch, Hopfen, jungen Trieben von Beerensträuchern und Pflanzensaft aus Feldgemüsen.

Wer mutig ist, greift gezielt in die Brennhaare der Brennnessel. Beim ersten Mal eher vorsichtig und nicht ganz so stürmisch. Die feinen Brennhärchen verursachen nämlich Quaddeln und rote Schwellungen an den Händen. Es brennt! Die Wirkung ist lang anhaltend und wird als sehr unangenehm empfunden. Doch es bringt das Blut in Wallung. Belebt. Erwärmt.

Innerlich regt die Brennnessel die Verdauung an und hilft durch den hohen Gehalt an Mineralstoffen und Flavonoiden die überschüssigen Wassereinlagerungen und Schlacken auszuscheiden. Die Brennnessel ist eine besonders anregende Klärstrompflanze. Die Blätter wirken blutreinigend und entgiftend. Die Samen wirken auf den Hormonhaushalt und wurden auch als »Viagra des Mittelalters« bezeichnet.

Alles, was wirkt, hat auch Nebenwirkungen. Brennnesseln enthalten biogene Amine, wie das Gewebshormon Histamin. Beachte, dass Allergien und Magenreizungen nicht auszuschließen sind. Bei eingeschränkter Herz- und Nierentätigkeit ist von der Pflanze abzuraten.

Die reinigende Wirkung lässt sich am besten nutzen, wenn Brennnesseln frisch verarbeitet werden. Nimm allerdings nur die ersten zarten Blätter. Die Verwendung der Brennnessel in der Küche ist vielseitig, ob als Frischsaft, Spinat mit Speck und Zwiebeln, in Suppen oder als Pesto.

Brennnessel-Omelett … sticht sicher nicht

Frische Brennnesselblätter und Jungzwiebel in etwas Butter und Zitronensaft glasig dünsten. Einige Eier mit einem Schluck Obers (Sahne) versprudeln und über die Brennnessel verteilen. Stocken lassen. Mit Salz und Pfeffer würzen und servieren.

Brennnesselsuppe … abwandelbar

… kannst du wie Bärlauchsuppe zubereiten (siehe Bärlauch).

Brennnesseltee … für Galle und Leber

Als Tee wirkt die Brennnessel tonisierend auf Galle und Leber, blutreinigend und entschlackend sowie blutzuckersenkend. Auch für alle Erkrankungen der Harnwege ist dieser Tee gut geeignet. Durch die blutreinigende Wirkung und Ausschwemmung der Harnstoffe wirkt er lindernd bei Rheuma- und Gichtbeschwerden. Den Tee als Kur betrachten und nicht über einen längeren Zeitraum trinken.

Essig … die auflösende Kraft *(Acetum)*

TEM-Steckbrief	
Element	**Erde**
Qualitäten-Mischung	trocken 3 & kalt 1
Geschmack	sauer, aromatisch
Wirkung	kühlend, zusammenziehend, fäulniswidrig, harntreibend

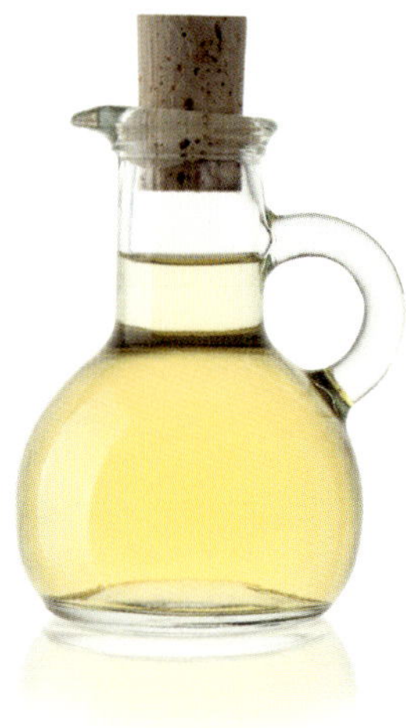

Gute Essigsorten sind Weinessig, vorzugsweise Rotweinessig, und Apfelessig. Naturtrüb und unpasteurisiert – so sind im Apfelessig neben Vitaminen, Spurenelementen und Mineralstoffen auch Ballaststoffe und diverse Enzyme enthalten. Die gesundheitlichen Vorteile von Apfelessig füllen ganze Bibliotheken. Auch Weinessig kann mit Vitaminen, Mineralstoffen und Eiweißverbindungen punkten.

Essigkuren sind fixer Bestandteil der Volksmedizin. Er wird sowohl äußerlich als auch innerlich angewendet. Als Erfrischungsgetränk, und um den Körper zu reinigen, wurde und wird zu Essig gegriffen. Hippokrates nutzte Essig als Heilmittel bei Verdauungsbeschwerden und Atemwegserkrankungen.

Innerlich angewendet macht Essig die Speisen besser verstoffwechselbar. Die melanchole Essigäure unterstützt uns bei der Verdauung der fremden Lebensenergie.

Aromaessig … individuell temperieren

Essig kann wunderbar aromatisiert werden: Hochwertigen Apfel- oder Weinessig nach Belieben mit Rosenblüten, Zitrusfrüchten, Kräutern oder Gewürzen in einem Einmachglas 2 bis 3 Wochen an einem sonnigen Platz ziehen lassen und danach abseihen. So kann man ganz einfach eigenen, individuell gewürzten Essig zubereiten und verschiedene Speisen, zum Beispiel Salate, damit verfeinern.

Fenchelsamen ... für die Verdauung *(Foeniculum vulgare)* △

TEM-Steckbrief	
Element	**Feuer**
Qualitäten-Mischung	warm 2–3 & trocken 1–2
Geschmack	scharf, süßlich, etwas bitter
Wirkung	eröffnend, krampflösend, verdauungsfördernd, erwärmt die Leber, phlegmaverbessernd, giftwidrig

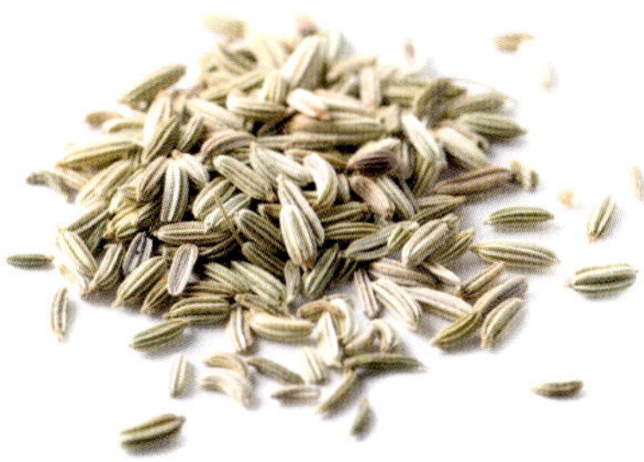

Mit seinem leicht lakritzartigen Geschmack und lieblichen Geruch ist Fenchel einzigartig. Genau deshalb scheiden sich oft die Geister. Meist sind es Mütter, die Fenchel nicht mögen. Zu oft haben sie Fencheltee für ihre Kinder zubereitet und können ihn einfach nicht mehr riechen. Schade, denn Fenchel tut wohl bei Verdauungsproblemen, Magenkrämpfen und auch Erkältungen.

Bei belastenden Speisen wird Fenchel in der Küche präventiv eingesetzt. In Brotgewürz dürfen Fenchelsamen genauso wenig fehlen wie in Fleisch- und Fischmarinaden. In Eintöpfen, Keksen und Brot kann er sein Aroma besonders gut entfalten und wirken. Damit dies allerdings auch funktioniert, müssen die Fenchelsamen zerteilt werden – ein Mörser oder eine Gewürzmühle sind also unerlässlich. Die ganzen Samen selbst sind schwer verdaulich.

Holunder … tut Wunder *(Sambucus nigra)* △

TEM-Steckbrief	
Element	**Feuer**
Qualitäten-Mischung	warm 1–2 & trocken 1–2
Geschmack	süßlich, aromatisch
Wirkung	Generell: phlegmareinigend Speziell die Blüten: blutreinigend, magenstärkend, spiritussteigernd Speziell die Beeren (gekocht): entgiftend
Besondere Achtsamkeit	ungekocht sind die Beeren gesundheitsschädlich

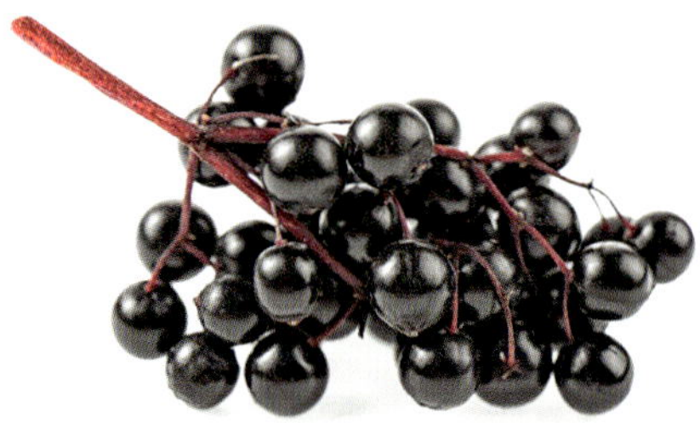

Heimisches Superfood, das ist schwarzer Holunder. Wer einen Holunderbusch auf seinem Grundstück hat und weiß, wie man ihn nützt, braucht keine Krankheiten zu fürchten. So ähnlich könnte man die vielen Redewendungen und Bauernregeln rund um den Holunder deuten.

Sowohl der üppig blühende Holunder mit seinen vielen schirmförmigen, weißen, süßlich duftenden Blüten als auch die dunklen Beeren, die wir im Spätsommer verarbeiten dürfen, sind ein Geschenk der Natur. Schon die Griechen und Römer sagten dem Holunder – er wird auch Holler oder Fliederbusch genannt – gute Geister nach. Elfen sollen in ihm wohnen und das Heim beschützen. Er steht für unbeugsame Lebenskraft. Noch heute ziehen wir den Hut vor ihm.

Die schwarzen Holunderbeeren strotzen nur so vor Mineralstoffen. Holunder stärkt den Stoffwechsel und das Immunsystem. Die sekundären Pflanzenstoffe schützen vor Herz- und Kreislauf-Erkrankungen.

Beachte, dass im Holz und in den Früchten des Holunders cyanogene Glycoside (Pflanzengifte) enthalten sind, zum Beispiel Sambunigrin, das Blausäue freisetzt. Die Glycoside können Magenschmerzen, Erbrechen und Durchfall verursachen. Doch wenn die Beeren lange genug erhitzt werden, lösen sich die toxischen Stoffe auf. So können wir, ganz unbeschadet, die Holunderbeeren als Kompott oder Saft genießen.

Beeren verarbeiten: Die Beeren färben kräftig. Handschuhe zu tragen, ist beim Abrebeln der Beeren eine weise Entscheidung. Nicht nur weise, sondern auch wichtig für deine Gesundheit ist das Aussortieren der roten, unreifen Beeren und der Stiele. Eine Gabel erleichtert das Abrebeln. Gib dann die Beeren in eine Schüssel mit Wasser, die unreifen Beeren und Stiele schwimmen obenauf und du kannst sie ganz einfach abfischen.

Holunderessig … der Duft der Blüten

Holunderblüten-Dolden an einem sonnigen Tag, am besten rund um Mittag, in einem Glas sammeln und kleine Insekten entfernen. Das Glas mit gutem Essig befüllen und 2 bis 3 Wochen stehen lassen. Danach durch ein Passiertuch abseihen und in eine dunkle Flasche umfüllen.

Holunderessig eignet sich gut zum Würzen. Mit etwas Honig vermischt und mit heißem Wasser verdünnt ist er auch ein wunderbares Getränk bei Erkältungsfieber.

Hollerkoch … die Kraft der Beeren

Ein Rezept für Hollerkoch – ein Kompott aus Holunderbeeren, Äpfeln und Zwetschken – findest du im Kapitel »Vier-Temperamente-Küche/Balance: Jedem Temperament, was es benötigt«. Zur Erinnerung: Holunderbeeren sind des Phlegmatikers Wunderwaffe.

Honig … ein großer Dank an die Bienen *(Mel)*

TEM-Steckbrief	Generell	Bei alten Menschen
Element	Feuer	Luft
Qualitäten-Mischung	warm 1–2 & trocken 2	feucht 2 & warm 2
Geschmack	süß, würzig	
Wirkung	stark nährend, reinigend, mindert zähes Phlegma, blutstärkend, befeuchtend, entgiftend	
Besondere Achtsamkeit	nicht bei überschießender Wärme (Choleritas) und keinesfalls bei Sä [illegible]	

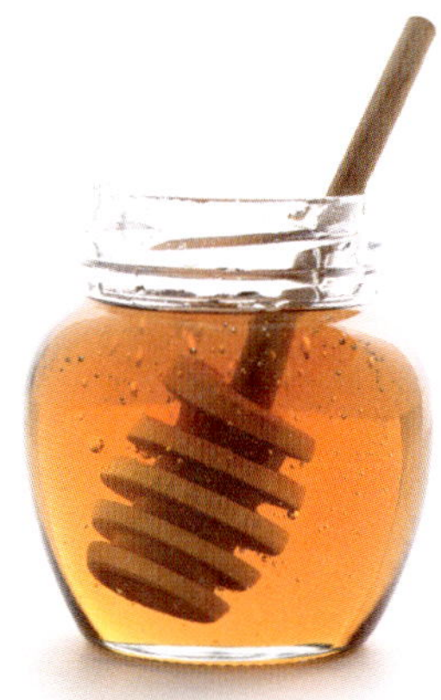

Ein besonderer Dank gilt den fleißigen Bienen, die uns mit großer Akribie mit ihrer Nahrung, dem »flüssigen Gold« versorgen. Es ist keine Selbstverständlichkeit. Je nach Standort der Bienenstöcke erhält man Akazienhonig, Linden(blüten)honig, Edelkastanienhonig und viele andere Sorten. Die Imker platzieren die Bienenstöcke je nach Blüte in den verschiedenen Gebieten. Die Bienen sammeln den Nektar der Blüten, bestäuben diese dabei und wandeln den Nektar im Bienenstock zu Honig um.

Honig ist ein besonders nährstoffreiches Süßungsmittel, das wunderbar zum Temperieren geeignet ist. Er wird nicht nur zum Süßen verwendet. Honig eignet sich auch besonders, um schwer verdauliche Speisen besser verstoffwechseln zu können. Fleisch, das man einige Zeit in Honig einlegt, wird mürber und weicher und dadurch auch besser verdaulich. Ein Beispiel dafür ist die Honigmarinade, die man gern beim Grillen oder für die Kruste der Weihnachtsgans verwendet.

Honig ist ein rohes, ungekochtes Produkt und kann ebenso wie der amerikanische Ahornsirup Sporen des Bakteriums Clostridium botulinum enthalten. Dies kann bei Babys eine Lebensmittelvergiftung verursachen. Daher unbedingt Hände weg von Honig bei Säuglingen. Also weder Babytee mit Honig süßen noch wunde Brustwarzen damit bestreichen.

Honig, so heißt es, soll man nicht über 40 °C erhitzen, um die vielen wertvollen Inhaltsstoffe, wie Enzyme, Mineralstoffe, Vitamine usw., nicht zu zerstören. In gewissen Fällen darf und kann man

Um 1 kg Honig zu gewinnen, müssen 350 bis 400 Bienen ihr Leben lang arbeiten.

Honig aufkochen. Alte Heilmittel sehen vor, dass Honig gekocht und abgeschöpft wird: Oxymel – Sauerhonig mit Essig und Kräutern – wird oftmals so zubereitet. Auch bei diversen Getränken wie dem TEM-Dudler (siehe Kapitel »Ernährung im Jahreskreislauf: Frühling, Sommer, Herbst & Winter«) ist es durchaus üblich, den Honig abzuschäumen.

TEM-Tipp: Etwas Ingwer in der warmen Honigmilch macht die Milch besser verträglich.

Honigmilch… ein beruhigender Schlaftrunk

Ein einfaches Heilmittel und ein beliebtes Getränk vor dem Schlafengehen ist die Honigmilch. Das Getränk beruhigt und entspannt. Es ist rasch zubereitet: 1 bis 2 Teelöffel Honig in einem Glas warmer Milch oder in Mandeldrink auflösen und schluckweise genießen.

Ingwer … der Luftikus unter den Gewürzen *(Zingiber officinale)* 🜁 🜂

TEM-Steckbrief	Frisch	Getrocknet
Element	**Luft**	**Feuer**
Qualitäten-Mischung	feucht 1–2 & warm 3	warm 3 & trocken 2
Geschmack	scharf, würzig, säuerlich	
Wirkung	allgemein stärkend, reizend, erwärmt und stärkt den Magen, schützt die Leber, desinfizierend, zellverjüngend	

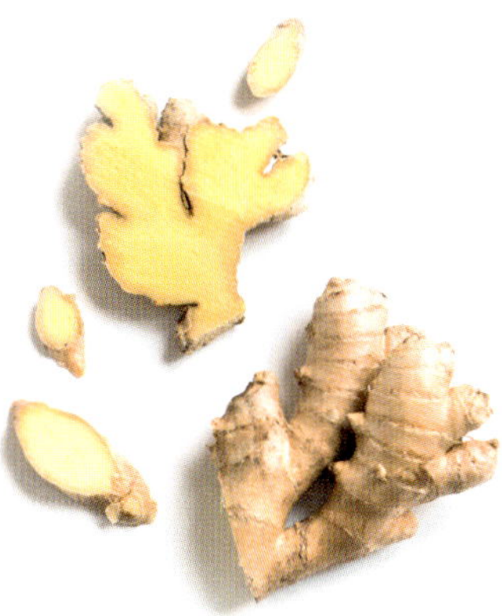

Die Ingwerwurzel – eigentlich das Rhizom (Wurzelstock) – zählt nicht gerade zu den hübschesten Lebensmitteln, aber sicherlich zu den mittlerweile verbreitetsten und populärsten Würzmitteln.

Im Mittelalter war Ingwer, so wie die meisten Gewürze, rar und nur in getrockneter Form erhältlich. Getrocknet hat die tropische Pflanze einen anderen Geschmack als in frischer Form, was sich auch ganz deutlich in der Qualitäten-Mischung zeigt. Trockener Ingwer ist wesentlich schärfer. Der frische Ingwer, der bereits in Europa gezüchtet wird, hat ein fast zitroniges, säuerlich-scharfes Aroma.

Aufgrund seiner positiven Eigenschaften sollte Ingwer vom Spätsommer bis in den Winter hinein regelmäßig verwendet werden. So kann seine besondere Wirkung auf den Magen und das Immunsystem am besten genutzt werden: Ingwer stärkt und wärmt den Magen und verbessert die Abwehrkräfte. Er löst zähe Feuchte auf und fördert die Fettverbrennung – daher kann Ingwer auch wunderbar beim Schweinsbraten eingesetzt werden.

Vitalität und Erfrischung bietet Ingwertee: Ingwer fein reiben, auspressen und den frischen Saft mit heißem Wasser aufgießen und mit etwas Honig süßen. So wird der Phlegmatismus schluckweise gezügelt.

Kaffee … der Energiekick *(Coffea arabica)* △

TEM-Steckbrief	
Element	**Feuer**
Qualitäten-Mischung	warm 3–4 & trocken 3–4
Geschmack	würzig, bitter, säuerlich
Wirkung	erhitzend, magenstärkend, verdauungsfördernd, anregend, harntreibend

Kaffee im Kapitel der Gewürze? Ja, Kaffee ist kräftig, hat eine starke Wirkung und unterstützt die Ernährung. Sei es mit Wasser oder in Speisen – in Gulasch passt gemahlener Kaffee ganz wunderbar. Schwarzer Kaffee wie Espresso oder Mocca hat eine eher medizinische Wirkung – mehr als zwei bis vier Tassen täglich sollten es nicht sein. Milchkaffee hingegen gehört eher zu den Nahrungsmitteln, da die hitzige Wirkung durch die Milch eingehüllt wird.

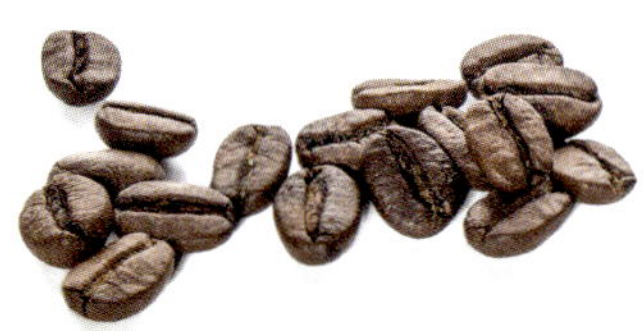

Doch schwarzer Kaffee ist nicht, wie man meinen könnte, vom ersten Schluck weg anregend. Bis zu 45 Minuten kann es dauern. Innerhalb der ersten 15 Minuten kann, da das Schlafzentrum im Gehirn zuerst angeregt wird, sogar eine einschläfernde Wirkung verspürt werden. Danach belebt Kaffee, macht den Kopf frei und kurbelt die kognitive Wirkung an (Lern- und Gedächtnisfunktion, Konzentration). Er unterstützt dadurch auch bei Kopfschmerzen.

Hitzige Choleriker sollten bei Kaffee besonders achtsam sein. Und für Kinder sowie Schwangere ist Kaffee laut TEM tabu. Die kühlen Melancholiker und Phlegmatiker hingegen schätzen die erwärmende Wirkung, den öffnenden Einfluss auf die Lunge und die stimmungsaufhellende Belebung der Spiritus.

Kakao ... bitter und kräftig nährend *(Cacao)* 🜁

TEM-Steckbrief	
Element	**Luft**
Qualitäten-Mischung	feucht & warm 1–2
Geschmack	bitter-herb, ölig (nicht entölter Kakao), würzig (balsamisch)
Wirkung	kräftig nährend und stärkend, aufbauend, lindert Schärfe, stärkt Nerven, Magen und Verdauung

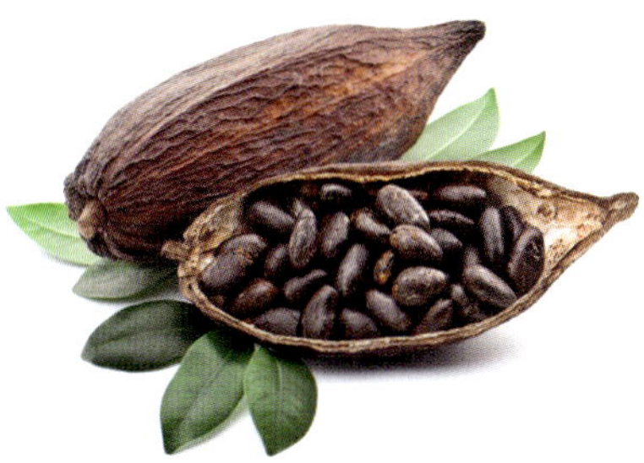

Kakao ist allseits beliebt. Schokolade umschmeichelt. Seelennahrung, Wohlbefinden – so wird Kakao in der heutigen Form, speziell als Schokolade oder Getränk, wahrgenommen.

In Südamerika, zur Zeit der Azteken, hatte Kakao bereits einen sehr hohen Stellenwert. Kakaobohnen waren eine Währung, damit wurde bezahlt, und der Genuss blieb dem Königshaus, dem Adel und hohen Würdenträgern vorbehalten. Damals wurde Kakao noch ganz anders zubereitet, ohne Milch und Zucker, nur mit Wasser und Gewürzen – für den heutigen Gaumen gar nicht vorstellbar.

Auch als der Kakao Europa erreichte, war er rar, teuer und kein Genussmittel im heutigen Sinn. Sogenanntes Konfekt gab es nur in der Apotheke. Ja, Kakaopulver wurde mit Zucker und Arzneien vermischt und in Apotheken angeboten: Konfekt war Medizin.

Genauso sollte Kakao auch heute eingesetzt werden: zum Würzen und Temperieren. Schokolade ist kein Grundnahrungsmittel!

Durch Kakao als Getränk, in Schokolade und Kuchen neigen wir dazu, zu verschleimen. Ein selbst gemachtes (Lebkuchen-)Gewürz aus Zucker, Anis, Vanille, Zimt, Muskat, Gewürznelke oder Chili, Ingwer und Pfeffer steuert dagegen.

Kakao wirkt kräftig nährend und stärkend. Angenehm im Winter und für ältere Menschen, zum Aufbau nach Schwächezuständen oder in einer melancholisch dominanten Phase. Kakao lindert Schärfe, stärkt die Nerven, den Magen und die Verdauung.

Konsumiere Kakao nicht bloß als Schokolade. Kakaopulver selbst kannst du wunderbar zum Würzen von süßen als auch pikanten Speisen verwenden. Rühre es zum Beispiel ins Wildgulasch, zu Soßen oder vermische es mit deinem Getreidefrühstück. Es passt zu

Birnen- und Apfelkompott und ganz wunderbar zu Orangen. Probiere es aus – der bittere Geschmack des Kakaopulvers unterstützt deine Verdauung.

Heute wie damals ist der Herstellungsprozess – von der Kakaobohne bis zum fertigen Pulver – sehr aufwendig: Die Samen des Kakaobaums, die Bohnen, werden fermentiert und getrocknet. Danach werden sie geröstet, aufgebrochen, von der Schale getrennt, gewalzt und so lange gequetscht, bis eine cremige Kakaomasse entsteht. Diese Masse wird gepresst, Kakaobutter tritt aus. Der Presskuchen wird zu Kakaopulver vermahlen, dieses ist daher unterschiedlich fett. Schwach entöltes Kakaopulver ist am besten zu verwenden.

Kapern … sauer eingelegt *(Capparis spinosa)* △

TEM-Steckbrief	
Element	Feuer
Qualitäten-Mischung	warm 2 & trocken 2
Geschmack	zusammenziehend, säuerlich
Wirkung	Leber und Milz öffnend, phlegmaverzehrend, verdauungsfördernd, entwässernd

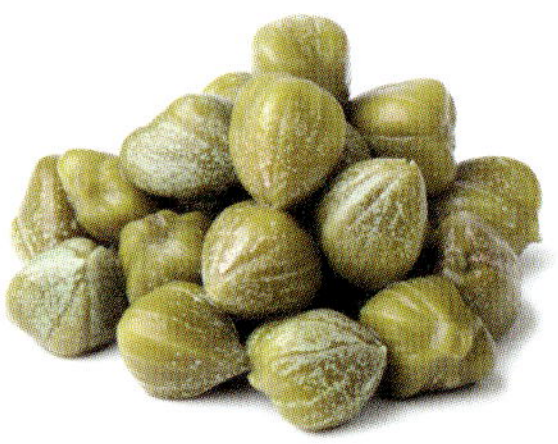

Kapern gehören zu jenen Würzmitteln, die ich für mich selbst neu entdeckt habe. Ich habe sie eigentlich nie wirklich wahrgenommen. Maximal die großen Beeren, die als Antipasti angeboten werden.

Doch nun bin ich ein Fan sowohl der kleinen Knospen als auch der großen Beeren. Phasenweise kommen sie in jedes Gericht. Sie wirken subtil, aber durchdringend. Fleisch sollte im Grund nie ohne Kapern gegessen werden – nun, das ist meine ganz persönliche Meinung.Die grünen Beeren mit den vielen kleinen Samen wirken dank ihrer schleimhautberuhigenden Effekte nicht nur bei Magenschwäche und gestörter Darmflora, auch die Nieren profitieren.

Sollteset du Kapern bisher auch nicht sonderlich beachtet haben, gib ihnen eine Chance. Ich denke, das haben sie sich verdient.

Kardamom … stimuliert Herz und Hirn *(Elettaria cardamomum)* △

TEM-Steckbrief	
Element	**Feuer**
Qualitäten-Mischung	warm 2–3 & trocken 2–3
Geschmack	süßlich, würzig, zitronig
Wirkung	stimulierend, magenstärkend, schleimlösend, herzstärkend, allgemein stärkend

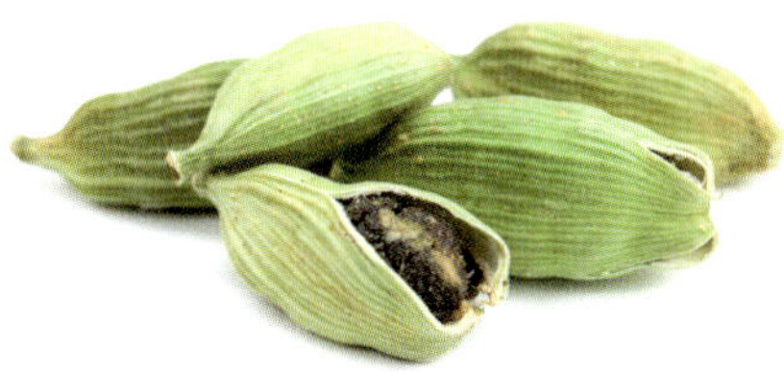

Schon mal vom »Viagra der Schauspieler« gehört? Damit ist Kardamom gemeint. Das Gewürz aus der Familie der Ingwergewächse ist ein wahrer Booster für die Konzentration und Wachheit. Lernerfolge sind vorprogrammiert. Kardamom macht aktiv und regt das Herz an – daher Vorsicht bei Bluthochdruck. Durch die ätherischen Öle werden Magen und Gallefluss stimuliert. Kardamom stärkt den Oberkörper, vom Haupt bis zu Herz, Lunge und Magen.

Kaffee wird gern mit Kardamom gewürzt, denn es schützt vor Magenübersäuerung. Dieser Effekt hilft auch bei Gastritis. Kardamom verbessert generell die Verträglichkeit von Speisen.

In den kleinen grünen Kapseln sitzen die Samen. Am besten bei Bedarf mit einem Mörser die Kapseln aufbrechen, die Samen herausholen und frisch mörsern. Kardamom gibt es auch bereits gemahlen zu kaufen. Probiere aber mal frisch gemörserte Samen, kein Vergleich – und so verspürst du auch die Wirkung.

Gewürztee … für den Magen

Wasser und Milch oder Mandeldrink mit einer Mischung aus Kardamom, Gewürznelken, Fenchel, Anis, Zimt, Ingwer und Zucker ein paar Minuten köcheln lassen. Grüntee dazugeben und nochmals aufkochen. Vom Herd nehmen, 15 Minuten ziehen lassen, abseihen und trinken.

Knoblauch …
gegen den bösen Blick *(Allium sativum)*

TEM-Steckbrief	
Element	**Feuer**
Qualitäten-Mischung	warm 4 & trocken 3–4
Geschmack	scharf, leicht bitter, süßlich
Wirkung	gut für Nieren, Haut, Schleimhäute, Atemwege, Verdauung, Blut, Herz, Gehirn
Besondere Empfehlung	bei phlegmatischer Belastung, kalten Temperaturen, älteren Menschen und schlechter Nahrungsverwertung

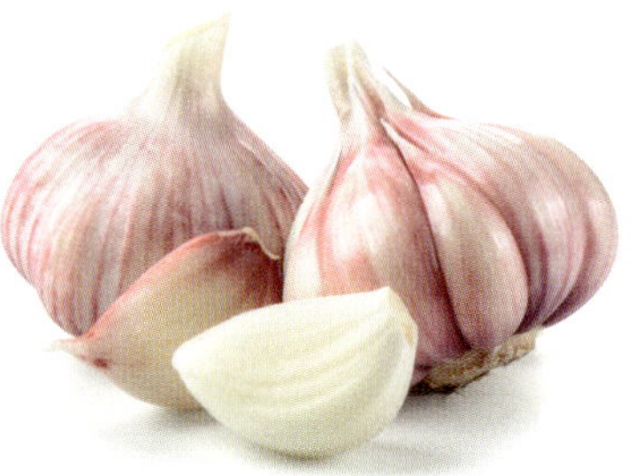

Wie die Zwiebel ist auch Knoblauch ein gängiges, alltägliches Küchengewürz. Allerdings wird Knoblauch im Gegensatz zur Zwiebel vorwiegend als Würz- und Heilmittel eingesetzt – wenn man von der Knoblauchcremesuppe und dem griechischen Knoblauchpüree absieht.

Bei Knoblauch pur denkt man gern an Vampire – aus Literatur und Film kennt man ihn als erstes Mittel gegen die blutsaugenden Gestalten. Auch wenn es diese wohl nie gab, sind Vampire auch ein Synonym für den »bösen Blick«. Und da Knoblauch naturheilkundlich bei vielen Völkern – von Skandinavien bis Palästina – als Hilfe gegen jede Art von Dämonen eingesetzt wird, liegt auch der Bezug zu Vampiren sehr nahe.

Zu den »Dämonen mit dem bösen Blick« zählten auch Krankheiten und Seuchen wie die Pest, Typhus und Cholera. Noch heute ranken sich viele Mythen, Aberglauben und Bräuche um den Knoblauch. Viele davon sind medizinisch belegt und bewiesen.

Knoblauch ist der Zwiebel weder in Optik noch Geschmack ähnlich. Was die Inhaltsstoffe betrifft, ähneln sie sich allerdings sehr. Knoblauch enthält wie die Zwiebel schwefelhaltige Verbindungen. Die Aminosäure Alliin, die in Allicin umgewandelt wird, ist für den speziellen Geruch verantwortlich, wirkt antibakteriell und unterstützt die Leber bei der Entgiftungsarbeit.

Knoblauch wirkt auch positiv auf die Blutwerte und unterstützt uns dabei, den Cholesterin- und Blutzuckerspiegel auszubalancieren. Die Viskosität des Bluts wird verbessert. Gefäßablagerungen und daraus möglicherweise resultierenden Schlaganfällen wird vorgebeugt.

Knoblauch wirkt generell stärkend. Er hilft gegen Darmparasiten und Darminfektionen. In der Krebstherapie weiß man den gesundheitsfördernden, zellschützenden und vor allem vorbeugenden Aspekt zu schätzen. Auch der Gehalt an Vitamin A und C ist hervorzuheben. Die stärkende Wirkung auf das Immunsystem, die Augengesundheit und die Bildung von Haut und Schleimhäuten ist damit verbunden.

Den vielen gesundheitlichen Vorteilen steht leider buchstäblich ein Nachgeschmack gegenüber: Knoblauch wirkt am besten, je natürlicher er verwendet wird, also roh – und das bringt einen lang anhaftenden Geschmack und oft auch Körpergeruch mit sich. Man sagt, so etwa zwölf Stunden hält dieser an – oder einen halben Tag, wenn man mit Milch, Petersilie und Ingwer nachhilft ;)

Petersilie mildert tatsächlich ein wenig die Wirkung ab. Speziell bei hitzigen Temperamenten werden mit Zugabe von Petersilie die Nieren, Blase, Magen und Nerven geschont. Auch Unverträglichkeiten werden dadurch gedämpft. In besonders hitzigen Phasen sollte man auf Knoblauch verzichten, zu warm und trocken ist dessen Wirkung. Verzichten sollte man auch in der Stillphase, denn Knoblauch könnte den Darm des Neugeborenen reizen.

Vanillerostbraten ... mit viel Knoblauch

Ja, beim sogenannten »Vanillerostbraten« findet man keine Vanille. Das Rezept ist nicht zufällig, sondern absichtlich hier beim Knoblauch eingereiht. Es handelt sich um ein beliebtes Gericht aus der Altwiener Küche. Der Name ist dadurch zu erklären, dass Vanille früher rar und teuer war. Nur gehobene Kreise konnten sie sich leisten, im Gegensatz zu Knoblauch, der scherzhaft als die »Vanille des kleinen Mannes« bezeichnet wurde.

Der Vanillerostbraten ähnelt in der Zubereitung dem bekannten Zwiebelrostbraten. Rostbratenscheiben auf beiden Seiten klopfen. Das Fleisch in Abständen von einigen Zentimetern an den Rändern etwas einschneiden, damit es sich beim Braten nicht wölbt. Beidseitig salzen und pfeffern und mit fein gehacktem Knoblauch einstreichen. Mit etwas Mehl stauben und in Butterschmalz sanft anbraten. Rostbraten aus der Pfanne nehmen und auf einem Teller warm halten. Den Bratenrückstand mit etwas Suppe und einem Spritzer Essig ablöschen. Fein gehackte Knoblauchzehen zur Soße geben und mit Butterflöckchen und Senf binden. Die Rostbratenscheiben in die Pfanne einlegen, wenden und mit einer großen Portion Gemüse anrichten.

Kren (Meerrettich) … der stärkere Rettich *(Armoracia rusticana)*

TEM-Steckbrief	
Element	Feuer
Qualitäten-Mischung	warm 3 & trocken 3
Geschmack	scharf, herb, leicht bitter
Wirkung	eröffnend, reinigend, stimulierend, schleimlösend, erwärmend

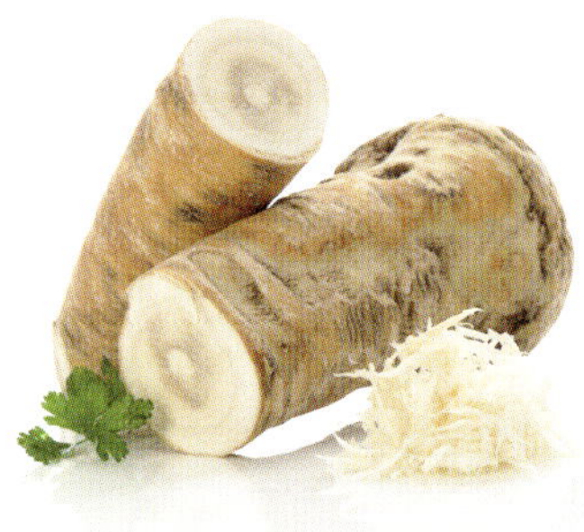

Kren gilt als Glücksbringer. Ein Wurzelstückchen, in der Geldbörse getragen, soll bewirken, dass sie das ganze Jahr gefüllt bleibt.

Für den scharfen Geschmack und intensiven Geruch sind Senföl und Senfölglykoside verantwortlich. Sie wirken, sobald die Wurzel angeschnitten wird. Bei frisch geriebenem Kren reagieren die Schleimhäute explosionsartig. Aus den Augen rinnt Tränenflüssigkeit und die Nasensekretion wird gesteigert. Die Schleimhäute starten einen kühlenden Reinigungsprozess.

Auch die Verdauungssäfte werden angeregt. Magen, Darm, Leber und Bauchspeicheldrüse werden durch den Krenkonsum aktiviert und sorgen für eine bessere Verdaulichkeit von deftigen Speisen.

Verwende Kren immer frisch, denn nach meist 15 Minuten verflüchtigen sich die wirksamen Inhaltsstoffe (ätherische Öle) und er verfärbt sich.

Kren wird auch als »Antibiotikum der Bauern« bezeichnet. Seine antivirale und antimikrobielle Wirkung zeigt sich in vielen Heilanwendungen, etwa bei Entzündungen der Luftwege, bei Infekten, Muskelbeschwerden, Asthma, Nieren- und Blasenleiden sowie Kopf- und Zahnschmerzen.

TEM-Tipp: Kren passt hervorragend zu Knollen- und Wurzelgemüse.

Ofengemüse

Karotten, Pastinaken, Rote Rüben, Kartoffeln und Topinambur schälen und in Stücke schneiden. Mit etwas Öl, Essig, Salz, Kümmel und Majoran vermischen und im Backofen bei 160 bis 180 °C rund 60 bis 90 Minuten backen, bis das Gemüse weich ist. Mit frisch geriebenem Kren bestreuen und servieren.

Kümmel …
verdaut und kocht *(Carum carvi)* △

TEM-Steckbrief	
Element	**Feuer**
Qualitäten-Mischung	warm 3–4 & trocken 3–4
Geschmack	stark würzig, etwas hitzig
Wirkung	appetitanregend, verdauungsfördernd, magenstärkend, blähungswidrig, leicht reizend, eröffnend, erwärmend, harntreibend, normalisierend bei Stoffwechselentgleisungen, nervenstärkend und gedächtnisverbessernd

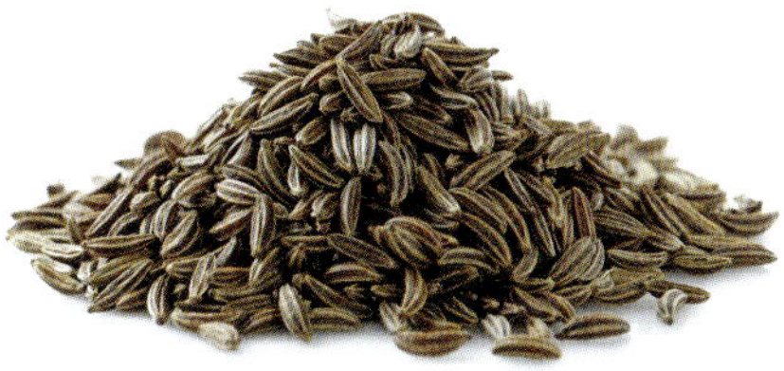

Ein Mittel gegen Appetitlosigkeit: Zerkaue zwei bis drei Kümmelkörner.

»Kümmel, das ist der Same eines Krautes, der ist heiß und trocken in der Wirkung. Er hat die Eigenschaft, dass er die Winde im Leib legt und dass er das Essen im Magen kocht und das Rülpsen und das Aufstoßen beseitigt«, so heißt es im »Elsässischen Arzneibuch« aus dem Mittelalter.

Kümmel, das älteste bekannteste Gewürz Mitteleuropas, hat leicht reizende, magenstärkende und verdauungsfördernde Eigenschaften. Es ist als blähungstreibendes Gewürz zu empfehlen. Kümmel hilft bei Völlegefühl, leichten krampfartigen Magen-Darm-Störungen sowie nervösen Magenbeschwerden und Übelkeit. Speziell Verdauungsbeschwerden bei Säuglingen werden gern äußerlich mit Kümmelöl behandelt. Kümmel wirkt in gleicher Weise wie Anis und Fenchel erregend auf die Nerven und Blutgefäße der Verdauungsorgane.

Im täglichen Speiseplan ist Kümmel ein wichtiger Bestandteil vieler deftiger und schwer verdaulicher Gerichte: Kohl- und Krautgerichte, Currys, Schweinebraten, Zwiebelkuchen, Wurzelgemüse, Hülsenfrüchte.

Kümmel darf auch in klassischen Brotgewürzmischungen nicht fehlen. Gerade hier entfaltet er seine verdauungsfördernden Eigenschaften, ohne zu stark geschmacklich hervorzutreten.

Auch im Amaro (italienischer Kräuterlikör), in Kräuterbittern und im Kümmellikör kommt seine verdauungsförderliche Wirkung zur Geltung.

Kümmelbrotsuppe … nach Hildegard

Diese Suppe nach Hildegard von Bingen unterstützt bei Koliken und Durchfall, die mit einer Erkältung einhergehen (Erkältungsviren lösen nicht immer nur einen grippalen Infekt aus …).

Die Suppe ist rasch zubereitet: Schwarzbrot in kleine Stücke schneiden, mit Wasser aufgießen, Kümmel zugeben und zu Brei kochen. Durch ein Sieb streichen und mit Salz, Pfeffer und etwas Butter abrunden. (Einige) Eidotter mit Obers (Sahne) verquirlen und unter die Suppe mischen.

Kurkuma … gelbes Verdauungsfeuer *(Curcuma longa)* △

TEM-Steckbrief	
Element	Feuer
Qualitäten-Mischung	warm 2–3 & trocken 2
Geschmack	bitter, gewürzhaft
Wirkung	anregend, fördert die Eiweißverdauung, wärmend, lebererwärmend, bakterizid (keimtötend)
Besondere Achtsamkeit	nicht bei überforderter Leber verwenden, z. B. Hepatitis; Vorsicht bei einer Kreuzallergie

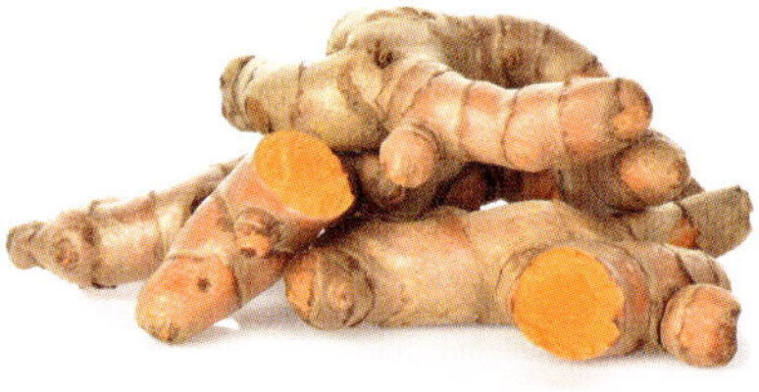

Die Kurkuma, auch Gelbwurzel oder Gelber Ingwer genannt, ist sozusagen in aller Munde, sei es als Färbemittel bei pulverisierten Safranimporten, als Getränk wie der »Goldenen Milch« (auch Kurkuma Latte genannt) oder in Kombination mit Ingwer und Honig als Lebertonikum, als Bitterstoff, in Currys und immer, wenn etwas eine goldgelbe Farbe bekommen soll.

Tatsächlich hat die gelbe Wurzel, die seit Jahrhunderten in der TIM, der Traditionellen Indischen Medizin, als Heilmittel verwendet wird, auch im westlichen Europa in den vergangenen Jahren einen Aufschwung erfahren. Gab es Kurkuma meist nur getrocknet als Pulver, sind mittlerweile auch frische Kurkumawurzeln erhältlich. Die Wirkung von Kurkuma wurde vermehrt geprüft und wissenschaftlich untersucht.

Tipp: Gib allen Speisen, die du mit Kurkuma würzt, auch eine Prise frisch gemahlenen Pfeffer hinzu, um die volle Wirkung zu erlangen. Durch das im Pfeffer enthaltene Piperin erhöht sich die Resorption und Bioverfügbarkeit von Kurkuma.

Die TEM spricht bei Kurkuma gleichzeitig von Verdauungsfeuer, denn Kurkuma kurbelt die Verdauung an, im Besonderen die Eiweißverdauung. Kurkuma selbst schmeckt bitter, und dies erwärmt Haut, Leber und Blut. Kurkuma steigert die Durchblutung der Darmschleimhaut, und in Verbindung mit dem antimikrobiellen Effekt bilden sich weniger Gärungsgase: Blähungen werden reduziert. Auch die Wirkung gegen unliebsame Bakterien ist bekannt und geschätzt. Dieser Effekt kommt zum Beispiel beim »Meistertonikum«, einem alten Gesundheitselixier mit Essig, zum Tragen.

Kurkumapaste ... frischer Vorrat für daheim

Bevor es ans Werk geht, erst einmal Küchenhandschuhe anziehen. Dann erst die Kurkumawurzeln schälen und in Stücke schneiden. Gemeinsam mit Salz und Pfeffer im Cutter mixen. Für 100 g Kurkuma verwende etwa 15 g Salz und 1 bis 2 TL frisch gemahlenen Pfeffer. Die Paste in ein Glas füllen und im Kühlschrank aufbewahren. Nach Belieben mit einem sauberen Löffel entnehmen und deine Gerichte damit würzen und zugleich farblich aufpeppen. Beachte: Salze diese Gerichte nur sparsam oder gar nicht, da die Paste bereits viel Salz enthält.

Lorbeer …
ein Blatt reicht *(Laurus nobilis)* △

TEM-Steckbrief	
Element	**Feuer**
Qualitäten-Mischung	warm 3 & trocken 3
Geschmack	bitter, gewürzhaft, zusammenziehend
Wirkung	zerteilend, erhitzend, schleimauflösend
Besondere Empfehlung	Phlegmatismus und Melancholitis

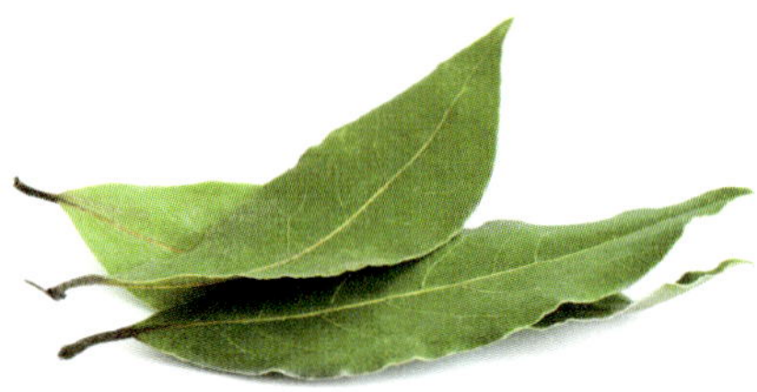

Lorbeer zählt keineswegs zu den klassischen Küchenkräutern – tut er doch, aber mit bis zu zehn Metern Höhe ist er mehr Baum als Kraut. Der immergrüne Lorbeer ist fixer Bestandteil der Gewürzlade. Getrocknete Lorbeerblätter gehören zur Basisausstattung.

Lorbeer kommt hinein in Suppen, Soßen, Eintöpfe, Fischgerichte und Schmorgerichte mit und ohne Fleisch. Auch bei Marinaden und Einlegesuds für Gurken und Hering darf er nicht fehlen. Das feine, unaufdringliche Aroma rundet typische Wintergerichte harmonisch ab – dafür muss er mitgekocht werden. Das Blatt entfernt man nach dem Kochen. Ob getrocknet oder frisch vom eigenen Strauch, Lorbeer ist intensiv genug, um blattweise verwendet werden zu können. Ein Blatt reicht für ein Gericht für vier Personen völlig aus.

Lorbeer wirkt schleimlösend, erwärmend und tonisiert. Die Inhaltsstoffe seines ätherischen Öls wirken appetitanregend und verdauungsfördernd. Speziell das phlegmatische und melancholische Temperament profitieren von der Wirkung.

Überdosiert kann Lorbeer zu Trancezuständen und Bewusstseinstrübungen führen. Daher nur blattweise verwenden und das Blatt vor dem Genuss des Gerichts unbedingt entfernen.

Löwenzahn … ungezähmt und stürmisch *(Taraxacum officinale)* △

TEM-Steckbrief	
Element	Feuer
Qualitäten-Mischung	warm 2 & trocken 2
Geschmack	Blüten und Blätter: süßlich-bitter, salzig, Wurzel: schleimig-süßlich
Wirkung	blutreinigend, auflösend, reinigend, eröffnend, schweißtreibend, stärkend, appetitanregend, harntreibend, entgiftend, verbessert den Stoffwechsel

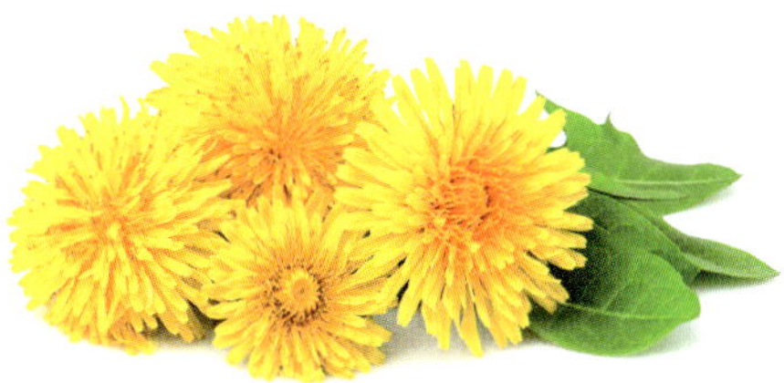

Eingebaut im täglichen Speiseplan schenkt Löwenzahn im Frühling neue Lebenskraft, entschlackt und wirkt wohltuend auf Leber und Galle.

Das erste Bitterkraut im Frühling ist der Löwenzahn. Die zarten Blätter vertreiben die Frühjahrsmüdigkeit und sorgen für gute Laune – noch bevor der Löwenzahn wunderbar gelb zu blühen beginnt.

Die tonisierenden Bitterstoffe regen den Gallenfluss und die Leber an, beschleunigen die Verdauung und bereiten so unsere Entgiftungsfunktionen auf die ankommenden Schlacken vor. Der Löwenzahn ist besonders als Tee bei chronischen Gallenbeschwerden, Rheuma, Gicht und Arthrose sowie zur Stoffwechselanregung zu empfehlen. Seine Mineralstoffe wirken entwässernd und unterstützen den Abbau saurer Stoffwechselprodukte. Löwenzahn enthält viel hochwertiges Protein und liefert weitere wertvolle Inhaltsstoffe: Carotinoide, Vitamine, Bitterstoffe, Schleimstoffe, Cumarine und Phytosterole.

Die Bitterstoffe des Löwenzahns erleichtern die Fettverdauung. Löwenzahn ist wassertreibend und vermehrt die Verdauungssäfte. Von der Pflanze abzuraten ist jedoch bei zu viel Magensäure, Gallenblaseneiterung und Gallenwegverschluss.

Die bekannte Heilkräuterexpertin Maria Treben (1907–1991) empfahl als therapeutische dreiwöchige Kur das tägliche Kauen von bis zu zehn Stängeln Löwenzahn – insbesondere bei Beschwerden der Bauchspeicheldrüse, bei chronischen Leberentzündungen, Abgeschlagenheit, Diabetes und Störungen der Milz.

Auch im »Kanon der Medizin« des persischen Arztes Avicenna wird Löwenzahn ob seiner Wirkung gepriesen: »Diese bekannte Pflanze ist eine Spezies der Endivie. Ihre Eigenschaften sind Kälte und Feuchtigkeit und ihre Wirkung ist kühlend und öffnend. Der Milchsaft des Löwenzahns beseitigt das Weiße im Auge. Sein

Saft nützt den Wassersüchtigen und öffnet die verstopfte Leber. Er schützt vor Gift.«

Bis in die Nachkriegsjahre im 20. Jahrhundert röstete man neben der Wegwarte (Zichorie) auch die Löwenzahnwurzel und mahlte sie in Kaffeemühlen als Ersatz für Kaffee. In der Küche kannst du Löwenzahn trefflich als Spinat, in der Suppe, als Salatbeigabe, in Aufstrichen, in Kräuterbutter oder als Pesto verwenden. Deiner Gesundheit zuliebe!

»Röhrlsalat« … wie er in Österreich gern gegessen wird

Vermische junge, zarte Löwenzahnblätter mit folgendem Dressing: Olivenöl, etwas Kürbiskernöl, Senf, Kräutersalz, Essig, gehackte Zwiebel, gekochte, gehackte Eier sowie 1 bis 2 EL Sauerrahm. Nun nimmst du gekochte Erdäpfel, schneidest sie noch warm in Scheiben und vermischt sie mit der Löwenzahnsoße. Mische nach Belieben gebratene Speckwürfel darunter oder streue sie über den Röhrlsalat. Lass es dir schmecken!

Löwenzahnhonig … eigentlich ein Sirup

Löwenzahnblüten an einem trockenen, sonnigen Vormittag sammeln und gemeinsam mit Zitronenscheiben in Zuckerwasser (1 Teil Zucker, 1 Teil Wasser) erwärmen. Mehrere Stunden ziehen lassen. Danach abseihen und dick einkochen. Dieser goldgelbe Sirup kann ähnlich wie Bienenhonig verwendet werden. Die enthaltenen Bitterstoffe des Löwenzahns wirken trotz der starken Süße und verfeinern zum Beispiel dein Getreidefrühstück.

Majoran ... mit Oregano verbrüdert *(Origanum majorana)* △

TEM-Steckbrief	
Element	**Feuer**
Qualitäten-Mischung	warm 2–3 & trocken 2–3
Geschmack	würzig, kräftig
Wirkung	erhitzend, nervenstärkend, auflösend, giftwidrig, magenstärkend, fördert die Gehirnleistung, blähungswidrig

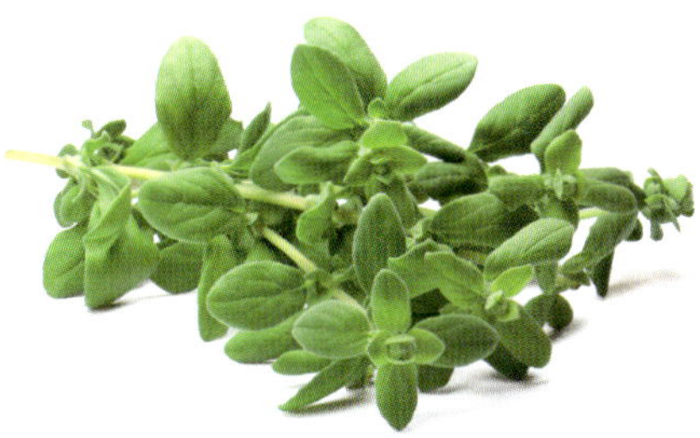

Der Geruch von Majoran, ob frisch oder getrocknet, ist wunderbar aromatisch und intensiv. Majoran ist, wenn man ihn getrocknet kauft, meist in größeren Packungen erhältlich als andere Gewürzkräuter. Das kommt daher, dass er in der klassischen Hausmannskost weitverbreitet ist. Sei es für Gulasch, Erdäpfel, Pilzgerichte, Wild, in Gerichten mit Wurst und in der Wurst selbst. Majoran wird auch »Wurstkraut« genannt.

Die Pflanze sollte in der Gewürzlade keines Phlegmatikers und Cholerikers fehlen – die erhitzende Wirkung löst sowohl zähes Phlegma als auch hitzige Chole. Doch nicht übertreiben, da auch das Blut erhitzt wird.

Majorantee ... geschmacksintensiv

1 bis 2 TL frischen Majoran mit 250 ml heißem Wasser überbrühen und etwa 5 bis 7 Minuten ziehen lassen. Dieser Tee unterstützt dich bei Magen-Darm-Beschwerden, Blähungen und auch Erkältungskrankheiten. 1 bis 2 Tassen täglich sind optimal.

Muskat …
feurig bewegend *(Myristica fragrans)* △

TEM-Steckbrief	
Element	**Feuer**
Qualitäten-Mischung	warm 2–3 & trocken 2–3
Geschmack	würzig, bitter
Wirkung	verdauungsfördernd, schleimlösend, magen- und kreislaufstärkend
Besondere Achtsamkeit	Überdosierung kann lebensgefährlich sein

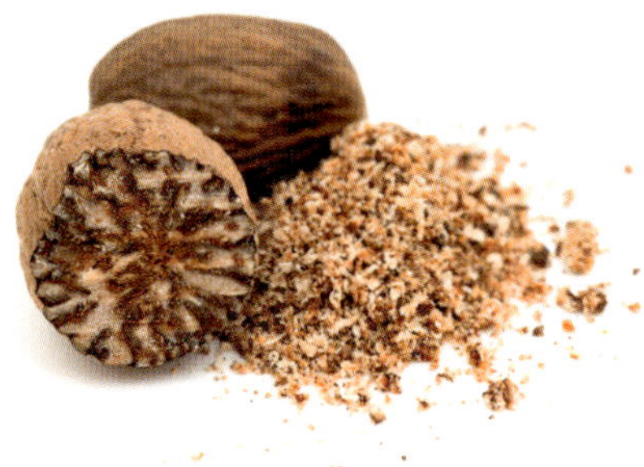

Die Muskatnuss und Muskatblüte stammen von den Molukken, einer indonesischen Inselgruppe. Dabei ist die Muskatnuss keine Nuss, sie ist vielmehr der Kern einer Frucht, die einem Pfirsich sehr ähnlich ist. Die Muskatblüte umhüllt diesen Kern wie einen Mantel und ist auch keineswegs eine Blüte. Die sogenannte Muskatblüte, auch Macis genannt, ist nach der Ernte glühend, ja feurig rot. Sie erhält erst durch die Trocknung ihre wunderschöne Bernsteinfarbe.

Die Muskatnuss ist ein sehr intensives Gewürz – wenige Prisen reichen aus. Frisch gemahlen und als finale Komponente beim Servieren über das Gericht gestreut, entwickelt sie ihr Aroma und die feurige Wirkung am besten. So kommen Kartoffelgerichte nie ohne etwas frisch gemahlene Muskatnuss aus. Die Muskatblüte hingegen hat ein feineres Aroma und auch eine gewisse Süße, davon kann man etwas mehr verwenden.

Bei allem Faible für das tolle Aroma: Bei der Dosierung von Muskatnuss bitte Maß halten, eine Prise oder Messerspitze sind unbedenklich. Die Überdosierung (z. B. eine kleine Nuss) kann jedoch zu Vergiftungserscheinungen und im schlimmsten Fall zum Tod führen. Daher Muskatnüsse auch außerhalb der Reichweite von Kindern aufbewahren. Muskatnuss eignet sich wegen der erwärmenden Wirkung besonders im Winter, in phlegmatischen sowie melancholischen Hochphasen.

Eggnog … ein besonderes Wintergetränk

Speziell zu Weihnachten ist dieses Getränk, ein Eierpunsch, sehr beliebt. Es gibt verschiedene Zubereitungsarten, aber es kommt nicht ohne Muskat aus.

Milch, verquirlte rohe Eier und Zucker werden unter ständigem Rühren auf 70 °C erhitzt – nicht wesentlich heißer oder gar kochen, denn ansonsten stockt das Ei. Danach abkühlen und vor dem Servieren mit frisch gemahlenem Muskat würzen. Wenn du magst, gib noch etwas Cognac dazu.

Petersilie ... vielseitig und nährend *(Petroselinum)* △

TEM-Steckbrief	
Element	**Feuer**
Qualitäten-Mischung	warm 2–3 & trocken 2–3
Geschmack	aromatisch, würzig, leicht scharf, etwas süßlich
Wirkung	harntreibend, blutreinigend, verdauungsfördernd, gewebe- und stoffwechselreinigend, herzstärkend, appetitanregend
Besondere Achtsamkeit	verzichte auf große Mengen in der Schwangerschaft

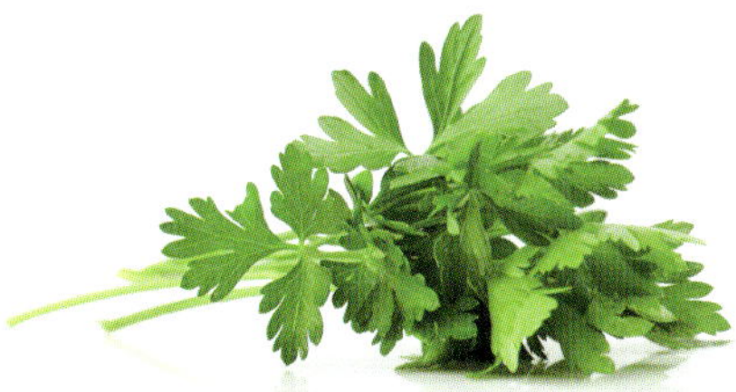

Kaum ein Gericht, das nicht mit Petersilie verfeinert wird. In der Küche wird die Pflanze universell eingesetzt, und zwar in Suppen, Soßen, Salaten, Kartoffelgerichten, Gemüse, Fleisch- und Fischspeisen. Dies alles wird kurz vor dem Servieren gern mit frisch gehackter Petersilie bestreut. Und das ist gut so: Petersilie sollte immer erst nach dem Kochen zugesetzt werden, da sie sonst an Würz- und Nährkraft verliert.

Die Petersilie ist auch Bestandteil jedes Suppengrüns und vieler Kräutermischungen, zum Beispiel von Persillade, einer klassischen Kräutermischung aus klein gehackter Petersilie und Knoblauch, die man zu Lamm, Geflügel und Fisch, aber auch Kartoffeln reicht.

Petersilie enthält hochwertige Proteine, Mineralstoffe, Vitamine, ätherische Öle, Flavonoide. Besonders zu erwähnen ist der hohe Kalziumgehalt, und wegen des hohen Eisenanteils wird Petersilie auch zu den Nahrungsmitteln gezählt.

Petersilie regt in hohem Maß die Nierentätigkeit an. Das merkst du an der wasser- und harntreibenden Wirkung.

Bei der Petersilie unterscheidet man zwischen glatter und krauser Blattpetersilie und Wurzelpetersilie. Die glatte Petersilie ist geschmacklich aromatischer, die krause dekorativer.

Verwenden kann man auch die abgetrennten Stängel, um Suppen eine feine, frische Note zu verleihen: Man schneidet sie zweimal durch, damit sich die ätherischen Öle besser entfalten können, lässt sie in der Suppe ziehen und entfernt sie vor dem Servieren.

Petersilie hat geruchsbindende Eigenschaften. Wer viel davon isst, vermeidet Mund- und Körpergeruch. Petersilie kompensiert, wie bereits beschrieben, auch Knoblauchgeruch etwas.

Vorsicht! In der Schwangerschaft sollte man keine großen Mengen Petersilie zu sich nehmen, denn die Pflanze könnte eine Fehlgeburt auslösen. Petersilie gehörte früher zu den sogenannten Hexenkräutern und galt sogar als Abtreibungsmittel.

Tipp: Petersilie nicht zu fein schneiden, sonst schmeckt sie bitter.

Frankfotter Grie Soß … siebenfache Kraft

Die originale Frankfurter grüne Soße besteht aus mindestens sieben Sorten Kräutern: krause Petersilie, Schnittlauch, Borretsch, Sauerampfer, Kerbel, Kresse und Pimpinelle. Die weiteren Zutaten sind Sauerrahm, Essig, Öl, (Dijon-)Senf, Zitronensaft, Salz und Pfeffer.

Die Kräuter mit Sauerrahm, Essig und Öl in der Küchenmaschine fein vermischen, bis die Masse eine schöne grüne Farbe hat. Mit Salz und Pfeffer, etwas Dijonsenf und Zitronensaft abschmecken. Mindestens zwei Stunden im Kühlschrank durchziehen lassen. Mit gekochten Eiern und Kartoffeln servieren.

Pfeffer … aromatisch frisch *(Piper nigrum)* △

TEM-Steckbrief	
Element	**Feuer**
Qualitäten-Mischung	warm 3–4 & trocken 3–4
Geschmack	scharf, aromatisch
Wirkung	stoffwechselanregend, erwärmend, auflösend, entzündungshemmend, schmerzlindernd

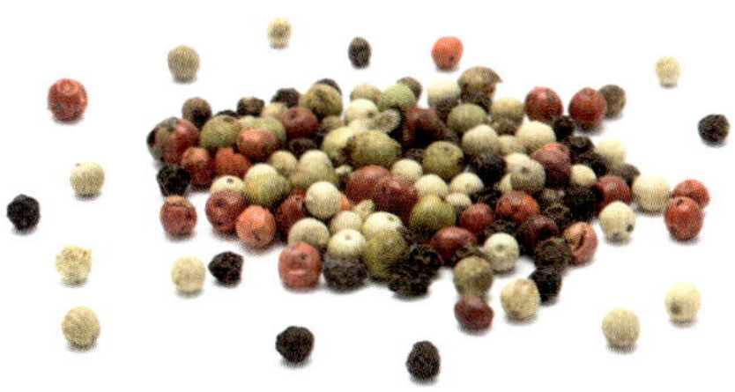

Pfeffer und Salz sind die Standardgewürze, ob in der eigenen Küche oder in kleinen Glasstreuern in Gastlokalen. Bei Salz hat es sich bereits herumgesprochen: Es gibt besondere Qualitäten. Bei Pfeffer vermisst man das meist noch – dabei entfaltet er sein Aroma erst, wenn er frisch gemahlen oder gemörsert wird. Je gröber, umso besser. Ein gutes Mahlwerk ist für Pfeffermühlen Pflicht, die Größe der Mühle selbst ist nicht entscheidend.

Eine Prise frisch gemahlener Pfeffer auf einer Speise aktiviert den Geist und kurbelt den Stoffwechsel über alle Sinne an. Die Bildung von Speichel und Magensaft wird angeregt, der Magen erwärmt und die Spannkraft erhöht.

Pfeffer sollte möglichst frisch verwendet werden, lange Kochzeiten verringern das Aroma.

Der Inhaltsstoff Piperin sorgt für die Schärfe, eine der Haupteigenschaften von Pfeffer – sie wird oft schmerzvoll wahrgenommen, fördert aber die Lebensenergie. Die Pfefferschärfe wirkt paradox: Sie wird auch zur Schmerzlinderung eingesetzt, so etwa kann Pfeffer gegen Kopfschmerzen verwendet werden. Weiterhin hat er entzündungshemmende, durchblutungsfördernde und appetitanregende Eigenschaften.

Pfeffer ist nicht gleich Pfeffer. Neben dem schwarzen Pfeffer gibt es viele weitere Sorten. Es lohnt sich, diese zu verkosten: Kubebenpfeffer, Szechuanpfeffer, Kampotpfeffer, Tellicherry Pfeffer, unreifer grüner Pfeffer und mein Favorit – der Langschwanzpfeffer.

Pfefferminze … kühlend und erfrischend *(Mentha piperita)* △

TEM-Steckbrief	
Element	Feuer
Qualitäten-Mischung	warm 2–3 & trocken 2–3
Geschmack	balsamisch, stark aromatisch, etwas kampferartig, scharf
Wirkung	verdauungsfördernd, krampflösend, gärungswidrig, gallenflussfördernd, erfrischend, kühlend, schmerzlindernd, antiseptisch, konzentrationsfördernd

Der kräuterkundige Pfarrer Sebastian Kneipp war begeistert von der Minze: »Die Minze zählt zu den Hauptmitteln, welche den Magen stärken und die Verdauung befördern. Schon der würzige Geruch zeigt an, dass dieses Kräutlein bezüglich seiner Heilkraft einen vornehmen Platz einnehmen müsse.«

Wobei die Pfefferminze in alten Kräuterbüchern nicht zu finden ist. Man vermutet, dass sie im 17. Jahrhundert als eine spontane Kreuzung aus drei verschiedenen Minzarten entstand. Entdeckt wurde sie von John Ray, einem englischen Biologen, im Jahr 1696 in einem englischen Garten. Aufgrund des scharfen, pfefferähnlichen Geschmacks wurde sie Peppermint – Pfefferminze – genannt.

Im täglichen Kücheneinsatz schmeckt Pfefferminze besonders gut zu Süßspeisen, Früchten, Schokolade und in Mixgetränken. Sie passt auch gut zu Hülsenfrüchten, Soßen, Huhn und Lamm oder frisch gehackt in Naturjoghurt. Minze erfrischt Salate und junges Gemüse – besonder Erbsen und Karotten. Bei Fleisch- und Fischspeisen lindert Minze Verdauungsbeschwerden.

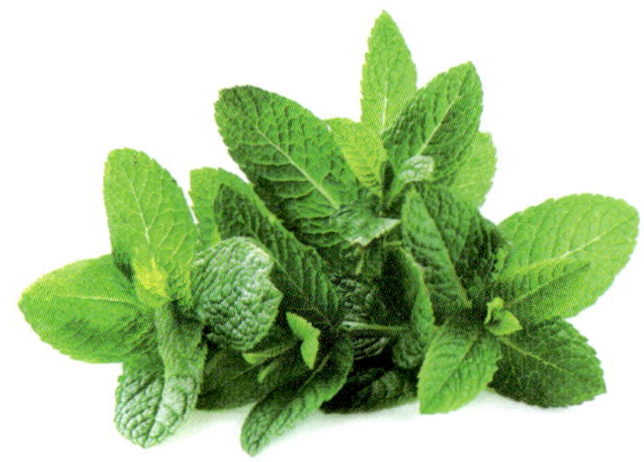

Die Pfefferminze hat eine ganz spezielle Wirkungsweise: Durch den scharfen Geschmack wirkt sie erst erwärmend, hinterher allerdings kühlend und erfrischend.

Pfefferminztee … angenehm erfrischend

Durch die kühlende Wirkung des Menthols ist gesüßter Pfefferminztee an heißen Tagen besonders empfehlenswert, er erfrischt und regt den Geist an. Magen- und Darmverstimmungen werden durch die krampflösende Wirkung beruhigt. Die Verdauung wird aktiviert. Außerdem unterstützt Pfefferminztee die Heilung bei Halsschmerzen und Magenleiden. Und so geht's: Eine Handvoll frische Pfefferminzblätter mit kochendem Wasser übergießen und kurz ziehen lassen. Mit etwas Rohrohrzucker oder Honig süßen.

Pilze … die dritte Art *(fungi)* ▽

TEM-Steckbrief	
Element	**Wasser**
Qualitäten-Mischung	meist kalt 2–4 & feucht 2
Geschmack	mild, etwas nussig, leicht bitter
Wirkung	schwer verdaulich, harntreibend

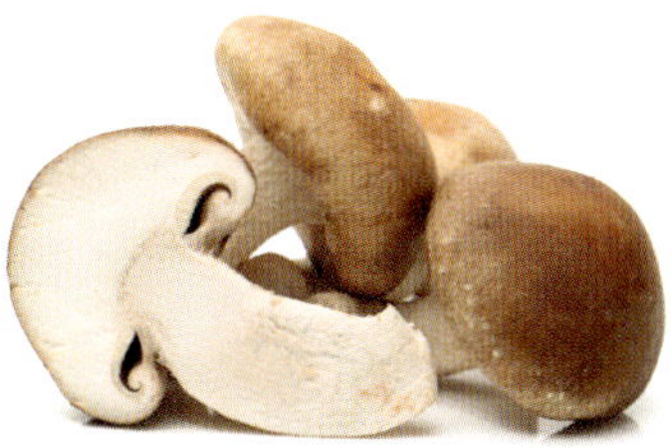

Auf der Suche nach Schwammerl durch den Wald zu streifen, ist eine wunderbar entspannende Tätigkeit. Wer seinen Platz, seinen Schwammerlplatz gefunden hat, hütet diesen Ort und erzählt niemandem davon – möglicherweise erst den Kindern. Dieser Platz ist ein Schatz.

Pilze zu kennen ist ein Wissen, das meist von Generation zu Generation weitergegeben wird – eine Pilzvergiftung will man nicht riskieren. Selbst gesammelte Steinpilze, Morcheln, Parasole und Eierschwammerl (Pfifferlinge) sind beliebt, aber auch die kultivierten Pilze wie Champignons, Kräuterseitlinge und Buchenpilze werden kulinarisch geschätzt.

Pilze sind sensibel. Wenn man voller Stolz die selbst gesammelten Pilze nach Hause bringt, sollten sie möglichst rasch weiterverarbeitet werden. Am besten vorsichtig mit einer Bürste von Erde und Schmutz befreien – keinesfalls waschen, sonst saugen sich die Lamellen mit Wasser voll.

Pilze werden aus vielerlei gesundheitlichen Gründen empfohlen. Sie liefern Mineralstoffe, Eiweiß, Vitamine und enthalten – ebenso wie etwa Hafer und Gerste – Beta-Glucane, denen gesundheitliche Vorteile zugeschrieben werden.

Doch Pilze zählen zu den schwer verdaulichen Lebensmitteln. Einige Pilze enthalten Chitin (Cellulose-ähnlich), das muss im Körper gut aufbereitet werden. Schabzigerklee und Estragon unterstützen dabei. Auch Honig, Essig, Ingwer, Knoblauch, Weißwein, Senf und Majoran fördern die Verdaulichkeit.

Pilze sind weder Tier noch Pflanze – möglicherweise hat man die Pilze daher den Gewürzen zugeteilt.

Rose … mit dem betörenden Duft *(Rosa damascena)*

TEM-Steckbrief	
Element	**Erde**
Qualitäten-Mischung	trocken 2–3 & kalt 1
Geschmack	süßlich, etwas bitter und zusammenziehend
Wirkung	gewebereinigend, stärkt Leber, Hirn, Nerven und Schleimhäute

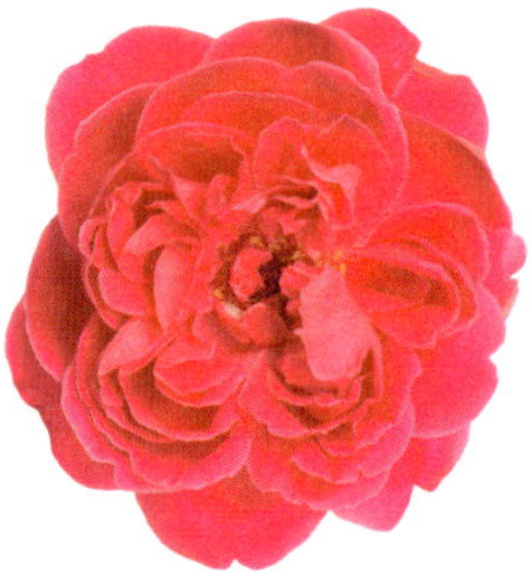

Liebst du Rosen? Ich mag sie. Sie erinnern mich an meine Kindheit: Im Nachbargarten wuchsen wunderbare rosarote Rosen mit duftenden Blüten – ob diese zur Gruppe der Damaszener-Rosen gehörten, kann ich nicht mehr nachvollziehen. Doch was mir in Erinnerung blieb, ist die Rosenwasserproduktion. Wir ernteten – und wähnten uns dabei unbeobachtet – die blühenden Köpfe, zerschnitten sie fein säuberlich und gaben sie in das klare Brunnenwasser. Dann ließen wir alles durchziehen und stampften noch etwas nach, bis das Wasser nach Rosen roch. Danach füllten wir es in Marmeladegläser und erfreuten uns am Geruch – aber leider nicht lange, da das Rosenwasser kippte und brackig wurde.

Rosenwasser, wie es heute in Apotheken erhältlich ist, hat nichts mit unserer kindlichen Produktion zu tun – bis auf den herrlichen Geruch, der zum Glück länger anhält.

Sowohl Rosenwasser als auch das kostbare Rosenöl haben eine beruhigende Wirkung auf das überschießende cholerische und phlegmatische Temperament. Ich vermute, dass es deshalb damals keinen Stunk mit den Eltern gab – sie waren auch vom Duft der Rosen bezaubert und ihre Nerven waren gestärkt ;).

Die Verwendung von Rosenwasser in Speisen mutet orientalisch an. Ja, im Orient wird Rosenwasser gern in der Küche verwendet. Doch auch in europäischen, speziell französischen Speisen findet man es. Es eignet sich ausgezeichnet zur Aromatisierung von Erdbeeren, Reis und Mandeln. Marzipan gibt es das besondere Aroma.

Rosmarin … durchblutungs- und verdauungsfördernd *(Rosmarinus officinalis)* △

TEM-Steckbrief	
Element	**Feuer**
Qualitäten-Mischung	warm 2 & trocken 2
Geschmack	harzig, leicht bitter, gewürzhaft
Wirkung	lindert Kopfschmerzen, beruhigt Magen, Darm und Galle, stärkt das Immunsystem, krampflösend, entzündungshemmend, aktivierend, appetitanregend, stark antiseptisch, durchblutungsfördernd, wärmend, tonisierend für Herz, Kreislauf und Nervensystem

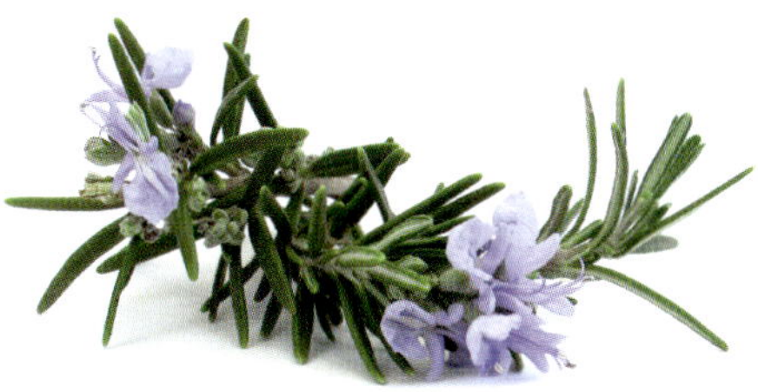

Der stark aromatische Geruch ist herrlich! Streife mit der Hand fest über einen Rosmarinbusch und sauge den Geruch ein: Dein Kopf und Geist werden hell und klar.

Rosmarin ist ein typisch mediterranes, kräftig duftendes Kraut. Sein Name bedeutet übersetzt »Tau des Meeres«. Rosmarin war der Göttin Aphrodite geweiht, der Göttin der Liebe und Schönheit, denn er soll eine anregende, aphrodisierende Wirkung haben und die Durchblutung im ganzen Körper fördern. Für das Gehirn bedeutet das einen geschärften Sinn und bessere Konzentration, für den Bewegungsapparat Linderung bei rheumatischen Beschwerden, und auch die Verdauung profitiert von einer besseren Durchblutung des Körpers.

Rosmarin hat einen sehr intensiven, aromatischen Geruch und einen harzigen, leicht bitteren Geschmack, der etwas an Kampfer und Eukalyptus erinnert. Wegen seines ähnlichen Geruchs wird er auch gern als Ersatz für Weihrauch verwendet.

Seit Dioskurides, einem griechischen Arzt des ersten Jahrhunderts nach Christi, wird das weitverbreitete Gewürz als Heilpflanze zur körperlichen Stärkung genutzt. Rosmarin fördert die Verdauung, wirkt krampflösend, beruhigt den Magen und regt den Stoffwechsel an. Er enthält Kampfer (Campher, ätherisches Öl), Harz sowie Gerb- und Bitterstoffe und unterstützt die Durchblutung der Herzkranzgefäße und damit die Herztätigkeit. Mittlerweile gilt Rosmarin als Arzneipflanze.

Zur Verwendung in der Küche passt sein würzig-herbes Aroma gut zu Wild, Fisch, Geflügel, Lamm, Kartoffeln und mediterranen Nudel- und Gemüsegerichten. Rosmarin schmeckt besonders köstlich zu Tomaten, und Grillgut verleiht er ein angenehmes Aroma

– die Stiele von großen Pflanzen eignen sich hervorragend zur Verwendung von aromagebenden Grillspießen.

Wenn du Rosmarin zugibst, koche ihn nicht zu lange mit. Die ätherischen Öle gehen verloren und die Speisen können bitter werden. Leg bei Pfannengerichten einen Zweig zum Anbraten mit dazu und entferne ihn danach sofort wieder. Diese Methode des Aromatisierens eignet sich ganz wunderbar für Fisch. »Rosmarin nimmt Fischen alle Schädlichkeit«, meinte schon Hildegard von Bingen.

Süßer Rosmarinwein … stützt den Kreislauf

20 g Rosmarinzweige in 1 l lieblichen Weißwein (z. B. Sylvaner oder gelber Muskateller) geben. Das Gefäß gut verschließen und auf eine sonnige Fensterbank stellen, gelegentlich etwas schütteln. Nach einer Woche den Wein durch ein Leinentuch seihen und bei Bedarf täglich ein bis zwei Likörgläser davon einnehmen. Dieser süße Rosmarinwein unterstützt ältere Menschen mit chronischer Kreislaufschwäche und gilt als Herztonikum.

Safran ... duftig blühend *(Crocus sativus)* △

TEM-Steckbrief	
Element	Feuer
Qualitäten-Mischung	warm 2 & trocken 2
Geschmack	aromatisch, scharf bis bitter, medizinisch
Wirkung	erhitzend, stärkend, zerteilend, Nervenmittel
Besondere Achtsamkeit	sparsam einsetzen – Safran hinterlässt, wenn man zu viel verwendet, einen medizinischen Nachgeschmack. Überdosiert wirkt er toxisch und kann zu Kopfschmerzen und Lähmungen führen.

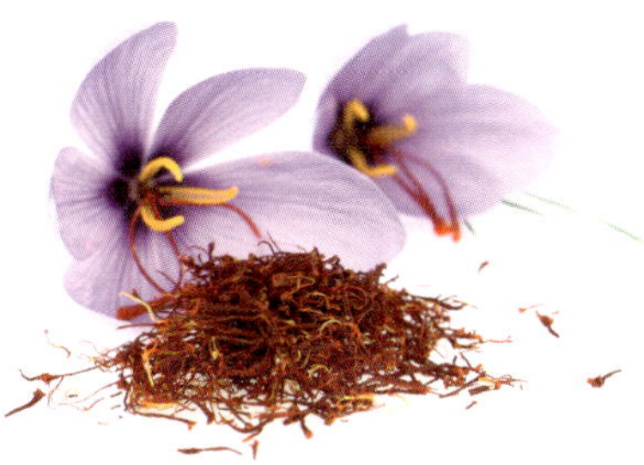

Gleich nach der Vanilleschote ist Safran das teuerste Gewürz. Er wird aus den roten Narben des Safrankrokus gewonnen – das ist zeit- und arbeitsintensiv. Für ein viertel Kilo Safran benötigt man 100 Arbeitsstunden, und das kostet. Wer sparen möchte, baut Safran im Garten an, die Knollen kann man kaufen.

Hannes Pinterits aus Siegendorf bei Eisenstadt (Burgenland) hat den Safran in Österreich wieder heimisch gemacht, er ist ein Vorreiter im Safrananbau. Safran liebt einen heißen Sommer und schneereichen Winter. Er ist relativ unempfindlich gegen Frost, übersteht Kälte bis zu minus 15 Grad und braucht zu bestimmten Zeiten viel Regen.

Wenn du Safran anbauen möchtest, empfiehlt Hannes, den sonnigsten Platz in deinem Garten zu wählen. Der Boden sollte locker und in Gebieten mit viel Regen relativ wasserdurchlässig sein. Der einzige Boden, den er ausschließen würde, ist Lehmboden, da die Safranknollen keine Staunässe vertragen.

Wem die Ernte zu aufwendig ist, der greift am besten auf heimischen Safran zurück. Safran muss, damit er wirkt, auch riechen und die Sinne über den Geruch ansprechen. In Safranpulver ist allzu oft auch anderes enthalten – Färberdistel (Falscher Safran) oder Kurkuma. Sei vorsichtig und wähle bewusst hochwertige Safranfäden aus.

Safran kann man wunderbar in der Winterküche einsetzen. Das phlegmatische und auch das melancholische Temperament profitieren von der erwärmenden, auflösenden und öffnenden Wirkung.

Safran öffnet und stärkt die Lunge, ein weiterer winterlicher Aspekt. Safran wirkt stärkend auf Herz, Magen und Nerven.

Doch Safran nicht im Übermaß verwenden! Abgesehen davon, dass er einen intensiven, gewöhnungsbedürftigen Eigengeschmack hat, kann Safran sogar Lähmungen hervorrufen. Wie überall: Die Dosis macht das Gift.

Der goldgelbe Safran harmoniert wunderbar mit Reis, Soßen und Birnen. Er macht den Kuchen gelb und findet ganz traditionell auch in Fischgerichten Verwendung. In der französischen Bouillabaisse (Fischsuppe) darf er genauso wenig fehlen wie in der ungarisch-burgenländischen Halászlé (Fischsuppe mit Paprika).

Tipp: Bevor du mit der Zubereitung deines Gerichts beginnst, zerstoße die Safranfäden in einem Mörser und wässere sie mit etwas warmer Flüssigkeit, wie Wasser, Wein oder Essig. Gib den Safran erst gegen Ende des Kochvorgangs hinzu, damit sich Geschmack und Wirkung voll entfalten können.

Salbei … rettend und heilend *(Salvia officinalis)* △

TEM-Steckbrief	
Element	**Feuer**
Qualitäten-Mischung	warm 1 & trocken 2
Geschmack	kräftig aromatisch duftend, würzig-bitter, balsamisch, zusammenziehend, kampferartig
Wirkung	adstringierend, entzündungshemmend, verdauungsfördernd, nervenstärkend

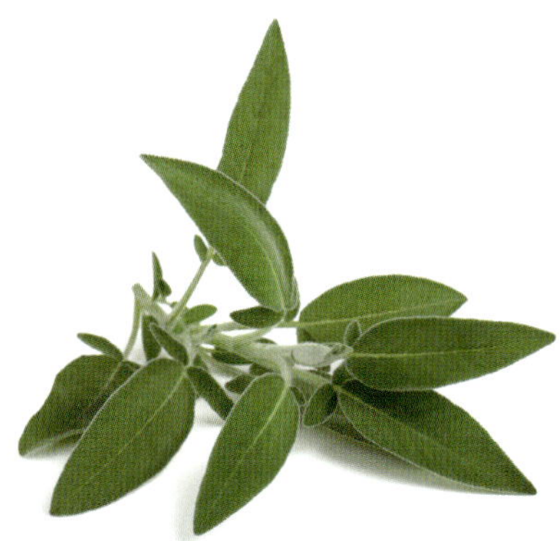

Der altrömische Name »Salvia salvatrix« bedeutet: rettende und heilende Pflanze. Bereits im alten Ägypten wurde Salbei als Heilpflanze genutzt. Im Altertum galt er als Wunderkraut, und im 14. Jahrhundert wurde die Pflanze von der berühmten medizinischen Schule in Salerno, der ältesten Universität Europas, in höchsten Tönen gelobt: »Warum sollte ein Mensch sterben, in dessen Garten Salbei wächst?«. Die Antwort auf diese Frage: »Gegen die Macht des Todes gibt es keine Pflanze im Garten!« Nun, die bekannte Redensart »Gegen den Tod ist kein Kraut gewachsen!« geht wohl darauf zurück.

Doch auch, wenn Salbei den Tod nicht verhindern kann, so ist er Labsal für den Hals und gut für die Nerven. Salbei reguliert in den Wechseljahren der Frauen die Hitze im Körper, deshalb sind in dieser Phase Salbeitee oder das Kauen von Salbeiblättern empfehlenswert. Salbei wirkt antiseptisch und verdauungsfördernd, und er ist hoch antioxidativ. Er schützt die Zellen vor frühzeitiger Alterung – immerhin!

Salbei ist ein Standardgewürz in der mediterranen Küche. Speziell an warmen Sommertagen bringt er etwas Kühle in die Speisen und verbessert die Verdauung. Die Fleischspeise »Saltimbocca«, ein italienischer Küchenklassiker, kommt nicht ohne Salbei aus: Die trocknenden, wärmenden Salbeiblätter werden auf das befeuchtend wirkende Kalbfleisch aufgelegt, mit Rohschinken umwickelt und gebraten.

Das besondere Aroma von Salbei ist auch eine gute Basis für Pastasoßen. Es entwickelt sich am besten, wenn die Blätter vorher kurz in Butter angebraten und lediglich mit blättrig geschnittenem Knoblauch vermischt werden.

Salbei unterstützt die Verdauung von fetten und stark befeuchtenden Speisen, es verfeinert Fleischgerichte mit Kalb, Schwein, Huhn, Lamm oder Leber und passt ganz wunderbar zu Fisch, Kartoffeln und Kürbis.

Salbei-Oxymel ... saurer Honig

Diesen mit Salbei und Essig versetzten »Sauerhonig« kannst du zum Verfeinern von gekochten Salaten und Suppen verwenden. In warmes Wasser eingerührt hilft er bei Halsschmerzen und entzündetem Zahnfleisch. Er eignet sich auch hervorragend zum Gurgeln.

Zwei Drittel Honig mit nudelig geschnittenen Salbeiblättern in einem Schraubglas vermischen und mit einem Drittel Apfelessig aufgießen. Vier bis sechs Wochen ziehen lassen und dabei mehrmals bewegen.

Salziger Salbeikuchen ... ein Rezept des Mittelalters

5 Eier, 250 g Mehl, 250 g gemahlene Mandeln, 50 g Schmalz, 1 TL gemahlener Salbei, 1 TL Salz, 2 bis 4 Salbeiblätter zur Deko.

Eier mit Schmalz schaumig schlagen. Salbei, Salz, Mehl und Mandeln unterheben. Eine Kastenform mit etwas Schmalz ausstreichen, den Salbeiteig einfüllen, mit etwas Salz bestreuen und Salbeiblätter auf den Teig »kleben«. Den Backofen auf 180 °C vorheizen und den Kuchen etwa 30 Minuten backen. Warm servieren.

Salz … das Gewürz der Gewürze △

TEM-Steckbrief	
Element	**Feuer**
Qualitäten-Mischung	warm 1–3 & trocken 1–3
Geschmack	salzig
Wirkung	erwärmend, eröffnend, zerteilend

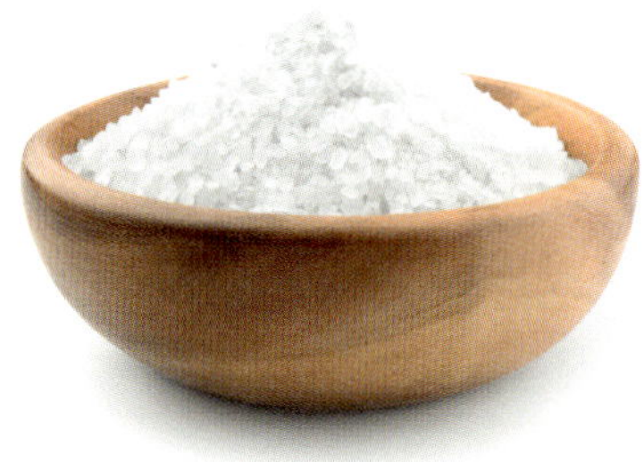

Als sogenanntes Speisesalz gibt es Stein- und Meersalz im Handel. Beide Varianten gehen auf Meersalz zurück. Ganz vereinfacht erklärt, wird Meersalz aus getrocknetem Meerwasser und Steinsalz aus fossilem Meerwasser gewonnen.

Um auf eine spezielle Wichtigkeit hinzuweisen, wird oftmals die Redewendung »Das Salz in der Suppe« verwendet. Dies heißt nichts anderes, als dass Salz etwas besonders Wertvolles ist. Speisen ohne Salz schmecken langweilig, zu viel Salz schmeckt ebenso nicht. Die Dosierung ist jedoch etwas Individuelles.

Salz steht auf jedem Esstisch. Das war lange Zeit nicht so, Salz war keine Selbstverständlichkeit! Während heutzutage Salz nur wenig kostet, zeugte es früher von Wohlstand. Das »weiße Gold« bescherte vielen Städten, darunter etwa Salzburg – bevor weitere Konservierungsmittel erfunden wurden – großen Reichtum.

Die übermäßige Verwendung von Salz erhöht die Melanchole, irritiert die Schleimhäute und die Haut und hat neben anderen Faktoren – nach Stand der Wissenschaft – auch Einfluss auf den Blutdruck.

Von einem angepassten Salzkonsum spricht man, wenn man etwa fünf Gramm pro Tag zu sich nimmt. Je mehr man selbst kocht, umso weniger Salz benötigt man – ganz automatisch über das Geschmacksempfinden: ist es ausgeglichen, verwendet man meist weder zu wenig noch zu viel Salz.

Tipp: Eine Prise Salz verstärkt auch andere Geschmäcker und Gewürze. So wird Süßspeisen immer eine Prise Salz zugegeben, um weniger Zucker verwenden zu müssen.

Schafgarbe … bitter und reinigend *(Achillea millefolium)* △

TEM-Steckbrief	
Element	**Feuer**
Qualitäten-Mischung	temperiert warm & trocken
Geschmack	bitter, herb, zusammenziehend, würzig
Wirkung	entzündungshemmend, blähungswidrig, blutreinigend
Besondere Achtsamkeit	Vorsichtig dosieren – verwende nicht mehr als 3 bis 4 g pro Tag. Leidest du unter Sodbrennen, chronischer Gastritis oder Magen- und Darmgeschwüren, dann verzichte am besten komplett darauf.

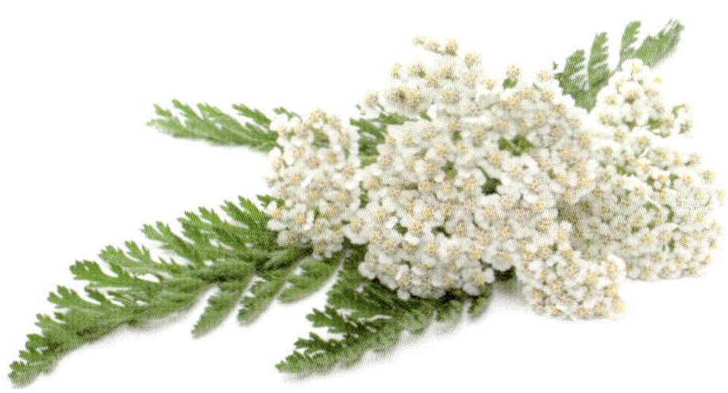

Du findest die Schafgarbe auf Wiesen und am Wegesrand. Von Frühling bis Herbst. Sie gehört zu den ältesten Heilpflanzen. Wegen ihres breiten Wirkungsspektrums wurde sie als »Heil aller Schäden« bezeichnet. Sie wirkt entzündungshemmend, antiseptisch, krampflösend, harntreibend, blähungswidrig, stärkend und verdauungsfördernd. Die Bitterstoffe in der Schafgarbe wirken leicht tonisierend, fördern den Gallenfluss und regen durch die ätherischen Öle die Durchblutung im oberen Verdauungstrakt an, sodass Darmgase schneller entweichen können. In Oberösterreich nennt der Volksmund die Schafgarbe auch »Bauchwehkraut« und weist damit auf die Anwendung bei schmerzhaften Durchfallerkrankungen hin.

Die jungen, frischen Blätter der Schafgarbe sind ein stoffwechselanregendes, leicht bitteres, aber wohlschmeckendes Gewürzkraut und eine gute Unterstützung bei Gewichtsreduktionen.

Die zarten, frühlingshaften Blätter eignen sich hervorragend für die Wildkräuterküche. In Kartoffelsalat, Soßen und Suppen, Aufstrichen, Kräuterbutter und Marinaden schmecken sie besonders fein. Als kalt angesetzter Sirup ergeben die Blüten der Schafgarbe ein erfrischendes Getränk – es schmeckt köstlich, wenn du es mit Wasser und Zitronensaft verdünnst (ähnlich dem Holunderblütensirup).

Hildegard von Bingen nutzte die Schafgarbe aufgrund ihrer desinfizierenden Wirkung zur Wundbehandlung. Man sagt, die Schafgarbe habe schon so viel Blut gesehen, dass man sie nicht mit dem Messer schneiden soll – einfach nur zupfen, das tut ihr gut.

TEM-Tipp: Die Schafgarbe frisch verwenden und nicht übermäßig erhitzen. Immer erst am Ende des Kochvorgangs ins Essen geben.

Frühlingskräutersuppe … für die Entschlackung

Frühlingskräuter wie Schafgarbe, Brennnesseln, Bärlauch, Kerbel und Brunnenkresse fein hacken sowie Schafgarbe zupfen und separat zur Seite legen. Zwiebeln fein hacken, in etwas Olivenöl glasig dünsten, mit Dinkelmehl stauben oder Kartoffeln für die Bindung zugeben und kurz anschwitzen, mit klarer Gemüsesuppe aufgießen und unter Rühren bei mittlerer Hitze 5 bis 10 Minuten köcheln lassen bzw. bis die Kartoffeln weich sind. Die gehackten Kräuter zugeben, Suppe fein pürieren und mit Sauerrahm (saure Sahne) verfeinern. Mit Salz, Pfeffer, Muskat und Zitronensaft abschmecken. Erst jetzt die Schafgarbe untermischen, mit Gänseblümchen bestreuen und sofort servieren.

Frühlingsbutter … am besten frisch

Weiche Butter mit je einer Prise Salz, Pfeffer und Zucker oder etwas Löwenzahnhonig sowie etwas Zitronenabrieb und -saft kräftig schaumig schlagen. Zarte Löwenzahnblätter- und blüten, Bärlauch und Brennnesseln fein hacken. Schafgarbe fein zupfen. Die Kräuter mit der schaumigen Butter vermischen und frisch servieren.

Tipp: Bereite immer nur jene Menge an Frühlingsbutter zu, die du auch frisch genießen kannst.

Senf … die gelben und schwarzen Kügelchen *(Sinapis alba)* △

TEM-Steckbrief	
Element	**Feuer**
Qualitäten-Mischung	warm 3–4 & trocken 3–4 gelber Senf ist etwas milder als schwarzer Senf
Geschmack	ölig, etwas säuerlich, scharf, bitter
Wirkung	erwärmend, regt die Verdauung an, reinigt das Haupt, auflösend, entzündungswidrig, beschleunigend, durchblutungsfördernd

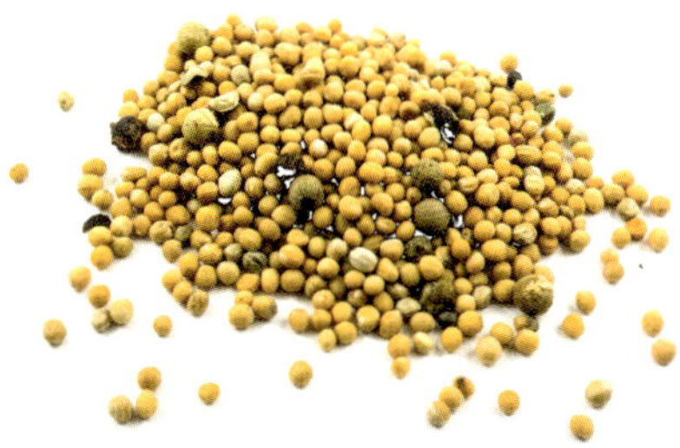

Vorsicht bei Hitze – die Senfölglykoside verflüchtigen sich rasch.

Senf und Würstel sind untrennbar miteinander verbunden. Es gibt sogar einen eigenen Würstelsenf. Der Grund für diese Kombination ist einerseits der Geschmack – Würstel und Senf passen einfach gut zusammen –, andererseits die Wirkung. Schweinefleisch hat eine befeuchtende und erweichende Wirkung. Senf bricht diese auf, er macht das fette Schweinefleisch für uns besser verdaubar, in dem er die Verdauung beschleunigt und anregt. Diese Beschleunigung erfolgt bereits über den Geruch. Der scharfe, aromatische Geruch kurbelt die Sinne an und die Verdauung startet.

Die scharf riechenden und schmeckenden Senfölglykoside sind der wertvollste Inhaltsstoff der kleinen Kügelchen, der Senfkörner. Sie entfalten ihre Wirkung erst, wenn die Körner zerkleinert werden und auf Flüssigkeit treffen. Frischer, mit Senfpulver selbst angerührter Senf ist sehr, sehr scharf. Um ihn abzumildern, kann man ihn leicht erwärmen. Dann wird er deutlich milder. Tipp: Lass den selbst gerührten Senf unbedingt zwei Wochen gekühlt ruhen, er wird dadurch harmonischer und milder im Geschmack.

Senf wird nicht nur zu Würsteln serviert, er ist auch ein klassischer Bestandteil von Salatmarinaden. Und zu eingelegten Gurken gehören fix einige Senfkörner. Gurken und Salat per se sind schwer verdaulich, sie sind kalt & feucht. Senf kurbelt wie bei Schweinefleisch auch für das kalt-feuchte Gemüse die Verdauung an.

Senf-Honig-Dressing … auf die Schnelle

4 EL Olivenöl, 2 bis 3 EL Apfelessig oder Zitronensaft, 1 EL Dijonsenf, 1 EL Honig und 1 TL Salz kräftig mischen und mit frisch gemahlenem Pfeffer abschmecken.

Tipp: Koste das Dressing immer mit einem Stück Salat. So kannst du am besten prüfen, ob dir die Kombination schmeckt oder du noch nachwürzen magst.

Thymian … krampf- und schleimlösend *(Thymus vulgaris)* △

TEM-Steckbrief	
Element	Feuer
Qualitäten-Mischung	warm 3 & trocken 3
Geschmack	aromatisch, kräftig würzig, etwas kampferartig, leicht bitter, etwas rauchig
Wirkung	wärmend auf Lunge und Verdauungssystem, beruhigend, krampflösend, appetitanregend, stärkend bei Magen- und Darmschwäche, schleimlösend, fäulniswidrig

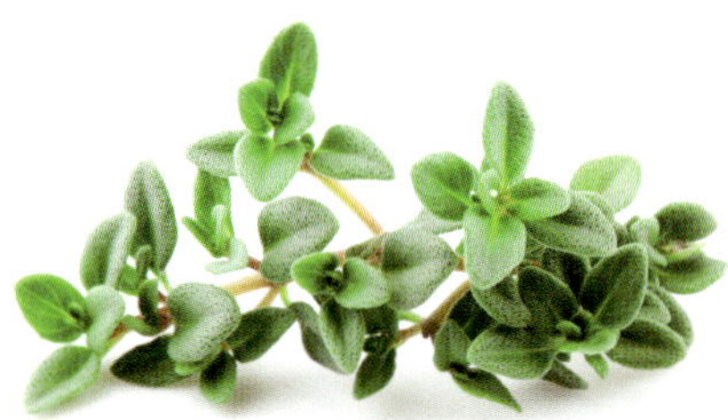

Das griechische Wort »thymus« bedeutet so viel wie Kraft, Mut, Tapferkeit und Stärke. Im antiken Griechenland legte man deswegen den Soldaten einen aus Feldthymian geflochtenen Kranz auf das Haupt, wenn sie in den Krieg zogen. Diese Stärke beschreibt auch eine alte Volksweisheit: »Die nächste Grippe kommt bestimmt, doch nicht zu dem, der Thymian nimmt.«

Thymian wirkt verdauungsfördernd und hilft bei Atemwegserkrankungen wie Bronchitis und Keuchhusten sowie bei Asthma. Das ätherische Öl Thymol führt zur Freisetzung von Serotonin und damit zur Beeinflussung der Magen-Darm-Motorik und unseres Gemütszustands. Weitere Inhaltsstoffe sind Kaffeesäure, ein sekundärer Pflanzenstoff, und Rosmarinsäure, ein Gerbstoff. Dadurch hat Thymian eine stark desinfizierende, fungizide, bakterizide, wärmende Wirkung und unterstützt vor allem bei Krankheiten, die durch Kälte verursacht werden. Seine ätherischen Öle wirken antiseptisch, schleimlösend, krampflösend, verdauungsfördernd, ent-

Für die Verwendung in der Küche wird speziell die verdauungsfördernde Wirkung von Thymian genutzt.

zündungshemmend, antibakteriell und auswurffördernd. Thymian harmoniert gut mit Fleisch, ganz besonders mit Wild und Fisch. Zu Gemüse passt Thymian ausgezeichnet in Verbindung mit Honig. Ganz fein macht er sich auch in Marmeladen und Chutneys.

Thymian entfaltet sein volles Aroma immer erst mit Hitze, deshalb gleich zu Beginn in die Speisen geben und mitkochen.

Thymian kann sowohl frisch als auch getrocknet verwendet werden. Berücksichtige, dass das Aroma des getrockneten Thymians weitaus intensiver ist als jenes des frischen Krauts.

Thymianwein ... unterstützt bei Verdauungsstörungen

3 bis 4 frische, blühende Thymianzweige in eine Flasche Weißwein stecken und drei Wochen zimmerwarm ziehen lassen. Dann die Zweige entfernen und den Wein verschlossen im Kühlschrank aufbewahren. Bei Bedarf bis zu dreimal täglich 1 bis 2 cl trinken.

Thymianhonig ... zum Braten

Der würzige Thymianhonig ist besonders fein, um Schweinefleisch süß anzubraten. Das Fleisch wird in Butter und Honig beidseitig kurz angebraten und dann bei geringer Hitze im eigenen Saft fertig gegart. Thymianhonig eignet sich aber auch, um Husten zu lindern.

Zubereitung: Klein geschnittenen Thymian in ein sauberes, trockenes Glas schichten – 3 cm pro Schicht. Darauf wird jeweils eine Schicht Honig auftragen. Alles gut vermischen und 14 Tage an einem dunklen, kühlen Ort ziehen lassen. Die Flüssigkeit obenauf abgießen, Honig durch ein Sieb filtern und in ein sauberes Schraubglas umfüllen.

Vanille … die wunderbare Orchidee *(Vanilla)*

TEM-Steckbrief	
Element	**Feuer**
Qualitäten-Mischung	schwach warm & trocken
Geschmack	süßlich, aromatisch, etwas bitter
Wirkung	belebend, herz- und nervenstärkend, appetitanregend, stärkt die Abwehr
Besondere Empfehlung	bei Melancholie

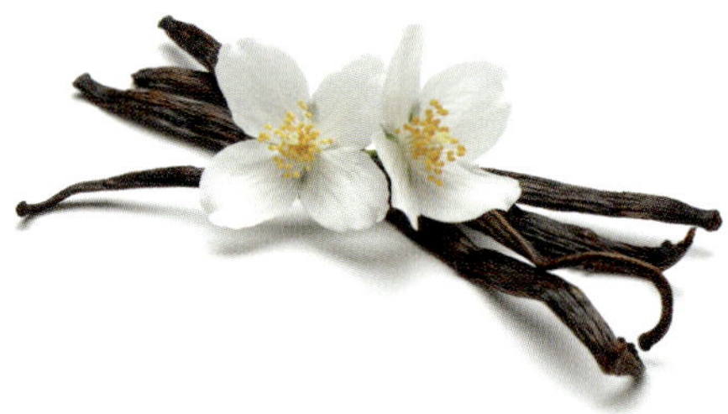

Der Geruch der Vanille – dank der ätherischen Öle – erinnert an Muttermilch. Das macht die Vanille so beliebt. Sie gibt Kraft, man fühlt sich sicher. Die kleinen feinen braunen Pünktchen dieses Gewürzes wirken abwehrstärkend und stimmungsaufhellend.

Die Vanille gehört zur Familie der Orchideengewächse. Mayas und Azteken nutzten bereits die getrockneten, fermentierten Schoten dieser wunderschönen Pflanze, die einen betörenden, fein-süßlichen Duft verströmt. Kakaogetränke und Schokolade wurden damit verfeinert.

Die spanischen Eroberer brachten das teure Gewürz nach Europa. Es wurde zum Gewürz Nummer eins für Süßspeisen. Kaum eine Mehlspeise oder ein Dessert, das ohne Vanille auskommt. Das hatte natürlich Auswirkungen auf Preis und Verfügbarkeit. Doch die Lebensmittelindustrie war erfindungsreich, sie setzte Aromastoffe statt der echten Vanille ein: das sogenannte Vanillin kam auf den Markt. Es wird sowohl natürlich als auch durch biotechnologische Methoden und technische Synthesen hergestellt. Auch die typischen Pünktchen werden mittels Hilfsstoffen zugefügt. Somit ist zum Beispiel gekauftes Vanilleeis meist nicht unbedingt mit echten Vanilleschoten zubereitet. Der Blick auf die Zutatenliste lohnt sich. Auch die Angabe »natürliches Vanillearoma« bedeutet nicht, dass echte Vanille enthalten ist.

Vanille harmoniert aber nicht nur mit Süßspeisen, sie gibt auch pikanten Gerichten ein elegantes Aroma: Semmelknödel, mit Vanille verfeinert, passen wunderbar zu Wildgerichten.

TEM-Tipp: Melancholiker können Vanille durchaus regelmäßig verwenden und von ihrer belebenden Wirkung profitieren.

Vanillezucker … ganz einfach selbst gemacht

Die teuren Vanilleschoten kann man durchaus zur Gänze verwenden. Schneide die Schote der Länge nach auf und kratze das Vanillemark heraus. Das kannst du frisch verwenden oder auch mit Zucker mischen. Schneide dann die Vanilleschote in kleine Stücke und stecke sie ebenfalls in das Zuckerglas. Die Schoten aromatisieren den Zucker zusätzlich. Wenn du einen Hochleistungsmixer besitzt, kannst du die Schoten mit dem Zucker zerkleinern. Ob so oder so – mit einer Vanilleschote kannst du in etwa 200 g Zucker ganz einfach und natürlich aromatisieren.

Verjus … der grüne Saft (auch Agrest) 🜃

TEM-Steckbrief	
Element	**Erde**
Qualitäten-Mischung	trocken 2 & kalt 1
Geschmack	sauer, leicht herb
Wirkung	kühlend, erfrischend, magenstärkend

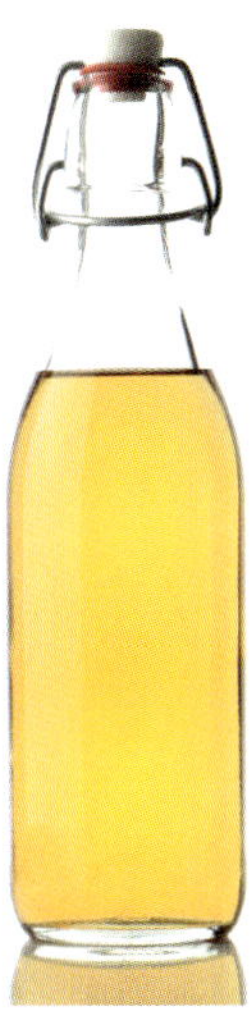

Verjus – wörtlich übersetzt aus dem Französischen: der grüne Saft – wird aus unreifen Trauben gewonnen. Die noch unreifen Trauben, meist von Weißweinsorten, werden geerntet und gepresst. Der Saft wird pasteurisiert und filtriert. Verjus kann ähnlich wie Essig genutzt werden, ist aber wesentlich milder.

Wegen seiner stärkenden Wirkung auf den Magen wurde Verjus besonders geschätzt. Hippokrates nutzte ihn als Verdauungshilfe nach dem Genuss üppiger, fettreicher Gerichte sowie zur Behandlung von Geschwüren. Agrest, wie Verjus im Mittelalter genannt wurde, verwendete man bis in die frühe Neuzeit als Säuerungs- und Würzmittel in der Küche. Er wurde aber nach und nach von der Zitrone abgelöst.

Verankert war Verjus in der Kulinarik noch etwas länger, um ein weltbekanntes anderes Würzmittel zu verfeinern: Dijonsenf – er wird mit Verjus und nicht mit Essig hergestellt.

Heute erlebt Verjus eine Art Revival. Innovative Weinbauern haben ihn wiederentdeckt und bieten ihn am Markt an. Mit Wasser verdünnt ist er ein wunderbares sommerliches Erfrischungsgetränk. Besonders junge Menschen und Menschen mit übersteigertem Feuer profitieren davon.

Wacholder … da knie ich nieder *(Juniperus)* △

TEM-Steckbrief	
Element	**Feuer**
Qualitäten-Mischung	warm 3 & trocken 1–2
Geschmack	harzig, bitter, herb
Wirkung	erwärmend, reinigend, magen- und lungenstärkend
Besondere Achtsamkeit	Verwende nur die Beeren und achte darauf, dass du kein Holz und keine Stängel in dein Essen gibst

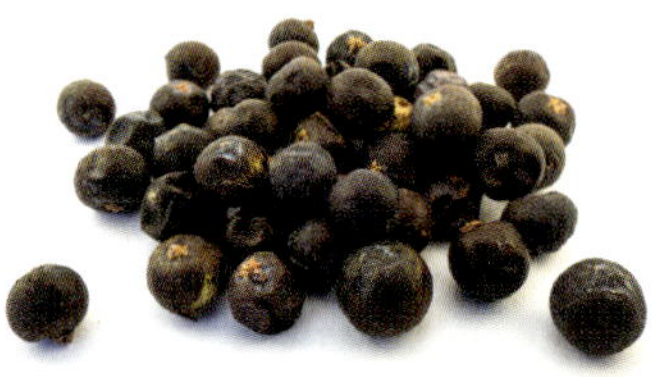

Wacholder war mir lange nur geläufig als Zutat für Wildgerichte, in Sauerkraut und als Wacholderschnaps (Gin). Die Heilwirkung von Wacholder war mir gänzlich neu. Die alte Volksweisheit »Vor dem Holunder sollst du den Hut ziehen, vor dem Wacholder in die Knie gehen« kannte ich nicht – sie zeigt, wie sehr die Heilkraft des Wacholders geschätzt wurde. Wacholder galt wie der Holunder seit jeher als wichtiger Baum oder Strauch der Hausapotheke. Die unterschiedlichsten Beschwerden wurden mit Wacholder behandelt. Neue Forschungen bestätigen, dass die Beeren starke keimtötende und abwehrsteigernde Kräfte besitzen. So sollen gekaute Wacholderbeeren vor der Ansteckung in Grippezeiten schützen.

Eine beliebte Methode, wie sie Pfarrer Kneipp empfahl, um den geschwächten Magen zu stärken, ist die Wacholderbeerenkur (siehe Kapitel »Verdauung …/Verdauungskraft: Fremdes überwinden/Magenkraft … den Tonus verbessern«). In der Küche verwende Wacholderbeeren für schwer verdauliche Speisen wie Sauerkraut, Pilze und Fleisch. Die Gerb- und Bitterstoffe der Beeren unterstützen deine Verdauung ganz besonders bei diesen Lebensmitteln.

Wacholderbeerentee … stoffwechselfördernd

Wacholderbeerentee lindert Verdauungsbeschwerden wie Aufstoßen, Sodbrennen, Völlegefühl und Blähungen. Er löst innere Verkrampfungen, durchwärmt und stärkt den Magen. Die stoffwechselfördernde Wirkung wird auch zur Unterstützung bei chronischen Hauterkrankungen, Arthritis, Gicht und rheumatischen Beschwerden genutzt. Gegenanzeigen: Sowohl bei Nierenentzündungen als auch bei Schwangerschaft sollte man auf den Tee verzichten.

Zubereitung: 1 TL Wacholderbeeren zerstoßen und mit 150 ml heißem Wasser aufgießen. 20 Minuten ziehen lassen, abseihen und schluckweise trinken.

Zimt … die feurige Rinde

(Cinnamomum ceylonicum) △

TEM-Steckbrief	
Element	**Feuer**
Qualitäten-Mischung	warm 2–3 & trocken 2–3
Geschmack	scharf, leicht süßlich
Wirkung	erwärmend, weckt die Lebensgeister, belebt die Atmung, verbessert die Verdauung, harntreibend
Besondere Achtsamkeit	in der Schwangerschaft vermeiden, Dosierung bei Kindern sehr gering halten, Allergiepotenzial

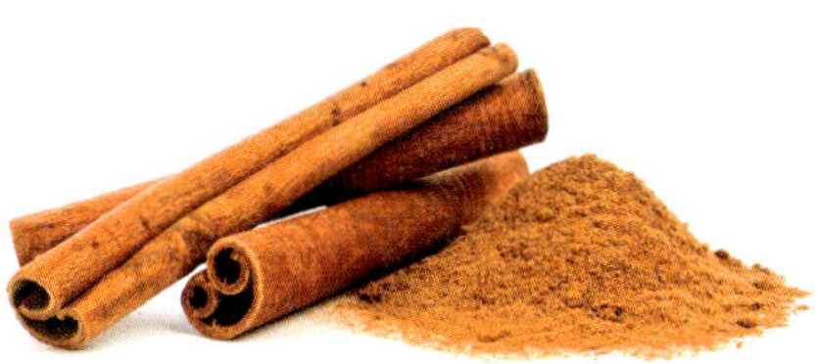

Zimt gibt es in zwei Qualitäten, den feinen Ceylon-Zimt aus Sri Lanka und den groben Cassia-Zimt aus China. Beides sind Rindengewürze. Die Rinde aus Sri Lanka ist feiner, dünner und angenehmer – aromatisch, fein und etwas süßlich im Geschmack und Geruch. Sie ist heller und feiner gemahlen als die chinesische Rinde. Cassia-Zimt ist herb und etwas bitter.

Da der Gehalt an Cumarin, einem toxischen Inhaltsstoff, in Ceylon-Zimt geringer ist, wird empfohlen, Zimt aus Sri Lanka zu verwenden.

Zimt wird wie Vanille sehr gerne in Süßspeisen verwendet. Milchreis, Joghurt, Eis, Apfelstrudel und Obstsalat kommen nicht ohne ihn aus. Speziell bei Milchprodukten ist die zerteilende, erwärmende Wirkung groß – die Phlegma-Belastung wird gemildert. Der feurige Zimt harmoniert auch mit würzigen, herzhaften Speisen. In Kombination mit Lorbeer und Kurkuma verfeinert er große Braten, wie Ente, Gans, Wild, Lamm und Kalbsbraten. Auch hier kommt die zerteilende Wirkung zum Tragen.

Glühwein und Punsch schreien geradezu nach Zimt. Die herzstärkende und reinigende Wirkung auf die Lunge wird unterstützt. Zimt behutsam eingesetzt, öffnet und wärmt die Leber und fördert ihre Leistung.

Lebkuchengewürz … für süß und pikant

Zimt harmoniert besonders mit Gewürznelken, Kardamom, Ingwer, Piment, Vanille und Muskat bzw. Macis. Alle diese Gewürze mit etwas Rohrohrzucker mörsern oder pulverisieren. Dieses Lebkuchengewürz verfeinert Lebkuchen, klar, aber auch Eintöpfen, Gulasch und deinem Frühstücksgetreide gibt es eine individuelle Note.

Zitrone … bitter und sauer *(Citrus limon)* ▽ △

TEM-Steckbrief	Fruchtfleisch	Schale und Kerne
Element	**Wasser**	**Feuer**
Qualitäten-Mischung	kalt 3 & feucht 2	warm 3 & trocken 2
Geschmack	sauer	bitter, aromatisch
Wirkung	kühlend, zerteilend, belebend, blähungswidrig	

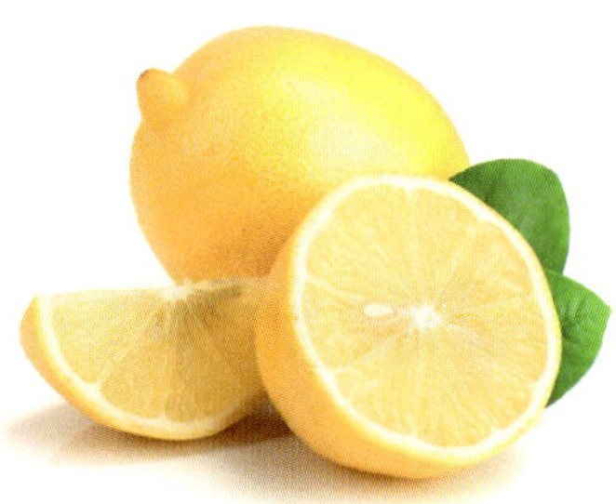

Knallgelb und erfrischend ist die Zitrone. Der herrlich saure Saft ist ein optimaler Durstlöscher – Soda-Zitrone (frisch gepresster Zitronensaft mit Sodawasser verdünnt) ist ein klassisches Sommergetränk. Wenn einen die Hitze ermüden lässt, ist man nach diesem Getränk plötzlich wieder wach und unternehmungslustig.

Der saure Geschmack der Zitrone verjüngt in vielerlei Hinsicht: Er verbessert den Eiweißstoffwechsel und hilft uns, Eisen und Kalzium besser aufzunehmen. Der Magen wird kräftiger, und auch die Augen profitieren. Der Stress lässt nach. Zitronen sind ähnlich genial wie Äpfel.

Frische Zitronen sollten in der Sommerküche nie fehlen. Ein Spritzer frisch gepresster Saft rundet viele Gerichte ab. Suppen, Salate und Fleischgerichte werden damit veredelt.

Nicht zu vergessen die aromatische Schale – nur bio, versteht sich. Die ätherischen Öle der fein abgeriebenen Schale geben vielen Gerichten den speziellen Kick – ihr bitterer Geschmack erwärmt und belebt das Blut.

Grill-Zitronen ... wunderbar vom offenen Feuer

Eine saftige Zitrone halbieren und mit etwas Öl – besonders schmackhaft ist Knoblauchöl – einpinseln und leicht salzen. Dann mit der Schnittseite nach unten auf den Grill legen und karamellisieren. Die Zitronenhälften rechtzeitig vom Feuer nehmen, damit sie nicht schwarz werden. Das unvergleichliche Aroma verfeinert sowohl Gemüse als auch Fisch und Fleisch wunderbar.

Zitronenmelisse … honigsüß und würzig *(Melissa officinalis)* △

TEM-Steckbrief	
Element	**Feuer**
Qualitäten-Mischung	warm 2 & trocken 1–2
Geschmack	feiner, angenehmer zitronenähnlicher Duft, würziger Geschmack
Wirkung	virushemmend, bakterizid, nervenstärkend, krampfstillend, lindert Kopf- und Halsschmerzen, ausgleichend, harmonisierend, erfrischend, stimmungsaufhellend, kühlend, stärkt Herz, Hirn und Magen

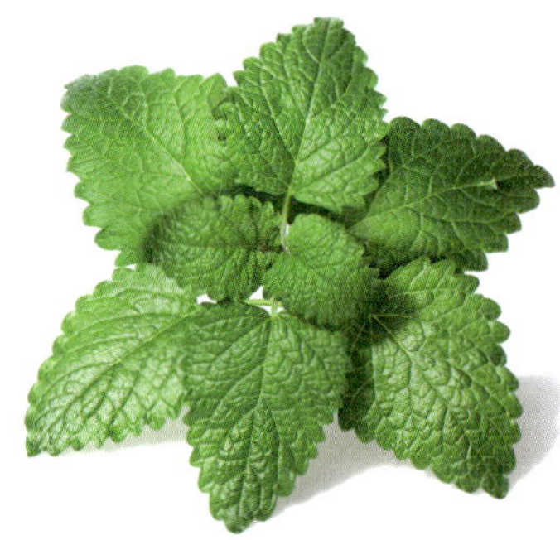

Die Melisse wird auch Zitronenmelisse genannt, weil die herzförmigen Blätter beim Zerreiben nach Zitrone duften. Der Name »Melisse« stammt von »meli« ab, dem griechischen Wort für Honig. Und das kommt nicht von ungefähr: Die Melisse ist seit Urzeiten eine beliebte Bienenfutterpflanze und wird von Imkern auch gern in der Nähe des Bienenstocks gepflanzt. Eigentlich sollte in jedem Garten Melisse als Bienenpflanze wachsen – findest du nicht auch?

Doch die Melisse nährt nicht nur die Bienen. Sie wirkt nervenstärkend, schlaffördernd, regt Leber und Galle an, wirkt entkrampfend, verdauungsfördernd und blähungstreibend.

Die zitronig duftenden, bittersüß schmeckenden Melissenblätter sind als Küchengewürz bestens geeignet: für Süßspeisen, Gemüse, Fisch, aber auch als Sirup und für aromatisiertes Wasser.

Die Zitronenmelisse findet überall dort Verwendung, wo auch Zitronen oder Zitronenschalen gefragt sind, etwa in Desserts, Obstsalaten, Bowlen und anderen erfrischenden Sommergetränken. Sie verleiht jedem Salat ein frisches Aroma. Das Aroma ist allerdings recht fragil, daher sollten die Blätter keinesfalls mit gegart werden.

Salat mit Kräutersoße … herrlich kühlend an heißen Tagen

Kopfsalat säubern und klein schneiden. Kräutersoße aus Sauerrahm, etwas Schlagobers (Sahne) und gehackten Kräutern – Zitronenmelisse, Petersilie und Schnittlauch – verrühren. Mit Salz, Pfeffer, etwas Zitronensaft und einer Prise Rohrohrzucker würzen. Die Soße mit dem Salat vermischen und vor dem Verzehr noch ziehen lassen.

»Kostbarer als Gold und bei der Abendtafel genießen, denn sie macht anmutige Träume.« (Paracelsus)

Zucker ... aus Rohr und Rübe 🜁 🜂

TEM-Steckbrief	Rohrzucker	Rübenzucker
Element	**Luft**	**Feuer**
Qualitäten-Mischung	feucht 1 & warm 1	warm 1–2 & trocken 1–2
Geschmack	süß	
Wirkung	nährend, befeuchtend, erwärmend, einhüllend, erweichend	
Besondere Achtsamkeit	Zucker als Gewürz betrachten	

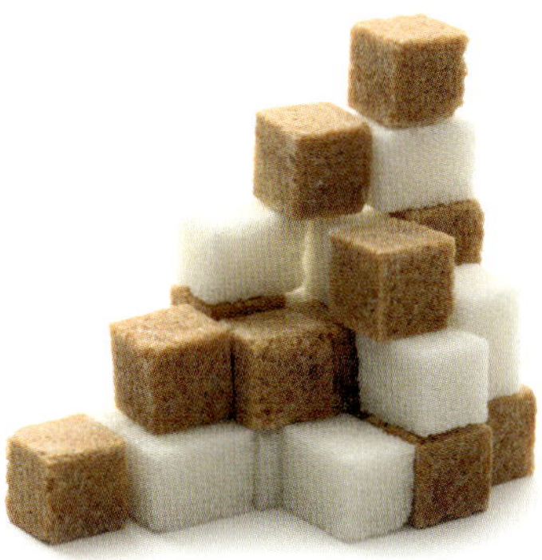

Zucker mag auf den ersten Blick den süßen Geschmack repräsentieren. Doch das Bild trügt. Der süße Geschmack ist wesentlich diffiziler: Gemüse, Fleisch, Getreide, Milchprodukte und Muttermilch sind süß. Der weiße Haushaltszucker – Rübenzucker –, wie wir ihn heute kennen, kam erst im 18. Jahrhundert auf.

Heutzutage durch Zucker aufbereitete Speisen und Süßigkeiten sind viel zu süß und sorgen für die Überfeuchtung der Gewebe, sie reizen und überhitzen den Organismus. Übergewicht und andere sogenannte Zivilisationskrankheiten entstehen.

Dennoch ist Zucker, wenn man ihn als »Gewürz« betrachtet, auch nützlich, um zu temperieren. In der TEM greifen wir vorwiegend auf Rohrohrzucker zurück. Mit einem einfachen Hintergrund: Rohrohrzucker hat eine etwas verträglichere Qualitäten-Mischung und ist dem menschlichen Organismus vertrauter und länger bekannt.

Zucker als Gewürz ist besonders für Ältere sowie für Menschen, die sich von Krankheiten erholen, und für Melancholiker günstig.

Getränke, durststillend und befeuchtend

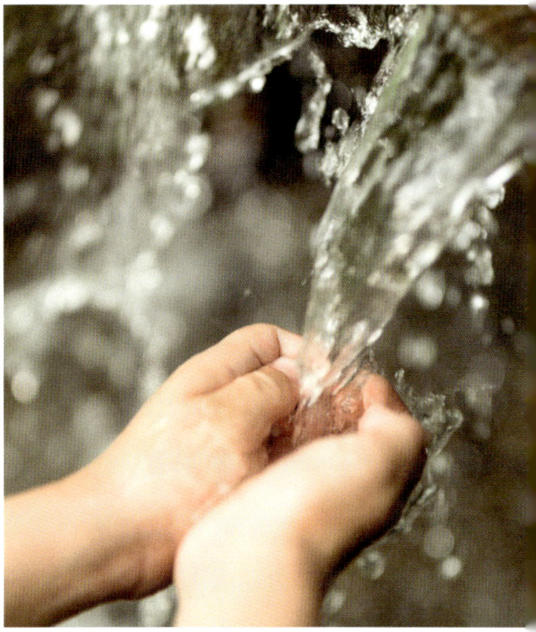

Unser Körper besteht zu einem Großteil aus Wasser. Je älter wir werden, umso geringer wird unsere eingeborene Feuchte. Von Jahr zu Jahr trocknen wir mehr aus. Eine regelmäßige und ausreichende Flüssigkeitszufuhr ist lebensnotwendig und hilft sowohl Körper als auch Geist, reibungslos zu funktionieren.

Für die ideale Flüssigkeitsmenge gibt es eine Kenngröße: 20 bis 45 ml je Kilogramm Körpergewicht sollte ein Erwachsener pro Tag trinken. Bei einer 70 Kilo schweren Person sind das 1400 bis 3150 ml. Doch diese Kenngröße hat eine breite Varianz: Klima, Temperatur, Alter, allgemeiner Gesundheitszustand (Fieber, Erkrankung des Magen-Darm-Drakts etc.), aber auch körperliche Betätigung, Luftfeuchtigkeit, erhöhter Proteinumsatz und viele weitere Faktoren beeinflussen den Flüssigkeitsbedarf wesentlich.

Trinkwasser bedeutet für unseren Organismus: ein besseres Kühlsystem, Transportmittel für Klär- und Nährstrom, Bau- und Funktionsstoff und Lösungsmittel. Unser Gehirn besteht zu 75 Prozent aus Wasser. Wasser, das über Harn, Kot und Atmung ausgeschieden wird. Umso wichtiger ist es, Flüssigkeit regelmäßig zuzuführen.

Zu den wichtigsten Getränken zählt Wasser. Geschichtlich gesehen war nicht immer und überall frisches, sauberes Wasser verfügbar. Nicht jeder hatte einen sauberen Brunnen. Daher waren viele Jahre auch leichter Wein, Bier und Essiggetränke an der Tagesordnung. Heute sind neben Wasser stark verdünnte Getränke eine Option, weiters Tee, Molke und auch alkoholische Getränke wie Wein und Bier.

Befeuchtende Getränke sollten nicht unbedingt zu den Mahlzeiten getrunken werden. Wenn du gelernt hast, suppig und saftig zu essen, verdünnen Wasser & Co. deinen Speisebrei und machen ihn dadurch schwerer verdaulich. Trinke bewusst außerhalb der Essenszeiten und baue deine nötige Flüssigkeitsmenge in kleiner Dosierung rund um die Mahlzeiten ein.

Wenn du austrocknest, bemerkst du das nicht gleich. Doch Flüssigkeitsverlust macht sich nachhaltig bemerkbar. Drastisch beschrieben: Du hast Gusto auf Süßes – Durst wird oft als Hunger wahrgenommen. Dann folgen Müdigkeit, Kopfschmerzen, dein Puls ist erhöht, du empfindest Schwindel, deine Haut verliert an Elastizität, du bist verwirrt, deine Zunge schwillt an, Krämpfe entstehen.

Vergiss nicht: Getränke sind neben fester Nahrung, Luftnahrung und Bewegung eine wesentliche Energiequelle der TEM-Diätetik.

Schlussendlich tritt der Tod ein – man spricht von Verdursten. Nun, so weit muss es nicht kommen, und so schnell verdurstet man nicht.

Und wenn es manchmal schwierig erscheinen mag, über den Tag verteilt genügend zu trinken – ein Trinkplan unterstützt dich. Auch ein Krug Wasser, der parat steht, hilft. Teile deinen Flüssigkeitsbedarf auf 6 bis 8 Teile auf und setz dir ein Zeichen. So kannst du zu unterschiedlichen Zeiten jeweils 200 bis 250 ml trinken und trocknest nicht aus.Auch deine Nahrung unterstützt deinen Flüssigkeitshaushalt. Suppen, Eintöpfe und Schmorgerichte sind trockenen Speisen vorzuziehen, damit du es dir und deinem Feuchtesystem einfacher machst.

Met ... süßer Honigwein △

TEM-Steckbrief	
Element	**Feuer**
Qualitäten-Mischung	warm & trocken
Geschmack	süß bis säuerlich, herb und gewürzhaft
Wirkung	schleimlösend, stärkend, nervenstärkend, aufbauend, reinigend

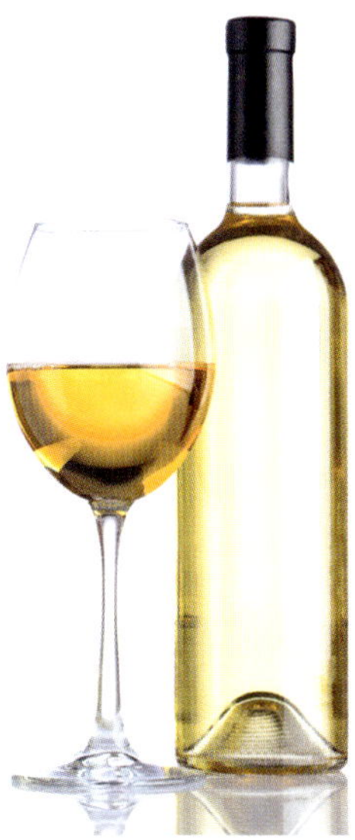

Met ist wesentlich älter als Wein und entstand ebenso spontan. Der süße Honigwein »passierte« einfach. Honig wurde bereits bei den Ägyptern und im alten Griechenland als Konservierungsmittel für leicht verderbliche Nahrungsmittel verwendet. Wenn diese an einem feuchten Ort gelagert wurden oder der Honig selbst feucht war, gärte es. Met entstand. Auch heute wird Met in manchen Haushalten selbst vergoren, mittels spontaner Fermentation oder mit Starterkulturen. Gern werden auch verschiedene Gewürze, Früchte und Apfelsaft zugegeben oder anstelle des Wassers benutzt. Der ursprüngliche Met entstand mittels spontaner Gärung.

Getrunken wird Met sowohl heiß als auch kalt. Met war Göttergabe und Alltagsgetränk. Wasser hatte oftmals eine schlechte Qualität und war verunreinigt. Stattdessen wurden Met, Bier oder Wein getrunken. Da Met in der Herstellung allerdings aufwendiger war als Bier, wurde er durch das Hopfengetränk verdrängt und geriet etwas in Vergessenheit.

Molke … das Käsewasser

TEM-Steckbrief	Süßmolke	Sauermolke
Element	Wasser	Erde
Qualitäten-Mischung	kalt 1 & feucht 1	trocken 1 & kalt 1
Geschmack	leicht süßlich, leicht säuerlich	
Wirkung	kühlend, beruhigend, darmöffnend	

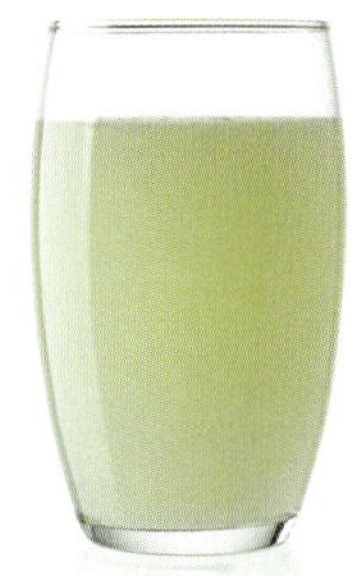

Je nach Art des Käses ergibt sich als Abfallprodukt Süß- oder Sauermolke. Süßmolke entsteht beim Käsebruch von Lab-Käse. Sauermolke entsteht bei Frischkäse oder Topfen (Quark), die durch Bakterien angesäuert wurden.

Die kühlende Molke ist geschmacklich kein großes Highlight. In Verbindung mit Früchten kann man damit allerdings köstliche Drinks und Nachspeisen zaubern. Molke mit etwas Honig und einigen Früchten püriert, schmeckt wunderbar, erfrischt und nährt. Sie ist im Gegensatz zu handelsüblichen Molkegetränken keine Zuckerbombe.

Wasser … dein Lebensquell

TEM-Steckbrief	
Element	Wasser
Qualitäten-Mischung	kalt & feucht
Geschmack	wässrig
Wirkung	kühlend, befeuchtend, reinigend

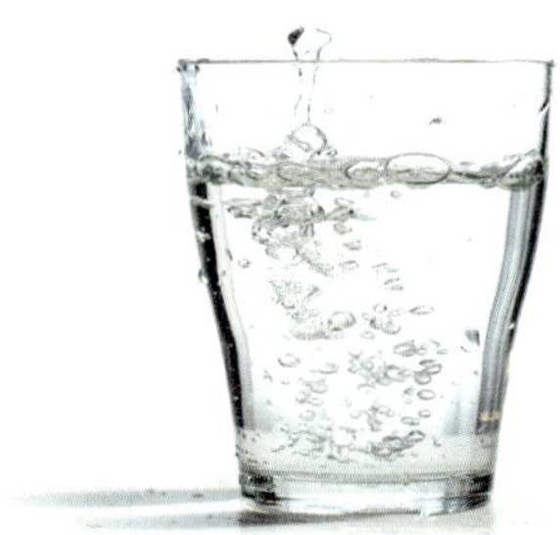

Wir leben, speziell in Mitteleuropa, in einer wundervollen Gegend mit jederzeit verfügbarem sauberem Wasser. Es ist für uns jeden Tag eine Selbstverständlichkeit, einfach den Wasserhahn aufzudrehen und Trinkwasser zu genießen. Ja, einfach wunderbar!

Die Trinktemperatur ist oft entscheidend für unser Wohlbefinden. Zu kaltes Wasser erkältet Magen und Herz, behindert die

Milz und kann zu lokalen entzündlichen Reaktionen führen. Meist wird zu wenig getrunken, doch manche Menschen neigen auch zur Übertreibung – ein Übermaß an Wasser wirkt erschlaffend und dämpft die Chole, Wärme und Dynamik schwinden. Beachte dies bei den Mahlzeiten und dämpfe deine Verdauungskraft nicht durch übermäßiges Trinken während der Mahlzeiten.

Wasser kann auch »energetisiert« werden: Sogenanntes »süßes Wasser« ist nichts anderes als ganz normales Leitungswasser, das 20 bis 30 Minuten gekocht wird. Dieses Wasser trinkst du entweder kalt oder warm über den Tag verteilt.

Wein … ein Genussgetränk △

TEM-Steckbrief	
Element	Feuer
Qualitäten-Mischung	meist warm & trocken, je nach Sorte mit unterschiedlichen Ausprägungen
Geschmack	süß bis säuerlich, herb und gewürzhaft
Wirkung	verbessert die Durchfeuchtung, erfreut, stärkt, erwärmt, harntreibend, belebt die Lebenskraft
Besondere Achtsamkeit	Erwachsene maximal 1/8 bis 1/4 l pro Tag – 2 bis 3 Mal die Woche

Nach Wasser ist Wein das natürlichste Getränk – fermentierte Weintrauben. Keine Frage, Wasser sollte stets die Nummer eins als Flüssignahrung sein, denn Wein zählt zu den alkoholischen Genussmitteln. Zu viel Alkohol sorgt für eine Überbeanspruchung der Leber, und nicht nur das. Bordeaux (Rotwein) hingegen – in Maßen – soll die Leber stärken und erwärmen. Bei großen Alkoholmengen kann die Leber, unser zentrales Entgiftungsorgan, rasch überfordert werden, der Stoffwechsel wird blockiert.

In gemäßigten Mengen fördert Wein den Assimilationsprozess, zähes Phlegma wird zerteilt, überschüssige Feuchte ausgetrieben und trockenes Gewebe besser durchfeuchtet.

Die griechischen Philosophen schworen auf ein Glas Wein, es fördere das vernetzte Denken – nun ja, man philosophierte eben.

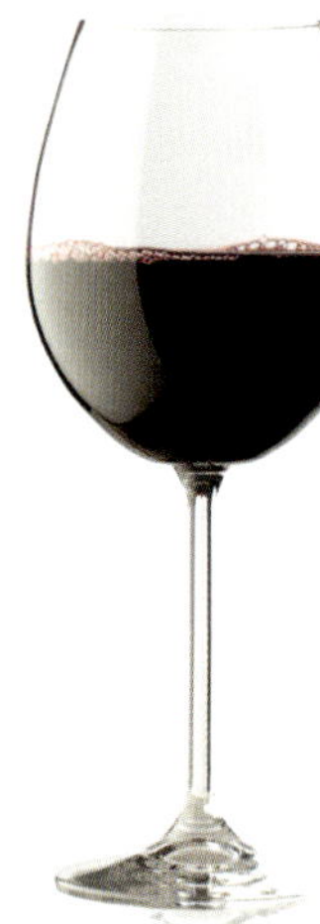

In der TEM wird neben Rotwein der Sylvaner besonders geschätzt. Der Sylvaner (oder auch Silvaner) ist eine autochthone österreichische Weißweinsorte, die ihre größte Verbreitung allerdings in Deutschland findet. Speziell im Frankenland ist sie sehr beliebt und wird in der sogenannten Bocksbeutelflasche abgefüllt. Die Silvanertraube bringt bei guter Reife und nicht zu hohem Ertrag harmonische Weine mit feiner Säure und zarter Blume hervor.

Wein findet in der TEM auch Anwendung als Heilmittel. Speziell Kräuter, die positiv auf die Lunge wirken, wie zum Beispiel Lungenkraut, werden in Wein angesetzt, um ihre Wirkung zu entfalten.

»Der Wein ist ein Ding, in wunderbarer Weise für den Menschen geeignet, vorausgesetzt, dass er bei guter und schlechter Gesundheit sinnvoll und in rechtem Maße verwandt wird.« (Hippokrates)

Hypocras ... kalter Glühwein für den Choleriker

Der stark gesüßte Gewürzwein »Hypocras« hat eine lange Tradition, er wurde schon im Mittelalter gern getrunken und auch als Arznei angesehen. Sein Name leitet sich vom hochgeschätzten griechischen Arzt Hippokrates ab.

Zubereitung: 750 ml roten Burgunder lässt man mit folgenden Zutaten drei Stunden lang ziehen: 30 g Zimtstangen, 60 g Ingwerwurzelscheiben, 2 EL Rosenwasser und 400 g Rohrohrzucker. Nach Wunsch gibt man 8 Gewürznelken und 8 Kardamomkapseln dazu. Nicht erhitzen! Die Gewürze schließlich abseihen und den Wein kalt trinken.

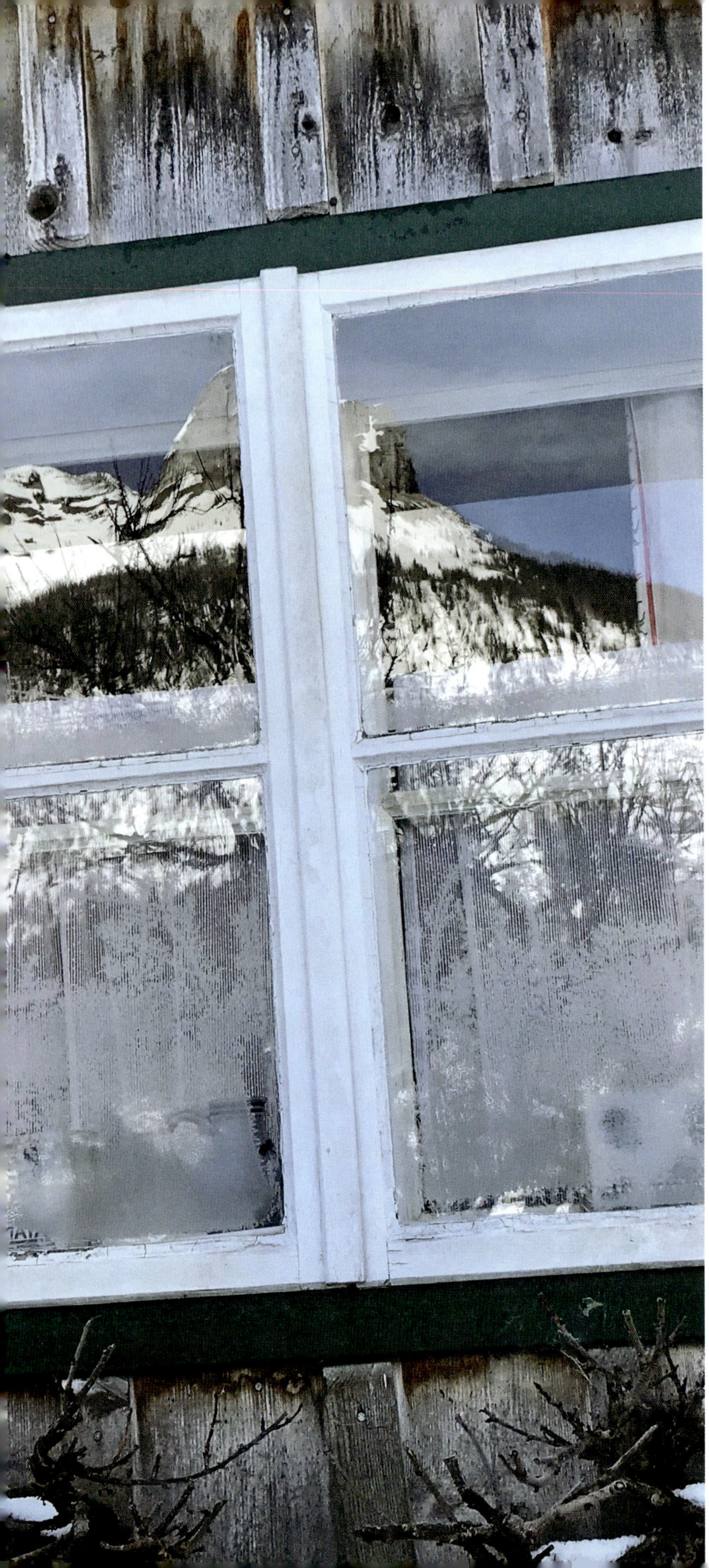
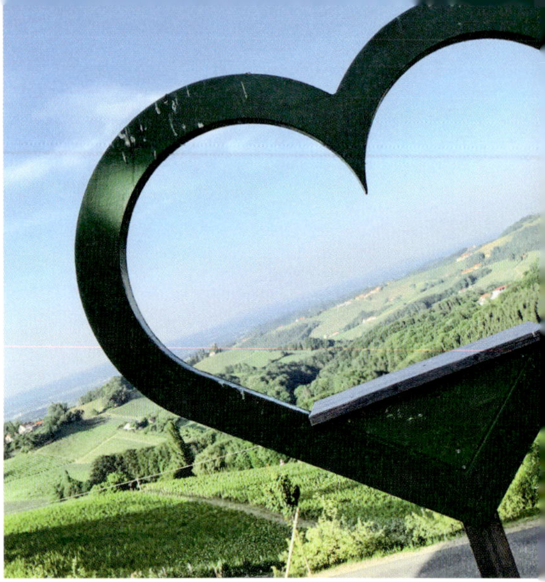
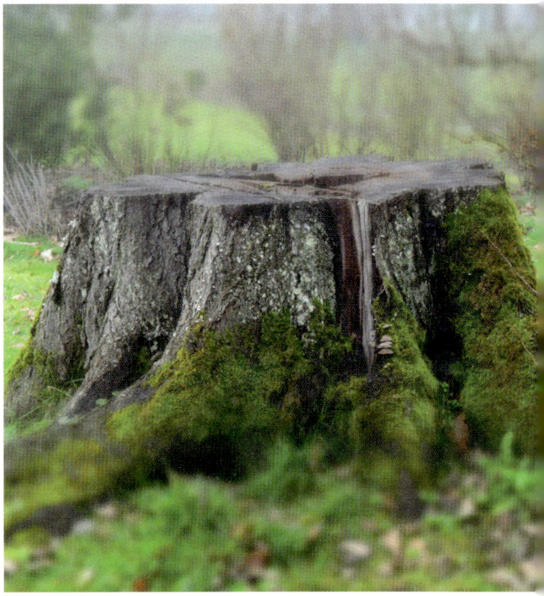
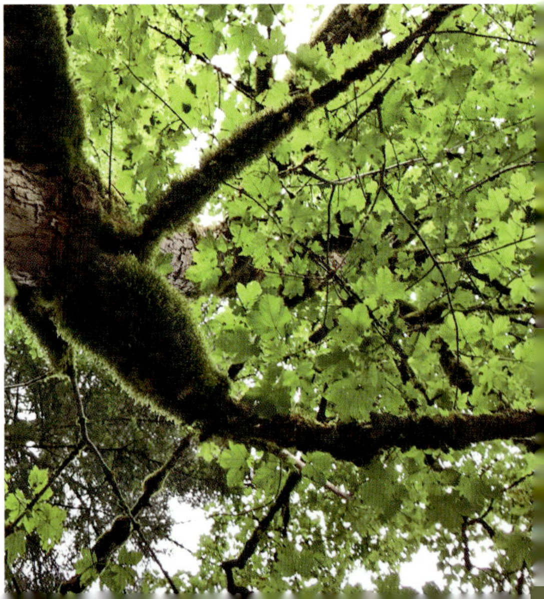

Fragen … und TEMperamentvolle Antworten

Du willst auf die Schnelle wissen, welches der vier Temperamente dir am nächsten kommt? Was du bist? Wie du bist? Nun, das ist natürlich interessant zu wissen. Ich habe hier einen kurzen Test für dich, um das festzustellen. Er ist letztlich aber doch nur eine Momentaufnahme. Also, sei dabei, für das ganz spontane Ausfüllen ist immer Zeit.

Du findest hier 13 Fragen zu deinem Körpergefühl, deiner Lebenssituation, deinem Lebensstil und deinen Gewohnheiten. Setze ganz spontan und intuitiv bei jener Antwort ein Kreuz, die am ehesten für dich passt.

Zögere nicht lange. Lies jeweils alle vier Antwortmöglichkeiten durch und mach dann rasch ein Kreuz dazu. Die erste Intuition ist die beste. Im Zweifelsfall setze zwei Kreuze.

Denk daran, ganz spontan zu entscheiden. Nimm einen Stift zur Hand. Und nun? Bist du bereit? Fertig, los!

1. Dein Körperbau … wie sieht er aus?

Eine eher kurvige Silhouette. Runde und weiche Formen.	**P**
Ich bin schlank, etwas hager. Meine Sehnen sind stark sichtbar. Ansonsten wirke ich eher zierlich und grazil.	**M**
Eher drahtig, sportlich. Sowohl Muskeln als auch Knochen zeichnen sich klar ab.	**E**
Einfach normal, würde ich behaupten – keine Ausreißer. Mein Körperbau ist ausgewogen und gut proportioniert.	**T**

2. Dein Hautbild … wie würdest du es beschreiben?

Gräulich, durchscheinend. Ich neige zu Schuppen und Hautflechten.	**M**
Im Gesicht hin und wieder fleckig und mit roten Flächen.	**E**
Es gibt kaum Auffälligkeiten. Meine Haut schimmert rosa und ist ebenmäßig. Im Sommer ist sie leicht gebräunt.	**T**
Von überall etwas. Sowohl trocken als auch fettig. Eher blass.	**P**

3. Deine Schleimhäute – Augen, Nase, Mund … wie fühlen sie sich an?

Meist warm und vorwiegend trocken. Hin und wieder entzündet und gereizt.	**E**
Gut umspült und angenehm warm.	**T**
Feucht, aber etwas zähflüssig, schleimig und meist kalt.	**P**
Recht empfindlich. Oft trocken und kalt.	**M**

4. Deine Hände und Füße … wie fühlen sie sich an?

Feucht und warm	**T**
Trocken und kalt	**M**
Feucht und kalt	**P**
Trocken und warm	**E**

5. Deine Problemstellungen … welche gesundheitlichen Themen beschäftigen dich?

Entzündungen, hoher Blutdruck, unausgeglichener Säure-Basen-Haushalt, Stress, nervlich überreizt.	**E**
Kaum Beschwerden. Wenn, dann kurz und heftig. Aber schnell vorbei.	**T**
Niedriger Blutdruck, Lymphstau – Wasser in den Beinen und Händen. Schwellungen sind nur schwer abzutransportieren. Krankheiten benötigen lange, bis sie geheilt sind.	**P**
Depressive Verstimmung, Krankheiten setzen sich fest und entwickeln sich zu einem chronischen Krankheitsbild.	**M**

6. Dein Sport … welchen würdest du gerne ausüben bzw. übst du deinen Lieblingssport schon aus?

Alles was Spaß macht und spielerisch ist, zum Beispiel tanzen, Ballspiele, kurze Morgenläufe im Wald.	**T**
Alles was auch hübsch anzusehen ist, zum Beispiel Ballett, Bogenschießen, fechten, klassischer Tanz.	**M**
Nur nicht übertreiben, zum Beispiel wandern, spazierengehen, Rad fahren, schwimmen.	**P**
Ich will mich mit anderen messen und gewinnen bzw. mich immer wieder prüfen. Ich bin begeistert von Wettkämpfen, zum Beispiel Biathlon, Triathlon, Tanztraining, Athletik, Marathon, Klettern, Bergsteigen, Reitsport.	**E**

7. Dein Klima … wo fühlst du dich am wohlsten?

Es darf schon kalt sein. Kälte macht mir nichts aus.	**E**
Angenehm warm, so habe ich es am liebsten.	**P**
Gemäßigt, nicht zu warm und nicht zu kalt.	**T**
Hitze macht mir nichts aus, warmes Klima gefällt mir am besten.	**M**

8. Deine Lieblingsjahreszeit … welche präferierst du?

Frühling	**T**
Sommer	**E**
Herbst	**M**
Winter	**P**

9. Dein Lieblingsessen … was sagt dir am ehesten zu?

Ich habe kein bestimmtes Lieblingsessen, es gibt so vieles, was mir schmeckt.	**T**
Da bin ich überfragt, ich mach mir über Essen kaum Gedanken, es wird sich schon was finden.	**M**
Oh, Süßes, das ist genau meins. Und Fleisch, das darf durchaus etwas fetter sein.	**P**
Also, bei Gegrilltem oder Frittiertem kann ich nicht widerstehen.	**E**

10. Dein Appetit … wie steht es um ihn?

Appetit habe ich immer, und ich bin leicht zu verführen. Wenn es zu den geplanten Essenszeiten keine Mahlzeit gibt, stört mich das sehr.	**P**
Ganz unregelmäßig, ich kann auch schon mal Mahlzeiten auslassen. Hin und wieder neige ich zu Heißhungerattacken.	**E**
Genuss steht für mich an erster Stelle.	**T**
Ich bin eher appetitlos. Ich esse unregelmäßig. Essen ist für mich bloß Energieaufnahme.	**M**

11. Dein Schlaf … wie geht es dir damit?

Ich neige zu Nachtschweiß und werde dadurch öfters wach.	**E**
Ich liege oft lange wach und schlafe dann unruhig.	**M**
Kein Problem. Ich schlafe überall, ob im Flugzeug, im Auto, tags oder nachts. Wenn ich müde bin, schlafe ich, am besten allerdings, wenn ich auf dem Bauch liege.	**P**
Mein Schlaf ist erholsam und regelmäßig.	**T**

12. Deine Verdauung … sei ehrlich!

Schwierig, oft unter Krämpfen und großer Anstrengung.	**E**
Selten, eher trocken. Ich neige zu Blähungen.	**M**
Regelmäßig und viel. Hin und wieder mit schleimigen Spuren.	**P**
Unproblematisch und regelmäßig.	**T**

13. Dein Sternzeichen … das weißt du bestimmt!

Widder, Zwilling, Stier	**T**
Schütze, Skorpion, Waage	**M**
Krebs, Jungfrau, Löwe	**E**
Fisch, Steinbock, Wassermann	**P**

Gut, du hast also mitgemacht. Und nun: Zähle die Kreuze, die du bei den jeweiligen Buchstaben gemacht hast und setze diese Zahlen im folgenden Buchstabenfeld ein.

T ....
E ....
M ....
P ....

Wie oft hast du welchen Buchstaben angekreuzt? Bei jenem Buchstaben, bei dem du die meisten Kreuze gesetzt hast, liegt der Schwerpunkt deines Temperaments. (Die Auflösung findest du auf der nächsten Seite.)

Sei dir bewusst, dass es sich bei diesem Test nur um eine Momentaufnahme handelt – Fragebögen sind immer eine Auswertung des Augenblicks. Sie werden jeweils in einer bestimmten Lebenssituation und Stimmung ausgefüllt, die es zu berücksichtigen gilt. Kein Test dieser Art sagt dir mit hundertprozentiger Sicherheit, welches Grundtemperament du hast.

Dieser Test soll dir eine Tendenz aufzeigen – sofern du intuitiv und ehrlich geantwortet hast. Spannend sind solche Tests allemal, daher gibt es ihn auch hier.

Bei groben gesundheitlichen Unklarheiten oder Symptomen und im Erkrankungsfall ist eine Komplettanamnese bei einem TEM-Arzt deines Vertrauens sinnvoll und angebracht.

Das war's noch nicht …
bleiben wir in Kontakt

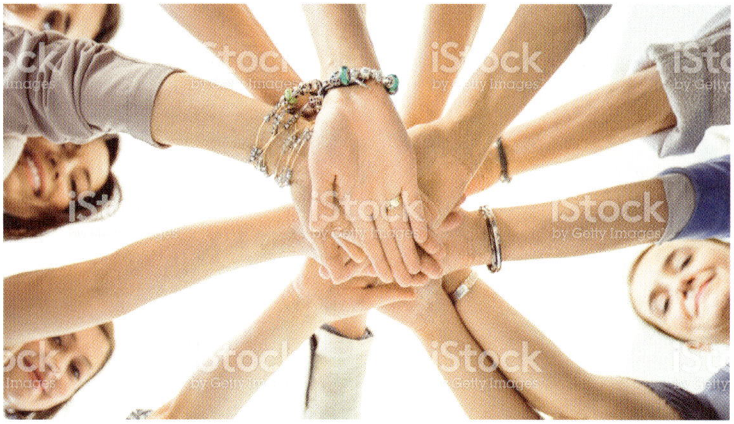

Dieses Buch bietet dir einen Überblick und einen Einstieg in die Diätetik der Traditionellen Europäischen Medizin (TEM). Auf manchen Seiten war deine Reaktion möglicherweise: »Ja, eh klar!« Vieles mag dir aber neu erscheinen und manches hat dich bestimmt auch zum Nachdenken angeregt. Nun, damit soll es nicht aufhören. Es gibt so viel mehr! Wäre doch schade, es dabei zu belassen.

Wenn dich weitere Themengebiete rund um die Ernährung der TEM interessieren, es Bereiche gibt, die du intensiver erforschen möchtest, oder sich Fragen ergeben haben, so sollen diese nicht unbeantwortet bleiben. Daher meine Einladung an dich: Melde dich bei »temperamentvoll essen« an. Gemeinsam lässt sich vieles leichter bewältigen.

Ich freue mich, mit dir in Kontakt zu bleiben!
Michaela Hauptmann

Auf meiner Homepage ***www.michaelahauptmann.com*** findest du deinen Zugang. Melde dich zum Newsletter an oder werde Teil der TEM-Gemeinschaft.
Deine Zugangsdaten lauten: temperamentvoll essen

Hier die Auflösung zum Fragebogen im vorigen Kapitel:
T = Sanguiniker
E = Choleriker
M = Melancholiker
P = Phlegmatiker

Danke … es kommt von Herzen

Ein herzliches Dankeschön ans Leben! Ein Leben, das verstrickte Wege geht. Nie hätte ich gedacht, ein Buch zu schreiben. Jene, die mich kennen, werden sich Ähnliches denken. Und nun ist es doch passiert. Mit der allergrößten Unterstützung von Robert, die man sich nur vorstellen kann! Von Herzen Danke! Er hatte viel »Freizeit«: Obwohl ich da war, war ich nicht da. Ja, so ist das: Man schreibt und schreibt und schreibt. Und dann liest man, recherchiert und schreibt wieder. Ja, und gelesen hat Robert auch, immer wieder und immer wieder <3.

Große Unterstützung fand ich auch durch zwei lieb gewonnene Wegbegleiterinnen. Zwei richtig gute Freundinnen: Maria Haslehner und Elisabeth Kainz-Eisenberger. Beide sind TEM-Ernährungsexpertinnen, und mit ihrer Begleitung ist dieses Buch entstanden. Wir haben diskutiert, sie haben gelesen, wir haben Bücher und Unterlagen ausgetauscht – einige Tipps haben ganz eindeutig Grazer und Linzer Wurzeln. Und dann haben die beiden wieder gelesen und korrigiert. Und dann haben wir wieder diskutiert … So ging es den ganzen Sommer und Herbst über. Ein herzliches Danke euch beiden für eure unglaubliche Unterstützung, eure Geduld und eure Expertise. Ohne euch wäre dieses Buch nicht so, wie es ist.

Ja, und dann sind da noch zwei liebe Freundinnen, die sich des Manuskripts angenommen haben: Maria und Ilse. Mein herzliches Dankeschön, dass ihr euch das angetan habt :), weit vor dem Lektorat. An dieser Stelle gilt mein Dank auch Sabine Thöne und dem Ennsthaler Verlag – ein feines Familienunternehmen –, die mit viel Geduld meine Ideen umsetzten.

Ein großes Geschenk war es, dass mir vor einigen Jahren die Ausbildung zur TEM-Ernährungsexpertin quasi über den Weg gelaufen ist. TEM-Experte Arnold Mayer hat damit einen unglaublichen Grundstein gelegt. Sein fundiertes Wissen hat mich von Beginn an fasziniert und gefesselt. Ich hoffe, dass ich diese Begeisterung weitertragen kann.

Ja, so ein Buch entsteht nicht einfach so. Ich habe großen Respekt vor den Autoren dieser Welt. Ich hatte großes Glück und erhielt die Möglichkeit, dieses Buch zu schreiben. Dafür bin ich dankbar. Es gab wirklich viele, die mich auf meinem Weg unterstützten. Robert. Claudia. Monika N. Monika W. Maria. Ilse. Elisabeth. Maria.

Danke meinen Eltern, meiner Oma und meiner Familie – sie gehören definitiv zu jenen, die es mir ermöglichten, die Welt so zu sehen, wie ich sie sehe: positiv und immer mit einem Lächeln. Diese Grundeinstellung findet sich auch in den Illustrationen von Amir wieder. Bunt und fröhlich veranschaulichen sie die Temperamente.

Herzlichst danke!
Michaela Hauptmann

»Die Gaben der Natur und des Glücks sind nicht so selten wie die Kunst, sie zu genießen.«
(Luc de Clapiers, Marquis de Vauvenargues)

Glossar

(Abkürzungen, Fremdwörter, Begrifflichkeiten, Erläuterungen)

Amine	Organische Stickstoffverbindungen, kommen in Pflanzen, Tieren und im Menschen natürlich vor, Bedeutung als Gewebshormone (Histamin, Serotonin)
Anamnese	Krankengeschichte einer Person
Assimilation	Stoffwechselprozess, körperfremde Nahrung wird in körpereigene Zellen und Energie umgewandelt
autochthon	Eingeboren, einheimisch, eingesessen
Chole (Cholera)	Warm-trockenes Funktionsprinzip, Humor Gelbgalle
Choleriker	Temperament mit der Säftemischung warm und trocken
Choleritas	Überschießendes Prinzip der Qualitäten-Mischung warm und trocken
Coctio	Kochung, Stoffwechselprozess
Diätetik	Lehre von der richtigen Ernährung
EL	Esslöffel
Element Erde	Eine Metapher für die Qualitäten-Mischung trocken und kalt
Element Feuer	Eine Metapher für die Qualitäten-Mischung warm und trocken
Element Luft	Eine Metapher für die Qualitäten-Mischung feucht und warm
Element Wasser	Eine Metapher für die Qualitäten-Mischung kalt und feucht
Enzyme	Proteine, in allen Körperzellen enthalten, steuern viele biochemische Reaktionen wie die Verdauung und Stoffwechselvorgänge
Faszien	Hüllschicht aus Bindegewebe, die Muskeln umgibt und ihnen Form und Festigkeit verleiht
Flavonoide	Für die Farbgebung von Pflanzen verantwortlich, viele gesundheitsfördernde Wirkungen
g	Gramm
Humores	Das Funktionsprinzip der vier Säfte Sanguis, Chole, Melanchole und Phlegma
Klärstrom	Ausscheidung aller belastenden Abbau- und Abfallprodukte über Nieren, Darm, Lunge, Haut und Schleimhaut (Lymphe, Blut, Harn, Kot, Atem ...)
Melanchole (Melancholera)	Trocken-kaltes Funktionsprinzip, Humor Schwarzgalle
Melancholia	Überschießendes Prinzip der Qualitäten-Mischung trocken und kalt
Melancholiker	Temperament mit der Säftemischung trocken und kalt
Mikrobiom	Gesamtheit aller Mikroorganismen, die ein Lebewesen besiedeln. Allein der Darm beherbergt ca. 100 Billionen Bakterien
Mitochondrien	Kleine Zellorgane, in jeder Körperzelle vorhanden
Msp.	Messerspitze
Nährstrom	Versorgung der Zellen und Gewebe im Körper mit allen für deren Aufbau und Erhalt notwendigen Stoffen

pathogen	krankheitserregend
Phlegma	Kalt-feuchtes Funktionsprinzip, Humor Schleim
Phlegmatiker	Temperament mit der Säftemischung kalt und feucht
Phlegmatismus	Überschießendes Prinzip der Qualitäten-Mischung kalt und feucht
Präbiotikum	Unverdauliche Substanz in Nahrungsmitteln, trägt zur Vermehrung nützlicher Darmbakterien bei
Probiotikum	Substanz, die Milchsäurebakterien enthält, wird Lebensmitteln zugesetzt wird, soll die Darmflora stärken
Pseudogetreide	Körnerfrüchte, werden ähnlich wie Getreide verwendet, zum Beispiel Buchweizen, Amarant, Quinoa
Rhythmus (Periodizität)	Beschreibt die regelmäßige Wiederkehr von Ereignissen nach Verlauf einer bestimmten Zeit (z. B. Kreislauf des Tages oder Jahres)
Sanguiniker	Temperament mit der Säftemischung feucht und warm
Sanguinitas	Überschießendes Prinzip der Qualitäten-Mischung feucht und warm
Sanguis	Feucht-warmes Funktionsprinzip, Humor Blut
Spiritus	Organisierende Kraft, Synonym für die Seele, Lebensgeist
TCM	Traditionelle Chinesische Medizin
TEM	Traditionelle Europäische Medizin
Temperament	Angeborene Säftemischung
temperamentvoll	Dem Temperament angepasst
temperieren	Wird meist als Synonym für das Würzen verwendet. Den Speisen werden durch Gewürze und Garmethoden andere Qualitäten verliehen
TL	Teelöffel
Tonikum	Kräftigungsmittel
Tonus	Spannungszustand der Muskulatur
toxisch	Giftig
TPM	Traditionelle Persische Medizin
Tryptophan	Essenzielle Aminosäure, muss über die Nahrung zugeführt werden, wird in Serotonin umgewandelt. Stimmungsaufhellend, gilt als natürliches Antidepressivum
TTM	Traditionelle Tibetische Medizin
Ur-Eis	Das nährende Prinzip der Materie
Ur-Feuer	Das bewegende Prinzip der Energie
Vis vitalis	Lebenskraft

Regionale Küchenbegriffe

In den Küchen der deutschsprachigen Länder gibt es teilweise große sprachliche Unterschiede, was Lebensmittel, Speisen und vieles rund ums Kochen anbelangt. Um Licht ins Dunkel zu bringen und Missverständnissen vorzubeugen, sei die folgende Übersicht hier angeführt. Sie umfasst in alphabetischer Reihenfolge die gängigsten Unterschiede zwischen österreichischen und deutschen Begriffen, die in diesem Buch verwendet werden.

Österreichisch – deutsch

abrebeln – abzupfen
abschrecken – kalt abschwemmen
Eidotter – Eigelb
Eiklar – Eiweiß
Eierschwammerl – Pfifferlinge
Erdapfel – Kartoffel
Faschiertes – Hackfleisch
Fisolen – grüne Bohnen
Holler – Holunder
Karfiol – Blumenkohl
Kipferl – Hörnchen
Kohl – Wirsing
Kohlsprossen – Rosenkohl
Kraut – Kohl
Kren – Meerrettich
Marille – Aprikose
Maroni – Edelkastanie
Paradeiser – Tomate
Ribisel – Johannisbeere
Rindsuppe – Fleischbrühe
Rollgerste – Graupen
Rosine – getrocknete Weinbeere
Rote Rübe – Rote Beete
Rotkraut/Blaukraut – Rotkohl
(Sauer-)Rahm – saure Sahne
(Schlag-)Obers – (Schlag-)Sahne
Semmel/Semmerl – Brötchen

Rezeptindex

Die Rezepte in diesem Buch sind teilweise mit und dann wieder ohne exakte Zutatenmengen angeführt. Das ist ganz einfach erklärt: Auch in den alten Büchern, die als Quelle dienten, findet man selten genaue Mengenangaben. Man hatte sie bewusst unterschlagen – die Rezepte dienten oft nur als Anregung, da nicht immer alle Zutaten verfügbar waren.

Und so möchte ich dir ebenfalls manche Rezepte einfach als Idee mitgeben. Sie sollen dich inspirieren und dir vielfältige Möglichkeiten beim Kochen aufzeigen.Die Rezepte wurden von mir selbst sowie von Maria Haslehner und Elisabeth Kainz-Eisenberger aufbereitet, entwickelt und zur Verfügung gestellt.

Stichwortregister

H

I

J

K

L

M

N

O

P

Q

R

S

T

V

W

Z

Bildnachweis

S. 44: F Grao/Shutterstock.com; S. 46: Maksym Fesenko/Shutterstock.com; S. 55: iStock.com/Ivan Bajic; S. 71: Daria Minaeva/Shutterstock.com; S. 84: iStock.com/Seva_bisv; S. 95: Ralu Cohn/Shutterstock.com; S. 99 und S. 153: Fascinadora/Shutterstock.com; S. 102: casanisa/Shutterstock.com; S. 104: Tatiana Volgutova/Shutterstock.com; S. 105: iStock.com/La_vanda; S. 111: iStock.com/-Ivinst-; S. 112: Iuliia Kochenkova/Shutterstock.com; S. 115: Tejal Pandya/Shutterstock.com; S. 116: ILEISH ANNA/Shutterstock.com; S. 120: zoryanchik/Shutterstock.com; S. 121: photosimysia/Shutterstock.com; S. 127: Nataliya Arzamasova/Shutterstock.com; S. 129: iStock.com/hydrangea100; S. 130: iStock.com/Morakot Kawinchan; S. 138: iStock.com/Halfpoint; S. 146 und S. 165: Liliya Kandrashevich/Shutterstock.com; S. 149: iStock.com/Lisovskaya; S. 150: iStock.com/Poike; S. 156: iStock.com/knape; S. 159: Julia Sudnitskaya/Shutterstock.com; S. 163: iStock.com/Jasmina007; S. 167: iStock.com/Savusia Konstantin; S. 169: Tatiana Vorona/Shutterstock.com; S. 171: Anna Puzatykh/Shutterstock.com; S. 172: iStock.com/ArthurHidden; S. 174: iStock.com/jatrax; S. 175: iStock.com/Lilechka75; S. 176: iStock.com/PavelRodimov; S. 178: iStock.com/PH5; S. 179: Shebeko/Shutterstock.com; S. 180: iStock.com/Devenorr; S. 183: iStock.com/michellegibson; S. 189: pon piriya/Shutterstock.com; S. 191: fluke samed/Shutterstock.com; S. 194: Ammak/Shutterstock.com; S. 198: Suprachai Akkho/Shutterstock.com; S. 210: iStock.com/AlexStar; S. 212: iStock.com/OLEKSANDR PEREPELYTSIA; S. 213: iStock.com/Anna Kucherova; S. 214: akepong srichaichana/Shutterstock.com; S. 215: HandmadePictures/Shutterstock.com; S. 217, S. 237, S. 323: iStock.com/Yasonya; S. 221: iStock.com/ChViroj; S. 223: iStock.com/SednevaAnna; S. 219, S. 224, S. 225, S. 243, S. 244, S. 259, S. 312 und S. 338: iStock.com/anna1311; S. 227: iStock.com/mchudo; S. 228: iStock.com/anilakkus; S. 229: iStock.com/morningarage; S. 230: iStock.com/AnnaBreit; S. 231: iStock.com/photomaru; S. 233: iStock.com/Olga_Danylenko; S. 234: iStock.com/Floortje; S. 235, S. 247 und S. 309: iStock.com/ValentynVolkov; S. 238: iStock.com/ilietus; S. 239: iStock.com/IngaNielsen; S. 240: iStock.com/Dmytro; S. 242: iStock.com/Max2611; S. 245: iStock.com/akepong; S. 250: IriGri/Shutterstock.com; S. 251, S. 321 und S. 346: iStock.com/maxsol7; S. 253: iStock.com/MariaBrzostowska; S. 254 und S. 255: iStock.com/kaanates; S. 256 und S. 285: iStock.com/Magone; S. 257: iStock.com/baibaz; S. 259 und S. 291: iStock.com/vikif; S. 260: New Africa/Shutterstock.com; S. 262 und S. 340: iStock.com/MahirAtes; S. 263 und S. 325: iStock.com/Willowisp; S. 265: iStock.com/AntiMartina; S. 266: iStock.com/Niclasbo; S. 268: iStock.com/Okea; S. 269 und S. 337: iStock.com/Martin Keiler; S. 271 und S. 319: iStock.com/osoznaniejizni; S. 273, S. 283 und S. 284: iStock.com/fcafotodigital; S. 274: iStock.com/Furtseff; S. 276: iStock.com/Sezeryadigar; S. 277: Rimma Bondarenko/Shutterstock.com; S. 278: iStock.com/domin_domin;

S. 279: iStock.com/paci77; S. 281: iStock.com/frederique wacquier; S. 286: iStock.com/Fotonen; S. 287: iStock.com/AlexRaths; S. 288 und S. 298: iStock.com/robynmac; S. 290: iStock.com/ChristianJung; S. 292: iStock.com/Cornerman; S. 293: Edward Westmacott/Shutterstock.com; S. 294: fotohunter/Shutterstock.com; S. 295: iStock.com/Natikka; S. 296: iStock.com/Buriy; S. 300 und S. 332: iStock.com/scisettialfio; S. 302 und S. 350: iStock.com/Savany; S. 303: iStock.com/Ockra; S. 304: iStock.com/domnicky; S. 306: iStock.com/KMNPhoto; S. 307: iStock.com/Mizina; S. 308: iStock.com/Roman Valiev; S. 310: iStock.com/gresei; S. 311: iStock.com/Nataliia_Pyzhova; S. 314: iStock.com/eskymaks; S. 315: iStock.com/etienne voss; S. 316: iStock.com/Pranee Tiangkate; S. 318: iStock.com/tfazevedo; S. 322: iStock.com/dianazh; S. 326: iStock.com/Zakharova_Natalia; S. 327: iStock.com/chengyuzheng; S. 328: iStock.com/joloei; S. 329: iStock.com/UroshPetrovic; S. 331: iStock.com/viperagp; S. 334: iStock.com/DmitriyKazitsyn; S. 335: iStock.com/Tsekhmister; S. 341: iStock.com/Niteenrk; S. 343: iStock.com/eyewave; S. 344: iStock.com/kolesnikovserg; S. 347: iStock.com/Garsya; S. 348: Olena Hololobova/Shutterstock.com; S. 349: iStock.com/xfotostudio; S. 350: iStock.com/fermate; S. 352: iStock.com/solucionfotografica

Alle anderen Fotos: Michaela Hauptmann, Maria Haslehner, Monika Niederle

Illustrationen: Amir Abou-Roumie

Literaturverzeichnis

(alphabetisch nach Buchtiteln gereiht)

- Alte Heiler. Ein neuer Weg zu den Wildkräutern, Judith Koch, 2016, Freya Verlag.
- Aroma. Die Kunst des Würzens, Thomas A. Vierich/Thomas A. Vilgis, 2017, Stiftung Warentest.
- Astrologische Konstellationen und Aspekte als Teil universeller Ganzheitstherapie, Franz Matz, 1992, Sommer-Verlag.
- Bakterien im Darm: 100 Billionen Freunde, Hanno Charisius, DIE ZEIT, Nr. 12/2014.
- Biologie, Neil A. Campbell/Jane B. Reece, 2011, Pearson Studium.
- Charakterkunde der 4 Temperamente, Randy Rolfe, 2003, Integral Verlag.
- Darm mit Charme, Giulia Enders, 2015, Ullstein.
- Darmbakterien als Schlüssel zur Gesundheit. Neueste Erkenntnisse aus der Mikrobiom-Forschung, Anne Katharina Zschoke, 2014, Knaur.
- Das große Buch vom Oxymel. Medizin aus Honig und Essig, Gabriela Nedoma, 2019, Aesculus Verlag.
- Das Heilwissen der Mönche und Kräuterhexen, Dr. med. Berndt Rieger, 2011, Nymphenburger.
- Das römische Kochbuch des Apicius, übersetzt von Robert Maier, 2014, Reclam.
- Das zweite Gehirn. Wie der Darm unsere Stimmung, unsere Entscheidungen und unser Wohlbefinden beeinflusst, Emeran Mayer, 2016, Riva.
- Die Botschaften unseres Körpers. Ganzheitliche Gesundheit ohne Medikamente, Jean-Pierre Barral, 2010, Südwest Verlag.
- Die Kunst des Fermentierens, Sandor Ellix Katz, 2015, Kopp.
- Die Neandertaler. Genies der Eiszeit, Dirk Husemann, 2005, Campus Verlag.
- Dr. Hufeland's Hausapotheke, Reprint 1912, 2013, Verlag Rockstuhl.
- Ernährung und Fasten als Therapie, Rainer Stange/Claus Leitzmann (Hrsg.), 2010, Springer.
- Europäische Esskultur, Gunther Hirschfelder, 2005, Campus.
- Fasten für ein neues Lebensgefühl, Elisabeth Rabeder, 2018, Kneipp Verlag.
- Fermentieren, Kirsten K. Shockey/Christopher Shockey, 2014, Löwenzahn.
- Food. Die ganze Welt der Lebensmittel, Christian Teubner, 2001, Teubner Edition.
- Gemüse. Getreide. Obst. Die Küche als Apotheke, Dr. med. univ. Petra Maria Orina Zizenbacher, 2005, Natur.Heil. Kunst Verlag
- Gesundheit aus der Apotheke Gottes, Maria Treben, 95. Auflage 2015, Ennsthaler Verlag.
- Gesundheit durch Heilkräuter, Richard Willfort, 2010, Rudolf Trauner Verlag.
- Handbuch der Heilpflanzen, Bernhard Kranzberger, Stefan Mair, 2005, Bechtermünz.
- Handschriftliches Werk mittelalterlicher medizinischer Fachsprache, 15. Jahrhundert, http://www.handschriftencensus.de/
- Heilkraft der Klosterernährung, Pater Kilian Saum et al., 2007, Verlag Zabert Sandmann.
- Heilpflanzen der Traditionellen Europäischen Medizin, Angelika Prentner, 2017, Springer.
- Heilpflanzen. Signatur & Botschaft, Claudia Ritter, 2016, Ulmer.
- Heimische Kräuter- und Gewürzpflanzen. Verwendung in der Küche. Bedeutung in der TEM, Maria Haslehner, Diplomarbeit, 2017.
- Heimische Nahrungspflanzen als Heilmittel, Claudia Ritter, 2013, AT Verlag.
- Hildegard von Bingen: Mond & Sonne, Heidelore Kluge, Moewig Verlag.
- Hildegards Energieküche, Ulli Zika, 2017, Kneipp Verlag.
- Hippokrates. Meister der Heilkunst, Hellmut Flashar, 2016, C.H. Beck.
- http://www.dgmim.de/index.php?id=229 | 03.05.2017.
- http://www.letyourbodytalk.at/das-gehirn-in-deinem-herzen/ | 01.05.2017.
- http://www.letyourbodytalk.at/faszination-gehirn/ | 01.05.2017.
- http://www.spektrum.de/news/was-darmbakterien-mit-depressionen-zu-tun-haben/1156781 | 01.05.2017.
- http://www.zeit.de/2014/12/mikrobiom-bakterien-darm/komplettansicht
- https://www.aerzteblatt.de/archiv/127068/Mikrobiomforschung-Wie-koerpereigene-Keime-als-Superorgan-agieren | 01.05.2017.
- https://www.duden.de/suchen/dudenonline/phlegmatisch
- https://www.tu-braunschweig.de/Medien-DB/ifdn-physik/atmungstoffwechsel.pdf

- Humoralmedizin – Grundlagen und Einsatz, Patrick Seiz/Thomas Moser, 2018, ML Verlag.
- Humoralmedizinische Praxis, Band 1 und Band 2, Friedemann Garvelmann/Christian Raimann, 2018, Bacopa Verlag.
- Kleines ABC der Humoralmedizin, Deutsche Heilpraktiker-Zeitschrift 2015, 11(03), Karl F. Haug Verlag in MVS Medizinverlage Stuttgart GmbH & Co. KG.
- Klinische Ernährungsmedizin, Maximilian Ledochowski (Hrsg.), 2010, Springer Verlag.

- Kochen durch die Epochen. Von der Steinzeit bis ins Mittelalter, Achim Werner/Jens Dummer, 2015, Konrad Theiss Verlag.
- Kraft und Balance der Elemente. Über das Heilen mit den Kräften der Natur, Dr. med. Berndt Rieger, 2012, Createspace.
- Krankes erkennen und heilen, Dr. med. Herbert Flaskamp, 2012, Createspace.
- Kursbuch gesunde Ernährung. Die Küche als Apotheke der Natur, Ingeborg Münzing-Ruef, 2010, Heyne.
- Kursbuch Kneipp, Hildegard Kreiter/Helene Roschatt, 2010, Kneipp Verlag.
- Lehrbuch der Umweltmedizin, Wolfgang Dott (Hrsg.) et al., 2002, Wissenschaftliche Verlagsgesellschaft.
- Medizin der 4 Temperamente, Dr. Karl-Heinz Steinmetz/Dr. med. Robert Zell, 2012, Gräfe und Unzer.
- Meine Wasserkur, Sebastian Kneipp, 2010, Trias Verlag.
- Mit Ernährung heilen, Prof. Dr. Andreas Michalsen, Insel Verlag.
- Nahrhafte Landschaft 3, Michael Machatschek, 2015, Böhlau.
- Natürlich gesund mit Kneipp, Dr. med. Robert Bachmann/German M. Schleinkofer, 2013, Trias.
- Österreichisches Lebensmittelbuch, Codex Alimentarius Austriacus, Kap. B28, Punkt 1.1.1., Stand vom 27.1.2016.
- Paracelsusmedizin. Altes Wissen in der Heilkunst von heute, Olaf Rippe et al., 2016, AT Verlag.
- Praktische Kneipp-Anwendungen, Resi Meier, 2007, Jopp-Oesch-Verlag.
- Praxis-Lehrbuch Heilpflanzenkunde, Ursel Bühring, 2010, Haug Verlag.
- Psychoendokrinologie und Psychoimmunologie, Ulrike Ehlert/Roland von Känel, 2011, Springer.
- Schlau mit Darm, Prof. Dr. Michaela Axt-Gadermann/Regina Rautenberg, 2016, Südwest.
- Sebastian Kneipp. Der fünfzehnte Nothelfer, Christian Feldmann, 2012, Pustet Verlag.
- Spektrum der Wissenschaft: Mikrobiom, Kompakt 03/17.
- Traditionelle Europäische Medizin. Altes Heilwissen zeitgemäß anwenden, Dr. Karl-Heinz Steinmetz; Dr. med. Regina Webersberger, 2019, Kneipp Verlag.
- Traditionelle Europäische Medizin. Lehrbuch und Atlas zur TEM, Arnold Mayer, 2015, ML Verlag.
- Traditionelle Europäische Medizin. Das große Praxisbuch der westlichen Heilkunst, Siegfried Wintgen, Dr. med. Regina Webersberger, 2015, Kneipp Verlag.
- Typen und Temperamente, Reinhold Ruthe, 2016, Brendow.
- Wie man eyn teutsches Mannsbild bey Kräfften hält, H. Juergen Fahrenkamp, 2012, Random House.
- Winzige Gefährten. Wie Mikroben uns eine umfassende Ansicht vom Leben vermitteln, Ed Yong, 2016, Kunstmann.
- Zu Tode gegart und trotzdem vital?, Elisabeth Kainz-Eisenberger, Diplomarbeit, 2017.

Unterlagen von Ausbildungen und Lehrgängen:

- Lehrgang Dipl. Vital- und Ernährungstrainerin, 2010–2012, Leitung: Siegfried Wintgen, Body & Health Academy.
- Lehrgang Ernährungsexpertin nach TEM, 2015–2017, Arnold Mayer, Siegfried Wintgen.
- TEM-Ausbildung, Modul 1 und 2, 2018, Dr. Karl-Heinz Steinmetz, 1. Zentrum für Traditionelle Europäische Medizin.
- TEM-Ausbildung, Modul Bauchzentrum, 2019, Dr. Karl-Heinz Steinmetz, Institem.
- Puls-, Harn- und Zungendiagnose, 2020, Friedemann Garvelmann, TEM-Akademie.

Über die Autorin

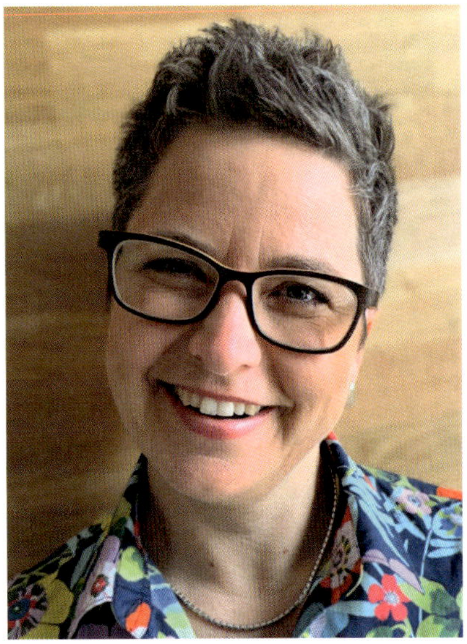

Ing. Michaela Hauptmann
Geboren 1972, lebt in der Nähe von Wien. War als Technikerin im Fensterbau tätig. Diplomierte Vital- und Ernährungstrainerin, Ernährungsexpertin der TEM, Referentin, Rezeptentwicklerin, Vorstandsmitglied der Wiener Kneipp-Aktiv-Clubs. Kochen ist ihre Leidenschaft, sie leitet Kochkurse und Kochworkshops und probiert gern Neues aus. Leben, Reisen und Genuss sind ihre Schlagwörter.

www.michaelahauptmann.com